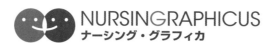

NURSINGRAPHICUS
ナーシング・グラフィカ

基礎看護学①

看護学概論

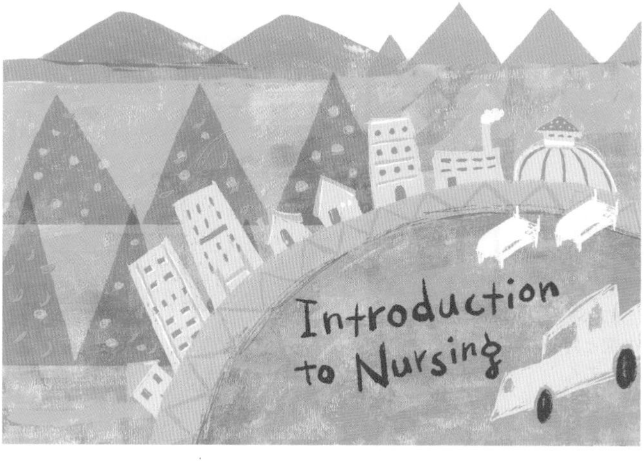

MC メディカ出版

「メディカAR」の使い方

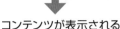

「メディカ AR」アプリを起動し，マークのある図をスマートフォンやタブレット端末で映すと，飛び出す画像や動画，アニメーションを見ることができます．

アプリのインストール方法

メディカ AR で検索

お手元のスマートフォンやタブレットで，App Store（iOS）もしくは Google Play（Android）から，「メディカ AR」を検索し，インストールしてください（アプリは無料です）．

アプリの使い方

①「メディカAR」アプリを起動する

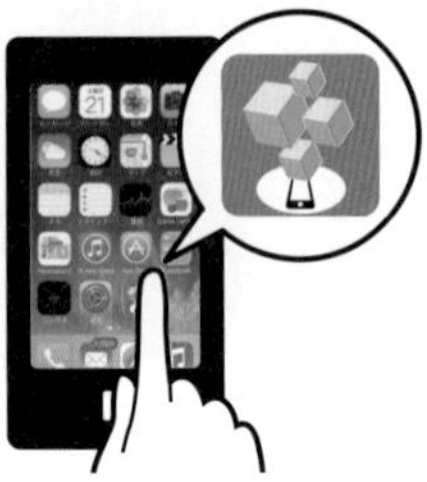

※カメラへのアクセスを求められたら，
「許可」または「OK」を選択してください．

②カメラモードで，マークがついている **図** を映す

↓

コンテンツが表示される

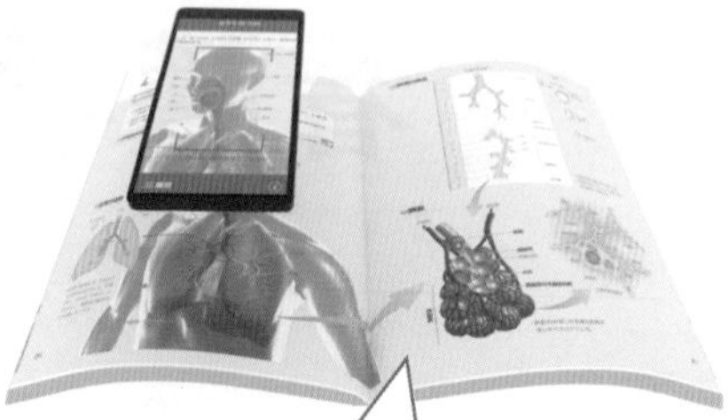

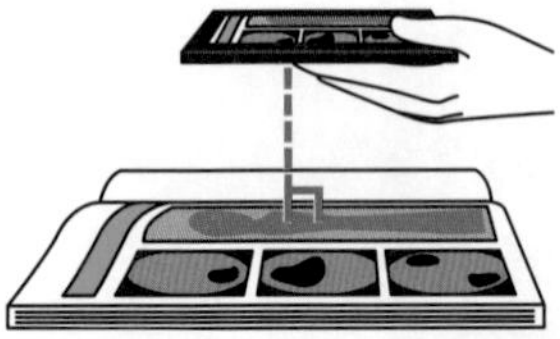

ページが平らになるように本を置き，マークのついた図とカメラが平行になるようにしてください．

○ 正しい例　✕ 誤った例

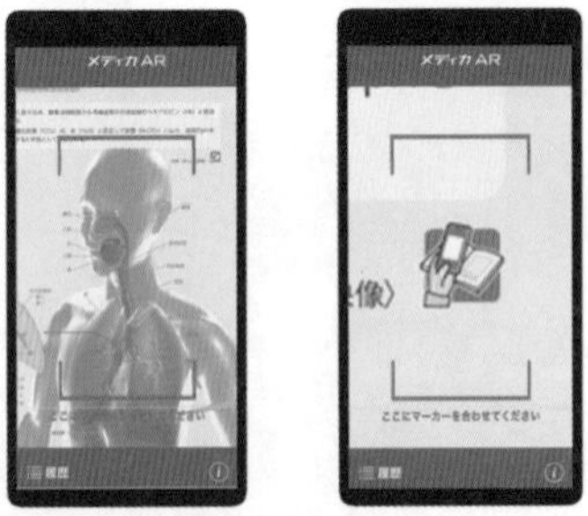

マークのついた図を画面に収めてください．マークだけを映しても正しく再生されません．

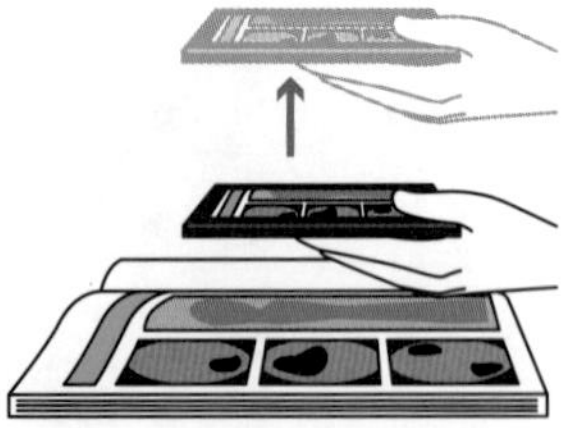

読み取りにくいときは，カメラをマークのついた図に近づけてからゆっくり遠ざけてください．

正しく再生されないときは
- 連続してARコンテンツを再生しようとすると，正常に読み取れないことがあります．
- 不具合が生じた場合は，一旦アプリを終了してください．
- アプリを終了しても不具合が解消されない場合は，端末を再起動してください．

※アプリを使用する際は，Wi-Fi等，通信環境の整った場所でご利用ください．
※iOS，Android の機種が対象です．動作確認済みのバージョンについては，下記サイトでご確認ください．
※AR コンテンツの提供期間は，奥付にある最新の発行年月日から４年間です．

関連情報やお問い合わせ先等は，以下のサイトをご覧ください．
https://www.medica.co.jp/topcontents/ng_ar/

●AR コンテンツおよび動画の視聴は無料ですが，通信料金はご利用される方のご負担となります．パケット定額サービスに加入されていない方は，高額になる可能性がありますのでご注意ください．●アプリケーションダウンロードに際して，万一お客様に損害が生じたとしても，当社は何ら責任を負うものではありません．●当アプリケーションのコンテンツ等を予告なく変更もしくは削除することがあります．●通信状況，機種，OS のバージョンなどによっては正常に作動しない場合があります．ご了承ください．

はじめに

少子高齢化の進行により，高齢者は住み慣れた地域や自宅で生活を送り，介護や医療が必要なときは，家族も含め連携して支援を提供する体制を築くことが必要となってきた．このような考え方のもと，2005（平成17）年から2015（平成27）年までの介護保険法改正において，地域内での生活，介護，医療，予防，生活支援を一体的に提供するケア体制である地域包括ケアシステムの構想が示された．

2009（平成21）年度の看護教育における改正カリキュラムでは，教育内容の充実を図り，学生の実践能力を強化することが目的とされた（「看護基礎教育の充実に関する検討会報告書」厚生労働省，2007年）．この実践能力は，看護専門職として，より患者の視点に立った質の高い看護を提供できる能力のことである．

2020（令和２）年10月には地域包括ケアシステムの構想に呼応するかたちで，保健師助産師看護師学校養成所指定規則の一部を改正する省令が公布された．そこでは急性期医療を担う医療機関，高齢者などに対応する在宅医療・介護，看護師の就業場所の多様化，多様化・複雑化する人々の健康へのニーズなどを考慮したカリキュラムが示された．患者に安全かつ効果的な医療・ケアを提供するには，職種横断的な多職種連携によるチームケアが重視されており，今回の改正カリキュラムでは，そのための看護職の専門性を強化する策として，「人体の構造と機能」「疾病の成り立ちと回復の促進」「基礎看護学」などに単位増が図られている．

また，チーム医療を推進するために，厚生労働省は看護師の役割拡大を図ることが重要との認識を示し（「チーム医療の推進に関する検討会報告書」，2010年３月），保健師助産師看護師法第５条に定められている業務「療養上の世話又は診療の補助」のうち，看護師が「診療の補助」として安全に実施することのできる行為の範囲を拡大する方針を定め，2014年６月の保健師助産師看護師法の改正において，「特定行為に係る看護師の研修制度」を創設した．この制度の活用のもと，看護職が役割を拡大し，さらに専門性を発揮していくには，的確な技術を身に付け，患者の安全を担保するとともに，患者の尊厳と権利を守るという専門職としての価値を体現することが求められる．

したがって，基礎教育ではその土台となる専門的知識と技術を学び，科学的思考を深めるとともに，看護の価値とコミットメントを醸成し，専門職として研鑽しようという意欲を育むことが重要となろう．

教科目「看護学概論」は，看護学の土台である基礎看護学に位置し，看護学を履修する学生が最初に学習する専門科目であり，看護学全体の基本的内容を含む．さらに，看護に関する過去と現在および未来の見通しを伝え，看護学の本質を理解させると同時に，看護学の豊かさや奥深さをイメージさせ，関心を高め，各領域の看護学への学習意欲を鼓舞させるための科目でもある.

本書は，2004（平成16）年に初版を出版し，初学者がよりわかりやすいように改訂を重ねてきた．今回は，全体の構成は変えず，内容について更新，精選し，また視覚的に読みやすく，理解が深まるように充実させた．また，前回の改訂より「第３部 社会的機能としての看護」で看護の継続性とチームアプローチについて展開する章を新設している.

本書の特色は，看護学，看護，人間，健康，環境といった抽象的概念をイメージしやすいように，図や表を多く用い，あるいは具体的な例を挙げるなど，初学者（１年生）が理解できるよう工夫したことである．また，2002（平成14）年に文部科学省指導の「看護学教育の在り方に関する検討会」の報告で示された「人間性に基づく倫理的判断能力の育成」や，2020年の指定規則一部改正に照らし，内的・外的規範である看護倫理と法的側面に関する記述を多く取り入れた．さらに，医療改革を迫られた背景の一つである医療費の高騰は，今後の看護のあり方にも大きく影響を及ぼすことから，看護の経済的評価，すなわち診療報酬制度についても言及した.

本書が看護学を初めて学ぶ学生のテキストとして，あるいは一般の人々や保健・医療・福祉の他の専門職が看護学（看護）を理解する参考書として，活用されることを期待する.

編者一同

本書の特徴

読者の自己学習を促す構成とし，必要最低限の知識を簡潔明瞭に記述しました．
全ページカラーで図表を多く配置し，視覚的に理解しやすいよう工夫しました．

学習目標

各章のはじめに学習目標を記載．ここで何を学ぶのか，何を理解すればよいのかを明示し，主体的な学習のきっかけをつくります．

リンク G

関連の深いナーシング・グラフィカシリーズの他巻を挙げています．一緒に学ぶと理解が深まり，より高い学習効果が得られます．

用語解説 *

本文に出てくる*のついた用語について解説し，本文の理解を助けます．

plus α

知っておくとよい関連事項についてまとめています．

このマークのある図や写真に，「メディカAR」アプリ（無料）をインストールしたスマートフォンやタブレット端末をかざすと，関連する動画や画像を見ることができます．
（詳しくはp. 2「メディカAR」の使い方をご覧ください）

考えてみよう

学習した内容が，臨床場面において，どのような形で起こり得るのかについて考えます．

重要用語

これだけは覚えておいてほしい用語を記載しました．学内でのテストの前や国家試験にむけて，ポイント学習のキーワードとして役立ててください．

学習達成チェック

理解したことをどのように活用できればよいのかを明示しています．学んだことを看護実践に結びつけていく上で役立ててください．

◈ 学習参考文献

本書の内容をさらに詳しく調べたい読者のために，読んでほしい文献や関連ウェブサイトを紹介しました．

看護師国家試験出題基準対照表

看護師国家試験出題基準（令和５年版）と本書の内容の対照表を掲載しました．国家試験に即した学習に活用してください．

::: Contents

看護学概論

ARコンテンツ

「メディカAR」の使い方はp.2をご覧ください.

第4部 看護の統合と今後の展望

12 看護の統合
－看護管理・医療安全・災害看護・国際看護－

13 これからの看護の課題と展望

コラム

資料

■本書で使用する単位について

本書では，国際単位系（SI単位系）を表記の基本としています．本書に出てくる単位記号と単位の名称は次のとおりです．

cm	：センチメートル	kg	：キログラム
m	：メートル	mL	：ミリリットル
g	：グラム	mmHg	：水銀柱ミリメートル

編集・執筆

編　集

志自岐康子　しじき やすこ　文京学院大学大学院看護学研究科特任教授

松尾ミヨ子　まつお みよこ　四天王寺大学大学院看護学研究科教授

習田　明裕　しゅうだ あきひろ　東京都立大学人間健康科学研究科教授

執　筆（掲載順）

川村佐和子　かわむら さわこ　東京都医学総合研究所客員研究員……序章

志自岐康子　しじき やすこ　文京学院大学大学院看護学研究科特任教授
……1章1・2・4・5節，6節1・2（1），2章1～3節，6章，9章2節，13章1・3節

習田　明裕　しゅうだ あきひろ　東京都立大学人間健康科学研究科教授……1章2節，6章

松尾ミヨ子　まつお みよこ　四天王寺大学大学院看護学研究科教授……1章3節，4節5，13章2節

石川　陽子　いしかわ ようこ　元 東京都立大学人間健康科学研究科准教授……1章6節2（2），12章4節

中村美知子　なかむら みちこ　山梨大学名誉教授……2章4節1～3

梶原　睦子　かじわら むつこ　千葉科学大学看護学部教授……2章4節4

川原由佳里　かわはら ゆかり　日本赤十字看護大学看護学部教授……3章，5章

高田　早苗　たかだ さなえ　日本赤十字看護大学名誉教授，一般財団法人日本看護学教育評価機構代表理事
……3章，5章

眞嶋　朋子　まじま ともこ　千葉大学大学院看護学研究院高度実践看護学講座教授……4章

任　　和子　にん かずこ　京都大学大学院医学研究科人間健康科学系専攻先端中核看護科学講座教授……7章

勝野とわ子　かつの とわこ　令和健康科学大学看護学部看護学科教授……8章，12章3節

小西　知世　こにし ともよ　明治大学法学部准教授……9章1節

稲葉　一人　いなば かずと　いなば法律事務所弁護士……9章3・4節

波川　京子　なみかわ きょうこ　大阪歯科大学客員教授……10章1～5節

酒井美絵子　さかい みえこ　武蔵野大学看護学部看護学科教授……10章6節

島田　　恵　しまだ めぐみ　東京都立大学人間健康科学研究科准教授……11章

内藤　明子　ないとう あきこ　日本医科大学看護専門学校校長……12章1・2節

菅野裕佳子　すがの ゆかこ　元 首都大学東京大学院人間健康科学研究科博士後期課程……12章3節

序章　看護の責務とその広がり

1 看護とその責務

人を傷つけることは，単に法律で禁じられているばかりでなく，社会や文化もまた，これを許さない．しかしながら，医療職員は，治療という目的のためであれ，手術や医療処置をはじめとする人体への侵襲行為（生体を傷つけること）を行い，また他人の死に立ち会うこともある例外的な存在として，社会の中で認められている．

人々が医療職員を信頼し，このような職能を委ねるに当たっては，特に専門的な知識や技術を備えているのはもちろんのこと，同時に社会の規範にかなう倫理性をも持ち合わせていることを期待するのは言うまでもない．そして，これを保証しているものが，専門職として認められるための教育制度や国家資格であるといえよう．

医療法第１条の２は，医療職員を「医師，歯科医師，薬剤師，看護師その他の医療の担い手」と規定するとともに，その責務の原則を示して，次のように記している．

➡ 医療法については，p.222，331参照．

「医療は，生命の尊重と個人の尊厳の保持を旨とし，医師，歯科医師，薬剤師，看護師その他の医療の担い手と医療を受ける者との信頼関係に基づき，及び医療を受ける者の心身の状況に応じて行われるとともに，その内容は，単に治療のみならず，疾病の予防のための措置及びリハビリテーションを含む良質かつ適切なものでなければならない」，また「国民自らの健康の保持増進のための努力を基礎として，医療を受ける者の意向を十分に尊重し，（略）医療提供施設の機能に応じ効率的に，かつ，福祉サービスその他の関連するサービスとの有機的な連携を図りつつ提供されなければならない」．

医療法第１条の内容を具体化すれば，次のように整理できるだろう（図）．

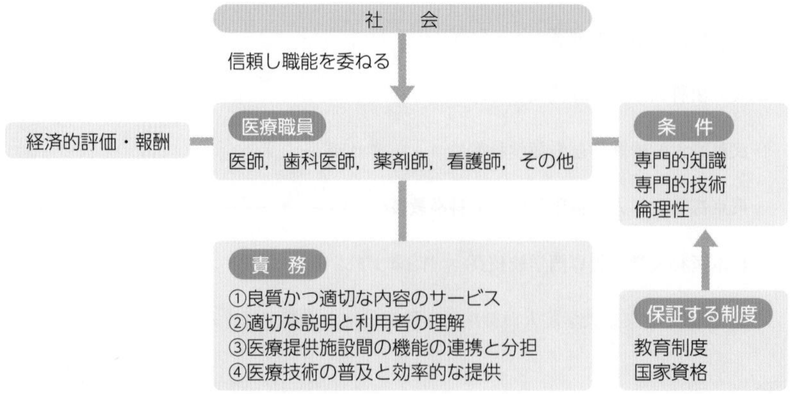

図　医療と社会

①サービスは良質かつ適切な内容であること.
②サービス提供に当たっては，適切な説明を行い，利用者の理解を得るよう努めること.
③医療提供施設間の機能の連携と分担および業務の連携に役立てるため，他の医療機関に紹介し，治療に必要なものに限り情報提供すること.
④医療技術の普及および医療の効率的な提供に役立てるため，その医療施設の建物や設備を，その医療施設に勤務しない医療の担い手の診療，研究，研修のために利用させるよう配慮すること.

また，2006（平成18）年の国会において，医療構造改革に関する法制度や施策が通過した．時を同じくして介護保険制度も改正された.

一方，諸施策の制度化が推進されてくると，個々の施策が分立し，サービス提供の時点で齟齬（そご）が生じてくる．そこで，利用者の目線に再度立ち，医療と介護の切れ目のない提供体制を構築するための医療介護総合確保推進法が2014年に制定された．この法律を受けて，医療分野では，2015（平成27）年に地域ごとの特徴を踏まえたニーズに対応する地域医療構想が立てられることになった.

さらに，看護分野では，2006年の保健師助産師看護師法の改正により，それぞれの名称独占および業務独占について明記され，保健師・助産師資格を得るためには保健師・助産師国家試験に加え，看護師国家試験に合格することが条件と定められた．2014年には保健師助産師看護師法第37条の改正があり，特定行為研修制度が創設された．このように，看護職はその責務が明確になり，業務も拡大してきており，増大する社会からの期待に応えるよう求められている.

2 看護学教育の二つの側面

看護師の教育は，保健師助産師看護師法に基づく保健師助産師看護師学校養成所指定規則に詳しく定められており，看護師免許という国家資格を得るための試験は，国家試験として国の管理のもとに行われている.

看護学教育には，看護学の体系を教授するという側面と，看護師を養成するという側面の二つがある．前者は学問を教えることであり，後者は実務教育である．これら二つの統合は，看護の業務が人々の生命や生活，精神面に極めて深い影響を与えることから，「何を，どのように行うか」を学ぶ技術の習得のみにとどまらず，「なぜ，そうするのか」を理解し判断するために，その根拠となる科学的知識や倫理的配慮に基づく行動を可能にするための学問の修得が求められている.

3 看護の広がり

1 根拠に基づく看護

一人の看護師の思い付きや偏った知識，また，やりやすさなどによって，看護は行われてはならない．大切なのは，看護を受ける人にとって最善の看護を提供するために，科学的な根拠に基づいて看護を行うということである（科学的な根拠に理論を含める考え方もある）．

➡ 理論については，５章参照．

1990年代から，医療は根拠に基づいて行われるべきであるという考え方が提唱され，臨床疫学*などの手法により，治療効果や有害事象の発現を数量的に可視化し，共有するよう努められている．しかし，医療の受け手はそれぞれに固有な状態であるため，根拠の適用においては十分な個別化が必要であるとも指摘されている．そして，「根拠に基づく看護*提供」という考え方が，「根拠に基づく医療提供」と対をなして，提唱されるようになった．

> 用語解説*
> **臨床疫学**
> 臨床医学に関するさまざまな問題を統計学的手法によって解決する学問．診断や治療法の有効性を検証し，向上を目指す．

> 用語解説*
> **根拠に基づく看護**
> 人々に提供される医療や看護は，それを行う一人の看護職（医療職員）の知識や技術の範囲内だけで行われるものではなく，その時点での学問成果に基づいて判断され，提供されるべきものであるという考えを基盤とする．➡p.31も参照．

2 知の創造

看護が発展していくためには，変化する社会に対応するための新しい知の創造が求められる．いまだ根拠が定かでない看護を不断の努力によって創造し，看護業務はさらなる拡大と深化を遂げていくことになるだろう．この部分を主に担っていくのが看護系大学院であり，研究人材の多くがここから輩出されている．

3 業務の拡大

2002（平成14）年９月30日厚生労働省医政局長通知により，「医師又は歯科医師の指示の下に保健師，助産師，看護師及び准看護師（以下「看護師等」という）が行う静脈注射は，保健師助産師看護師法第５条に規定する診療の補助行為の範疇（はんちゅう）として取り扱うものとする」という解釈が発出された．これは，「静脈注射は医師，歯科医師が行うものであり，看護業務の範囲外である」とする1951（昭和26）年当時の厚生省医務局長の行政解釈を変更したものであり，実務面での看護業務を拡大する例となった．

➡ 静脈注射については，p.56，220も参照．

> 用語解説*
> **地域包括ケアシステム**
> 2025（令和７）年をめどに，高齢者の尊厳の保持と自立生活の支援の目的のもとで，可能な限り住み慣れた地域で，自分らしい暮らしを人生の最期まで続けることができるよう，地域の包括的な支援・サービス提供体制の構築が推進されている[1]．➡p.56，247も参照．

4 訪問看護

医療法第１条の２の第２項には，医療を提供する場に関する記述の中で，「医療を受ける者の居宅等において」も医療を提供すると記されている．居宅とは住まいのことであり，利用者が暮らしている生活の場で医療を提供するという考えである．ここに，いわゆる在宅医療制度の基本となる考え方が示されており，利用者の居宅や生活している施設を訪問して看護を提供する訪問看護制度の創出につながっていく．

超高齢社会にある日本では，人々が望む「最期まで自宅で自分らしく生きる」ことを保障するために，国は**地域包括ケアシステム***の構築を政策化し，その中で訪問看護を重要な役割を果たすサービスと位置付け，訪問看護の推進を図っている．実際，訪問看護事業所の数は増加し，サービスの量も増えてい

> plus α
> **訪問看護事業所の数**
> 介護サービス施設・事業所調査（厚生労働省）によると，訪問看護ステーションは，2010（平成22）年の5,119事業所から2021（令和３）年は13,554事業所に増加している．

るが，すべてのニーズに応えるにはいまだ不足している．

5 診療報酬

1990年代以降，健康保険法による診療報酬の改定によって，看護業務に対して経済的な評価が行われるようになり，訪問看護や外来での看護活動，また退院時のサービスに対しても報酬が得られるようになった．こうした経済的評価は，看護に対する社会からの評価を示す重要な一項目といえる．

6 看護師養成の高等教育化

1992（平成４）年，**看護師等の人材確保の促進に関する法律**が定められ，看護師養成の高等教育化が促進されて以降，養成機関の４年制大学化が進展し，修士や博士の課程を修了した看護師も多数輩出されるようになった．2023（令和５）年９月において４年制大学の数は299，また，大学院における修士課程の数は208，博士課程は115である（日本看護系大学協議会会員数）．

7 高度な看護を実践する看護師の育成

国は2014（平成26）年に保健師助産師看護師法を改正し，**特定行為**に係る看護師の研修制度を創設した．特定行為とは，診療の補助であって，看護師が手順書（医師または歯科医師が作成する）により行う場合には，実践的な理解力，思考力および判断力，ならびに高度かつ専門的な知識および技能が特に必要とされる38の行為をいう．これらは呼吸器関連，循環器関連，創傷管理関連などに区分される．2015（平成27）年10月から特定行為研修の受講が義務付けられ，研修が開始されている．

➡ 特定行為については，p.58，221も参照．

また，看護系大学を組織している日本看護系大学協議会は，修士課程において，高度実践看護師教育課程（38単位）によって，高度な知識と技術をもつ看護師を育成している．さらに，日本看護協会は，水準の高い看護を実践できる専門看護師や認定看護師を各地で育成している．このように，社会に認められる資格としての専門性をもつ看護師が多数育成され，活躍している．

plus α

専門看護師と認定看護師

どちらも看護師として５年以上の実務研修が必要．認定看護師は定められた教育を修め審査に合格することで取得でき，専門看護師は看護系の大学院で修士課程を修了，必要な単位の取得後，審査に合格することで取得できる．➡p.33，323を参照．

上に述べてきた通り，社会から厚い信頼を寄せられ，国家資格によってその地位を保証されるとともに，法によってその責務を定められ，業務による報酬が制度化され続ける看護は，専門的なすぐれた職業である．

引用・参考文献

1）厚生労働省．地域包括ケアシステムの実現へ向けて．https://www.mhlw.go.jp/stf/seisakunitsuite/bunya/hukushi_kaigo/kaigo_koureisha/chiiki-houkatsu/，（参照 2023-11-21）．

1 看護への導入

学習目標

- 看護のさまざまな概念，定義について理解できる.
- 看護の実践とはどのようなものかをイメージできる.
- 看護の理論，研究，実践の関係性を理解できる.
- 看護教育の多様なレベル（看護教育制度）について理解できる.
- 看護の歴史的背景と現在の動向について理解できる.
- これからの看護に求められる役割を理解できる.

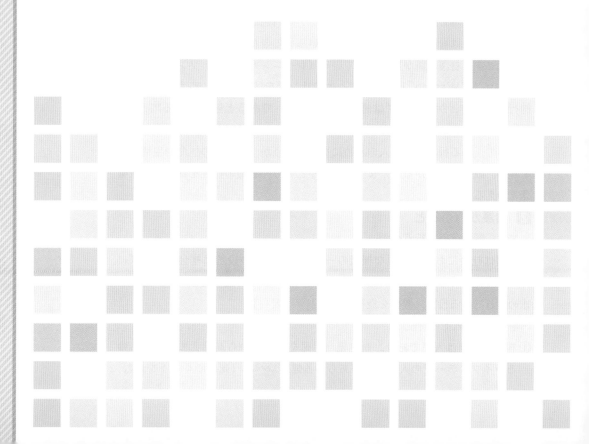

1 看護のねらい

1 看護とは

看護とは何か．この問いに答えるため，看護師は長い間，研究と論議を重ねてきた．看護が専門職として社会的責任を果たすためには，看護の本質を探究し，看護の目的や役割，機能を明らかにすることが重要だからである．

1 看護，ケア，ケアリング

看護は，「看（みる）」と「護（まもる）」を合成した語であることから，一般に「見守る」または「看取る」といった意味に解釈されている．また，英語では看護にあたる**nursing**の語源が**nourish**（育て養う）であることから，看護には他者を見守ったり保護したりすることで，その人の成長や発達（その人のもつ可能性の達成），そして生活（健康に生きていくこと，平和に死ぬこと）に関与するという意味が含まれているといえる．

英語ではまた，看護を**nursing care**とも呼ぶ．ケアという概念は，在宅ケア，ターミナルケアあるいは心のケアなど保健医療福祉の分野で多く用いられているが，哲学や教育学の分野においても，その本質が論じられてきた[1]．**ケア**とは世話，配慮，気遣いといった意味であり，する者とされる者との相互作用のなかに生じる行為である．ケアは看護の特性を示すものとして，医学的側面を示す**キュア**（cure，治療）としばしば対比される．

看護の仕事は，看護師が自分を道具として（自分を使って）ケアの受け手に働きかける行為である．ゆえに必然的にケアを内包していると考えられるところから，ケアは看護の中心概念として用いられてきた．近年，**ケアリング**を中心概念とする看護理論が発表されている（レイニンガー，ワトソン）[2,3]．

ワトソン（Watson, J.）はケアとケアリングを区別し，ケアは看護の具体的行為であり，ケアリングは態度（心の姿勢）であると述べている[4]．つまり，ケアリングとはケアの受け手のニーズに応えるだけでなく，その人の立場に立って，ある行為がその人のためになるかどうか（その人の生命や生活の質を高め，成長につながるか）まで判断するという，看護の特性を顕著に表す概念といえる．

➡ ワトソンについては，p.144参照．

2 看護が行うこと

では，看護は何を行うのか．

看護は社会における重要な機能の一つであり，その役割は社会のニーズに伴って変化してきた．国内外の看護専門職団体による看護の定義から，看護に求められている役割，機能を概観してみよう（表1-1）．

看護の定義とその特性

①看護の対象は人間であり，新生児（胎児を含む）から高齢者まで，あらゆるライフステージの人々およびあらゆる健康レベル（死にゆく人々を含む）

表1-1　看護の定義

専門職団体	看護の定義
日本看護協会 (Japanese Nursing Association：JNA)	看護とは，広義には，人々の生活の中で営まれるケア，すなわち家庭や近隣における乳幼児，傷病者，高齢者や虚弱者等への世話等を含むものをいう．狭義には，保健師助産師看護師法に定められるところに則り，免許交付を受けた看護職による，保健医療福祉のさまざまな場で行われる実践をいう[5]．(2007)
アメリカ看護師協会 (American Nurses Association：ANA)	看護の定義は，専門職としての看護において六つの本質的な特徴を認めるものへと発展してきた． ・健康と癒しを促すケアリング関係の提供 ・物理的社会的環境における健康や疾患に対する人間の経験と反応への配慮 ・患者あるいは集団の身体的社会的主観的経験の理解から得た知識と客観的データとの統合 ・判断とクリティカルシンキングの活用による診断と治療過程への科学的知識の応用 ・学術的研究による専門職としての看護知識の促進 ・社会的公平性の促進に対する社会的公的政策への影響[6,7]　(2003)
国際看護師協会 (International Council of Nurses：ICN)	看護とは，あらゆる場であらゆる年代の個人および家族，集団，コミュニティを対象に，対象がどのような健康状態であっても，独自にまたは他と協働して行われるケアの総体である．看護には，健康増進および疾病予防，病気や障害を有する人々あるいは死に臨む人々のケアが含まれる．また，アドボカシーや環境安全の促進，研究，教育，健康政策策定への参画，患者·保健医療システムのマネージメントへの参与も，看護が果たすべき重要な役割である[8,9]． (日本看護協会 国際部訳)　(2002)

の人々を含む．

②看護は個人，家族および彼らが所属するコミュニティーという単位の人間を対象とする．

③看護が対象とする人間は身体的，心理・社会的側面を併せもつ統合体または単一体として存在する．

④看護は疾患そのものを対象とするのではなく，（疾患をもつ）人間（の反応）に注目する．看護独自の機能は，対象となる人の健康問題に対する反応を査定し，看護診断を行い，ニーズを充足できるよう自立に向けての援助を行うことである．

⑤看護は対象となる人の尊厳を尊重し，自立へ向けて働きかける．

⑥看護は対象となる人との相互作用を通じて人間関係を形成する過程で行われる．

⑦看護職は包括的保健医療システムにおける専門職として，他の専門職と共に健康増進，疾病予防，健康回復に力を発揮する．

看護の定義には対象となる人の範囲，対象のとらえ方，目標，目標を達成する機能（看護活動）などが含まれている．すでに見たように，看護は包括的な概念であるが，一般化していえば，「**人々が健康的な生活を営み，その人らしく生きることを支援する行為である**」といえよう．この場合の「生きる」とは，単に命をながらえることではなく，日々の生活を重ねることで，その人が成長・発達し，自立した存在へと自らを変容させていくことである．

2 看護の役割

看護とは「人々が健康的な生活を営み，その人らしく生きることを支援する行為である」と述べたが，では，この目標を達成するために，看護師は具体的にどのようなことを行うのか，事例をもとに考えてみよう．

事 例

入院までの経過：板橋区に住む専業主婦の中村優子さん（62歳，女性）は，近所の川の土手沿いでのジョギングを日課にしている．今朝もジョギングをしていたが，小石を踏みバランスを崩して土手を転げ落ちてしまい，動けずにうずくまっていたところを，たまたま通りかかった隣人に発見され，救急車でA病院に搬送された．救急外来受診時，腰痛と左下肢痛で起き上がれなかったため，鎮痛薬の筋肉注射が実施された．検査の結果，全身打撲と左足関節骨折と診断され，加療のため，A病院の整形外科病棟４人部屋に緊急入院することとなった．

主治医からの指示：患部（左足関節）のシーネ固定および安楽枕を用いた挙上による安静．車椅子移動にて病室に隣接するトイレの使用可能．

治療方針：中村さんには，主治医より，今最も重要なのは左足関節の安静保持であり，患部（左足関節）の腫脹（しゅちょう）が軽減したら約４週間ギプスを装着し，骨折が修復されればシーネを固定する予定であると説明された．順調に経過した場合，ギプス装着後に松葉杖で歩行ができるようになれば退院は可能である．

看護目標：家族のことを心配せず安心して入院生活を送り，左足関節骨折の安静が保たれ順調に回復し，早期に退院できる．

既往歴：時々かぜをひき外来を受診することはあったが，入院を必要とするような大きな病気の既往歴はない．

家族構成：夫（62歳），義母（91歳）との三人暮らし．一人娘（38歳）は夫と小学２年の子どもと隣の練馬区に居住している．義母は認知症で要介護３（介護保険）と認定され，週２回のデイサービスを受けている．徘徊などはみられないが，日常生活の全般を中村さんが世話している．今日はデイサービスの日で午後５時に帰ってくることになっている．

入院時の様子：中村さんは，主治医の説明に立ち会ったプライマリーナース*の松本さんに，「車椅子でトイレに行ってよいと言われましたが，実際，左足を床につけずにどうやって行くんでしょうか」「もし動いて痛みが余計ひどくなるようだったらと思うと心配です」「身の回りのことを誰かに手伝ってもらうなんて，看護師さんってお忙しいでしょう，本当に申し訳ないです」と話した．

また，中村さんは，４人部屋の自身のベッドのカーテンを閉めた後，小声で，「私はこの歳まで入院なんてしたことなくて．うっかり音を立てて，同じ部屋のほかの人にご迷惑をかけないよう気を付けないと」と話した．そして，切羽詰まったように，「実は，認知症の義母が今日はデイサービスから午後５時に帰って来ることになっているんです．どうしているか心配で仕方がありません．夫にはまだ連絡がつかないし，仕事人間なのであてにはならないし，義母のケアマネ（ケアマネジャー*）さんに連絡すらできていないの．何をどうしたらいいのか．ああ，この後，早急に連絡をつけるにしても，一日も早く家に帰りたいです．いつ退院できるでしょうか」とため息をついている．

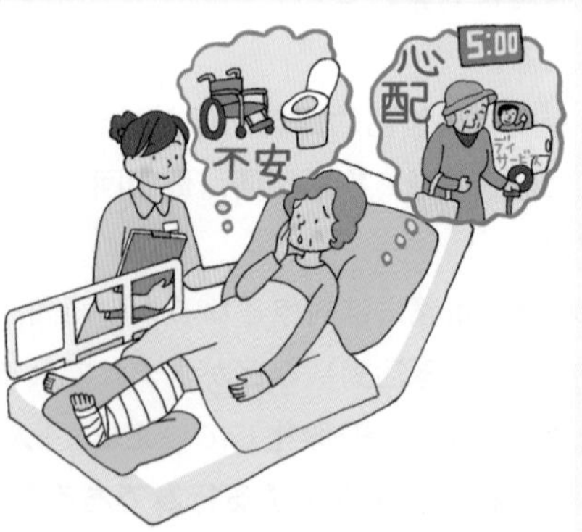

1 看護の実践

このような状況にある中村さんに対して，看護師は，一般に次のようなことを実施する．

|1| 情報の収集

中村さんの身体全体の状態を観察し正確なデータを得るとともに，心理面や家族構成など，生活背景に関する情報も集める（中村さんはこの現実をどのように受け止め，どう対応しようとしているのか，看護師が実践しようとすることに対しての中村さんの意向はどうか，中村さんが大事にしていることは何か，心配事は何か，看護師に希望することは何か）．

|2| アセスメント（情報の分析）

中村さんの状態を身体的，心理・社会的側面から査定（アセスメント）し，看護上の問題を明らかにした上で，看護計画を立案する．

|3| 健康上の問題の明確化

①骨折が順調に回復し，一日も早い退院を希望している．
②突然に緊急入院となり，家族（特に認知症の義母）のことを心配している．
③排泄の際，車椅子でトイレへ行くことを以下の二点で苦にしている．
- 人の手を煩（わずら）わせてしまう．
- 痛みが生じるかもしれない．

④同室の患者とうまくやっていけるかどうか心配している．

|4| 看護の目標

a 長期目標

家族のことを心配せず安心して入院生活を送り，左足関節骨折部の安静が保たれ，順調に回復し早期に退院できる．

b 短期目標の一部分の例

①中村さんがいない間，家族が無事に生活できる．
- 認知症の義母が日常生活の世話を適切に受けることができる．
- 夫が現状を受け入れ，無事に生活できるよう仕事を調整する．

②車椅子とベッド間の移動をスムーズに行うことができる．
- 左足関節の安静を保つことができる．
- 移動の練習を行い，効果的・効率的に動けるスキルを習得する．

③生活行動を制限されることによる身体的弊害とその予防策を言える．
- 膀胱炎や便秘を防ぐため，水分は1,500 mL以上摂取する．
- 骨折していない右下肢の筋力を低下させない．

④骨折で入院したことによるストレスを軽減し，快適に過ごせる．
- 遠慮や我慢をせずに，意見や疑問，自分の考えを表明できる．
- プライバシーを守ることができる．
- 清潔などの生活行動を，適切なサポートを受け入れ保持できる．

|5| 具体的なケアの方法

a 地域との連携：医療福祉のケア提供チームとの調整（地域包括ケアシステムの活用）

①中村さんは自分のことも心配であるが，それ以上に，同居している認知症

> 用語解説＊
> **プライマリーナース（PN）**
> 一人の患者を入院から退院まで継続して受け持つ看護師のことをいう．

> 用語解説＊
> **ケアマネジャー（介護支援専門員）**
> 要介護者・要支援者が心身の状況に応じて適切なサービスを受けられるように，ケアプラン（介護サービス等の提供についての計画）の作成や，市町村・サービス事業者・施設等との連絡調整を行う．役割遂行に必要な専門的知識および技術を有するものとして，介護支援専門員証の交付を受けた者である．

の義母の世話ができなくなったことを心配しているため，夫や娘，および**ケアマネジャー**（介護支援専門員）と今後のことを相談するよう助言し，安心させる．

②中村さんの意向を確認し，家族が適切な支援を受けられるように調整する．例えば，病院の退院支援を行うメディカルソーシャルワーカー（MSW*）に依頼するか，または看護師が中村さんの代理で義母のケアマネジャーに連絡するなど，義母が適切な世話を受けられるようにする．

ケアの実践

早急に対処すべきことは，中村さんに代わり，今日から誰が義母の世話をするかということである．プライマリーナース（PN）の松本さんは，まだ痛みがある中村さんに代わって義母のケアマネジャーに電話し，中村さんがケアマネジャーと相談できるようにした．その結果，義母は，デイサービスに併設されている**ショートステイ***（**短期入所介護施設**）を利用し，7日間（必要時は延長も可能）宿泊できることになった．その後については，中村さんの夫と娘がケアマネジャーと相談し，義母の世話をどうするかを決めることとなった．

③中村さんは，義母のことが心配で早く退院することを望んでいる．PNの松本さんは，中村さんがギプスを装着したまま適切な時期（できるだけ早期に）に安心して退院し，かつ退院後に家族と共に安全に生活を営むために何が必要かを考える．また，中村さんと夫が社会資源を有効に活用できるよう積極的に情報を提供し，必要時には院内のMSWや地域の医療・福祉機関とも連携を図る．

ケアの実践

❶退院に向けて何が必要かを検討する

主治医からは，「退院は，順調に経過した場合，ギプス装着後に松葉杖で歩行ができるようになれば可能」と説明を受けている．PNの松本さんは，中村さんが松葉杖歩行になれば日常生活（料理，掃除，買い物，入浴など）において支援が不可欠であり，中村さん自身が介護サービスを受ける必要があると判断した．そこで，看護師長や主治医とも相談の上，中村さんと夫に介護サービスについて説明し，要介護認定（要支援を含む）の申請を行うことに同意を得た．松本さんは「退院支援計画書」を作成し，病院内の地域医療連携室*に提出した．

❷介護サービスを受けるための要介護申請をする

その後，地域医療連携室所属の看護師である青木さんが，中村さんの**退院支援***を行う担当になった．中村さんと家族は，すでに義母が介護サービスを受けており，その概要は理解している．青木さんはPNの松本さんと共に，中村さんとその家族（夫，娘）に，退院後に安全な生活を送るために介護サービスを受けることを提案した．改めて介護サービスの内容，要介護認定の申請手続きの方法，**地域包括支援センター***の役割などについて説明し，中村さんと夫は要介護認定を受けることに同意した．夫が中村さんの住む板橋区の区役所の窓口に申請することとなった．要介護度*の判定には通常約1カ月かかる．中村さんの退院に間に合うよう，地域医療連携室の青木さんら看護師やMSWが地域包括支援センターに相談したところ，退院5日

用語解説*
MSW
medical social worker．医療ソーシャルワーカーともいう．病院などの保健医療の場において，社会福祉の立場から患者の抱える経済的・心理的・社会的問題の解決，調整を援助し，社会復帰の促進を図る．（医療ソーシャルワーカー業務指針．厚生労働省健康局長通知：平成14年11月29日 健康発第1129001号）．

用語解説*
ショートステイ
介護保険で受けられる居宅サービスの一つ．介護にあたる家族の病気，仕事などにより，一時的に介護が不可能な場合，利用者（要介護者等）が短期間施設に入居して介護，機能訓練，医療などを受けることができる．

用語解説*
地域医療連携室
平成18年医療法改正（医療機能の分化・連携の推進）のもと，地域医療連携が推進された．中核病院と周囲の診療所でその機能に応じた役割分担をし，地域一体で患者を診られるシステムづくりが進み，設置義務はないが地域医療連携室もその流れの中で生まれた．地域と病院をつなぐ役割をもち，紹介受診調整，退院調整・退院支援などを行う．

前に，板橋区から中村さんの要介護度を「要支援２」とする判定を得ることができた．

❸退院に向けての準備をする

PNの松本さんと退院支援看護師の青木さんは，中村さんが退院する前に，チームの看護師，主治医，リハビリテーションを担当する理学療法士などの多職種，および中村さんとその家族，新たに中村さんのケアマネジャーとなった菊地さんを含めて，退院後の生活について話し合う場をもち，安全を含む多様な視点から課題がないかを検討した（➡p.26 退院に向けての学習支援を参照）．

b 生活行動の援助

❶活動　移動・移乗の際は，骨折している左下肢が床につかないように看護師が支え，右足で立つ．最初は片足で立つことは難しいため，転倒しないように安全に留意し，慎重に行う．看護師は，安全かつ効果的に車椅子に移る方法を中村さんが理解し実践できるよう指導する．

❷栄養　食事の量や水分を十分にとることの必要性を説明した上で，排泄を促すことにより，便秘や食欲の低下を防ぐ．排泄の際は車椅子でトイレに行くことになるが，忙しそうな看護師に頼むことを躊躇（ちゅうちょ）し，食事や水分摂取を控える可能性が考えられる．

❸清潔　入院前のように一人で入浴などの清潔行動をとることができないが，看護師はどのような方法で清潔を保てるかを説明し，中村さんの希望を取り入れながら，十分に清潔が保持できるように援助する．

❹睡眠と休息　４人部屋であるため，中村さんがリラックスできるように本人の希望を聞きながら，車椅子で可能な範囲を散歩したり，一人になれるような場を提供したりするなど工夫する．

c 観察と異常の早期発見

①左足関節の骨折による循環障害や神経障害などがなく，順調に回復しているかどうかを観察する．患部はシーネで固定されたり，ギプスで巻かれたりした場合は観察することはできないが，足指の爪床（そうしょう）の色が正常で（チアノーゼがないか），温かいか，足背（そくはい）動脈が触れるかどうかを確認する．また，足指のしびれがないか，痛みが増強していないかも中村さんに尋ねる．

②異常がみられた場合は主治医に報告し，病状の改善に向けて対応する．

d 診療の補助行為の実施

①痛みが増強した場合は，主治医の指示に基づいて鎮痛薬の投与を行う．

②その後，鎮痛薬の効果がどの程度あったのかを評価する．

e 安全の確保

次の二つの事故が生じることを予測し，注意を喚起するなどの対策をとる．

用語解説＊

退院支援

入院患者が適切な時期に病院を退院し，円滑に次の療養場所に移行できるように行われる支援全般を指す．診療報酬加算の対象であり，退院支援専門のスタッフとして看護師やソーシャルワーカーが配属されることが多い．

用語解説＊

地域包括支援センター

市町村が設置主体となり，保健師，社会福祉士，主任介護支援専門員等を配置し，住民の健康の保持および生活の安定のために必要な援助を行うことにより，地域の住民を包括的に支援することを目的とする施設（介護保険法第115条の46第１項）．地域包括支援センターはすべての市町村に設置されており，全国に5,404カ所（令和４年４月末現在）．

用語解説＊

要介護度（要支援を含む）

要介護：１～５の５段階．継続して常時介護を必要とする状態．介護給付を利用できる．

要支援：１，２の２段階．日常生活を営むのに支障があると見込まれる状態．現在の状態を改善，維持するための予防給付を利用できる．

●看護の役割〈アニメーション〉

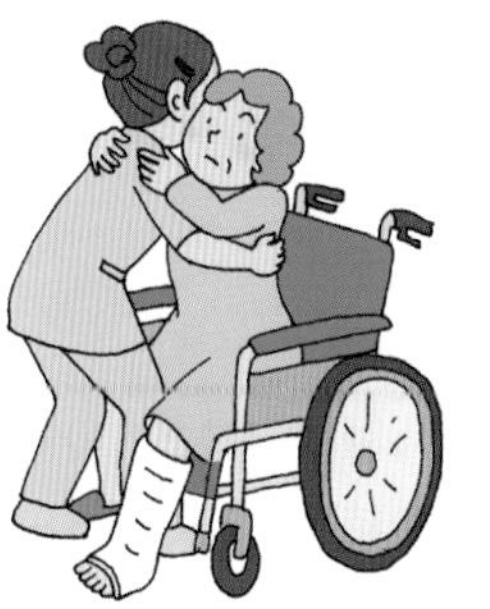

①中村さんにとって一番生じる可能性が高いリスクは，転倒である．転倒は，ベッドから車椅子（またはその逆），車椅子からトイレ（またはその逆）へ移動するときに最も生じやすい．
②順調な回復には左足関節の安静が最も重要であるが，移動の際に左足に体重をかけてしまい，骨折部への負荷が生じる可能性がある．

f 患者の尊厳および権利の尊重

①入院中も，一人の人間として誇りをもって暮らせるように，例えば排泄に関する羞恥心への配慮など，中村さんの思いや意向を尊重し，共に考える．
②インフォームドコンセントを前提とし，看護ケアや検査などについて説明し，理解できたかどうかを確認する．
③今後どのような経過をたどるかについて具体的に説明し，生活の計画を立てられるように支援するなど，中村さんにとって必要と考えられる情報を提供し，知る権利を保障する．
④ストレスを感じている場合などは，そのことを表出できるように促し，共に対策を考える．

g 退院に向けての学習支援

①退院後スムーズに生活できるように，中村さんが入院してすぐに，退院に向けての課題について検討を始める．
②左足関節にギプスを巻いたまま退院するため，危険がない生活行動をとれるように移動の際の留意点を確認し，自宅の環境を整える．
③退院後も継続した医療が受けられるように手配する．

ケアの実践

中村さんが家族と共に安心して暮らすために最も重要なことは，日常生活において転倒などの事故が生じない安全な環境を確保することである．PNの松本さんは，中村さんの夫と娘，ならびに中村さんのケアマネジャーや理学療法士等と，日常生活の中で，転倒などを生じさせる危険な要素はないかを話し合い，以下の具体策を得ることができた．

- 松葉杖歩行の妨げにならないよう，室内や廊下などのスペースを十分に確保し，万が一転倒したとしても危険がないようにする．
- 訪問者や宅急便が届いたときなども，決して慌てずに行動する．
- 携帯電話は必ず手元に置いておく．

入浴も滑りやく危険を伴うが，「要支援２」の認定を受けており，訪問入浴のサービスを受けることができる．

6 評価

看護師は中村さんの問題解決に向けて，目標を立て，看護ケアを実施する．実施の結果，どの程度中村さんの問題が解決されたのかを評価する．問題が解決されなかった場合は，再度，情報収集を行ったり具体策の中で別の選択肢を試みたりするなど，中村さん自身を含めたケア提供チームと協力して進めていく．

2 医師の役割，看護師の役割

1 医師の役割

中村さんに対する医師の役割は，「診断と治療」である．医師は，転んで足首をくじき緊急入院した中村さんに，X線（エックス線）などの諸検査と診察を行い，左足関節骨折という診断を確定した．X線検査では，骨折した骨にずれはなかったため，患部の腫（は）れが引き（腫脹が軽減し），骨が元通りにつながるようにシーネで固定し，足首の安静を保つ治療を行った．順調に腫れが引いたらギプスを装着し，より堅固（けんご）に患部の安静を4週間程度保持する方針をとっている．

2 看護師の役割

看護師は，入院中の中村さんに対して，骨折した左足関節の痛みや腫れが軽減するように患部の安静を保持するとともに，中村さんが抱える不安や心配事の相談に乗るなど，健康と生活に関わる専門家として身体および心理・社会的側面から，以下の❶～❺の役割を担う．看護師のこれらの役割，すなわち車椅子への移乗や排泄といった生活行動を援助する看護行為は，看護師が専門的知識・技術に基づき主体的に判断して実施できる業務であり，法律上，保健師助産師看護師法（以下，保助看法）第5条が規定する「療養上の世話」業務に当たる．鎮痛薬の投与などの行為は，同じく保助看法第5条が規定する「診療の補助業務」に該当する．

➡ 保助看法第5条は，p.206を参照．

❶看護計画の遂行者

身体状態の把握と情報収集（観察，アセスメント，記録），患者の健康問題の把握と看護計画の立案・実施・評価を行う．

❷ケア提供者

心理・社会的側面の援助（感情表出，不安・葛藤（かっとう）の軽減），生活行動の援助（清潔，排泄，栄養，睡眠・休養，活動など），診療の援助（薬物療法における与薬）．

❸学習支援者

健康回復に向けてその人自身がセルフケア能力（内服，感染予防対策など）を高めることができるように，多様な指導方法を用いて，知的・情緒的・精神運動の側面から支援する．

❹患者の権利の擁護（ようご）者（アドボケイト）

中村さんのニーズや関心に目を向け，中村さん自身が問題解決に向けて熟慮できるように情報を提供し，疑問に答えるなど，中村さんが納得のいく選択や決定を行えるよう支援する．

❺ケア提供チームのコーディネーター（調整）

看護師は，中村さんを囲むケア提供チームの中心として，看護師としての自らの役割を遂行しつつ，中村さんが他職種（医師，メディカルソーシャルワーカーなど）から適切かつ十分なケアを受けられるよう支援する．（家族への心配を含めて）中村さんの生活全体を調整する．必要時には，地域の福祉職（ケアマネジャーなど）や，医療職（訪問看護師，開業医など）とも連携を図る．

これらの役割は，**表1-2**に示した技術を駆使することで遂行される．看護師はアセスメントし，患者の状態に最も適した方法で，エビデンスに基づくこれらの技術（看護ケア）を安全に実施し，その結果（効果）を評価する．

表1-2　中村さんに用いた看護技術の例

- 看護を展開する技術
- コミュニケーションの技術（人間関係形成）
- ヘルスアセスメントの技術（健康歴の聴取とフィジカルアセスメント）
- 生活行動援助技術
- 診療における援助技術（薬物療法の援助，酸素吸入，吸引）
- 学習支援の技術
- ケアの対象のパワー（セルフケア）を強くする技術（エンパワメント）
- 医療チームの中心としての調整（社会資源の紹介を含む）

疾病，つまり健康障害をもつこと，または健康障害をもちながら生活（病院などの施設内および在宅での生活を含む）することは，程度の差はあれ，その人の生活のあり方に影響を及ぼすため，人は新たな生活や生き方を再構築する必要に迫られる．看護師は，身体の回復とともに，ケアの受け手の心理・社会的側面についても支援し，その人が疾病をもちながら生活に適応できるよう支援していく．

2 実践科学としての看護

1 看護過程

看護あるいは看護学は，**実践の科学**であるといわれる．看護とは一般に「人々が健康的な生活を営み，その人らしく生きることを支援する行為である」と先に述べた．看護師が働きかけたことで，その人が「自分らしく生きる」という目標がどの程度達成されたのかを客観的に評価して初めて，専門職としての役割を遂行したといえる．そのため，看護師はあらゆる看護現象を対象として，看護過程という手段（方法）を用いて看護を提供している．

看護過程とは，科学的思考の過程である．この思考過程により，ケアの受け手のニーズおよび問題を把握し，看護計画を立て，ケアを提供し，それがケアの受け手にとって効果があったかどうかを評価する．看護および看護学はこの科学的思考を活用し，看護実践を積み重ねることにより，よりよい看護の発展へとつなげていく（学問）分野であり，ゆえに**実践科学**といわれる．

一方，こうした看護過程は科学的思考としては不変なものといえるが，社会から求められる看護の役割の変化によって，思考し得る時間的な余裕や，思考する場・内容は変化する．特に近年では**在院日数の短縮化**が進み，病院で働く看護師は，従来のように長期的な関わりの過程で提供できた看護から，より短期間の関わりの中で適切で効果・効率性の高いケアを実践することが求められている．さらに，団塊の世代が75歳以上となる2025年を目途に，重度の要介護状態となっても，住み慣れた地域で自分らしい暮らしを人生の最期まで続けることができるよう，住まい・医療・介護・予防・生活支援が一体的に提供される**地域包括ケアシステム**の構築が進んでいる．そのため，看護師は病院を中心とした看護のみでなく，居宅における在宅看護の役割も求められてきている．在宅看護では居宅に看護師一人で赴くことも多く，看護師は医師が不在の状況において，さまざまな判断をしなければならない．

このように，病院で働く看護師は，より短期間に患者の状態を推論・判断し，重症な患者の状態を判断していくことが求められる．一方，在宅で働く看護師は，医師が不在の状況において，患者の健康状態を推論し，タイムリーに判断していくことが求められる．そして，病院および居宅両者において共通する点は，解剖学や生理学に基づいた**フィジカルアセスメント**の視点であり，より的確な病態生理学や薬理学に基づいた臨床判断が求められる．

2 理論，研究，実践

実践科学は，**理論**と**研究**と**実践**の３本の柱からなるといわれる（図1-1）．理論とは見方や考え方を示す地図のようなものであり，看護師が人々を援助できるように，看護場面で生じる複雑な出来事の関係を整理する助けとなる．研究とは疑問に答えたり，問題を解決したりするために，組織立った科学的方法を用いて行う系統的な探究である．

図1-1は，理論と研究および実践が相互に円環的に関係し合っていることを示している[10]．看護実践の中で，臨床的疑問に関して研究が行われ，その成果を積み重ねることで看護に役に立つ知識や理論が生成される．それらの知識や理論を実践で活用することで，その理論の妥当性が検証され，修正されたり，時には妥当性がないことが明らかになったりする．

このように，看護の現場における研究を通して得られた結果（知識や理論）は，実際にケアの場面で活用（検証）され，さらに新しい知見を得て，精選されたものになる．

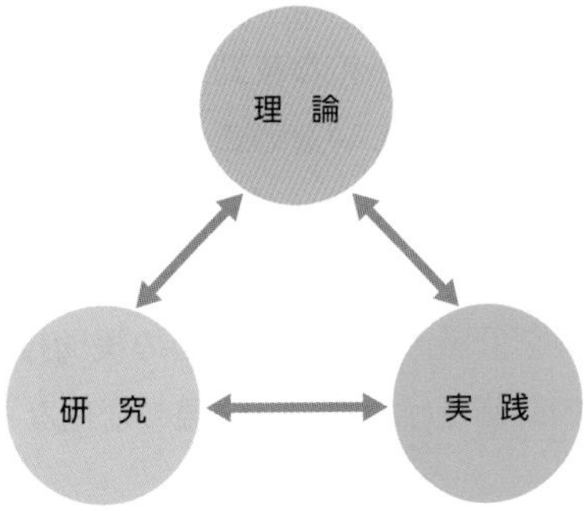

図1-1　実践科学の３本の柱

理論・研究・実践の関係を学ぶ例

整形外科病棟で，手術後の安静臥床が必要な患者に褥瘡（じょくそう）が生じ，潰瘍（かいよう）形成後，感染で死亡するという出来事があった．そこで，褥瘡を予防するためには，どのくらいの間隔で体位変換が必要かを明らかにする研究が行われた．

背中の手術後，安静臥床を要する成人男性（20〜50歳）を対象とした研究では，２時間ごとに体位変換すれば，皮膚の発赤が消失し，褥瘡を生じる危険性はないという結果であった．しかし，同じ手術でも，高齢者（70〜85歳）を対象とした場合には，１時間ごとの体位変換が必要であるという結果となった．

この二つの研究結果から，壮年期の患者では２時間ごとの体位変換で褥瘡予防が可能であるが，高齢者の場合は１時間ごとに行う必要性が示唆された．今後，皮膚の状態，栄養状態などと，どのような関連があるかを研究することで，さらに詳しい褥瘡と体位変換の頻度との関連を知ることができる．

3 看護技術の科学的検証

看護は，専門職としての役割を遂行するため，多様な技術を活用している（表1-3）．ここでは「清潔への援助技術」を取り上げて考えてみよう．清潔を保つことは，健康なときには自分でできるが，病気やけががある場合は他者の助けを必要とする．シャワーや入浴などの清潔行動は，それがないと気持ちが悪く不快な気分がするだろう．したがって，清潔への援助は主として，ケアを必要としている人々を快適な状態に保つ方法として行われてきた．しかし近年，これらの生活行動への援助技術は，単に快適さを得るためだけでなく，生体のもつ治癒力に科学的に働きかけることのできる技術として確立させることの重要性が指摘されている．すなわち，多忙なときはしなくてもよいケアではなく，疾病回復のために必要不可欠なケアとして位置付けようというのである．

1 清潔への援助技術：足浴

足浴は足を清潔にするのみでなく，入眠に効果があることが経験的に知られている．しかし実際には，入眠のためのケアとして普及するには至っていない．その理由としては，足浴の効果を示す明確で客観的な指標を得ることが難しいため，多忙な夜勤業務の中で積極的に活用すべき技術として認識されるまでには至っていないこと，また睡眠薬には診療報酬が支払われるが，より手のかかる足浴を行っても経済効果は得られないことなどが考えられる．

副作用の強い睡眠薬より，足浴のほうが安全に睡眠に導ける場合があるだろう．看護師は，足浴などの援助技術効果について，「気持ちよい」という主観的評価だけでなく，体温の変化など客観的指標による評価も今以上に用いるべ

表1-3　看護における多様な技術

1．看護行為に共通する援助技術	人間関係を成立・発展させるための技術 健康学習を支援し成長を促す技術 生命の徴候を観察する技術 快適な環境をつくる技術 感染予防を推進する技術 患者の安全・医療従事者の安全を守る技術 安楽かつ快適さを確保する技術 看護を展開する技術
2．健康的な日常生活行動を促進する援助技術	活動・運動を支援する技術 休息・睡眠を促す技術 身体の清潔を援助する技術 食事・栄養摂取を促す技術 排泄を促す技術
3．生命活動を支える援助技術	呼吸を楽にする技術 体温を調節する技術
4．治療・処置に伴う援助技術	検査・治療を安全かつ正確に行う技術 与薬・輸血を安全かつ正確に行う技術 皮膚・創傷を管理する技術 救急救命処置を行う技術
5．死を迎えるときの援助技術	危篤・終末時における技術

plus α

基礎看護技術とは

基礎看護技術とは，呼吸・循環などの生命活動と，それに基づく生活活動を支える基礎的な技術である．人との交流，健康状態の観察・測定，感染予防，安全・安楽・快適な環境の確保，食事・清潔・活動・運動などの生活活動援助，検査・薬剤・治療処置管理，終末期援助，人の健康問題のアセスメントと看護過程の展開に必要な技術である．

きである．身体へのケアが，快適さを示す生理学的変化を生じさせること，それによる経済効果をもたらすことなど，看護技術が質の高いケア提供の手段であることをその根拠によって実証していくことが求められる．このことは，次に述べるEBNの考え方と直結している．

2｜清潔への援助技術：口腔ケア

もう一つの例として，**口腔ケア**について考えてみよう．口腔ケアとは口腔内を清潔にするだけでなく，誤嚥性肺炎の予防効果があることが知られている．歯ブラシに加え，歯間ブラシやスポンジブラシを用いて残存歯や口腔粘膜の機械的清掃を行った群と，歯ブラシのみの口腔ケアを行った群の２年間のフォローアップ調査を行ったところ，前者のほうが統計学上有意に発熱発生者数が少なく，肺炎発生者数や肺炎による死亡者数も低かったことが明らかにされている[11)]．看護の研究におけるケアの有効性を検討する介入研究は，「ケアをしない」もしくは「ケアを差し控える」ことが必要となるため，研究倫理の視点から積極的に行われてはいないのが実態である．しかし，このような実証研究結果は，日々看護師が行う口腔ケアのEBNが導かれ，ケアを担う看護の責任が明確になると同時に，看護師自身，ケアのモチベーションが高まるといえる．

清潔ケアと考えられる口腔ケアが，患者の「安全・安楽を保つ」ためのケアであり，さらに近年ではこうした器質的な側面だけではなく，「食べる」「話す」「表情をつくる」といった機能的な側面への効果も検証されつつある．また，口腔ケアの重要性が明らかにされる過程で，より専門的な口腔ケアの実施者として歯科衛生士が病棟で口腔ケアを行うケースも増えてきている．このように，エビデンスが明確になりそのケアの意義が医療者間で共有化される中で，他の医療専門職と連携しケアの質を高めていくことも，EBNが明らかにされることの意義であると考える．

4 エビデンスに基づく看護

医療の現場では，看護職はそれまで自分が培（つちか）った知識や経験に基づいて看護を実践していることが多い．しかし近年，効果的かつ効率的なケアの必要性が高まるに伴い，**エビデンスに基づいた看護**（evidence-based nursing：**EBN**）を行うことの重要性が指摘されている．エビデンスは証拠または根拠と訳されており，研究により得られた成果をいう．しかしながら，研究の成果が現場の実践に活用されることは，まだ少ないのが実状である．

ジョンストン（Johnston, L.）によれば，EBNに対する関心は介入による効果と効率の要求，そしてより多くの人に対する**説明責任**（accountability（アカウンタビリティ））を背景にしている[12)]．すなわち，医療コストを削減し，患者への説明責任を果たすには，それに応えられるエビデンスを示すことが必要となる．エビデンスに基づいた看護は，①研究結果からのエビデンス，②臨床経験に基づく知識，③患者の意向，④資源（財政，人材）という四つの要素を考慮して行われる．この四つの要素は一つの中心に向かっており，この中心にあるのが患者にとっての成果である（図1-2）．すなわち，患者（対象者）に質の高い看護を提供するには，最新の研究成果（エビデンス）を実践に活用することが不可欠であるとしている．

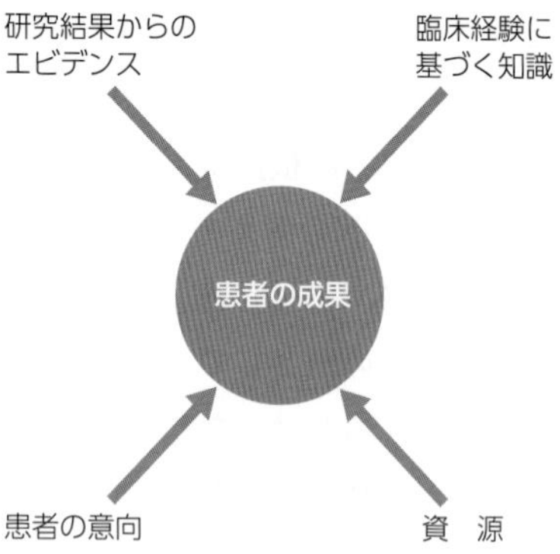

質の高い看護を提供するためには，EBNを一つの道具として実践に活用することが不可欠である．

図1-2　EBNの４要素

EBNの看護実践への導入は，次の五つのプロセスを踏んで行われる[13]．それらは，①解決すべき問題は何かを明確にする，②文献を探す（文献検索），③探した文献を批判的に読み（クリティカル・リーディング），研究の成果として得られたエビデンスがどれだけ信頼できるものであるかを判断する，④個々の患者への応用を考える，⑤アウトカムを評価する，である．文献とは，特定のテーマをよく知るためのよりどころとなるものであり，エビデンスに基づいた看護を展開する看護職にとって重要な役割をもつ．文献を探す方法として近年最も用いられているのは，電子データベースの活用である．医学・看護学関連の論文を探す代表的なデータベースを表1-4に示した．関心のあるテーマのキーワードを用いて文献検索を行う．

看護学分野における研究は，今や膨大な数に上っている．これらのエビデンスを看護の実践に生かすことで，その時点での最も新しい研究成果に基づいて，より効果的なケアを患者に提供できることになる．研究成果を実践で活用することにより，現場での検証を促し，看護知識として高められる．このプロセスは，看護が専門職として向上することにつながる．

表1-4　医療系の電子データベース

	データベース	特　徴
国内（日本語表記）	CiNii	国立情報学研究所（NII）が作成している論文情報データベースであり，学術論文，博士論文，学会・協会の刊行物，大学の研究紀要，各種雑誌・図書などの学術情報を無料（一部サービスの制限あり）で検索できる．
	メディカルオンライン	国内発行の医学関連の学会誌・学術専門誌（約700ジャーナル）を統合し，文献を全文提供する医学・医療の総合Webサイト．必要な文献はその場で全文閲覧・ダウンロードが可能（有料）である．
	医中誌Web	国内発行の医療系および関連分野の定期刊行物のべ約7,500誌から収録した約1,400万件の論文情報を検索できる．基本的に有料であるが，個人ユーザーに対して医中誌パーソナルWebがある．
国内・海外（英語表記）	Google Scholar	学術専門誌，論文，書籍，要約など，さまざまな分野の学術資料を検索でき，多岐にわたる学術出版物や学会論文のほか，Web上で閲覧可能な学術資料も含まれる．
	PubMed	NLM（米国国立医学図書館：National Library of Medicine）内の，NCBI（国立生物科学情報センター：National Center for Biotechnology Information）が作成しているデータベース．世界の主要医学系雑誌等に掲載された文献を検索できる無料の文献検索システムである．

3 看護実践のための教育の準備

1 看護教育制度

看護実践のための理論や研究に基づいた知識や技術を学ぶために構造化されたものが，看護教育のカリキュラムである．現在の看護教育制度（図1-3）には，看護師，保健師，助産師の資格を得るためのカリキュラムが大学，短期大学，専修学校に設けられている．

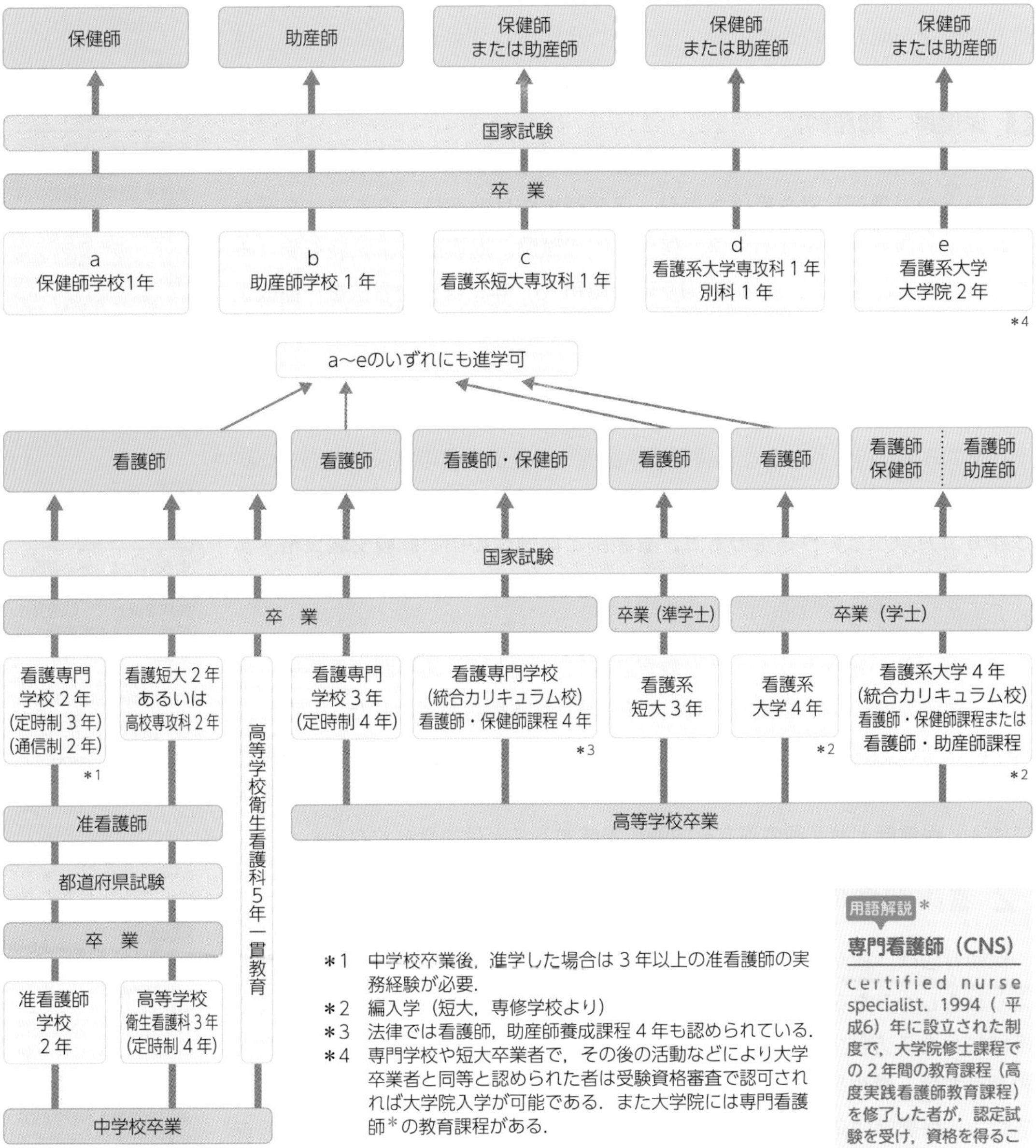

＊1　中学校卒業後，進学した場合は3年以上の准看護師の実務経験が必要．
＊2　編入学（短大，専修学校より）
＊3　法律では看護師，助産師養成課程4年も認められている．
＊4　専門学校や短大卒業者で，その後の活動などにより大学卒業者と同等と認められた者は受験資格審査で認可されれば大学院入学が可能である．また大学院には専門看護師＊の教育課程がある．

図1-3　看護教育制度

用語解説＊

専門看護師（CNS）

certified nurse specialist．1994（平成6）年に設立された制度で，大学院修士課程での2年間の教育課程（高度実践看護師教育課程）を修了した者が，認定試験を受け，資格を得ることができる．

1 看護師

看護師資格を得るためには，① 4 年間の大学教育，② 3 年間または 2 年間（進学課程）の短期大学教育，③ 3 年間または 2 年間（進学課程）の専門学校で行う専修学校教育，④ 5 年間の高等学校衛生看護科教育，のいずれかを受けて卒業後，年 1 回の看護師国家試験に合格しなければならない．

2 准看護師

准看護師資格は中学卒業後 2 年間の准看護師のための専門機関または 3 年間の高等学校衛生看護科での教育を受け，都道府県が実施する准看護師試験に合格した者に与えられる．すでに准看護師の資格をもつ者で，3 年間の実務経験を有する者または高校を卒業し准看護師の資格をもつ者は，2 年間の短期大学や 2 年間の高校の専攻科，2 年間の専門学校での教育を受けた後，看護師国家試験に合格すれば，看護師資格を得ることができる．

3 保健師，助産師

1948（昭和23）年に公布された**保健師助産師看護師法**（**保助看法**）では，3 年以上の看護師教育を受けた者が，保健師または助産師になるのに必要な 1 年以上の教育課程を修めた後，保健師国家試験，助産師国家試験を受けることができるとされた．その後，1951（昭和26）年には保助看法を一部改正する省令により，保健師，助産師ともに修業年限は 1 年以上から 6 カ月以上に変更された．

さらに教育の効率化は進み，1997（平成 9 ）年には厚生省通知に基づき，それまで個別に行われていた看護師・保健師・助産師教育の共通する部分を統合して行う統合カリキュラム教育に移行した．統合カリキュラムでは修業年限 3 年 6 カ月以上という指定のもと，看護師と保健師の国家試験受験資格，または看護師と助産師の国家試験受験資格が得られる 2 種類のコースが設置された．

4 年制大学の統合カリキュラム教育課程においては，4 年間で看護師・保健師・助産師の三つの国家試験受験資格を得られる教育が行われた．しかし，2011（平成23）年の保助看法一部改正の省令では，保健師，助産師の修業年限は 1 年以上とすることがふさわしいとされ，4 年間の大学教育で，看護師に加え，保健師と助産師の両方を同時に養成することはできなくなった．

2 看護教育の形態

保助看法は，種々の教育課程を卒業した者に看護師国家試験の受験資格が与えられるしくみを支えており，その中で看護教育は大学教育から高校教育まで多岐にわたる方法で行われている．看護専門学校のような 3 年課程の専修学校教育では，学校教育法に基づき，主に，1951（昭和26）年の文部省・厚生省による保健師助産師看護師学校養成所指定規則（指定規則）に従って，教育が実施される．

plus α

保健師の業務

保健師とは，保助看法において，厚生労働大臣の免許を受けて，保健師の名称を用いて，保健指導に従事することを業とする者である．地域の健康課題を明らかにし，住民の健康の保持増進のため重要な役割を担い，持続可能で地域特性を生かした健康なまちづくり，災害対策等を推進する．日本の場合，行政機関に従事している人が多い．

plus α

助産師の業務

助産師とは，保助看法において，厚生労働大臣の免許を受けて，助産又は妊婦，じよく婦若しくは新生児の保健指導を行うことを業とする女子とされ，妊娠～出産における指導・援助，新生児のケア・援助，思春期・更年期の性に関する相談・指導，不妊治療の相談などを行う．病院などに勤務するほか，自分で助産院を開業して仕事を行っている．

plus α

保健師と助産師の資格取得

保健師免許を取得するには保健師国家試験と看護師国家試験の両方に，助産師免許を得るには助産師国家試験と看護師国家試験の両方に，それぞれ合格しなければならない．

一方，大学や短期大学の教育は，看護師免許を得るために必要な指定規則を満たす教育課程であると同時に，学校教育法のいう大学の目的を達成しうる教育課程が求められる．一般教育科目の履修単位が多く，専門教育科目に入る前に基本的な知識を広く履修するようになっている．

学校教育法に規定される大学教育，短期大学教育，専修学校教育の目的をみると，それぞれの教育課程でどのような能力を身に付けることができるかが示されている（表1-5）．学校教育法の文言を考えてみると，次のようなことが明らかである．

❶**大学教育**　基本的かつ幅広い知識を身に付け，さらにその知識を探究し応用する能力が育成される．

❷**短期大学教育**　専門の知識を深めることで，実践に必要な能力が育成される．

❸**専修学校教育**　職業もしくは実際の生活に必要な能力が育成される．

表1-5　大学，短期大学，専修学校の目的（学校教育法）

第83条	〈大学の目的〉大学は，学術の中心として，広く知識を授けるとともに，深く専門の学芸を教授研究し，知的，道徳的及び応用的能力を展開させることを目的とする．
第87条	〈修業年限〉大学の修業年限は４年とする．
第108条	〈短期大学〉大学は，第83条第１項に規定する目的に代えて，深く専門の学芸を教授研究し，職業又は実際生活に必要な能力を育成することを主な目的とすることができる． ②（中略）その修業年限を２年又は３年とする．
第124条	〈専修学校の目的〉第１条に掲げるもの以外の教育施設で，職業若しくは実際生活に必要な能力を育成し，又は教養の向上を図ることを目的として次の各号に該当する組織的な教育を行うもの（中略）は，専修学校とする． 1　修業年限が１年以上であること． 2　授業時数が文部科学大臣の定める授業時数以上であること． 3　教育を受ける者が常時40人以上であること．

4 看護実践のための基準

看護師は常に専門的知識，高いレベルの技術を身に付け，医療事故を起こさないことはもちろん，専門職として人々のニーズに沿った良質なケアを提供することが求められている．良質なケアは，専門的知識・技術に基づくとともに，医療の受け手である人々の個々の尊厳と権利を尊重し，その人を医療の主体として遇する行為（行動）によって提供される．このようなケアを提供する基盤として，法律，倫理綱領，看護業務基準などが定められている（図1-4）．

法律は強制力（守らないと罰せられる）を伴うが，倫理綱領や看護業務基準などは，看護職能団体が自主的に，自らの行動の規範や業務内容を社会に対して明示したものである．このほかにも，看護における方針と方法を示すものとして，「看護記録に関する指針（2018）」，「医療安全推進のための標準テキスト（2013）」などがある．

看護実践に関する種々の基準は，看護の質を保証するために重要である．たとえ，どのように優れた資質や能力を備えていたとしても，看護師個々の行為

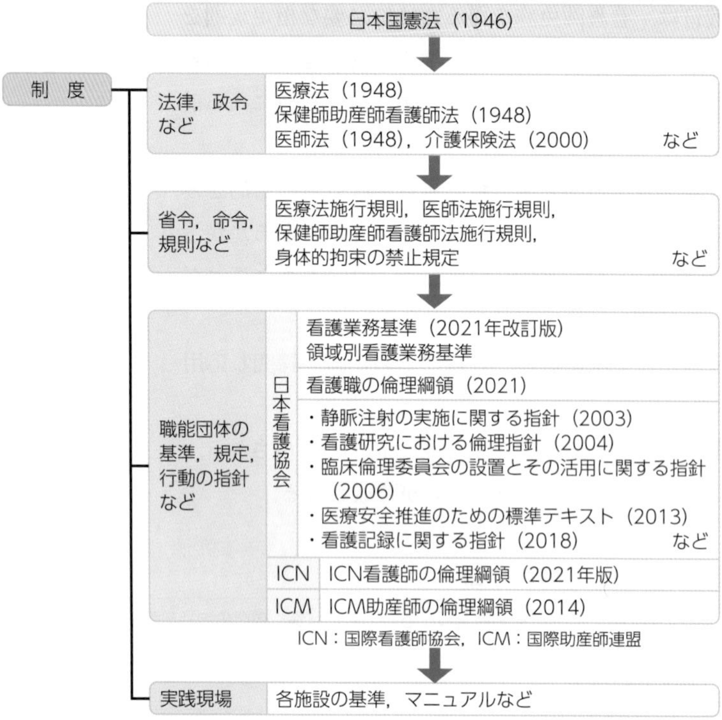

図1-4　制度と看護実践の基準

は単独で十分に機能することは難しく，個々が最良に機能するように構造化されることが不可欠である．看護実践は，実践の内容や方法を組織化することによって，看護師が提供する実践内容を保証するためのシステムをもつことができる．すなわち，「看護実践」と「看護実践の組織化」が合わさって看護業務は成り立つのである．看護実践の組織化は，次のようなさまざまなレベルで行われている．

1 免許と看護業務

看護業務を行う資格と業務の内容に関しては，**保健師助産師看護師法**（**保助看法**）によって規定されている．ゆえに，この法律による業務規定については熟知しておく必要がある．

保助看法には，看護業務を行う資格（看護師，保健師および助産師の厚生労働大臣免許）を得るための条件，あるいは看護師の看護業務の内容（療養上の世話または診療の補助）などに関する事項が規定されている（➡p.216参照）．法律は社会制度を構成する土台であるから，保助看法は看護業務およびそれを行う者の基本的枠組みを提示し，看護の質を維持するものである．

2 看護業務基準

看護業務は，すべての看護者が行うことのできる看護実践の共通レベルを示

表1-6　看護業務基準

1 看護実践の基準

1－1　看護実践の責務

1－1－1　全ての看護実践は，看護職の倫理綱領に基づく.

1－1－2　人の生命及び尊厳を尊重する立場に立って行動する.

1－1－3　安全で，安心・信頼される看護を提供する.

1－2　看護実践の内容

1－2－1　看護を必要とする人を，身体的，精神的，社会的，スピリチュアルな側面から支援する.

1－2－2　看護を必要とする人の意思決定を支援する.

1－2－3　看護を必要とする人が変化によりよく適応できるように支援する.

1－2－4　主治の医師の指示のもとに医療行為を行い，反応を観察し，適切に対応する.

1－2－5　緊急事態に対する効果的な対応を行う.

1－3　看護実践の方法

1－3－1　看護実践の目的と方法について説明し，合意に基づいて実施する.

1－3－2　看護実践に必要な判断を専門知識に基づいて行う.

1－3－3　看護を必要とする人を継続的に観察し，状態を査定し，適切に対処する.

1－3－4　チーム医療において自らとメンバーの役割や能力を理解し，協働する.

1－3－5　看護実践の一連の過程を記録する.

2 看護実践の組織化の基準

2－1　看護実践は，理念に基づいた組織によって提供される.

2－2　看護実践の組織化並びに運営は，看護職の管理者によって行われる.

2－3　看護管理者は，良質な看護を提供するための環境を整える.

2－4　看護管理者は，看護実践に必要な資源管理を行う.

2－5　看護管理者は，看護実践を評価し，質の保証に努める.

2－6　看護管理者は，看護実践の向上のために教育的環境を提供する.

日本看護協会．看護業務基準．2021年改訂版．2021より一部抜粋.
「看護業務基準（2021年改訂版）」全文 https://www.nurse.or.jp/nursing/home/publication/pdf/gyomu/kijyun.pdf,（参照2023-11-21）.

す基準をもって実践されるべきである．日本看護協会では，保健師・助産師・看護師の各職能委員会において，その時代の要請に基づいた活動の方向性について検討を重ね，1995（平成７）年に「**看護業務基準**」を公表した.

その後も，社会のニーズに応じて，さまざまな健康レベルや看護領域における看護業務基準の適用の可能性を検討し，1998（平成10）年に「訪問看護領域における看護業務基準」，1999（平成11）年に「小児看護領域の看護業務基準」と「精神科看護領域の看護業務基準」，2000（平成12）年に「母性看護領域における周産期看護の看護業務基準」，2003（平成15）年に「療養病床を有する病棟の看護業務基準」，2004（平成16）年に「老人看護領域の看護業務基準」を発表した．これらの看護業務基準を実践に活用することで，実践能力の維持・向上を図り，看護の専門性を高めるのがねらいである.

看護業務基準は2006年，変動する時代の要請に応えるべく改訂された．「看護の今日的課題」や「看護を行う権限と責務」が新たに加えられ，それらを踏まえ，「看護実践の基準」の中に「看護実践の責務」が加えられた．さらに2016年，看護職が果たす役割の拡大とともに活躍する領域や場の多様化が進み，看護職が大きな変化の中にあることから，働く場や年代・キャリア等に関わらず保健師，助産師，看護師，准看護師すべてに共通する看護の核となる部分を示すものとして，「看護業務基準（2016年改訂版）」が作成された．2021年改訂版は「看護職の倫理綱領」の公表を機に改訂されたものである（表1-6）[15].

3 看護職の倫理綱領

前述の通り，専門職においては独自の倫理綱領を有し，職業集団としての行動指針をもつことが求められる．看護職の場合は，職能団体である日本看護協会

表1-7　看護職の倫理綱領（日本看護協会）2021年

前　文

人々は，人間としての尊厳を保持し，健康で幸福であることを願っている．看護は，このような人間の普遍的なニーズに応え，人々の生涯にわたり健康な生活の実現に貢献することを使命としている．

看護は，あらゆる年代の個人，家族，集団，地域社会を対象としている．さらに，健康の保持増進，疾病の予防，健康の回復，苦痛の緩和を行い，生涯を通して最期まで，その人らしく人生を全うできるようその人のもつ力に働きかけながら支援することを目的としている．

看護職は，免許によって看護を実践する権限を与えられた者である．看護の実践にあたっては，人々の生きる権利，尊厳を保持される権利，敬意のこもった看護を受ける権利，平等な看護を受ける権利などの人権を尊重することが求められる．同時に，専門職としての誇りと自覚をもって看護を実践する．

日本看護協会の『看護職の倫理綱領』は，あらゆる場で実践を行う看護職を対象とした行動指針であり，自己の実践を振り返る際の基盤を提供するものである．また，看護の実践について専門職として引き受ける責任の範囲を，社会に対して明示するものである．

本文より一部抜粋

1．看護職は，人間の生命，人間としての尊厳及び権利を尊重する．
2．看護職は，対象となる人々に平等に看護を提供する．
3．看護職は，対象となる人々との間に信頼関係を築き，その信頼関係に基づいて看護を提供する．
4．看護職は，人々の権利を尊重し，人々が自らの意向や価値観にそった選択ができるよう支援する．
5．看護職は，対象となる人々の秘密を保持し，取得した個人情報は適正に取り扱う．
6．看護職は，対象となる人々に不利益や危害が生じているときは，人々を保護し安全を確保する．
7．看護職は，自己の責任と能力を的確に把握し，実施した看護について個人としての責任をもつ．
8．看護職は，常に，個人の責任として継続学習による能力の開発・維持・向上に努める．
9．看護職は，多職種で協働し，よりよい保健・医療・福祉を実現する．
10．看護職は，より質の高い看護を行うために，自らの職務に関する行動基準を設定し，それに基づき行動する．
11．看護職は，研究や実践を通して，専門的知識・技術の創造と開発に努め，看護学の発展に寄与する．
12．看護職は，より質の高い看護を行うため，看護職自身のウェルビーイングの向上に努める．
13．看護職は，常に品位を保持し，看護職に対する社会の人々の信頼を高めるよう努める．
14．看護職は，人々の生命と健康をまもるため，さまざまな問題について，社会正義の考え方をもって社会と責任を共有する．
15．看護職は，専門職組織に所属し，看護の質を高めるための活動に参画し，よりよい社会づくりに貢献する．
16．看護職は，様々な災害支援の担い手と協働し，災害によって影響を受けたすべての人々の生命，健康，生活をまもることに最善を尽くす．

会を中心にまとめられた「看護職の倫理綱領」（2021）がそれに該当する（表1-7）．

日本看護協会は，1988（昭和63）年に初めて「看護師の倫理規定」を作成した．その後，2000（平成12）年に行われた国際看護師協会（ICN）の「看護師の倫理綱領」の改訂を受け，さらに社会状況の変化や看護職の責務の変化，患者の権利意識の高揚などに合わせ，その内容が検討され，2003（平成15）年に「看護者の倫理綱領」を公表した．なお，国際看護師協会の「看護師の倫理綱領」は，2012年と2021年にも改訂されている（表1-8）．

「看護者の倫理綱領」（2003）は，その改訂から17年が経過し，看護を取り巻く環境や社会情勢がさらに大きく変化していることから見直され，2021年3月に「**看護職の倫理綱領**」として公表された．改訂の主なポイントは四つある．①「看護者」を「看護職」の名称に変更したこと，②看護職の活動の場の拡大（病院から地域へ）に伴い，多職種との連携を強調したこと，③これまでの「看護者の倫理綱領」の三つの構成（前文，条文，解説）を，一つひとつの本文の理解を深め，行動につなげることを目的に「前文」と「本文」の二つの構成としたこと，④今や社会的問題となった自然災害に関する条文16を追加したことである（➡p.299参照）．

➡ 看護職の倫理綱領の全文は，p.326参照．

「看護職の倫理綱領」では，前文の中で，人間としての尊厳を保持し，健康

表1-8　ICN 看護師の倫理綱領（ICN Code of Ethics for Nurses）2021年版

前 文

19世紀半ばに体系化された看護が発祥して以来，看護ケアは公平で包括的な伝統と実践，および多様性の尊重に深く根ざしているという認識のもと，看護師は一貫して次の四つの基本的な看護の責任を意識してきた．すなわち，**健康の増進**，**疾病の予防**，**健康の回復**，**苦痛の緩和と尊厳ある死の推奨**である．看護のニーズは普遍的である．

看護には，文化的権利，生存と選択の権利，尊厳を保つ権利，そして敬意のこもった対応を受ける権利などの人権を尊重することが，その本質として備わっている．看護ケアは，年齢，皮膚の色，文化，民族，障害や疾病，ジェンダー，性的指向，国籍，政治，言語，人種，宗教的・精神的信条，法的・経済的・社会的地位を尊重するものであり，これらを理由に制約されるものではない．

看護師は，個人，家族，地域社会および集団の健康を，地域・国・世界の各レベルで向上させているその貢献に対し，評価され，敬意を持たれる存在である．看護師は，自身が提供するサービスと他の保健医療専門職や関連するグループが提供するサービスとの調整を図る．看護師は，敬意，正義，共感，応答性，ケアリング，思いやり，信頼性，品位といった看護専門職の価値観を体現する．

四つの基本領域（全38項目より一部抜粋，改変）

1．看護師と患者またはケアやサービスを必要とする人々

1.1　看護師の専門職としての第一義的な責任は，個人，家族，地域社会，集団のいずれかを問わず，看護ケアやサービスを現在または将来必要とする人々（以下，「患者」または「ケアを必要とする人々」という）に対して存在する．

1.2　看護師は，個人，家族，地域社会の人権，価値観，習慣および宗教的・精神的信条がすべての人から認められ尊重される環境の実現を促す．看護師の権利は人権に含まれ，尊重され，保護されなければならない．

1.3　看護師は，個人や家族がケアや治療に同意する上で，理解可能かつ正確で十分な情報を，最適な時期に，患者の文化的・言語的・認知的・身体的ニーズや精神的状態に適した方法で確実に得られるよう努める．

1.4　看護師は，個人情報を守秘し，個人情報の合法的な収集や利用，アクセス，伝達，保存，開示において，患者のプライバシー，秘密性および利益を尊重する．

2．看護師と実践

2.1　看護師は，自身の倫理的な看護実践に関して，また，継続的な専門職開発と生涯学習によるコンピテンスの維持に関して，それらを行う責任とその説明責任を有する．

2.2　看護師は実践への適性を維持し，質の高い安全なケアを提供する能力が損なわれないように努める．

2.3　看護師は，自身のコンピテンスの範囲内，かつ規制または権限付与された業務範囲内で実践し，責任を引き受ける場合や，他へ委譲する場合は，専門職としての判断を行う．

2.4　看護師は自身の尊厳，ウェルビーイングおよび健康に価値を置く．これを達成するためには，専門職としての認知や教育，リフレクション，支援制度，十分な資源配置，健全な管理体制，労働安全衛生を特徴とする働きやすい実践環境が必要とされる．

2.5　看護師はいかなるときも，個人としての行動規準を高く維持する．看護専門職の信望を高め，そのイメージと社会の信頼を向上させる．その専門的な役割において，看護師は個人的な関係の境界を認識し，それを維持する．

3．専門職としての看護師

3.1　看護師は，臨床看護実践，看護管理，看護研究および看護教育に関するエビデンスを用いた望ましい基準を設定し実施することにおいて，重要なリーダーシップの役割を果たす．

3.2　看護師と看護学研究者は，エビデンスを用いた実践の裏付けとなる，研究に基づく最新の専門知識の拡大に努める．

3.3　看護師は，専門職の価値観の中核を発展させ維持することに，積極的に取り組む．

3.4　看護師は，職能団体を通じ，臨床ケア，教育，研究，マネジメント，およびリーダーシップを包含した実践の場において，働きやすい発展的な実践環境の創出に参画する．これには，看護師にとって安全かつ社会的・経済的に公平な労働条件のもとで，看護師が最適な業務範囲において実践を行ない，安全で効果的でタイムリーなケアを提供する能力を促進する環境が含まれる．

4．看護師とグローバルヘルス

4.1　看護師は，すべての人の保健医療へのユニバーサルアクセスの権利を人権として尊重し支持する．

4.2　看護師は，すべての人間の尊厳，自由および価値を支持し，人身売買や児童労働をはじめとするあらゆる形の搾取に反対する．

4.3　看護師は，健全な保健医療政策の立案を主導または貢献する．

4.4　看護師は，ポピュレーションヘルスに貢献し，国際連合（UN）の持続可能な開発目標（SDGs）の達成に取り組む．

訳注：この文書中の「看護師」とは，原文ではnursesであり，訳文では表記の煩雑さを避けるために「看護師」という訳語を当てるが，免許を有する看護職すべてを指す．

国際看護師協会，https://www.nurse.or.jp/nursing/system/files/2021-10/ICN_Code-of-Ethics_EN_Web_0.pdf，（参照2023-11-21）．
2022年1月．日本看護協会訳．https://www.nurse.or.jp/nursing/assets/pdf/icn_document_ethics/icncodejapanese.pdf，（参照2023-11-21）．

で幸福であるという人間の普遍的なニーズに応え，人々の健康な生活の実現に貢献することを看護の使命としてうたい，「あらゆる年代の個人，家族，集団，地域社会を対象とし，健康の保持増進，疾病の予防，健康の回復，苦痛の緩和を行い，生涯を通して最期まで，その人らしく人生を全うできるようその人のもつ力に働きかけながら支援すること」を看護の目的としている．

また，その実践にあたっては，「人々の生きる権利，尊厳を保持される権利，敬意のこもった看護を受ける権利，平等な看護を受ける権利などの人権を尊重すること」が求められる．そして，前文の最後に，「看護職の倫理綱領」は，「あらゆる場で実践を行う看護職を対象とした行動指針であり，自己の実践を振り返る際の基盤を提供するものである．また，看護の実践について専門職として引き受ける責任の範囲を，社会に対して明示するものである」としている．

4 指針・ガイドライン

1 看護記録および診療情報の取り扱いに関する指針

看護記録は，医療法（昭和23年法律第205号）および医療法施行規則（昭和23年厚生省令第50号）において，「病院の施設基準等の一つである診療に関する諸記録」として規定されている．また，保健師助産師看護師法（昭和23年法律第203号）第42条において，助産師に助産録の記載が義務付けられている．看護記録は「看護業務基準」（日本看護協会，2021年改訂，➡p.37参照）において，「看護実践の一連の過程を記録する」と規定され，看護記録の記載は看護職の責務として位置付けられている．

➡ 保助看法第42条は，p.330参照．

1997（平成９）年の第３次医療法改正において，「医療の担い手（医師，歯科医師，薬剤師，看護師その他）は，医療を提供するに当たり，適切な説明を行い，医療を受ける者の理解を得るよう努めなければならない」（第１条の４第２項）と，インフォームドコンセント*の理念に基づく医療を提供することが基本理念として示された．

厚生労働省は，1998（平成10）年に看護記録を含む診療記録の開示の法制化を提言した．しかし，診療記録（カルテ）の開示の法制化は，日本医師会が抵抗を示すなど実現には至らず，各職能団体が記録開示のためのガイドラインを作成し，日本看護協会も2000（平成12）年に「看護記録の開示に関するガイドライン」を公表した[17]．看護記録の開示を含めた診療情報の提供は，医療の透明性の確保，患者の知る権利および自己決定の尊重，患者と医療者の信頼関係を育むことを促すものであり，積極的に取り組むことが医療の質向上につながる．その後，厚生労働省も，すべての医療者を対象として「診療情報の提供等に関する指針*」（2003年９月）を公表するなど，医療者による患者等への診療情報の提供を推進した．

また，2003（平成15）年５月には個人情報保護法が成立し，「個人情報の保護に関する基本方針」（2004年４月２日閣議決定）および国会における附帯決議において，医療分野は，特に情報に関して適正な取り扱いを要する分野の一つであると指摘された．厚生労働省は，個人情報保護法の医療機関への適用に関する検討を行い，「医療・介護関係事業者における個人情報の適切な取扱いのためのガイドライン」（2004年12月24日）を公表した．

それを受け，日本看護協会は，前述の「看護記録の開示に関するガイドライン」を改訂し，**「看護記録および診療情報の取り扱いに関する指針」**（2005年）を公表した．この指針の目的は，「診療情報の提供の目的と看護者の役割を明

> 用語解説*
> **インフォームドコンセント**
> 「情報が十分に伝えられた上での同意」という意味で，患者が病状，治療の方法や問題点，治癒の可能性などについて詳しい説明を受け，納得した上で治療を受けること．

> 用語解説*
> **診療情報の提供等に関する指針**
> インフォームドコンセントの理念や個人情報保護の考え方を踏まえ，医療従事者等（医師，歯科医師，薬剤師，看護師その他の医療従事者及び医療機関の管理者）の診療情報の提供等に関する役割や責任の内容を明確化し，具体化を図ったものである．この指針での診療情報とは，診療の過程で患者の身体状況，病状，治療等について，医療従事者が知り得た情報をいう．「看護記録および診療情報の取り扱いに関する指針」（日本看護協会，2005）においてもこの定義が使われた．

確にする」ことや，「診療記録開示の目的に適う看護記録のあり方を示すこと」であった．

近年，看護職が活躍する領域や場が多様化し，拡大している．地域包括ケアシステムの構築を目指し，人々の療養の場が医療から暮らしの場へと移行し，看護職は医療保健福祉機関において，他職種と連携して看護を提供している．人々がどのような療養の場にいても，継続して最良の看護を受けるには，他職種との情報の共有が必須であり，看護記録は他職種にとっても重要である．また，電子カルテシステムの利用が進み，医療従事者間の情報伝達が容易になったが，その一方で，看護記録の取り扱いになお一層の配慮が求められる．

個人情報の適切な取り扱い（開示と利用）については，個人情報保護法（2003年）が改正され，改正個人情報保護法（2015年公布，2017年施行）により，患者はすべての医療機関から医療情報を入手する権利を得た．ただし，同法に除外規定*があり，実際に「患者の知る権利」が十分尊重されるかどうかは不透明な部分がある．

日本看護協会は，このような環境の変化を踏まえ，「看護記録および診療情報の取り扱いに関する指針」を改訂し，2018年５月に「**看護記録に関する指針**」を公表した．さらに，診療情報開示の考え方が国民に浸透し，看護記録の開示の求めが多くなっていること，医療事故の発生時の事実確認や診療報酬算定の根拠等において看護記録の記載内容が重要視されていることから，看護職の看護実践を正確に記録することが重要であるとし，本指針は，看護記録の重要性を踏まえ，看護記録の在り方および取り扱いについて新たに示した．

用語解説 *
除外規定
第18条第４項第１号．「利用目的を本人に通知し，又は公表することにより本人又は第三者の生命，身体，財産その他の権利利益を害するおそれがある場合」など．

➡ 看護記録に関する指針は，p.331参照．

2 リスクマネジメントガイドライン

近年，医療の現場では，医療事故や医療過誤に関する報道が急増し，社会的にも問題となっている．

多忙な中で煩雑な業務を行う看護者は，医療事故を起こしやすい状況にある．日本看護協会はこの実状を重くみて，リスクマネジメントという概念を導入し，1999年（平成11）年に，「**組織でとりくむ医療事故防止：看護管理者のためのリスクマネジメントガイドライン**」を作成した[18]．

医療事故を起こす主な原因として，専門的知識や技術の不足，およびヒューマンエラー（人為的過誤やミス）が挙げられる．したがって，医療事故を防ぐには，人間はいかに注意をしていてもエラーを起こす恐れがあることを前提とした対策を立てる必要がある．それは，看護者個々が専門職としての基本的能力を維持し向上させることに加え，組織として事故を起こさず，かつ良質なケアを提供できるシステムを構築することである．

このガイドラインは医療の場をコントロールする役割をもつ看護管理者を対象とし，リスクマネジメントの考え方を提示するとともに，看護現場で多くみられる事故（転倒・転落，誤薬，患者誤認，針刺し事故など）の分析と防止策のいくつかを紹介している．

plus α
リスクマネジメントガイドライン
2002年には「医療事故発生時の対応：看護管理者のためのリスクマネジメントガイドライン」も策定され，普及啓発がなされてきたが，その後の状況を踏まえ，医療機関の規模や特性にかかわらず医療安全を推進することを目指して基本的な考え方や取り組みをまとめた「医療安全推進のための標準テキスト」が2013年に作成された[19]．

内容は，①リスクマネジメントと医療事故防止，②組織として事故防止に取り組む，③情報の共有と対策の徹底，④事故防止のための教育システムを整える，⑤医療事故とその分析例，⑥事故発生時の対応，の６部から構成されている．

➡ 医療事故については，p.289も参照．

5 アメリカにおける看護の基準

近代看護の創始者であるナイチンゲールの教育方式をいち早く取り入れたアメリカは，20世紀における看護および看護学の発展に先駆的な役割を担ってきた．看護学校から大学看護学部へと教育体制の充実が図られ，1950年以降は多くの研究者たちにより次々と看護理論が発表された．現在も精錬され続けており，看護の質向上のための基準も提示されている．

1 臨床看護実践の基準，範囲（アメリカ看護師協会，2003）

アメリカ看護師協会が，看護師の実践についての基準（Standards of Nursing Practice）を最初に発表したのは1973年である．これは看護過程に焦点を当てた基準であった．

その後，2003年には，Scope of Nursing Practice として，看護実践の範囲を示した[20]．専門職看護の基準と実践範囲は変動的であり，持続的に発展するもので，社会のニーズに応じて，また，理論的・科学的分野の知識基盤の拡大に応じて柔軟に変容し，実践範囲はヘルスケア分野における他の職種のそれと重なり合うものでもある，としている．また，それぞれの職務の境界は絶え間なく変動し，各職種のメンバーは質の高いヘルスケアの実現に向け，知識，技術，考え方を共有しながら協働する，という認識に立っている．

看護師はケアを行う者であると同時にケアのコーディネーターでもあるとして，看護実践の範囲を，これに限定されるものではないとしながら，次のように提示した．①処置の実施とその快適性の維持，②人間の機能と反応の促進および支援，③健康を促進するための環境整備，④健康教育の実施，⑤健康管理の確かな側面において協同すること，などである．

2 実践で用いる包括的標準用語

看護に関わる言語を世界的に標準化しようという動きがある．世界中の看護師が共通の言語を使用し，その意味するところを共有化することで，看護実践を明確化することが目的である．看護記録の電子化が進んでいることも影響している．

具体的な標準化の動きとしては，世界20カ国以上の言語に訳されている**NANDA-I**（ナンダ）（American Nursing Diagnosis Association-International，北米の組織として始まり，その後国際的組織となり示された看護診断の定義と分類），**NOC**（ノック）（Nursing Outcomes Classification，看護成果分類），**NIC**（ニック）（Nursing Interventions Classification，看護介入分類）や，国際看護師協会（ICN）を中心とした**ICNP**（International Classification for Nursing

Practice，看護実践国際分類）などがある．

NANDA-I看護診断は，健康問題に対する個人の反応を共通の言語で示す看護診断分類である．NOCは看護ケアで期待される結果（成果）の分類，NICは看護ケア（介入）の分類であり，当初は，アイオワ大学が中心となって開発を進めてきた．近年は，これら三つの言語開発の動きがリンクされ，共同で開発が進められるようになっている[21,22]．

5 看護の変遷

看護は本来，病気やけがで苦しむ人に対して，手当てや世話をすることであり，人類が誕生して以来，絶え間なく行われてきた行為である．しかしながら，これを歴史と社会の中においてみるとき，看護は時代の社会状況，すなわち文化，宗教，科学（医療技術），あるいは女性の社会的地位などの影響を受けながら，人々の健康水準の向上（健康維持・健康回復）に向けて働きかける独自の役割を担う専門職へと発展してきた経過がみえてくる．

看護がこうして現在の「形」へと発展してきた背景の概要を知ることは，今のありようと今後のあり方を見すえる上で，決して無駄にはならないだろう．

1 近代以前の看護

1 ヨーロッパにおける看護

古代では，病気は悪魔や神によるものとされ，祈祷（きとう）や魔術などで治療を行い，薬草などが使われた．紀元前５～４世紀にはギリシャ文明が発展し，多くの科学者が現れて生命現象の探求が活発になった．中でも**ヒポクラテス**（Hippocrates，紀元前460～375年ごろ）は，それまで一般的に魔術と迷信に依った医術を科学的合理性をもつ機能としてとらえ，医学の原点を確立した．彼の治療法は，養生法（適切な食事，新鮮な空気，睡眠，休息，運動，日常生活を整えるなど）であった．人間の身体には自然治癒力が備わっており，医師の役割はそれを助けることにあるとした．これはナイチンゲールの考え方と一致しており，ヒポクラテスの時代の医術には治療（キュア）とケアが混在していたことが推測される．彼の弟子たちによって編纂（へんさん）された「ヒポクラテス全集」には，当時の最高峰であるギリシャ医学の姿が書き残されている．その中で，医師の職業倫理について書かれた宣誓文が「ヒポクラテスの誓い」であり，今日なお医の倫理として引き継がれている．

ヨーロッパでは，看護はキリスト教の影響を受けて，教会や修道院でその活動が行われてきた．16世紀に宗教改革が起こり教会が分裂すると，それまでの支配勢力であった旧教（カトリック）は大きな打撃を受け，その支配下にあった教会や修道院もそれまでと同様の活動を続けることができなくなった．このため看護活動も低迷し，その後，19世紀の半ばに至るまで，目立った成

plus α

ヒポクラテスの誓い

ヒポクラテスの誓いを現代的な言葉で表したのがWMA（世界医師会）の「ジュネーブ宣言」（1948年）である．患者の生命と健康保持のための医療を要とし，患者のプライバシー保護，医学教育における徒弟制度の重要性，専門職としての医師の尊厳などを掲げている．その後2017年まで改訂を重ね，患者のオートノミー（自律性）と尊厳の尊重など，患者の人権に配慮する項目などが追加されている．

果のない時代を過ごした．

17世紀は宗教の抑圧によって発展を阻まれていた医学が近代医学へと移行した時期に当たる．アンドレアス・ヴェサリウス（Vesalius, A. 1514～1564）は解剖学の確立，アンブロワーズ・パレ（Paré, A. 1510～1590）は外科手術の発展に，ウィリアム・ハーヴェイ（Harvey, W. 1578～1657）は血液循環の解明で，生理学の領域に貢献した．

16～18世紀は確かに看護の暗黒時代とされるが，疫病や飢饉で苦しむ病人や貧しい人々への救済が，病院や居宅で，修道士会の看護師（男女）などによって慈善活動として行われ，心身両面へのケアに知的な技術が用いられた．

2 日本における看護

日本では飛鳥時代以降，中国との関係が深まり，遣隋使，遣唐使が派遣されて中国から文物が伝えられるようになった．こうした中，701（大宝元）年，大宝律令が制定された．その中に，医療に関する規定として，医師の養成を定め，医官として行政機関に配属し医療に従事させる医疾令が設けられた．

一方，６世紀に百済から伝来したとされる仏教は広く普及し，仏教の興隆にしたがって多くの僧医が現れた．これら僧医が医療や看護に携わるようになって，寺院を中心とした施療事業が盛んに行われるようになった．

奈良時代には施薬院や悲田院を通して貧窮者や病者を救済した光明皇后（701～760）や，戦乱で親を失った子どもたちを数多く引き取って育てた女性として和気清麻呂の姉・和気広虫（法均尼；730～799）らの名が伝えられている．

鎌倉時代には浄土教の隆盛や禅宗の勃興とあいまって，医療に果たす仏教の役割は一層大きくなっていった．鎌倉中期には日本で最初の仏教看護書といわれる『看病用心鈔』（1240ごろ）が僧良忠によって著された．

1543（天文12）年，種子島にポルトガル船が漂着して以降，ヨーロッパの商船がたびたび九州を訪れるようになり，1549（天文18）年，鹿児島に上陸したフランシスコ・ザビエルによってキリスト教が伝えられた．ザビエル以後も多くの宣教師が来日し，これら宣教師たちには医師が同行し，布教のために無償の医療活動を行ったが，布教方針の変更や財政難などから長くは続かなかった．

江戸時代には平和が続き，学問が奨励され，医学も盛んとなった．江戸時代初期には漢方*が隆盛を誇ったが，中期に洋書の輸入が宗教関係を除いて緩和されたこともあって，蘭学（オランダ語の書物を通して西洋の学術を研究する学問）が次第に広まっていった．京都における山脇東洋（1705～1762）の人体解剖に影響を受け，江戸小塚原の刑場における解剖死体とオランダ語の解剖学書との一致に驚嘆した杉田玄白（1733～1817），前野良沢（1723～1803）らは『ターヘル・アナトミア』（『解体新書』）の翻訳刊行（1774）を行い，蘭方を学ぶ者が続出した．

蘭方の隆盛に対して，漢方と蘭方の長所を融合させようとする折衷派も現

> 用語解説*
> **漢方**
> 中国の伝統医学を基に日本で工夫・改良が重ねられ独自に発展してきた医学．一般には漢方薬による薬物療法を指す．漢方医学は心と体は一つのもの，病気は心身の働きのバランスが崩れたために起こると考え，治療はそのバランスの調整が基本となる．

れた．こうした立場をとる華岡青洲（1760～1835）は20年の歳月をかけて麻酔薬を作り出し，世界で初めて全身麻酔下で乳癌の手術を行った．

また江戸時代の末期に，ジェンナーによる種痘法の発見（1796）からおよそ半世紀を経て日本に種痘*が広められたが，幕府もその効果を認め，蘭学者たちが資金を出し合って江戸に設立した種痘所を，1860（万延元）年に直轄とした．種痘所は翌年，西洋医学所と名を変え，種痘・教育・解剖の三科に分かれ，西洋医学を講習する所となった．後の東京大学医学部の前身である．

用語解説*
種痘
種痘とは痘瘡（とうそう）（天然痘）の予防接種のことである．イギリスの外科医ジェンナーが牛痘接種法の発見者となった．日本でも近年まで強制的に施行されていたが，痘瘡の撲滅（1980年，WHOの痘瘡根絶宣言）に伴い廃止された．

2 近代の看護

1 ヨーロッパ，主としてイギリスにおける看護

18世紀になって基礎医学（基礎的学問）が発展・確立するとともに，産業革命による人口の都市集中に伴って医療への要求が高まり，健康に関わりのある専門職の確立へとつながった．病院の管理は教会から国や都市に移り，看護は僧籍にあるものではなく，民間の婦人たちの手で担われるようになっていった．

19世紀になると，看護はようやく宗教から独立した社会福祉活動として認められるようになったが，当時は裕福な身分の女性が職業をもつことは一般にはみられない時代であった．

ナイチンゲールの登場と活躍

そのような中，イギリスに近代看護の創始者といわれるナイチンゲール（Florence Nightingale, 1820～1910）が現れ，クリミア戦争で傷病兵の看護を行い，当時劣悪だった兵士の療養環境に対して衛生状態の改善などの活動を行った．

ナイチンゲールは統計を用いて，環境改善によって死亡率が低下したことを客観的に示すなど，医療や衛生面での改革に大きく貢献した．当時は戦争のみならず社会的貧困という背景を抱えており，貧困者の苦境，刑務所や病院，看護などの改革が必要とされていた．ナイチンゲールはまさにこの要求に応えたのである．１世紀半を経た21世紀の現代においても，ナイチンゲールの理念は看護の根幹に脈々と息づき，後世へ向けてさらに発展・拡大しつつある．

plus α
クリミアの天使
ナイチンゲールへの評価は高く，「クリミアの天使」などと呼ばれたが，時代を超越した不世出の天才的人物の一人とする評価がふさわしいようである．ナイチンゲールは，不屈の精神と実行力を備えたパワフルな人であり，科学者であったことがうかがえる．

また，ナイチンゲールの大きな功績の一つとして，看護教育のあり方の基礎を確立したことが挙げられる．クリミアでの活躍に対し国民から寄せられた寄付金を元にナイチンゲール基金がつくられ，これを財源としてナイチンゲール看護師訓練学校が設立された（図1-5）．この学校はロンドンの聖トマス病院内に創設され，臨床実習こそ病院で行われたものの，組織的には病院から独立していた．また宗教的な背景があるわけでもなく，卒業生たちが行ったのは，純然たる職業としての看護であった．

ナイチンゲールが始めた看護教育は「ナイチンゲール方式」と呼ばれ，現在の看護教育の考え方の基礎をなしている．この方式は看護師の精神的・経済的・職業的自立を目指し，看護師自身による看護教育の妥協を排して行おうと

した．これは旧来の考え方と比べるとあまりに急進的であったため，当時の社会には受け入れられにくい面をもっていたが，この学校で学んだ卒業生たちが世界各地にこの方式を広め，その後の看護教育に大きな影響を与えた．

さらにナイチンゲールは看護に関する多くの著述を残した．最も有名なものが**『看護覚え書：看護であるもの，看護でないもの』**（1859）[23]である．これはケアの受け手の生活環境（換気，暖房），食事，ベッドと寝具類，身体の清潔などの項目から構成されており，環境を重視するナイチンゲールの看護に対する考え方が示されている．ここに記されたよい看護ケアの基本原理は現代にも通用し，看護師の「病気ではなく病人を看護する」という役割が明確に示されている．また，ナイチンゲールが職業として看護を行う有資格者の知識と，そうでない者の看護上の知識を区別していることも注目すべきことである．

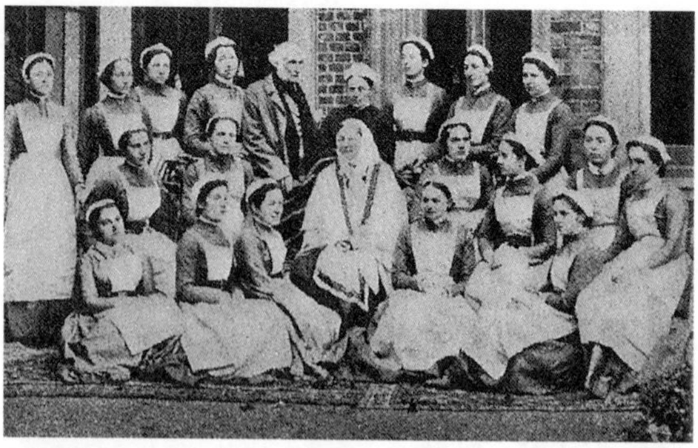

1887年のナイチンゲール（中央）と，ロンドンの聖トマス病院の看護師たち．

- 学校の目的
  ①病院看護師をトレーニングすること
  ②ほかの人々をトレーニングする人々をトレーニングすること
  ③地区看護師をトレーニングすること
- 地域保健家庭ケア・サービスの重視
  実習では，聖トマス病院のみで実習するのではなく，家庭訪問を行い，そこで患者と家族に健康保持について教えることが重要なこととされた．

図1-5　ナイチンゲール看護師訓練学校

同時期に出版されたもう一つの著書『病院覚え書』[24]には，病院の全体計画や病棟建設，衛生および病院管理について書かれており，今日においても建築や保健医療福祉の専門家が参考とする名著である．

スイス人の事業家**アンリ・デュナン**（Dunant, J.H. 1828～1910）は，ナイチンゲールの活働を高く評価した．デュナンは，1859年，イタリア統一戦争の激戦地ソルフェリーノで４万人の死傷者が打ち捨てられている悲惨なありさまを見て，すぐに町の人々と協力し懸命に救護にあたった．ジュネーブに戻ったデュナンはその著書『ソルフェリーノの思い出』の中で，ナイチンゲールのクリミア戦争での活躍を例に挙げ，戦争時における国際的な救護団体の必要性を説いた．この訴えはヨーロッパ各国に大きな反響を呼び，1863年赤十字国際会議で赤十字規約が決議され，翌年の1864年にヨーロッパ16カ国の外交会議で最初の**ジュネーブ条約**（いわゆる**赤十字規約**）が調印され，国際赤十字組織が誕生した．

plus α

ソルフェリーノの思い出

デュナンは「傷ついた兵士はもはや兵士ではない，人間である．人間同士としてその尊い生命は救われなければならない」との信念のもと，以下の必要性を訴えた．①戦場の負傷者と病人は敵味方の差別なく救護すること，②そのための救護団体を平時から各国に組織すること，③この目的のために国際的な条約を締結しておくこと．

2　日本における看護

1868（明治元）年，大政奉還により政権が幕府から朝廷に返上され，時代は明治へと変わったが，経済的には豊かとはいえず，新政府への不満から1877（明治10）年に西南戦争が勃発（ぼっぱつ）した．以前のヨーロッパ訪問で赤十字の存在を知っていた佐野常民（つねたみ）は，これにならった負傷者救護組織の設立の嘆願を政府に提出したが，反乱軍をも含めた救護という精神に政府は理解を示さなかった．佐野はこのあと熊本へ出向き，征討軍の総督から許可を得て博愛社を結成，赤十字精神に基づく戦傷者の救護にあたった．博愛社は1887（明治20）年に日本赤十字社と改名され，国際赤十字の仲間入りをした．日本赤十字社は，日清戦争（1894～1895）や日露戦争（1904～1905）をはじめ，濃尾大地震や関東大震災などによる災害時にも救護活動を行った．

こうして不時への備えはできつつあったが，一般には保健衛生についての意識は十分でなく，上下水道も未整備であったため，しばしば伝染病に悩まされた．富国強兵の国是の下，急速に進められた工業化の陰では足尾銅山鉱毒事件*に代表される公害や製糸工場における劣悪な労働条件下で，農村出身の子女が多く結核に罹患するという状況が生まれていた．

日本で最初に創設された看護教育機関は，1885（明治18）年の有志共立東京病院看護婦教育所（現慈恵看護専門学校）（図1-6a）である．看護を教授したのはアメリカ人看護師リード（Reade, M.E.）で，修業年限は２年であった．

1886（明治19）年には，同志社に京都看病婦学校（図1-6b）（指導者はリンダ・リチャーズ）が，桜井女学校の中に看護婦学校（指導者はアグネス・ヴェッチ）（図1-6c）が続いて設けられ，教師はいずれもアメリカ人やイギリス人であり，修業年限は１年半～２年であった．また，同志社病院では，卒

用語解説*

足尾銅山鉱毒事件

明治時代，国内一の産出量を誇った足尾銅山の鉱毒による日本で初めての公害事件であり，公害問題の原点といわれる．地元政治家が国に提訴したが，鉱毒被害の科学的調査が進まないまま足尾銅山は閉山した．

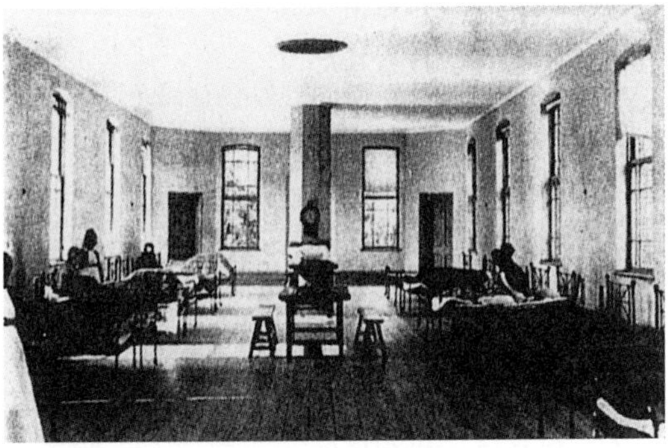

a．有志共立東京病院看護婦教育所，慈恵会医院病室風景 1889（明治22）年．

写真提供：慈恵看護教育百年史

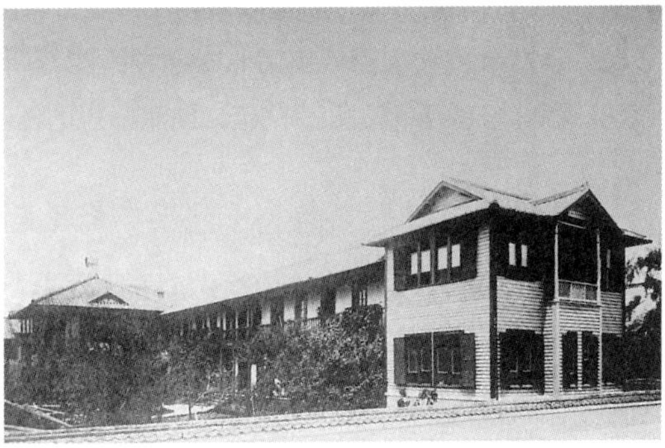

b．京都看病婦学校．1887（明治20）年11月開校．

写真提供：同志社社史資料室

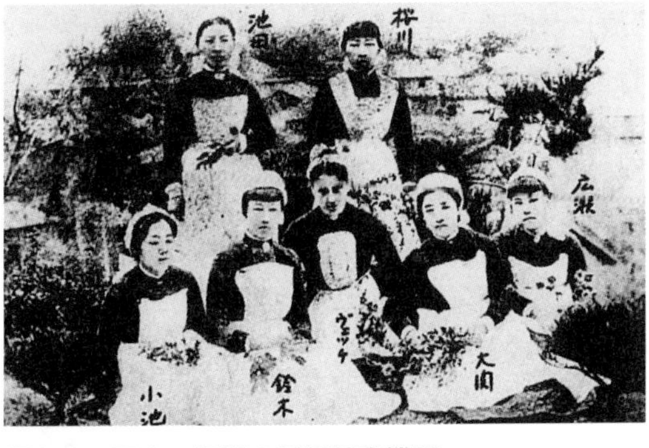

c．桜井女学校に作られた看護婦学校．看護教師アグネス・ヴェッチと桜井女学校付属看護婦養成所１回生の生徒たち．

写真提供：日本看護歴史学会編．日本の看護のあゆみ：歴史をつくるあなたへ．日本看護協会出版会，2014，p.216．

図1-6　日本の初期の看護教育機関

業生が，病院に行けない貧しい人々への訪問看護を行い，これが日本における最初の組織的な訪問看護活動であった．

これら初期の看護教育はナイチンゲール方式であり，こうした教育を受けた卒業生の中には，のちに日本の指導者となった者もいる．しかしナイチンゲール方式は，外国人教師が帰国した後は後継者がなく衰退した．

1890（明治23）年には日本赤十字社で看護師教育が実施されたが，当時はナイチンゲール方式とはほど遠い教育体制であった．1920（大正９）年にはアメリカにならった聖路加国際病院附属高等看護婦学校が，入学資格を高等女学校卒業とし，修業年限を３年とした．1933（昭和8）年には，世界の看護教育の趨勢（すうせい）を踏まえて，日本赤十字社が３年間の専門学校教育を開始した．

明治政府は，1874（明治７）年に，近代医療制度の基本方針ともいえる**医制**を制定したが，看護師の資格を全国的に規定した**看護婦規則**が制定されたのは1915（大正４）年である．年齢が18歳以上で地方長官の実施する看護婦試験に合格するか，あるいは地方長官の指定する学校または講習所を卒業するか，どちらかにより資格を得ることが必要であるという基本方針が明示されたのである．

助産師は**産婆**という名称で江戸時代からすでに一つの職業として一般化していたが，教育体制は整っていなかった．1899（明治32）年にようやく産婆に関する統一的法規としての産婆規則が制定され，それ以後は産婆試験に合格するか，または内務大臣の指定した学校，講習所を卒業することが求められた〔産婆規則は1947（昭和22）年に助産婦規則と改められた〕．

3 現代の看護

20世紀の初めには，多くの疾病の原因がまだ解明されていなかった．しかしその後，各種の病原菌が相次いで明らかにされたのに続き，抗生物質が発見され，ほどなく量産されるようになったことで，伝染性疾患（細菌性疾患）の治療は画期的に改善され，人間の寿命は著しく延長した．例えば19世紀には恐るべき病気であった結核は，20世紀には治療可能となった．また公衆衛生活動が重要視され，保健（健康の維持と向上），疾病の予防，治療，リハビリテーションといった一貫した継続的な医療（包括的医療）が提唱された．

国際的保健活動が活発化し，1899（明治32）年には国際看護師協会（ICN）が設置され，看護師の国際的な連携が図られた．また第二次世界大戦後の1946（昭和21）年には，世界保健機関（WHO）の設立が認められた．国際連合の中の分化した活動としてのWHOは，国際公衆衛生に関する世界の指導的立場をとり，天然痘の撲滅に成功した．しかし，AIDS*，SARS*，COVID-19（コビッド）など新しい感染症が次々と出現し，われわれに脅威を与えている．特に，2019年12月に中国湖北省武漢市で確認された**新型コロナウイルス感染症**のCOVID-19は，瞬く間に世界中に蔓延（まんえん）し，感染者数が増え続けており，

用語解説* **AIDS**

エイズ．後天性免疫不全症候群（acquired immunodeficiency syndrome）．ヒト免疫不全ウイルス（human immunodeficiency virus：HIV）の感染によって生じ，全身性免疫不全により日和見感染症や悪性腫瘍を引き起こす．感染症法で五類感染症に指定されている．

用語解説* **SARS**

サーズ．重症急性呼吸器症候群（severe acute respiratory syndrome）．非定型性肺炎症状の感染症で2003年に新型のコロナウイルスが原因として特定された．感染症法で二類感染症に指定されている．

1918年のスペイン風邪以来のパンデミック（世界的大流行）といわれている．2023年４月16日現在の世界の感染者数は約７億6,000万人，死亡者数は約690万人に上っており，世界各地でワクチン接種が行われ，治療薬の開発が進められているが，依然として感染は続いている．

また，AIDSは発展途上国か先進国かを問わず，世界規模で感染が蔓延しており，日本でも大きな社会的問題となっている．看護，そして保健医療は，これらの感染症や環境問題などにおいて，国内だけでなく，国際的な視野で世界の国々と連携し，情報交換や研究活動，相互支援などを通して，人々の健康問題に取り組むことが求められている．

20世紀は，人工呼吸器，臓器移植，さらには出生前診断などといった高度医療技術の進歩により生命操作が可能となり，生命倫理という新しい学問分野が生まれた時代でもある．単に長く生きる（生命をながらえる）ことから，生活（生命）の質（QOL）に焦点が当てられ，どのようなケアを提供することが患者にとってよいことであるのか（または害となるのか）が論議された．このような状況は，看護においても人々の生命や尊厳を尊重したケアとは何かを考え，倫理的課題に取り組む必然性を生じさせ，看護倫理が新たなテーマとして取り上げられるようになった．

➡ QOLについては，p.156 プラスα参照．

このように，高齢者人口の急速な増加や先端医療技術に伴う倫理的課題などを背景に，看護に対する社会の要請は増大し，看護職はその機能を拡大しつつ教育制度の整備が行われ，看護職の専門職化が推し進められてきたのである．

1 欧米，主としてアメリカにおける看護

ナイチンゲールの登場以降，欧米諸国では看護が近代的な職業として発展していくが，特にアメリカでは歴史的な規制が少ないこともあって，ナイチンゲール方式による看護教育は急速な広がりをみせた．

この流れに対応するように，全土にわたって次々に看護学校が作られていったが，学校が増加するにつれ，そこで教育を担当する教員たちを指導する看護師の養成が問題となってきた．こうした要請を受けて，コロンビア大学では1899（明治32）年，教育学部（ティーチャーズカレッジ）に病院経済学科を開設した．ここにはアメリカ国内にとどまらず，日本を含む世界中から看護師の資格をもつ学生たちが集まり，彼女らは帰国後それぞれの国で看護の指導者として活躍することになった．

第一次世界大戦が終わった1918（大正７）年，ロックフェラー財団はイェール大学公衆衛生科のウィンズロー（Winslow, C.E.A.）に看護教育についての調査を依頼した．その結果は「**アメリカにおける看護および看護教育**」（1923）としてまとめられた（**ゴールドマーク報告***）．この研究成果から，看護における高等教育の必要性が認識され，病院付属の学校から大学への移行のための財政上の支援が行われた．

用語解説*
ゴールドマーク報告
ゴールドマークレポートともいう．アメリカの保健師教育と看護教育機関の近代化を促進した．ゴールドマークはウィンズローの秘書で，主にこの調査の実務を担当したので，この名で呼ばれることが多い．

第二次世界大戦は看護にも大きな影響を与えた．軍の野営地に多くの看護師

が派遣され，重大な看護師不足が起こったため，国家が必要とする数の看護師をできるだけ速やかに充足するという解決策がとられた．このような中，時代の変化に応じた新しい知識と人々のニーズに応じた技術の開発の必要性が指摘されたが，アメリカ看護師協会では，看護サービスの質と量の不足は，当時の看護師教育制度に由来していると考えていた．

カーネギー財団から財政的援助を受けて，社会学者エスター・ブラウン（Esther Lucile Brown）は，①20世紀後半の社会のニーズとそれらに合った最も適切な看護サービスのあり方，②看護師の教育体制，③教育の組織，管理，資金調達の方法，といった問題について調査した．この結果をまとめたものが1948（昭和23）年に発表された「**これからの看護**」（**ブラウン報告**）であり，看護機能を研究する看護師の必要性，自主的な教育プログラムをもつ大学看護学部の必要性，看護師教育への国家補助の必要性など28項目に及ぶ遠大な計画として提出された．アメリカの看護活動は，このブラウン報告に基づいて，教育体制の充実，看護機能・役割の拡大が図られてきた．

1896年にアメリカ看護師協会（ANA），1899年に国際看護師協会（ICN）などの専門職組織が設立されており，看護におけるより高度な教育の必要性が叫ばれる中で，看護の学術雑誌が刊行された．1900（明治33）年に創刊された『American Journal of Nursing（AJN）』は，看護師が出版権を保有し，編集・発行する初めての雑誌であった．1950年代以降，看護研究や看護理論に急速な発展がみられ，1955（昭和30）年には初めての看護研究の雑誌『Nursing Research』が発行された．以降，多くの研究者たちにより次々に看護理論が発表されていった（**表1-9**）．

➡ 専門職組織は，p.322も参照．

➡ 看護理論は，p.345～347も参照．

このように，アメリカは看護の量と質の確保，役割の拡大を求めて，看護および看護学の発展に常に先駆的な役割を担ってきた．**クリニカルナーススペシャリスト**（**CNS**）や**ナースプラクティショナー**（**NP**）などの上級実践看

表1-9　主な看護理論

時　代	理論家とその理論（著書）	出版年	日本への導入年
～1960年代	ナイチンゲール『看護覚え書』	1859年	1968年
	ペプロウ『人間関係の看護論』	1952	1973
	ヘンダーソン『看護の基本となるもの』	1960	1965
	アブデラ『患者中心の看護』	1960	1963
	オーランド『看護の探求』	1961	1964
	ウィーデンバック『臨床看護の本質』	1964	1969
1970年代	ロジャーズ『ロジャーズ看護論』	1970	1979
	オレム『オレム看護論』	1971	1979
	キング『看護の理論化』	1971	1976
	トラベルビー『人間対人間の看護』	1971	1974
	ロイ『ロイ看護論』	1976	1981
	レイニンガー『レイニンガー看護論』	1978	1995
1980年代	パースィ『パースィ看護理論』	1981	1985
	ベナー『看護の専門家になるために』	1984	1992

護師および自律した研究者の育成を目標に，修士課程や博士課程の大学院教育を充実させた.

2 日本における看護

1992（平成４）年，看護師は医師，歯科医師，薬剤師とともに，医療の担い手として医療法（第１条の２）に明示された．そのことに象徴されるように，20世紀において，看護職（看護師，保健師，助産師）は専門職としてその役割を確立し，発展させてきた.

➡医療法第１条の２については，p.331参照.

|1| 昭和初期から第二次世界大戦以前

コレラや結核などの伝染病や感染症が乳児死亡率を高め，日本人の平均寿命は1935～36（昭和10～11）年で男性46.9歳，女性49.6歳と短かった．関東大震災でも公衆衛生活動の社会的な必要性が明らかとなり，1930（昭和５）年，聖路加女子専門学校に１年間の公衆衛生看護科が設置され，1937（昭和12）年には保健所法が制定された．第二次世界大戦時は，看護師の需要が高まり，多くの看護師が戦地へ派遣された.

日本の医療は，医師が病院を設立し，看護師を雇用するという形態が長くとられてきた．したがって，医療全体および看護教育においても医師の影響力が強く，看護独自の発展はみられなかった．当時は一般に女性の社会的地位は低く，看護以外でも女性が教育を受ける機会は限られていた.

|2| 第二次世界大戦後

敗戦により，日本はGHQ（連合軍総司令部）の指揮下に置かれた（**表1-10**）．新憲法のもとで民主化が進められ，女性の地位にも大きな変化がみられた．看護においても，アメリカの看護指導者〔GHQの初代看護課長であるオルト（Alt, G.E.），２代目のオールソン（Ohlson, V.)〕によって新しい看護の考え方や施策が導入され，それを契機として，日本の看護も大きく変化した．日本の医療の実態調査に基づいて，病院の不衛生な点が指摘され，改善のための指導がなされた．また公衆衛生看護の普及活動，看護管理，看護行政，および看護教育の基礎が創られた.

|3| 保健師助産師看護師法の制定と改正

医療関係者，特に看護職の資質の向上を図るために，1948（昭和23）年に，**保健婦助産婦看護婦法（保助看法）**が制定された．それまでばらばらであった保健婦，助産婦，看護婦を看護関係の職種として統合し，国家免許として法律も一本化した（➡p.216参照）．1951（昭和26）年には，看護婦を助け看護の総力を構成する要員として准看護婦制度が設けられた.

保助看法は，社会からの看護職への要請に応え，部分的に改正を重ねてきた．1993（平成５）年に，保健婦である女子しか従事できなかった保健指導業務に，男子が保健士として従事できるようになった．また，2001（平成13）年には，障害などによる欠格事由の改正，守秘義務の規定（保健婦と看護婦）などが整備された．助産師の守秘義務については，1907（明治40）年

表1-10　第二次世界大戦後の日本の看護の歴史（主なもの）　（詳細はp.337～340）

年	看護のあゆみ	関連する動き
1945 （昭和20）	●連合軍総司令部（GHQ）公衆衛生福祉局に看護課設置	●第二次世界大戦終結
1946 （昭和21）	●日本産婆会，日本帝国看護婦協会，日本保健婦会を統合，日本産婆看護婦保健婦協会結成 ●聖路加女子専門学校と日赤女子専門学校が合併，看護教育模範学院設立	●第１回医師国家試験
1948 （昭和23）	●厚生省医務局に看護課設置 ●保健婦助産婦看護婦令を廃し保健婦助産婦看護婦法公布	●WHO発足 ●医療法，医師法，歯科医師法公布 ●優生保護法施行 ●社会保障制度審議会を内閣に設置
1951 （昭和26）	●保助看法改正，看護婦の甲・乙種別を廃し，准看護婦制度創設 ●日本助産婦看護婦保健婦協会が改称，日本看護協会となる ●国立鯖江病院誤薬注射事件	●サンフランシスコ講和条約調印，翌年発効 ●WHOに加盟 ●結核予防法施行
1952 （昭和27）	●高知女子大学家政学部衛生看護学科発足（初の４年制大学） ●第１回保健婦助産婦国家試験	
1953 （昭和28）	●東京大学医学部に衛生看護学科設置 ●看護教育模範学院解散	
1958 （昭和33）	●基準看護制度実施	●学校保健法公布 ●国民健康保険法成立
1961 （昭和36）	●看護婦等勤務時間，週48時間から44時間に	●国民皆保険が実現 ●児童扶養手当法
1963 （昭和38）	●厚生省に再度看護課設置	●老人福祉法公布
1976 （昭和51）	●専修学校制度発足	
1983 （昭和58）		●老人保健法施行
1985 （昭和60）		●「脳死の判定指針及び判定基準」 ●第一次医療法改正
1992 （平成４）	●看護婦等人材確保法施行	●救急救命士制度発足 ●脳死臨調最終答申（脳死を人の死と認める） ●厚生省に老人保健福祉局設置 ●第二次医療法改正，特定機能病院，療養型病床群誕生，訪問看護制度発足
1993 （平成５）	●日本赤十字看護大学に大学院看護学研究科（修士課程）設置	●障害者基本法成立
1996 （平成８）	●初の専門看護師誕生 ●厚生省「准看護婦問題調査検討委員会報告」 ●日本赤十字看護大学看護学部を共学とする ●国立病院二交代制導入 ●日本看護管理学会設立 ●労働安全衛生法の一部改正により産業保健婦誕生	●らい予防法廃止 ●優生保護法を母体保護法に ●O157食中毒
2001 （平成13）	●第四次改正医療法施行，看護職員の配置基準を４：１から３：１に 保助看法に守秘義務が規定された	●省庁再編成
2002 （平成14）	●改正保助看法施行，看護職の名称を看護師，助産師，保健師とする	

に制定された刑法第134条*において，医師，薬剤師，弁護士らと共に秘密漏洩（ろうえい）の罪が定められている．

2001年にはさらに，専門資格を表す（男女の区別をしない）適当な名称

（保健師，助産師，看護師）へと変更され，法律の名称も保健師助産師看護師法へと改称された．

4 看護行政・看護制度の充実と専門職化の促進

1948（昭和23）年に，厚生省（現在の厚生労働省）医務局に看護課が設けられ，看護職が課長として就任した．看護課は，1956（昭和31）年に行政機構の改革によっていったん廃止されたが，再び看護行政の強化を図るため1963（昭和38）年に復活し，現在に至っている．また，看護サービスが診療報酬により点数化され〔完全看護，その後1958（昭和33）年に基準看護，さらに新看護体系，入院基本料へと改められた〕，さらに病院看護管理の組織づくりの一環として，看護部門が診療部門から独立した〔1976（昭和51）年〕．なお，1946（昭和21）年に看護職は職能団体である日本看護協会を設立した（➡p.322参照）．

1961（昭和36）年には国民皆保険が実現し，医療サービスの需要が増して，看護師不足が生じた．さらに，疾病構造が複雑多岐になったことや医療技術の急速な進歩を背景とし，看護業務は複雑化・高度化した．看護職の業務量は増加し，深刻な看護師不足となり，看護行政は看護職の質と量の側面からの充実強化が課題となった（また労働条件の悪化が病院ストライキを招いた）．看護師不足に対しては看護婦需給計画が策定され，需給の均衡が図られてきた．

21世紀に向けて看護職が果たす役割など看護制度改革の基本方針を検討するために，1985（昭和60）年に看護制度検討委員会が設けられた．委員会は，看護職に対する社会的評価や社会的地位の向上を目指すという目標のもとに，看護の大学および大学院の増設，看護師学校・養成所の充実，准看護師制度のあり方を提言した．

21世紀に到来する本格的な高齢社会に向けて，1992（平成４）年に「看護婦等の人材確保の促進に関する法律」が制定され（2001年，**看護師等の人材確保の促進に関する法律***に改称），長い間低迷していた大学化も実現し，2023（令和５）年９月時点で，看護系大学は299，大学院修士課程（専門職学位課程一つを含む）208，博士課程115となった[29]．また，看護系の学会は，2023年11月時点で，49（日本看護系学会協議会会員学会名簿より）を数え，活発な学術活動が行われている．いくつもの学会誌，日本看護協会の機関誌である「看護」など，看護学および看護の（学術）雑誌が出版されるようになり，今日，膨大な数に上っている．

5 保健師事業の拡大

助産師や看護師と比べ，保健師の制度化は比較的最近のことである．前述したように，1923（大正12）年の関東大震災後の救護活動，あるいは母子の保健指導を中心とした訪問事業など，都市を中心とした訪問看護事業が，徐々に農村に拡大した．さらに戦争の勃発などに伴い，国民の保健に重大な関心が払われ，保健師事業は格段に普及した．

用語解説*

刑法第134条（秘密漏示）

医師，薬剤師，医薬品販売業者，助産師，弁護士，弁護人，公証人又はこれらの職にあった者が，正当な理由がないのに，その業務上取り扱ったことについて知り得た人の秘密を漏らしたときは，６月以下の懲役又は10万円以下の罰金に処する．

➡ 保助看法のその後の改正については，p.329～331参照．

➡ 看護料の変遷は，p.257表10-7参照．

用語解説*

看護師等の人材確保の促進に関する法律

21世紀の本格的な高齢社会における社会のニーズに応えるには，医療・福祉の担い手であるマンパワーの充実を図ることが急務であった．厚生省（現厚生労働省）は，1990年に「保健医療・福祉マンパワー対策本部」を設けて具体的な施策を検討し，1992年に看護職員の確保のための施策を強力に推進するべくこの法律が施行された．（当時は看護婦等の人材確保の促進に関する法律）➡p.221も参照．

1937（昭和12）年に保健所法，1941（昭和16）年に保健婦規則が制定された．戦後は1947（昭和22）年から保健所が全国的に整備され，保健婦が中心となって，地域における保健・看護活動を担った．

1970年代後半になって，寝たきりの高齢者や在宅療養者への看護が，病院の訪問看護や自治体の訪問活動から始められた．1983（昭和58）年，老人保健法の施行のもとに，老人保健事業の一つとして訪問指導が位置付けられ，1992（平成４）年には老人訪問看護制度が開始された．その後も高齢社会における在宅看護のニーズはますます高くなり，地域看護は新たな課題に向けて対応を迫られてきた．

地域における看護のニーズの増大に伴い，1996（平成８）年には「看護職員の養成に関するカリキュラム等改善検討会」の中間報告を受けて，保健婦助産婦看護婦学校養成所指定規則の一部が改正された．それには，在宅看護論の新設，施設内看護と地域の看護を視野に入れた看護サービスを提供できる能力を育成するための，統合カリキュラムの提示などが含まれていた．

1952（昭和27）年に高知女子大学家政学部看護学科，翌年，東京大学に衛生看護学科が開設され，日本の看護師と保健師の統合カリキュラムによる養成が始まった．しかし，長い間，看護基礎教育の大学化は低迷を続け，1996（平成８）年以降，急速に大学化が進んだのは前述した通りである．

6 在宅医療

保健医療福祉の分野では，人口の高齢化が進み，慢性疾患の増加が顕著となったため，このような環境への取り組みをはじめとした医療・福祉に関する費用の高騰が問題となった．こうした情勢の中で，経済的側面と人々の生活の質という観点から，生活しながら医療を受ける場として，**在宅ケア**の重要性が認識されてきた．1992（平成４）年，医療法第１条に，「医療は，国民自らの健康の保持のための努力を基礎として，病院，診療所，介護老人保健施設その他の医療を提供する施設（以下，医療提供施設という），医療を受ける者の居宅等において，医療提供施設の機能に応じ効率的に提供されなければならない」という内容の条文が追加された（第１条の２第２項）．

また，こうした状況を受け，その実施機関の一つとして**訪問看護ステーション**の設置が進められていった．その数は2023（令和５）年時点で，15,697カ所である[30]．

2016（平成28）年度，日本看護協会は四つの政策の一つに「地域包括ケアシステムの構築と促進」を掲げ，各自治体で看護職が積極的に地域の関係者とのネットワークを構築し，団塊の世代が後期高齢者（75歳以上）に達する2025年（**2025年問題**ともいわれる）に向け，看護を安定的に提供できる体制を整備することに取り組んでいる．例えば，新たに訪問看護師を目指す看護職に向けた「訪問看護入門プログラム」を作成するなど，人材確保・育成を通して在宅医療における看護の機能強化を行っている．

> plus α
> **日本看護協会の四つの政策**
> 2016（平成28）年度，地域包括ケアシステムの構築・促進とあわせて，労働環境の整備の推進，看護職の役割拡大の推進，少子超高齢社会に対応する人材育成を掲げている．

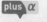

6 現代社会における看護のあり方

日本では，少子高齢化が問題となっている．われわれは少産多死の状況へと向かっており，将来，看護や介護を担う者が少なくなり，今後の保健医療福祉の充実が停滞する確率が高い．2014（平成26）年６月，「地域における医療及び介護の総合的な確保を推進するための関係法律の整備等に関する法律」（以下，**医療介護総合確保推進法**）が成立した．

この法律は，団塊の世代が後期高齢者（75歳以上）に達する2025年に備え，医療・介護のあり方を見直し，持続可能な社会保障制度の確立を図るための改革の推進を目的としたものである．

同法により，関連する医療法や介護保険法，保健師助産師看護師法などの法律が改正された．そのポイントは四つ（➡p.67 コラム参照）あるが，その一つ，「**在宅医療の充実・地域包括ケアシステムの構築**」は，多様化する人々の医療・介護のニーズに応え，健康な社会をつくるために，従来の病院完結型から，医療・ケアと生活が一体化した地域完結型の体制への転換を図ったものである．高齢化が一層進行し，疾病構造は変化し，慢性疾患が増加することが考えられる．したがって，施設中心の医療から，在宅でケアを受け生活する人々の増加が見込まれ，在宅看護分野で働く**訪問看護師**の役割がますます重要となる．また，医療従事者の確保も課題となっている．

ポストゲノム*の時代といわれる今後は，遺伝子による診断・治療，薬の開発など，さまざまなことが可能となってくるだろう．その一方で，遺伝子に関する情報は本人だけでなく，親子，きょうだいといった範囲にまで影響を及ぼすことから，個人情報をどう取り扱うかといった新たな問題も生じており，多様かつ複雑な様相をもつ倫理的課題がさらに増加する可能性をはらんでいる．

> 用語解説 *
> **ポストゲノム**
> ゲノム（染色体の基本的な１組）解読以降に本格化した生命科学研究やその流れをいう．

看護職は，このような社会のニーズの変化に応えるために，自律した専門職者として，あらゆる状況において的確に判断できる能力と，それを実行できる技術を備える必要がある．また，看護職には人々の生活や健康に関わる専門家として，常に社会の動きを視野に入れ，保健医療福祉における看護の役割および責務の遂行に主体的に取り組むことが求められている．

1 看護に対する社会の要望と期待

1 安全で質の高い看護サービスの提供

看護師の業務は，保健師助産師看護師法（保助看法）で，「療養上の世話」または「診療の補助」と規定されている．看護師は，専門職として，人々のニーズに応じた良質かつ適切なケアを行う責任と責務を担うが，正しい手法で行われないと，生命を危険にさらす事態も生じうる．

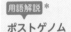

例えば「診療の補助」業務の一つである与薬については，医療過誤の報告が少なくない．また与薬の技術の一つである**静脈内注射**（静脈注射）は，医療過

誤が生じた背景をもとに，看護師に禁止されている業務であったが，90％の医療施設で看護師が静脈注射を実施しているという実状から，2002（平成14）年９月，厚生労働省医政局長通知により，看護師が行ってよい技術として認められた（➡p.16，220参照）．常時，医師がいるわけではない在宅で医療を受ける利用者にとって，訪問看護師が静脈注射などの診療の補助業務を遂行できることは，必要なケアを利用者が迅速に受けられることにつながる．

看護師が医療の担い手として，人々のニーズに沿った良質な看護サービスを提供するためには，安全かつ効果的に援助技術を実施する能力を身に付け，看護の機能を充実・拡大させることが重要である．静脈注射を安全かつ効果的に行うには，個々の看護師が身体の構造や機能，薬理学などの知識に基づいた判断力や技術を身に付けることが求められる．

さらに，「人間は間違いを起こすものである（ヒューマンエラー）」ことを前提とし，組織として医療過誤を起こさないシステムを確立することも重要である．日本看護協会は，静脈注射に関する看護の質を保証するために，「静脈注射の実施に関する指針」（➡p.221参照）を提示しており，医療の現場はこの指針を活用することができる．

plus α

看護師による静脈注射

2001（平成13）年に実施された看護師等による静脈注射の実態についての厚生労働科学研究の結果では，①94％の病院の医師が看護師等に静脈注射を指示している，②90％の病院の看護師等が日常業務として静脈注射を実施している，③60％の訪問看護ステーションで静脈注射を実施しているということが明らかになった．これを背景に，医師の指示に基づく看護師等による静脈注射の実施について，行政解釈を改めることが必要であるとされ，認められるに至った．

2 医療を受ける場の拡大：地域包括ケアシステムの構築

少子高齢社会と慢性疾患の増加を背景とし，1992（平成４）年に老人保健法のもとで老人訪問看護制度が設けられた．看護職を管理者とする訪問看護ステーションが設置され，人々が在宅で看護を受けられる制度が整えられた．2000（平成12）年には，介護保険が導入され，医療と福祉がチームを組み，利用者（慢性疾患をもつ高齢者，難病をもつ者など）をケアするシステムができた．その後，医療や介護の需要が増大する2025年を見すえた社会保障制度改革の動きが進み，前述の通り，2014（平成26）年６月，医療介護総合確保推進法が成立した．

医療においては，良質なサービスの提供とともに効率化が要求されている．これに沿って，医療施設における在院日数の短縮化，外来における日帰り手術などが実施されているが，効率化は医療の質の保証が前提になければならない．施設を退院した後も，人々が在宅で継続して必要なケアを受けられる環境（システム）をさらに充実させる必要がある．

地域包括ケアシステムは，認知症高齢者や慢性病患者の増加が見込まれる日本において，地域で生活する高齢者の住まい，医療，介護，予防，生活支援を一体的に提供するためのケアシステムである．各市町村単位で地域ごとに異なる高齢者のニーズと医療・介護の実情を正確に把握し，重度の要介護状態となっても住み慣れた地域で自分らしい生活を人生の最終段階まで継続できるようにすることを目指している．

日本看護協会は，「2025年に向けた看護の将来ビジョン：いのち・暮らし・尊厳をまもり支える看護」（2014）において，「超高齢・多死社会における保健医療福祉体制の再構築は，看護職が立ち向かっていくべき大きな課題である」と明示している．保健医療福祉制度のパラダイムシフトに呼応して，「生活モデル」重視への転換に対応するとともに，新たな体制に対応できるように看護の専門性の向上を図っている．さらに，意欲をもった看護職が働き続けられるように環境を整えることが重要と指摘し，地域包括ケアシステムにおける看護の将来ビジョンを示した．

例えば，患者・住民に質の高い医療・介護サービスが切れ目なく提供されること，病状等の悪化予防と「生活の質」の観点から，支援の内容や程度を具体的に提案し，本人または家族の意思を尊重しながら，サービス事業者やボランティアと連携・調整して暮らしを支えることなどである．

また，多くの職種や関係機関が連携してチームで医療やケアを提供するには，マネジメントが重要であるとし，看護は「医療」と「生活」の両方の視点をもって全体を見通し，医療・介護などのサービス全体を統合的にマネジメントして暮らしを守ると述べている．また，「暮らしの場における看護機能の強化」として，訪問看護ステーションの拡充を図るとしている．在宅医療の需要はますます高まることが予測され，訪問看護サービスの供給基盤を早急に確立する必要がある．

3 看護サービスの利用者の権利擁護

権利とは，個人や集団が他者や社会に正当に求めることができる要求であり，法的および倫理的側面を包括する概念である．医療の受け手の権利は，医療・看護と関連する諸法律や看護者の倫理綱領に明示されている権利である．

アメリカでは，1973年にアメリカ病院協会により「患者の権利章典」がつくられた．日本では，1984（昭和59）年に弁護士を中心とした患者の権利全国起草委員会が「患者の権利宣言案」を発表した．その後，これを発展させ，1991（平成３）年に「患者の権利法をつくる会」が「**患者の諸権利を定める法律案要綱**」（1993年，2001年および2004年に一部改正）を発表している．要綱では「医療の基本権」として，①医療における参加権，②知る権利と学習権，③自己決定権，④最善の医療を受ける権利，⑤安全な医療を受ける権利，⑥平等な医療を受ける権利，⑦差別を受けない権利，といった七つの権利を挙げている．

患者の権利においては，**インフォームドコンセント**が最も重要な原理であるとされる．「情報は力である」といわれ，情報が共有されると必然的に判断や意思決定も共有されることになり，患者の主体的な医療参加を促進させるからである．「医療の基本権」の①～③もインフォームドコンセントに由来するものといえる．看護師の業務においても，日常の看護実践の中で看護ケアや検査などについて，利用者や家族にわかりやすく説明し，質問をしやすいように関わるなど，自らがインフォームドコンセントを主体的に行うことが重要である．

また，④最善の医療，⑤安全な医療，⑥平等な医療においても，看護師がさまざまな限界の中で，葛藤やジレンマに直面することが報告されているが，利用者の生命や尊厳を守る役割を遂行するために，問題解決に向けて対応することが求められている．

4 看護の役割機能の拡大

1 チーム医療におけるコーディネーター

看護師の主要な役割の一つに，チーム医療の調整役（**コーディネーター**）がある．保健医療福祉においては，利用者を中心とした多様なケアチームが存在するが，看護師はケアチームの核として，多種の医療従事者の中心に位置し，チーム間の連携と調整機能を担っている．保健医療福祉における人々のニーズの多様化に伴い，尊厳や権利を尊重した良質な医療や看護を提供するには，全体を見渡し，分析し，権利の擁護者として機能できる看護職のコーディネーターとしての存在がますます重要となる．

コーディネーターの例としては，ケースマネジメントの機能をもつケアマネジャー，臨床試験における治験コーディネーター，HIV/AIDSコーディネーター，災害医療コーディネーター，および臓器移植コーディネーターなどがある．

➡ コーディネーターについては，p.319参照．

2 特定行為研修制度

地域包括ケアシステムの構築には，さらなる在宅医療等の推進を図り，安全かつ効果的な医療・看護を効率的に提供していくことが必要となる．これを実現するために，社会の看護職への期待は大きく，厚生労働省は，チーム医療を推進するためには看護師の役割拡大を図ることが重要との認識を示し[31]，保助看法第５条に定められている業務「療養上の世話又は診療の補助」のうち，看護師が「診療の補助」として安全に実施することができる行為の範囲を拡大する方向で検討を重ねた．その結果，2014（平成26）年６月に保助看法の改正のもと**「特定行為に係る看護師の研修制度」**が創設され，2015年10月より研修制度が開始された．

日本看護協会は，厚生労働省に特定行為研修指定研修機関として指定を受け，全分野の認定看護師を対象とした特定行為研修を開始した．

特定行為研修制度が発足して３年半後に当たる2019（平成31）年４月には，より多くの看護職が受講しやすいように省令改正が行われた（厚生労働省令第73号）．主な改正点は，学習内容の重複等を整理し科目横断的に学ぶことで研修の内容および時間数の精錬化を図ること，特定行為研修修了者の現場での活用に資すると考えられる領域において，実施頻度の高い特定行為をパッケージ化*し研修することを可能としたことである．

2020年度からは，在宅領域で働く質の高い看護師の確保および在宅領域における実践モデルとなる看護師の育成を目的に，在宅や介護領域の看護師を対象とした領域別パッケージ研修「在宅・慢性期領域」を開始した．2021年４月現在，領域別パッケージ研修はほかに，「外科術後病棟管理領域」「術中麻酔

plus α

チーム医療の推進に関する検討会報告書

厚生労働省は，2009（平成21）年８月に「チーム医療の推進に関する検討会」を設け，「日本の実情に即した医師と看護師等との協働・連携のあり方」について検討を行った．報告書では，看護師は「チーム医療のキーパーソン」として，チーム医療の推進に資するために，①看護師が自律的に判断できる機会を拡大するとともに，②看護師が実施しうる行為の範囲を拡大する方針が示された．すなわち，看護師が能力に応じて「医師の包括的指示」を積極的に活用できる要件の明確化と，「診療の補助」（保助看法第５条）として安全に実施することができる行為の範囲を拡大する方向で明確化することが提言された．

用語解説 *

パッケージ化

特定行為は21区分38行為で構成される．領域別に38行為の中から使用頻度の高い行為を選び，それらの行為を中心に研修することをパッケージ研修という．

管理領域」などの六つが設けられている．研修修了者は6,875人（2023年３月現在），研修機関は47都道府県で360機関（2023年２月現在）となっている．

特定行為（表1-11）は，侵襲性の高い医行為であり，判断と技術において

➡ 特定行為については，p.221も参照．

表1-11　特定行為区分と特定行為（21区分38行為）

特定行為区分の名称	特定行為
呼吸器（気道確保に係るもの）関連	• 経口用気管チューブまたは経鼻用気管チューブの位置の調整
呼吸器（人工呼吸療法に係るもの）関連	• 侵襲的陽圧換気の設定の変更 • 非侵襲的陽圧換気の設定の変更 • 人工呼吸管理がなされている者に対する鎮静薬の投与量の調整 • 人工呼吸器からの離脱
呼吸器（長期呼吸療法に係るもの）関連	• 気管カニューレの交換
循環器関連	• 一時的ペースメーカーの操作および管理 • 一時的ペースメーカーリードの抜去 • 経皮的心肺補助装置の操作および管理 • 大動脈内バルーンパンピングからの離脱を行うときの補助の頻度の調整
心嚢ドレーン管理関連	• 心嚢ドレーンの抜去
胸腔ドレーン管理関連	• 低圧胸腔内持続吸引器の吸引圧の設定およびその変更 • 胸腔ドレーンの抜去
腹腔ドレーン管理関連	• 腹腔ドレーンの抜去（腹腔内に留置された穿刺針の抜針を含む）
ろう孔管理関連	• 胃ろうカテーテルもしくは腸ろうカテーテルまたは胃ろうボタンの交換 • 膀胱ろうカテーテルの交換
栄養に係るカテーテル管理（中心静脈カテーテル管理）関連	• 中心静脈カテーテルの抜去
栄養に係るカテーテル管理（末梢留置型中心静脈注射用カテーテル管理）関連	• 末梢留置型中心静脈注射用カテーテルの挿入
創傷管理関連	• 褥瘡または慢性創傷の治療における血流のない壊死組織の除去 • 創傷に対する陰圧閉鎖療法
創部ドレーン管理関連	• 創部ドレーンの抜去
動脈血液ガス分析関連	• 直接動脈穿刺法による採血 • 橈骨動脈ラインの確保
透析管理関連	• 急性血液浄化療法における血液透析器または血液透析濾過器の操作および管理
栄養および水分管理に係る薬剤投与関連	• 持続点滴中の高カロリー輸液の投与量の調整 • 脱水症状に対する輸液による補正
感染に係る薬剤投与関連	• 感染徴候がある者に対する薬剤の臨時の投与
血糖コントロールに係る薬剤投与関連	• インスリンの投与量の調整
術後疼痛管理関連	• 硬膜外カテーテルによる鎮痛薬の投与および投与量の調整
循環動態に係る薬剤投与関連	• 持続点滴中のカテコラミンの投与量の調整 • 持続点滴中のナトリウム，カリウムまたはクロールの投与量の調整 • 持続点滴中の降圧薬の投与量の調整 • 持続点滴中の糖質輸液または電解質輸液の投与量の調整 • 持続点滴中の利尿薬の投与量の調整
精神および神経症状に係る薬剤投与関連	• 抗けいれん薬の臨時の投与 • 抗精神病薬の臨時の投与 • 抗不安薬の臨時の投与
皮膚損傷に係る薬剤投与関連	• 抗癌薬その他の薬剤が血管外に漏出したときのステロイド薬の局所注射および投与量の調整

厚生労働省．特定行為区分とは．https://www.mhlw.go.jp/stf/seisakunitsuite/bunya/0000077098.html，（参照2023-11-21）．一部改変．

難易度が高いため，患者の安全性の確保と，実施者である看護師が安全に不安なく実施できる環境を整備する必要がある．特定行為研修制度の目的は，診療の補助行為を特定し（特定行為），それを実施する場合の研修制度を設定し，その内容を標準化することにより，今後の在宅医療等を支えていく看護師を計画的に養成していくことである．

厚生労働大臣が指定した研修機関（日本看護協会，大学院など）において特定行為研修を修了した看護師は，特定行為の実践能力だけでなく，病態の変化や疾患を包括的にアセスメントする能力を習得する．対象となる患者や療養者にタイムリーに対応するため，手順書を用いて医師の判断を待たずに病態を判断し，特定行為を含む医療・看護を提供することで看護の専門性が発揮され，特に，在宅医療の推進に貢献できると期待されている．

コンテンツが視聴できます（p.2参照）

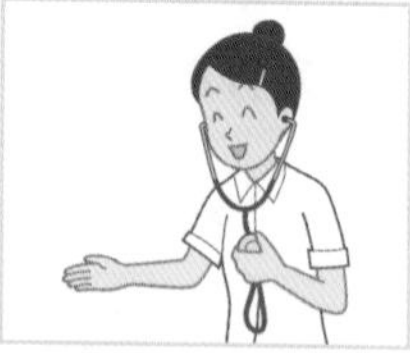

●看護師の特定行為〈アニメーション〉

2 看護における人材の確保

1 看護職員の就業状況と今後の課題

|1| 諸外国との比較

就業する看護職員数は2020（令和２）年末現在，173万人を超え，就業場所も医療施設（病院・診療所）のみならず，介護分野へと拡大している．看護師の数は1,320,000人，保健師は67,000人，助産師は42,000人，准看護師は305,000人である．1967（昭和42）年から2020年の看護職員就業者数の推移をみると，看護師の就業者数は伸び続けているが，准看護師就業者数はゆるやかに減少している（図1-7）．

しかし，日本看護協会の調査では，看護師の就業者数が増加しいている一方で，2021年度の常勤看護職員離職率は11.6％（前年度比＋1.0）と，2010年度以来ほぼ横ばいであった状況から上昇に転じている．

就業場所別に看護職員数をみると，看護師の場合は病院が圧倒的に多い．2019年は，1,272,024人の看護師のうち，876,227人（68.9％）が病院に勤務している（表1-12）．

日本は諸外国に比べ，病床数が人口に対して多すぎるという指摘がある．病院病床数および看護師の国際比較（表1-13）をみると，人口千人に対し，日本の病床数は13.4であるのに比べ，ドイツとフランスはそれぞれ日本の５～６割程度の8.3，6.4であり，アメリカなど他の欧米諸国はさらに少なく，2.6～3.1である．一方，人口千人に対する看護師数は，日本は諸外国と比べて少ないものの，それほど大きな差はない．日本における慢性的な看護師不足は，病床数が多すぎることが一つの要因と考えられる．

|2| 看護職員の需要と供給

厚生労働省による看護職員*の需給見通しは，これまでおおむね５年ごとに，７回（第７次需給見通し：平成23～27年度）にわたり，病院等への全数調査により把握した数字を積み上げる方法により策定されてきた．

用語解説 *

看護職員

看護職員とは，保健師・助産師・看護師・准看護師を指す（厚生労働省ホームページ，看護職員確保対策）．看護要員という場合は，看護職員及び看護補助者を含む（厚生労働省．平成28年３月４日保医発0304第１号別紙5）．

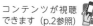

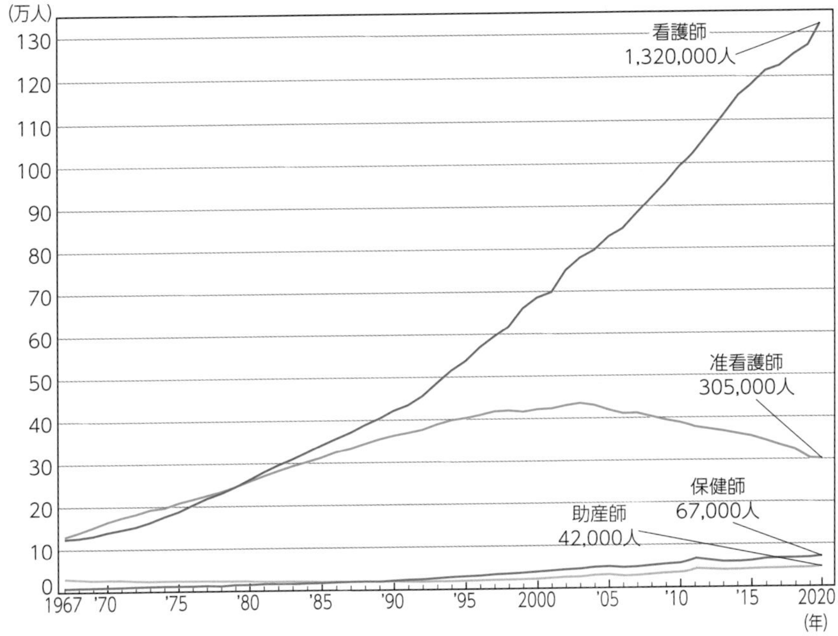

令和４年看護関係統計資料集．日本看護協会出版会，2023.

図1-7　看護職員就業者数の推移（1967〜2020年）

plus α　男性看護師の比率

厚生労働省「衛生行政報告例」によると，2020（令和2）年の看護師就業者数に占める男性の比率は8.1%である．2010（平成22）年は5.6%であり，この10年間で約1.4倍の伸びとなっている．

表1-12　看護師の就業場所別就業者数

人（%）

就業場所	2013（平成25）年	2016（平成28）年	2019（令和元）年
病　院	779,379（70.6）	840,508（69.4）	876,227（68.9）
保健所	1,102（0.1）	1,105（0.1）	1,278（0.1）
都道府県	–	680（0.1）	1,182（0.1）
市区町村	6,844（0.6）	7,154（0.6）	7,249（0.6）
診療所	175,005（15.9）	194,770（16.1）	190,343（15.0）
介護老人保健施設	22,038（2.0）	23,645（2.0）	27,092（2.1）
訪問看護ステーション	31,549（2.9）	42,245（3.5）	54,951（4.3）
社会福祉施設	14,594（1.3）	16,399（1.4）	19,533（1.5）
介護老人福祉施設	19,033（1.7）	22,111（1.8）	25,624（2.0）
居宅サービス等	25,250（2.3）	33,907（2.8）	39,126（3.1）
事業所	6,627（0.6）	4,795（0.4）	4,174（0.3）
看護師等学校養成所・研究機関	15,170（1.4）	16,120（1.3）	17,148（1.3）
その他	7,322（0.7）	7,226（0.6）	8,097（0.6）
総　数	1,103,913	1,210,665	1,272,024

厚生労働省医政局看護課調べ．
令和４年看護関係統計資料集．日本看護協会出版会，2023，p.8-9.

表1-13　病院病床数および看護師の国際比較

国　名	年　次	病院病床数	看護師（人）	人口千対比		人　口（千人）
				病院病床数	看護師（人）	
日　本	2012	1,703,853	1,344,388	13.4	10.5	127,515
カナダ	2012	96,710	326,227	2.8	9.4	34,880
アメリカ	2014	902,202	3,558,920	2.8	11.2	318,857
デンマーク	2013	17,241	55,889	3.1	10.0	5,615
フランス	2014	410,921	638,248	6.4	10.0	64,062
ドイツ	2013	667,560	850,000	8.3	10.5	80,646
スウェーデン	2013	24,894	105,277	2.6	11.0	9,609
イギリス	2014	176,324	512,714	2.8	8.1	63,650

注１）出典"OECD Health Statistics 2023"
注２）日本，カナダ，デンマーク，ドイツ，スウェーデン，イギリスの看護師数は"Practising nurses"より．
※"Practising nurses"とは，「患者に直接的にサービスを提供する看護師等」（OECD 定義より）
注３）アメリカ，フランスの看護師数は"Professionally active nurses"より．
※"Professionally active nurse"とは，「"Practising nurses"と，行政・管理・研究等の直接患者と接しない立場にある看護師等を含む」（OECD定義より）
注４）スウェーデン，イギリスの病院病床数は私立病院の病床を含まない．
注５）小数点第２位以下は四捨五入．
令和４年看護関係統計資料集．日本看護協会出版会，2023，p.25.

その後，2015（平成27）年６月，政府は今後，人口構造の変化や地域の実情に応じた医療提供体制の構築に資する**地域医療構想**との整合性の確保や，地域間偏在等の是正などの観点を踏まえた医師・看護職員等の需給について検討することを提示した．これは，団塊の世代が75歳を迎える**2025年に向けての医療需要を見すえた地域医療構想**による病床の機能分化・連携に対応していくためには，看護職員のみならず医師・リハビリテーション関係の職種を含めた医療従事者の需給について見直しの検討が必要とされたからである．

また，国は少子化による生産年齢人口減少に対し，一億総活躍社会の実現を目指し，2018年６月「働き方改革を推進するための関係法律の整備に関する法律」（以下，**働き方改革関連法**）の成立によって，時間外労働の上限規制，年次有給休暇の年５日の取得義務化，勤務間インターバル確保の努力義務化等を盛り込んだ労働基準法をはじめ，労働に関する八つの法律を改正した．「医療従事者の需給に関する検討会」の「看護職員需給分科会」（以下，分科会）は，看護師のみを対象として行ってきた従来の積み上げ方式を，2018年９月からは，「働き方改革関連法」の影響や医師の需給推計方法との整合性を図りつつ，将来の医療需要を踏まえた推計方法を用いて，2019（令和元）年11月に新たな（第８次）看護職員需給推計の「中間とりまとめ」を発表した．

これによると，2025年における**需要推計**は，都道府県からの報告では180万人，これに，ワーク・ライフ・バランス*の充実を前提に，看護職員の労働環境の変化に対応して幅をもたせた３通りのシナリオを設けて推計したとこ

用語解説*
ワーク・ライフ・バランス
仕事と生活の調和．誰もがやりがいや充実感を感じながら働き，仕事上の責任を果たす一方で，子育て・介護の時間や，家庭，地域，自己啓発等にかかる個人の時間をもてる健康で豊かな生活ができること．

ろ，188～202万人となっている．一方，看護職員の**供給推計**に関しては175～182万人程度と見込まれている．2019年時点で，すべての都道府県においてナースセンターにおける看護職員の求人倍率1.0を下回る県が一つもなく，看護職員不足の対応は，地域を問わない課題であることを示している．

3 看護職員確保の対策－働き方改革－

看護職員の人材確保に関しては，「看護師等の人材確保の促進に関する法律（平成４年法律第86号）」第３条に基づき，看護婦等の確保を促進するための措置に関する基本的な指針が策定されており，国は，医療提供体制等を踏まえた需給見通しに基づいて看護師等の養成を図るなど，就業者数の確保に努めるべきものとされている．同法に基づき，国，地方自治体，国の指定する中央ナースセンター，各都道府県の指定する都道府県ナースセンターが連携して，「新規養成」「定着促進」「復職支援」を柱とした取り組みを進めている．

日本看護協会は，看護職の確保にはまず定着が重要な課題であるとして「看護職員確保定着推進戦略プロジェクト」（2007～2010年）を立ち上げ，「看護職の多様な勤務形態による就業促進」を働きかけるなど，看護現場のマンパワー確保を支援してきた．そのさなか，2008年に２人の若い看護職の過労死が認定された．その背後には，厳しい夜勤・交代制勤務に加えて，長時間の時間外労働による心身の疲弊があったとされる．

「働き方改革関連法」の成立により，看護職員の勤務環境に関しても見直しや改善が求められている．しかしながら，毎年のように看護師の約10％が離職しており，資格をもちながら看護師として就業していない看護師の数は推計約70万人（2010年，日本看護協会）とされ，「定着促進」と「復職支援」は喫緊の課題である．

日本看護協会は，看護職の持続可能な働き方とは，すべての看護職個人が健康で安全に専門職としてやりがいをもって働き続けられることであるとし，2021年３月に「**就業継続が可能な看護職の働き方の提案**」[33] を公表した．同協会は，2019 年に「病院および有床診療所における看護実態調査」[34] を行い，看護職者個人の持続可能な働き方に関連する要因として，「夜勤負担」「時間外労働」「暴力・ハラスメント」「仕事のコントロール感」「評価」の五つを明らかにし，働き方改革の実現を推進するために，「就業継続が可能な看護職の働き方」について５要因10項目を提案した．

五つの要因のうち新規の要因は「仕事のコントロール感」である．これは，組織の中で個人の能力に応じて任せられた仕事について，自分のペースで行い，職場の仕事の方針に自分の意見を反映できることである．仕事の要求度がある程度高い状態であっても，仕事について見通しをもち，段取りや進め方について自分なりに工夫しながら調整できる，すなわち仕事のコントロール感をもてることで，看護職個人のやりがいなどに良い影響を与えるとされる．

日本看護協会は，今回提案した５要因とその対応策は互いに関係し合って

plus α

基本指針の改定

2023年10月26日に「看護師等の確保を促進するための措置に関する基本的な指針」が告示された．1992年の制定から約30年ぶりに改定が行われ，新興感染症や災害等に備えた看護職の確保対策について項目が新設された．

おり，看護職の働き方への対応は，組織や管理職が行うマネジメントだけではなく，組織・管理職と一人ひとりの看護職の双方が話し合う機会を設けながら，互いに努力し取り組んでいくことが重要であると指摘している．

2 外国人看護師の導入

従来，外国人看護師の日本での就労は，「研修目的」として日本の看護師免許を取得してから7年間に限り許可されていたが，2010（平成22）年11月に年数の制限が撤廃された．2008（平成20）年8月には初めて**EPA**（Economic Partnership Agreement，**経済連携協定**＊）によるインドネシア人看護師・介護福祉士候補者が来日した．2009年にフィリピン人，2014年にはベトナム人の看護師・介護福祉士候補者の受け入れが始まり，今後，外国人看護師は増加すると予測される．

EPAにより来日した看護師候補者は，「特定活動」という在留資格を取得し，日本の看護師国家試験合格後，上限3年の在留が許可される．ただし，更新回数の制限がないため，事実上は永続的な就労が可能となる．EPAでは，看護師候補者は母国で2年（インドネシア，ベトナム）または3年（フィリピン）以上の看護師経験をもつ者に限定されている．現地と来日後に合わせて約1年間の日本語研修を受け，その後，医療機関などで看護補助者として働きながら看護師国家試験受験のための準備を進めるが，3回の受験で合格しなかった場合は帰国する（図1-8）．

外国人看護師・介護福祉士の受け入れについては，さまざまな課題がある．日本の看護・介護のマンパワーの充足や二国間の国際交流が進むという利点がある反面，日本語能力の不足により医療の安全性が保たれないことや，日本の社会文化的背景を十分理解できていないことによって起こりうる看護の質の低下が考えられる．看護師の供給が増えることによって労働条件が低下したり，外国人労働者は景気の良い国に移動する傾向があるため，自国での看護師の養成や離職防止に努力せず，海外の労働力に頼ったりすることは，医療・福祉分野の安定的な人材供給を阻害する可能性もあるといえる．

送り出し国からみると，仕送りによる経済効果，先進的な看護技術を帰国後に技術移転できるという利点がある一方で，医療従事者の不足により国民の健康水準が悪化したり，看護師が受け入れ先の国で差別的待遇を受けることなども懸念される．医療従事者の移動に伴う開発途上国の健康水準の低下については，WHO（世界保健機関）やICN（国際看護師協会）も警鐘を鳴らしている．

一方，外国人看護師の受け入れにより，日本人看護師が異文化を背景にもつ人々への理解を深めたり，母国語が同じ在留・訪日外国人への看護サービスが向上するといった利点もある．

古くから旧植民地のアフリカ諸国から看護師を受け入れてきたイギリスや，90年代に外国人看護師を大量に受け入れたアメリカでは，これらの課題解決のためにさまざまな研究や試みを行っている．送り出し国，受け入れ国の双方

用語解説＊

EPA（経済連携協定）

二つ以上の国（または地域）の間で，自由貿易協定（Free Trade Agreement：FTA）の要素（物品およびサービス貿易の自由化）に加え，貿易以外の分野，例えば人の移動や投資，政府調達，二国間協力等を含めて締結される包括的な協定．

plus α

EPAの特定活動の延長

3回目の看護師国家試験で不合格であっても一定の条件（国家試験の得点など）を満たす場合，協定上の枠組みを超えて1年間の滞在延長が可能である．

plus α

看護師国家試験合格者数

EPAにより来日した外国人看護師候補者の国家試験合格者数は，2023年までで648名である．2011年以降，看護師国家試験では疾患名や人物名に英語を併記する，解答時間を1.3倍に延長するなどの取り組みがなされているが，近年の合格率は約11～23％で推移しており全体の合格率（およそ90％前後）と比べると依然として低い．

plus α

EPA各国との協定内容の違い

ベトナムとのEPAでは，現地での日本語研修修了時に日本語能力試験3級（N3）に合格した者のみが来日し看護師候補者として就労する．先にEPAを締結したインドネシア，フィリピンとの間には当初語学能力の要件がなかったが，現在では日本語能力試験5級（N5）～4級（N4）程度の試験に合格することを課している．

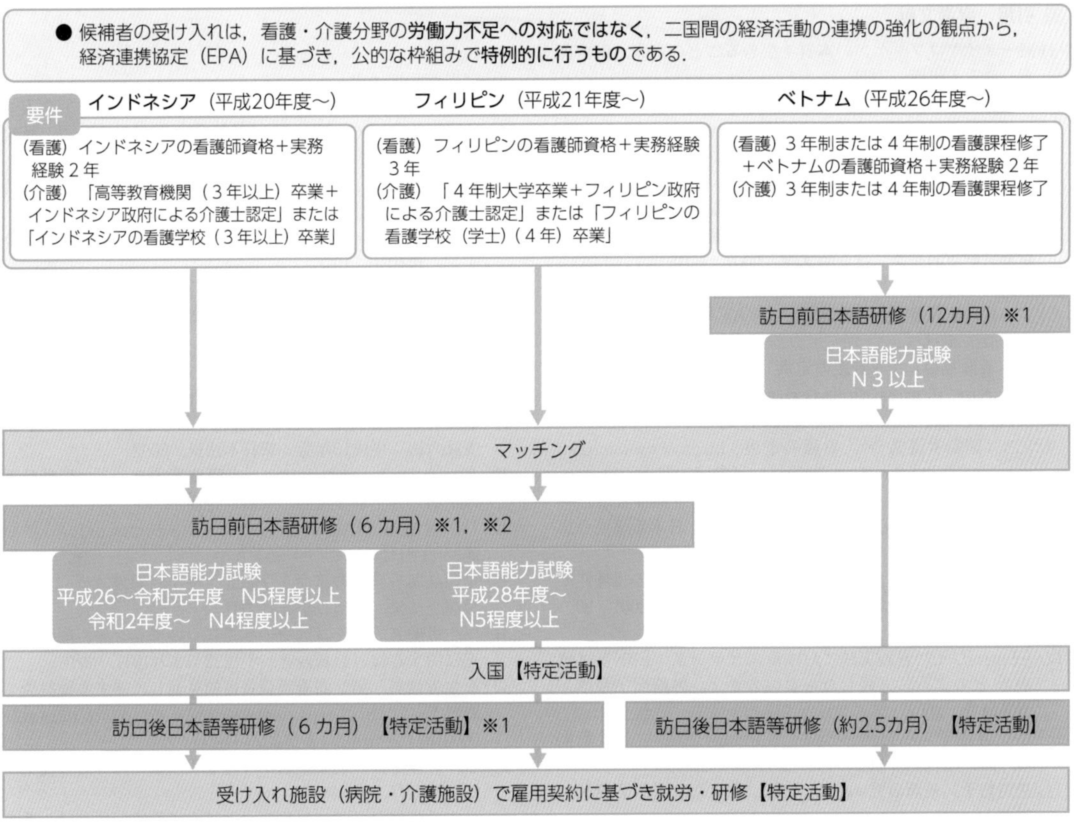

＊【 】内は在留資格を示す．
＊日本語能力試験N２以上の候補者は※１の日本語研修を免除．また，一定期間内に日本語能力試験N３もしくはN４を取得した候補者は※２の日本語研修を免除．
＊介護については，フィリピンおよびベトナムにおいては上記の他に就学コースがある（フィリピンは平成23年度より，ベトナムは入国当初より受け入れ実績なし）．

厚生労働省．インドネシア，フィリピン及びベトナムからの外国人看護師・介護福祉士候補者の受入れについて：経済連携協定（EPA）に基づく外国人看護師・介護福祉士候補者の受入れ概要．https://www.mhlw.go.jp/content/000639886.pdf，（参照2023-11-21）．

図1-8　経済連携協定に基づく受け入れの枠組み

が協力して，両国の看護を向上していくためには，今後，新たな取り組みが必要であろう．

引用・参考文献

1) M・メイヤロフ．ケアの本質：生きることの意味．田村真訳．ゆみる出版，1987．
2) ジーン・ワトソン．ワトソン看護論：人間科学とヒューマンケア．稲岡文昭ほか訳．医学書院，1992．
3) マデリン・M・レイニンガー．レイニンガー看護論：文化ケアの多様性と普遍性．稲岡文昭監訳．医学書院，1995．
4) 見藤隆子．学問としての看護．医学書院，1993，p.29-31．
5) 日本看護協会．看護にかかわる主要な用語の解説：概念的定義・歴史的変遷・社会的文脈．2007，p.10．
6) 前掲書５），p.44．
7) アメリカ看護師協会．看護はいま：ANAの社会政策声明．第２版，2003．
8) 日本看護協会．ICN看護の定義（簡約版）．https://www.nurse.or.jp/nursing/international/icn/document/definition/index.html，（参照2023-11-21）．
9) ICN（国際看護協会）．看護の定義．https://www.icn.ch/nursing-policy/nursing-definitions，（参照2023-11-21）．
10) ジュリア・B・ジョージ．看護理論集：より高度な看護実践のために．増補改訂版．南裕子ほか訳．日本看護協会出版会，1999．
11) 米山武義ほか．要介護高齢者に対する口腔衛生の誤嚥性肺炎予防効果に関する研究．日本歯科医学会誌．2001，20，p.58-68．
12) Johnston，L．看護実践におけるエビデンス：EBNとは何か？ どのように実践したらよいのか？．外崎明子監訳．看護研究．2002，35（２），p.107-113．
13) 小山眞理子．Evidence-Based Nursing（EBN）と看護実践．EB Nursing．2001，１（１），p.18-22．
14) 黒田裕子．看護研究step by step．第３版，学習研究社，2006，p.37-51．
15) 日本看護協会．看護業務基準：2021年改訂版．2021，https://www.nurse.or.jp/nursing/home/publication/pdf/gyomu/kijyun.pdf，（参照2023-11-21）．
16) 診療情報における看護記録の開示および法制化に関する見解．日本看護協会．1999．
17) 日本看護協会編．看護記録の開示に関するガイドライン．日本看護協会出版会，2000，p.9．
18) 日本看護協会編．組織でとりくむ医療事故防止：看護管理者のためのリスクマネジメントガイドライン．日本看護協会出版会，2000．
19) 日本看護協会編．医療安全推進のための標準テキスト．日本看護協会，2013．https://www.nurse.or.jp/nursing/home/publication/pdf/guideline/anzensuishin_text.pdf，（参照2023-11-21）．
20) 前掲書５），p.46．
21) マリオン・ジョンソンほか編．看護診断・成果・介入：NANDA，NOC，NICのリンケージ．藤村龍子監訳．医学書院，2002．
22) 黒田裕子編，NANDA-I-NIC-NOCの基本を理解する：最新の動向と看護計画への活用の仕方．医学書院，2016．
23) フローレンス・ナイチンゲール．看護覚え書．湯槇ますほか訳．現代社，1975．
24) フローレンス・ナイチンゲール．“病院覚え書”．ナイチンゲール著作集．第２巻．湯槇ます監修．現代社，1974．
25) J. A. ドラン．看護・医療の歴史．小野泰博ほか訳．誠信書房，1978．
26) 金子みつ．初期の看護行政．日本看護協会出版会，1992．
27) 看護行政研究会監．“第３編資料：第１看護制度の変遷”．看護六法：平成15年版．新日本法規，2003．
28) グレイス・L・デロウリィ．専門職看護の歩み．千野静香ほか訳．日本看護協会出版会，1979．
29) 日本看護系大学協議会．https://www.janpu.or.jp，（参照2023-11-21）．
30) 全国訪問看護事業協会．令和５年度訪問看護ステーション数調査結果．令和５年５月30日．
31) 厚生労働省．チーム医療の推進について：チーム医療の推進に関する検討会報告書．平成22年３月19日，2010．
32) 厚生労働省．第２回看護職員需給見通しに関する検討会：資料１．2015．https://www.mhlw.go.jp/stf/shingi2/0000107416.html，（参照2023-11-21）．
33) 日本看護協会．就業継続が可能な看護職の働き方の提案．2021年３月．
34) 日本看護協会．2019年病院および有床診療所における看護実態調査報告書．2020．https://www.nurse.or.jp/home/publication/pdf/report/2020/efficiency_report2019.pdf，（参照2023-11-21）．
35) 厚生労働省．インドネシア，フィリピン及びベトナムからの外国人看護師・介護福祉士候補者の受入れについて．https://www.mhlw.go.jp/stf/seisakunitsuite/bunya/koyou_roudou/koyou/gaikokujin/other22/index.html，（参照2023-11-21）．
36) International Council of Nurses. Position Statement. International career mobility and ethical nurse recruitment. https://www.icn.ch/what-we-do/position-statements，（参照2023-11-21）．

重要用語

看護の定義
看護の役割
看護過程
EBN
看護教育
保健師助産師看護師法
看護業務基準
倫理綱領
看護記録
看護師等の人材確保の促進に関する法律
医療介護総合確保推進法
地域包括ケアシステム
訪問看護師
特定行為
地域医療構想
働き方改革
EPA（経済連携協定）
外国人看護師

学習達成チェック

- ☐ 看護の目的と役割について説明できる．
- ☐ エビデンスに基づく看護とは何か，また，なぜそれが重要かを説明できる．
- ☐ 看護教育制度の概要がわかる．
- ☐ 看護の質を保証するためには何が必要かを三つ以上挙げることができる．
- ☐ 社会が求める看護の役割がどのように変遷・拡大してきたか，三つの観点から説明できる．
- ☐ 看護師，保健師，助産師を養成する教育課程について述べることができる．
- ☐ 看護教育課程における大学，短期大学，専修学校の教育課程の違いを述べることができる．

コラム　医療・介護の提供体制の改革における看護の課題

2014（平成26）年６月18日に，**地域における医療及び介護の総合的な確保を推進するための関係法律の整備等に関する法律**（以下，医療介護総合確保推進法）が成立した．この法律は，団塊の世代が後期高齢者（75歳以上）に達する2025年に備え，医療・介護のあり方を改めて見直し，持続可能な社会保障制度の確立を図るための改革の推進を目的としたものである．同法により，関連する医療法や介護保険法，保健師助産師看護師法などの法律が改正された．ポイントは，**①病床機能分化・連携**，**②在宅医療の充実・地域包括ケアシステムの構築**，**③医療従事者の確保**，**④チーム医療の推進**，の４点である*．

特に看護に関わりが深いものとして，以下の三つがある．

１．「特定行為に係る看護師の研修制度」の創設（保健師助産師看護師法の一部改正 p.330参照）

本研修制度は，保助看法では「特定行為を手順書により行う看護師は指定研修機関において，当該特定行為の特定行為区分に係る特定行為研修を受けなければならない」とされている．特定行為とは診療の補助であり，特に高度な専門知識と技術が必要とされる．本研修制度は医療ニーズをもつ高齢者を支えるために重要とされる．

２．医療勤務環境改善（医療法の一部改正）

良質な医療の提供や医療安全の確保には医療従事者が健康で安心して働ける環境を整備することが必要であるとし，医療従事者の確保対策の柱の一つに位置付けられた．例えば，ワーク・ライフ・バランス推進による多様な勤務形態の実現など，各医療機関とともに，都道府県は医療機関における医療従事者の環境改善の促進に努めることとされた．

３．「ナースセンターへの届け出制度」（看護師等の人材確保の促進に関する法律の一部改正）

大量に離職する看護師等の氏名・住所・メールアドレスなどを都道府県ナースセンターに届け出，登録の増加を図り，登録した離職者を再就業につなげる制度である．病院や教育機関はこの制度に協力することが努力義務とされる．

＊日本看護協会．協会ニュース2014年７月号．https://www.nurse.or.jp/home/opinion/news/index.html，（参照2023-11-21）．

2 看護の対象とその理解

学習目標

- 人間の特性と関連させて，人を統合体ととらえる意味を述べることができる．
- 個人，家族，集団（グループ），地域社会という観点から，看護の役割を明確化できる．
- 人々が健康障害を生じることによって受ける影響について述べることができる．
- 人間のストレスの特徴について，身体・心理面から理解できる．
- ストレス・コーピング，ソーシャルサポート，ストレスマネジメントの意義について，看護の視点で考えることができる．

1 統合体としての人間

人間とは何か．有史以来繰り返されてきたこの問いに答えることは容易でない．小宇宙といわれるほど複雑で高度な統合機制をもつ存在を，全体として完璧に説明することは不可能に近い．これはまた，一人の人間を完全に理解することが非常に難しいことにも通じているのだが，だからといって追究が断念されてはならない．長い歴史を通じて徐々に明らかにされてきた人間に共通の側面に対する認識が，目の前にいる人間を理解するために不可欠であることもまた言うまでもない．

また，人間は単独で生きる存在ではない．自分以外の人々（環境）との相互作用の中で生き（生活し），死んでゆく存在である．これを前提として，看護の対象である人間をどう理解し，どうとらえていくべきなのかが考慮されなければならない．

人間の心（または精神）と体の関係については古来，心身一元論と心身二元論がみられた．心身一元論とは，人間の心と体は分かちがたい一つのものとする見方である．一方，心身二元論は17世紀の哲学者デカルトが唱えた物心二元論の考えに基づき，精神と身体はおのおの別の法則に従うとする立場であって，近代以降の医学に影響を及ぼした．例えば臓器移植は，人体の諸器官は精神をもたない機械とみて，故障した部品を交換する作業になぞらえることもできる．

この一元論，二元論という考えを借りれば，看護においては心身一元論の立場をとり，人間の心と体を不可分のまとまりをもった一つの存在としてとらえ，身体的であると同時に精神的，また心理・社会的存在であるとする[1,2]．つまり看護はその人のある特定の部分に焦点を当てるのではなく，その人を生活する者（生活者）としてとらえ，身体はもちろん心理的側面，社会的側面および霊的側面（価値，信念など）から理解しようと試み，その人が生活の場で**健康的で自律的に生きる**ことができるよう支援するのである．

この看護の機能と役割は，医師が主として身体のある部分（臓器など）に着目し，その診断と治療を行う役割であるのと明らかに異なっている．このように人間を一つのまとまりをもった存在として，全体（whole），統一体（unity），**統合体**（holistic being）としてとらえる視点は，実践科学としての看護学において，対象理解に不可欠の考え方であるといえる．この考え方を前提として，人間の特性について以下に生物学的側面，ニード，成長・発達という観点から述べることとする．

1 人間の生物学的基盤

地球上には数限りない生物が存在しており，人間はわずかにその生態系の一部であるにすぎない．したがって人間とこれら人間以外の生物との間には，同じ生命として共通する性質も数多い．では何が人間と他の動物を分かつのか．

アメーバやゾウリムシなどの単細胞生物を除く他の動物同様，ヒトの体は多くの細胞から成り立っている．動物の体を構成する細胞に内在する一つひとつのDNAには，遺伝情報が書かれており，その解明が進められているが，ヒトについて現在までに判明しているところでは，遺伝子の数はおよそ２万２千個であるという．大腸菌が4,300，線虫が１万９千，ショウジョウバエが２万とされているから，ヒトが格別に多いとはいえない．解明が進むまで，ヒトの遺伝子の数はおよそ10万はあろうと推定されていたが，実際には線虫やハエとあまり違わなかったのである．今ではヒトと他の動物に違いを生み出すものは，遺伝子の数ではなくて，遺伝子からつくられるタンパク質の差ではないかと考えられるようになってはいるが，生物の組成として，ヒトは他の動物と実はあまり変わらないのである．

では，どこに人間と他の生物との違いがあるのか．身体全体に占める脳の重さについて，人間と類人猿の比較を表2-1に示した．これによると，成人したときの体重は，類人猿も人間も大差はないが，出生時に人間はすでに類人猿の約２倍の体重があり，脳の重さも２倍以上を有している．また，類人猿と人間の誕生時の体重と脳の重さの割合はほぼ同じであるが，成人の場合は，類人猿より人間の脳の割合がはるかに大きい．さらに，人間の脳神経系の構造は複雑であり，人間を他の生物から大きく区別するのは脳神経系のメカニズム（しくみ）であるといえる．

コンテンツが視聴できます（p.2参照）

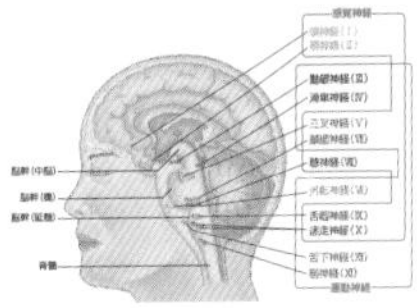

●脳神経〈３Ｄ人体映像〉

表2-1　脳の質量の比較

妊娠日数		誕生に際しての		成人した	
		合計体重（g）	脳の重さ（g）	脳の重さ（g）	合計体重（kg）
ゴリラ	?	1,500（1,800）	約130	430	100
チンパンジー	253	1,890	約130	400	40～75
オランウータン	275	1,500	約130	400	75
人間	280	3,200	360～386	1,450	65～75

アドルフ・ポルトマン．人間はどこまで動物か．高木正孝訳．岩波書店，1961，p.52.

人間には「生きている」という静的生命活動とともに「生きてゆく」という動的な生命活動の両者がある（図2-1）．この場合，静的生命活動とは，生物としての最低の生命現象であり，一方の動的な生命現象は，人間としての高度な生命の営みである．人間の生の営みを推進している原動力が神経系であり，中心的役割を果たしているのが脳である．

「生きている」は，生命が保障されている状態であり，特に意識されない静的な営みである．この保障の上に，「生きてゆく」という能動的・人間的な生き方があり，こちらは意識的で動的である．生命を保障する「生きている」姿は，反射活動や調整作用であり，脳幹・脊髄が分担する．例えば，血圧，体温，血液の組成などの内部環境を維持する機能は，**脳幹・脊髄系**に統合のしくみをもっている自律神経やホルモンの働きによる．

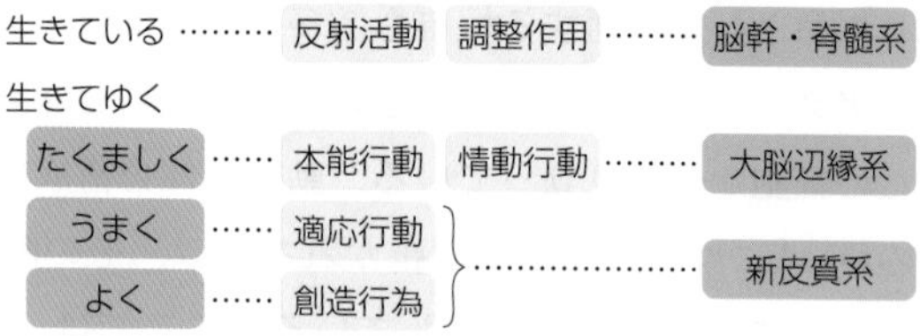

時実利彦．人間であること．岩波書店，1970，p.39.

図2-1　生の営み

「生きてゆく」姿は，三つの段階に分けられる．第一は，生まれながらに備わっている本能行動（食事摂取，排泄，生殖など）や情動行動であり，たくましく生きてゆくことである．これには，**大脳辺縁系**＊が関与している．第二は，学習によって経験を積み，環境に適切に（うまく）対処していく適応行動をとること，第三は，未来に目標を設定し，価値を追求し，その実現を図ろうとする創造的行為をとり，よく生きていこうとすることである．第二と第三には，**大脳新皮質**＊の働きが主であり，意志，学習，思考などの高次で複雑で人間的な働きである．

用語解説＊

大脳辺縁系

大脳のうち帯状回と海馬傍回，海馬の構造の総称を大脳辺縁系と呼ぶ．系統発生学上，原皮質と古皮質からなる．➡脳については，ナーシング・グラフィカ『解剖生理学』を参照．

用語解説＊

大脳新皮質

大脳皮質の90％以上を占める．系統発生学上の最新の部分．

このように，脳神経系の働きは，脳幹・脊髄系，大脳辺縁系，それに大脳新皮質の三つによって組み立てられており，人間の生の営みは，この三つの統合系が分担しているといえる．したがって，人間は，さまざまな危険やストレスにさらされる環境においても，生命を維持する活動を行い，高度な精神生活を営んでいるのである．また，人間は，新皮質が発達しているゆえに，大脳辺縁系の機能（本能行動）は制御され，自制した行動をとることができるのである．

2 人間（生物体）の発達の特性

人間は教育されうる動物であるといわれる．それは，人間の赤ん坊は，脳が極めて未熟な状態で生まれる，いわゆる「生理的早産」だからである[3,4]．脳の発達は，脳の重要な構成単位である神経細胞の数が増えるためではない．脳が大きく重くなる主な原因は，一つひとつの神経細胞が突起をどんどん伸ばして他の神経細胞と絡み合っていくからである．したがって，生まれたばかりの赤ん坊の未熟な脳は，部品としての神経細胞は出そろっているが，被覆された線による配線がまだできていない状態であり，神経細胞の配線や髄鞘（ずいしょう）化＊が月日とともに進んでいくことが脳の発達である．

用語解説＊

髄鞘化

神経細胞の軸索を髄鞘が覆うことをいう．出生時はまだ何も覆われていない状態だが，成長とともに髄鞘化が進み神経の伝達速度が高速化される．

時実は，誕生から３歳までの間を「模倣の時期」と呼ぶ[4]．赤ん坊は，保育者の態度や自分を取り巻く生活環境を，配線図として無条件に受け止めて配線されるからである．それを示す例として，狼に育てられた少女[5]にみられるように，狼として配線される可能性が指摘されている．それゆえ，母親や保育者自身が人間としてのたたずまいをとること，人間としての配線ができるような環境に赤ん坊を置くことが重要であるという．子どもは３歳を過ぎると，模倣の時期を脱却して，自分を主張するなど自主的な行動をとるようになる．

生理的早産は人間に特有の現象であり，人間の発達過程に大きな意味をもつ．例えば，ほとんどの哺乳類は誕生後すぐに歩き出すが，人間は立って歩けるようになるまで１年近くかかる．生まれた直後から，新生児は両親や保育者に依存し，授乳されたり保温されたりして，世話を受けないと生命の維持すら難しい．このような依存のしかたは，哺乳類の中で唯一人間のみにみられる現象である．人間はなぜ生理的早産で生まれてくるのだろうか．この生理的早産後の１年は，生まれてきた新生児が社会的人間へと成長するための重要な時期となるからである．この時期に，授乳やおむつ交換の身体的なケアだけでなく，子どもは母親から養育を受け，母親との相互作用の中で，（他者を）信頼し，愛されるという体験を通して，母親らときずな（bond）を形成し，言語を獲得し，社会的人間へと育っていく．

3 動機付けられる存在（ニードをもつ存在）

ユラとウォルシュ（Yura & Walsh）は「意識的または無意識にしろ，人間の行動はすべて**ニード**（need，欲求）を満たそうとする試みであり，ニードはその人の行動を起こす力になる」と述べている．したがってその人のニードを理解することは，その人を理解することにつながる．看護職にはケアの受け手のニードや意向を的確に把握し，そのニードが満たされるように良質なケアを提供することが求められる．しかしニードの表現方法は個人の特性（人格，価値，経済的要因，健康状態など），文化や社会状況によって異なり，一人ひとり，個別のニードを理解することは容易ではない．

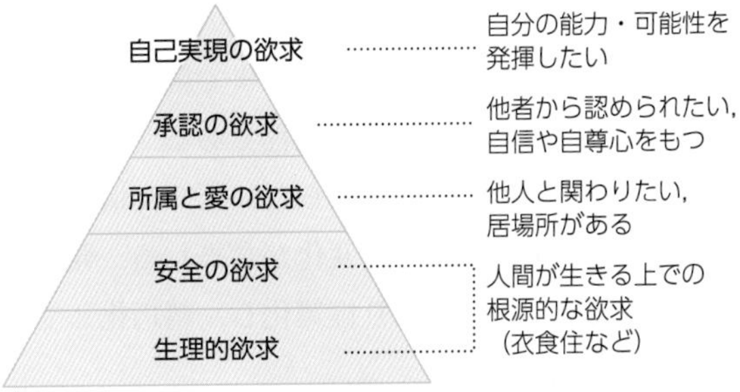

図2-2　マズローの欲求の階層

人間は，生活の場を問わず，すべての人に共通する基本的ニードをもっているといわれる．人間のニードに焦点を当てた代表的な理論家に，**マズロー**（Maslow, A.H.）がいる．マズローは，「すべての人間には生まれつき備わっている本能的なニードがある」[7]と考えた．図2-2はマズローが提唱した基本的欲求階層論を構成する五つのニードを表したものである．この理論を端的に示すピラミッド型の図は，最も基本的な欲求から高位の欲求までが五つの階層になっており，土台の上に家が建つように，欲求も下位の層が満たされれば上位の層に移っていくことを示している．五つの欲求とは次の通りである．

❶生理的欲求　人間の生命維持（生存）に必要な行動への力であり，空気，水，食物，排泄，睡眠と休息，体温維持，性欲が必要とされる．これらのニードが満たされないと，その人あるいはその種の存続は危うくなる．

❷安全の欲求　死，傷害あるいは痛みといった危険から解放される物理的な安全や保護の必要性である．病気や戦争などは安全を脅かす要因となる．

❸所属と愛の欲求（親和の欲求）　孤独感を避けるために必要であり，これが満

plus α
上位の階層への移行
マズローの理論では，下位の階層の欲求が満たされれば上位の階層へ移っていくが，その際，必ずしも下位の階層の欲求が完全に満たされなくてもよい．ある程度満たされると，上位の階層へ移行するとされており，どの程度で移行するかは，各階層ごとに異なる．

たされていると，愛されている，あるいは所属していると感じることができる．

❹承認の欲求（自我の欲求） 自己価値を高め，それを維持することを必要とする．マズローによれば，尊重のニードには他者からの尊重と自己尊重の二つのタイプがあるとされる．

❺自己実現の欲求 自己の能力や資質を十分に生かそうとする内面の（内なる）欲求である．人は自己の可能性を最大限に発揮しようとする．

人間は年齢や性に関係なく，共通の基本的ニードをもっている．しかしこれらの基本的ニードの充足のしかたは，生理的・心理的発達段階によって異なり，一生を通じてこれら五つの階層のニードは変化している．看護職は，ケアの受け手がこれらのニードを満たす能力をアセスメントし，それを可能とするよう看護活動（看護介入）を行う．

4 成長・発達する存在

発達は，受胎から始まり，死ぬまで続く．**発達**とは，一生を通じて起こる前進的な変化，再構成，統合の過程である．この過程には，身体構造や機能の変化といった生物学的側面，ならびに認知，情緒，社会性（道徳を含む）といった高度な精神機能における変化が含まれる．発達は，人の一生を通して行われる継続的変化であり，より複雑化し，精巧化していく（再構成と統合の）過程といえる[8]．

こうした身体的・精神的発達には，人間の一生（誕生から死までのプロセス）の各時期において，環境，学習，経験などによる個人差はあるが，共通性がみられる．また，それぞれの時期（ライフステージ）に共通の生活上の変化をつくり出している．そして**生活者**としての存在に結び付いていく．

このような身体的，心理・社会的側面を含んだ統合体（生活者）としての人間の成長と発達に関する理論は，なぜ発達が起こるのか，発達にどのような要因が関連しているのかといったことを述べている．看護職はこれらの理論に基づき，各ライフステージにおける人々のニードや変化を予測し，健康に関する看護活動（看護介入）を通して，人々がさまざまな課題を克服し，能力を発揮し，より統合された存在へと発展していけるように支援する役割を担う．

➡ p.20 看護の定義とその特性も参照．

2 社会的・文化的存在としての人間

社会とは，「人間が集まって共同生活を営む際に，人々の関係の総体が一つの輪郭をもって現れる場合の，その集団」（広辞苑第７版）である．その集団とは，家族，村や町，学校，会社，政党，国家などである．人（個人）は，自分が属する集団の成員が共有する観念，習慣，生活様式などの総体，すなわち**文化**から，その思考や行動，価値観といったものに（それと意識しないまま）強い影響を受けている．

1 個人，家族，集団（グループ），地域社会

人間を理解するために，いくつもの有用かつ重要な概念や理論が提唱されてきたが，その一つに**システム理論**がある（ベルタランフィ，1968）．システムとは相互に関連し合う要素から構成された一つの統一体（unity）または全体（whole）であり，単なる集合以上の機能を有するものとされている．

このシステム理論に基づけば，人間は各臓器や器官，組織といったサブシステム（部分）から構成される一つのシステムと考えられる．システムには開かれている状態と閉じられている状態の二つがあり，開かれている状態はシステムの境界線が環境に対して開放され，相互作用が行われている状態である．人間は環境（人々）と相互に作用し合いながら生きており，その人間をシステムとしてとらえた場合には，**開放系（オープン）システムモデル**として表すことができる．

家族を一つのシステムとした場合，サブシステムは，夫婦，親子などである．すなわち，家族には，親，子，きょうだい，または祖父母など，世代が異なる個人が集まり，それぞれが独立した一人の人間であるが，同時に親子，夫婦，きょうだいなど，それぞれ独特の関係で成り立つサブシステムのメンバーでもある．

また，人間（個人）は家族という単位（システム）に属しつつ，生活の場はその成長・発達に伴って，さまざまな集団，地域社会へと広がりをもつ社会的な存在である．近隣の遊び仲間とその家族，学校の友人や教員，職場の同僚など，さまざまな状況で地域社会とつながっている．

plus α

システム理論

この理論は，ある時点におけるシステムの状態を説明するとともに，システムがある状態から他の状態へ変化する法則についても説明する．看護においては，このシステム理論を用いて，看護の現象に迫ろうとする方法（システムアプローチ）がとられている．
➡p.130参照．

plus α

開放システムと閉鎖システム

開放システムは，システムを取り巻く環境との間で，持続的にエネルギーや物質を交換し，自己の全体性を維持するシステムである．ロジャースは「開放系としての人間」（人間と環境は，常に物質やエネルギーを相互に交換し合っている）という考え方を示している．一方，閉鎖システムとは，エネルギーや物質などの流入・流出がないシステムである．

2 生活者（個人）としての人間

人間は成長・発達する存在である．発達は，人の一生を通して行われる継続的変化であり，より複雑化し，精巧化していく（再構成と統合の）過程である．その過程は家族，学校，職場など自らが属する集団や地域での暮らしの中で行われる．人は，環境（人々）と相互作用を行いながら日常生活を送り，その中で，さまざまな能力や行動様式を学習し，それぞれの社会的役割を遂行している．人は環境（他者）との相互作用を通してさまざまな影響を受けるが，それに規定されるだけでなく，自らも環境に働きかけながら成長・発達する能動的な存在でもあり，一人ひとりが固有の価値体系をもつ独自性，個別性を備えたかけがえのない個人として存在する．

人間は，身体的であると同時に精神的，また心理・社会的存在である．看護はその人のある特定の部分に焦点を当てるのではなく，その人を生活する者（生活者）として理解する．ケアの受け手にとって最も身近な存在である家族との関係性，職場や地域における役割等，経済状況などの社会的側面について把握する．その人の全体像に関心を注ぐ姿勢は，その人の価値観や信念，持て

る能力や強みを知ることにつながり，一人の人間（生活者）として理解を深めることにつながる．

3 健康障害をもつケアの対象の理解

1 対象理解と看護アセスメントの枠組み（視点）

さまざまな健康障害をもつケアの受け手に対して看護を提供するには，**看護アセスメント**を的確に行い，その人の全体像をとらえ，ニードや問題を明確にすることが必要である．系統的かつ組織的に看護を行う方法である看護過程の五つの構成要素（➡p.199参照）のうち，看護アセスメントは最初の（一番目の）段階に位置する．

看護アセスメントとは，ケアの対象や家族に関する臨床的な判断を行うために必要な主観的・客観的情報を収集し，整理することである．情報は，看護的視点（枠組み）に基づいて収集され，分析され，対象の健康レベルに影響を及ぼしていると考えられる身体的・心理社会的・情緒的因子について考察され，その人の全体像がとらえられる（理解される）．看護アセスメントは，看護過程（科学的思考過程，問題解決過程）のモデルでは，最初の段階に位置するが，すべての段階を通して行われている．

では，看護アセスメントの視点（枠組み）として何を使うか．これまで，その人（人間）を理解するために，人間のもつ共通性について，「ニード（欲求）」「成長・発達」「環境と相互作用する開放系システム」といった視点からみてきた．ケアの対象がどのような健康問題を抱えているのかを把握するには，これらのいずれの視点からもアプローチは可能であるが，看護職の情報収集の指針として最も活用されているのは人間のニード（欲求）である．

ゴードン（Gordon, M.）は，アセスメントに使用する基本的な基礎情報（看護データベース）として，表2-2に示した11の機能的健康パターンを提示した．ゴードンの健康パターンは，人間のニードの全体像を表しており，人間に対して全体的にアプローチしながら，その人が健康という観点からどのように機能しているかをとらえ，**健康や生活の質（QOL）**という観点から，その人の機能を向上させるための援助が看護の目標であるとする．

このような看護の視点（枠組み）を活用することにより，看護職は，ケアの受け手の身体症状はもとより，その人の内面，家族との関係，社会的役割といった側面に関心を抱き注意を払うよう導かれ，健康障害をもつ患者（生活者）の全体像をとらえることができる．近年，保健医療福祉制度は，従来の疾病の治療・回復を目的とする**医学モデル**から，疾病や障害があっても自分らしく主体的に生きる

plus α

看護の対象となる人の呼称

看護の仕事や場の広がりに応じて，ケアの対象との関係性や呼称も多様化している．
患者：patient（痛みを耐える人，病に苦しむ人）．
クライアント：顧客，依頼人．
利用者：看護サービスを利用する人（在宅など，対象を主体とするニュアンス）．
消費者：看護サービスを買う人．

plus α

看護過程の五つの構成要素

アセスメント，看護診断，計画，実施，評価．

➡ QOLについては，p.156プラスα参照．

表2-2 ゴードンの11の機能的健康パターン

① 健康知覚 － 健康管理
② 栄養 － 代謝
③ 排泄
④ 活動 － 運動
⑤ 睡眠 － 休息
⑥ 認知 － 知覚
⑦ 自己知覚 － 自己概念
⑧ 役割 － 関係
⑨ セクシュアリティー － 生殖
⑩ コーピング － ストレス耐性
⑪ 価値 － 信念

（暮らす）ことを支える**生活モデル**に大きく転換しようとしている．「医療」と「生活」の両方の視点をもつ看護は，医療機関，訪問看護ステーション，保健所，老人ホームなど，多様な場所で生活と保健・医療をつなぐ役割を担っている．

2 健康障害とその影響

すべての人は，生きていく過程において，さまざまなレベルの健康障害をもつ．健康障害，すなわち病気は人々にとって普遍的な体験といえる．健康障害をもつことは，人間にとって，どのような意味をもたらし，どのような影響を及ぼすのであろうか．

看護職は，健康障害をもつ人々が，**その人らしく生きる**ために自分の生活を調整することを支援する．健康障害をもつこと（またはもっているかもしれないと認知すること）で，一般に人間が，身体的影響とともに，どのような心理・社会的側面への影響を受けるかをアセスメントすることは重要である．

1 自己概念

自己概念（self-concept）は，自己知覚，自己認識とも言い換えることができる．自己概念の構成要素には，その人の自分の力に対する感覚，他者による受容と評価，そして身体的・知的・社交的広がりの能力が含まれる．

自己概念は一生を通して，他者の評価や人間関係に影響される．ボディーイメージ，すなわち，その人が自分の身体に関して心に描く像や感情は自己概念の重要な構成要素である．疾病の多くは，体力の低下や外観の変化（熱傷，人工肛門，乳房切除など）を生じ，職業や生活への不安や不確かさなど，自分でコントロールできないことにより，その人の自己概念を変えてしまう．

その人が健康障害を生じた自分をどう自己評価しているのか（自己像をどう描いているのか），どのような感情をもっているのかを把握することが重要である．

2 ストレス，対処機制，防衛機制

1 対処行動（コーピング行動）

人間は，成長・発達する過程において，生活の変化を生じるさまざまな出来事（ストレッサー：ストレス要因）に遭遇する．この出来事は，入学や就職，人間関係，あるいは病気など多様である．これらのストレッサーに対して，人々は絶えず何らかの**対処行動**（**コーピング行動**）をとることを迫られ，また行動を起こしている．ラザルス（Lazarus, R.S.）は，コーピング（対処）の機能を，情動焦点型コーピングと問題焦点型コーピングの二つに分類した[10]．前者は，感情をコントロールしようとする行動であり，後者は，直面している問題（ストレッサー）そのものに働きかけて現実的に解決しようとする行動である．

➡ コーピングについては，p.83参照．

2 （自我）防衛機制

われわれは，通常，表2-3に示したさまざまな**防衛機制**を使って生活している．防衛機制（defense mechanism）は，一般的に，自己を脅かすもの（ストレス）から自分自身を防御するために働く心理的なメカニズムであると定義されている．すなわち，不安を引き起こす情動によって自分自身が傷つかないように働く自我の機能であり，その多くは無意識のレベルで働いている．防衛機制を使うことで不安が和らぎ自我を守ることができるが，対処機制のように現実的な問題を解決することはなく，長引くと欲求不満（フラストレーション）や葛藤を生じやすい．その防衛は適応的な防衛なのか，不適応を引き起こすような防衛なのかを見極めることが重要となる．

➡ 防衛機制については，ナーシング・グラフィカ『情緒発達と精神看護の基本』２章参照．

plus α

防衛機制

防衛機制は誰にもみられる心理的な作用であるが，ある一つの防衛機制が柔軟性をもてずに使われると，精神的・心理的重荷が増えてしまう．看護職が患者に向き合うとき，患者がどの防衛機制を使っているか把握することが大切である．

3 健康障害の過程に伴う心理的特徴

健康障害は，身体的な苦痛や不快などのほかに，さまざまな心配や不安，悲しみや孤独感，あるいは恐怖と結びついている．それらの心理は，ケアの受け手が現在直面している困難（病気，日常性の喪失など）のみならず，将来起こりうる社会的困難（職業を失うこと，経済的問題など）の可能性を予測することとも関連している．このような心理状態は，個々の患者によって個人差があ

表2-3　自我の防衛機制

①退行	何らかの精神的ストレスや葛藤状況での不安を避けようとするため，以前の発達段階に逆戻りし，幼児的な態度や行動をとること．（例：赤ちゃん返り）
②抑圧	不快な感情や記憶，破局を招くような欲求などを無意識下に押さえ込んで意識しないようにすること．
③置き換え	ある対象に向けられていた態度や感情を他の対象に移し換えること．（例：八つ当たり）
④反動形成	自分にとって受け入れがたい衝動（攻撃性，性的欲求など）に対抗するために，あえて社会的に称賛される態度や行動をとること．
⑤分離	自分にとって受け入れがたい状況に直面したときに，自分の感情とは違う態度や行動をとること．（例：感情と態度の不一致）
⑥打ち消し（取り消し）	自分の考えや行為が不適切と感じたとき，正反対の意味をもつ考えや行動で打ち消そうとすること．（例：ののしった相手を誉めそやす）
⑦投影（投射）	自分にとって受け入れがたい興味や衝動を他の人に移し換え，あたかもその人が自分にそのような興味や衝動を抱いていると知覚すること．
⑧取り入れ（摂取）	外界にあるものを自分の中に取り入れて，自己の一部とすること．（例：アクション映画を観た客が自分もヒーローになった気分になる）
⑨否認	認知してしまうと不快や不安を引き起こす現実を知覚できないこと．
⑩同一視（同一化）	自尊への要求が満たされず劣等感をもっている場合，より地位の高い人や有名人と自分を同一化することによって，自分を高く見せようとすること．
⑪合理化	本能的欲求の現れをそれとして認めるのではなく，何らかの観念的理由で正当化し，欲求を満足させようとすること．
⑫知性化	受け入れがたい衝動に対して，対抗しやすいように知的なレベルまでもっていき，その上で衝動を克服しようとすること．
⑬昇華	現実的に不可能であったり，社会的に承認されなかったりする欲求を，芸術やスポーツといった誰にでも認められる活動へと置き換えること．

アンナ・フロイト著作集２，自我と防衛機制 1936．岩崎学術出版社，1982および看護学事典．日本看護協会出版会，2006などを参考に作成．

ると同時に，病気体験の過程においても変化することが以下のように指摘されている．

1 病気の経過（各段階）における患者の身体的側面と心理・社会的側面の比較

レーデラー（Lederer, H.D.）は，①健康から疾病への移行期，②その人が病気であることを認識した時期，③回復期，という三つの時期に分類してその人の心理状態を分析した[12]．その結果，身体的変化に対して，患者の内面の変化や社会的変化はやや遅れて生じ，身体的変化に比較すれば，心理・社会的適応が困難なものであることが示唆されている．

2 終末期における対象の心理（死の受容過程）

心理学者であるキューブラー＝ロス（Kübler-Ross, E.）は，死を迎える対象の心理を五段階（①否定と孤独，②怒り，③交渉，④抑うつ，⑤受容）に分けている[13]．人が死を迎える状況はさまざまであり，個人差が大きいこと，加えてこれは主に欧米人の死の受容過程を示したものであり，日本人にそのまま適用するには限界があることを認識しておく必要がある．

4 個人，家族，集団（グループ），地域社会

人の一生をライフサイクルと呼ぶ．個人のライフサイクルは家族という生活の場におけるライフサイクル，すなわち家族周期（ファミリーライフサイクル）とともにある．家族は，部分としての家族成員によって構成されているが，機能するのは「家族全体として」であり，そのため，家族の一員（個人）の変化は家族全体の変化となって現れる[14]． したがって個人の健康問題を支援する際は，家族の問題をも同時にアセスメントする視点が不可欠となる（ゴードンは身体の機能パターンを類型化した中で，個人と家族の二つのレベルについて論じている）[15]．

また，人間は健康・不健康を問わず，その一生において保健医療福祉の制度と深く関わりながら生活を営んでいる．近年，保健医療福祉制度は従来の疾病の治療・回復を目的とする医学モデルから，疾病や障害があっても自分らしく主体的に生きる（暮らす）ことを支える生活モデルに大きく転換しようとしている（➡p.76参照）．看護はケアの対象を「医療」の視点のみでなく，生きていく営みである「生活」の視点をもって支援する．したがって個人をケアする際は，家族をも合わせて問題の所在を明らかにし，個人，家族が所属するコミュニティーや地域社会の現状を把握し，有効な社会資源を適切かつ十分に活用できるように支援することも重要である．

3 健康や病気に関する判断に影響する要因

自分が健康かどうかを判断・決定するのに，どのような要因が関連し，どのような行動をとるのか．その疾病に関する知識や情報が重要であることはいうまでもない．しかし，疾病について同じ知識をもっている場合でも，その症状

に対する反応は個人によって異なる．例えば胃痛のある場合，父親が胃癌で死亡した人は，がんを疑い，精密検査を受けようとするかもしれないが，通常は胃薬を買って内服するか何もせず様子をみるだろう．また，職場や経済的状態などその人が置かれている社会環境も，健康や疾病に対する認知や行動に影響を及ぼす．

このように，同じ症状を健康とみるか疾病の徴候ととらえるのかは，その人のもつ知識や情報とともに，価値観や信念，さらに社会的条件によって異なる．健康に関する判断や行動には，多様な要因が影響する複雑な過程があることが示されている．

4 ストレスとコーピング

人間が健康的な生活を送るためには，心身ともに安定している状態（ホメオスタシス*）を保つことが重要であり，ホメオスタシスを乱す外的・内的要因をストレッサー，ホメオスタシスを乱す恐れのある状態をストレスという．

用語解説*
ホメオスタシス
恒常性維持機能．体内・体外を問わず，あらゆる環境の変化・刺激に対応して，常に身体の内部の機能を一定の健康状態に維持しようとする状態・しくみ．

1 ホメオスタシスとは

ホメオスタシス（homeostasis）とは**恒常性維持機能**を指す．ホメオ（homeo）は類似・同種を示し，スタシス（stasis）は状態を意味している．つまり，体内が安定している状態をホメオスタシスという．これは，ちょうど天秤（てんびん）でバランスをとっているように，一方に重りを加え，あるところまで傾くと，反対側の重りに引っ張られ逆方向へ揺り戻されるような働きをする．生体は，さまざまな外的・内的環境要因の影響を受けてバランスが崩れると，逆のほうへ向かう働きがある．極端に変化するところまでいかず，生命活動にふさわしい状態を維持しているのがホメオスタシスである．

医学的にいうと，ホメオスタシスは**自然治癒力**であり，常に安定した状態を保とうとして心身は反応する．不自然な状態からバランスをとろうとして働き，疾病の回復力，自然治癒力となるのが，このホメオスタシスなのである．

ホメオスタシスは主に脳幹部の視床下部・下垂体から副腎皮質刺激ホルモンに作用する．そして副腎皮質ホルモンの分泌を促し，それが回復力につながっていくことになる．生命が存続するように，体内のバランスを保っているのがホメオスタシスであり，怒り・喜び・悲しみなどの感情もホメオスタシスの働きである．

ヒトの体は，環境の変化や種々の刺激に対応して，体内の諸臓器組織が互いに連絡し，調整し合い，常に体の全体としての機能を最良の状態に保つような機構を備えている．このような機構を総称して**調節機構**（coordination mechanism）と呼んでいる．この調節機構は，自律神経系による**神経性調節**と，体液を介して主としてホルモンによって行われる調節である**液性調節**の二つに分けることができる[16]．

神経性調節は，無意識のうちに諸臓器の機能，例えば心臓，血圧，呼吸，消化器系などの働きを調節しているもので，一般に時間的に短く比較的活発な調節を行っている．液性調節は，内分泌系の器官で生成される特殊な化学物質（ホルモン）によって血液やリンパ液を介して行われる調節で，一般に成長，発育，代謝など，その作用が持続的で長期にわたるものが多い．

ヒトの体はこのような機構によって体内の環境（内部環境：internal environment）を外部環境の変動から守り，もし内部環境に変化を生じた場合でも，すぐにこれをよりよい状態に引き戻そうとする作用を備えているわけである．これが**ベルナール**（Bernard, C.）の「内部環境の維持」という考え方である．

その後，**キャノン**（Cannon, W.B.）はこの内部環境の維持について，絶えず体外から加えられる刺激によって常に動揺しながらも，ある一定範囲内で恒常性（constancy）が保たれていることを強調した．いわゆる動的平衡（dynamic balance）を保っているという意味からこれらの機能を総称し，ホメオスタシスと名付けたのである．

plus α
ベルナール
19世紀フランスの生理学者．内部環境を一定に保つことが生命の維持と機能の発現に重要とした．

plus α
キャノン
アメリカの生理学者．1932年，著書『人体の知恵』でホメオスタシスの概念を提唱した．

2 ストレスとは

1 ストレスの基本概念

ストレスとは，種々の外部刺激が負担として働くとき，心身に生ずる機能変化である．ストレスの原因となる要素（ストレッサー）は，寒暑・騒音・化学物質など物理化学的なもの，飢餓・感染・過労・睡眠不足など生物学的なもの，精神緊張・不安・恐怖・興奮など精神的なものなど多様である．

セリエ（Selye, H.）の**ストレス反応モデル**では，ストレス反応は次の三期に分けられる（図2-3）．

plus α
セリエ
カナダの生理学者．1936年にストレス学説を発表し，生理学的なストレス全般のメカニズムに焦点を当てた．

1 警告期（alarm reaction）

突然ストレッサーにさらされ，当惑している時期で，心悸亢進（こうしん），体温・血圧の低下が起こる（ショック相）．しばらくするとショック状態から立ち直って，ストレッサーに抵抗を始める．視床下部，下垂体前葉，副腎皮質ホルモンの分泌が促進され，血圧や血糖値が上がり始め，体温も上昇する（反ショック相）．

2 抵抗期（resistance reaction）

抵抗力が十分に強まって，ストレッサーと均衡がとれている時期で，生体の反応も徐々に順応してくる．

3 疲憊（ひはい）期（exhaustion stage）

ストレス状態に長くさらされると，生体はストレスに耐えきれず，抵抗力を失うことになる．体温や免疫力が低下し，体重も減少し，ついには死に至ることもある．

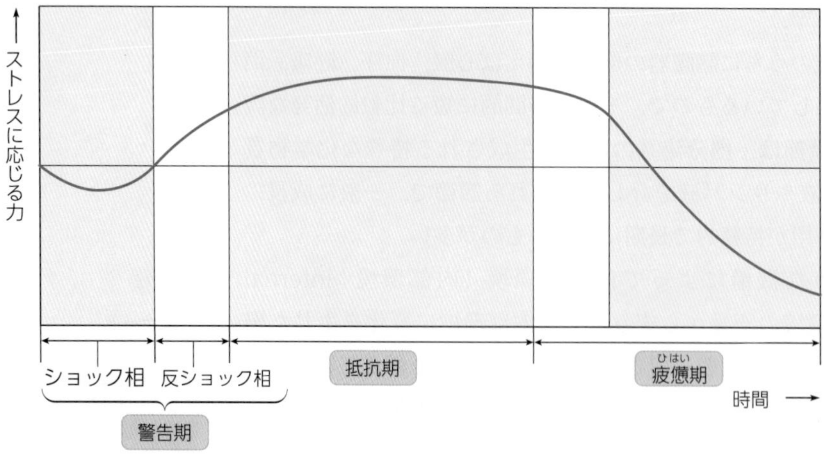

ハンス・セリエ．現代社会とストレス．杉靖三郎ほか訳．法政大学出版局，1988，p.115および
山崎喜比古ほか編．生き方としての健康科学．有信堂高文社，1999，p.23を参考に作成．

図2-3　**ストレス反応の過程**

2 ストレッサーによる心身への影響

ストレスによる心身症は，飢餓，ビタミン不足などによる生物学的ストレッサー，寒冷，騒音，酸素欠乏など物理化学的ストレッサーなどが関係するが，精神的ストレッサーが関係することも多い．精神的ストレッサーは，家庭や職場における人間関係，学校への不適応，職業への不適応などである（図2-4）．

ストレスは，大脳皮質・間脳を介して脳下垂体に影響を与え，脳下垂体から副腎皮質，性腺あるいは甲状腺などにも影響を及ぼす．その結果，種々のホルモンの異常が生じ，これが心身症を引き起こすと考えられている．

また，辺縁系という大脳組織に機能異常があるとストレスが大脳皮質を通り，辺縁系を介して間脳や自律神経中枢などに過剰な刺激を与え，この自律神経支配領域の器官に心身症を発症させるという考え方がある．シフネオス（Sifneos, P.E.）は，**アレキシサイミア***（alexithymia）という考えを提唱して，「種々の心理的葛藤を言語的に表現できない人が，これを身体症状として表すことが心身症である」とした．大脳皮質から言語の中枢ないしは言語を構成する諸器官での神経連合にブロックがあるために，伝達経路が正常に働かなくなり，心身症を発症するといわれている．

このような心身症を予防するには，まずストレスを除くことが大事である．

用語解説*

アレキシサイミア（失感情症）

自分の感情（情動）への気づきや，その感情の言語化の障害，また内省の乏しさといった点に特徴があるといわれている．

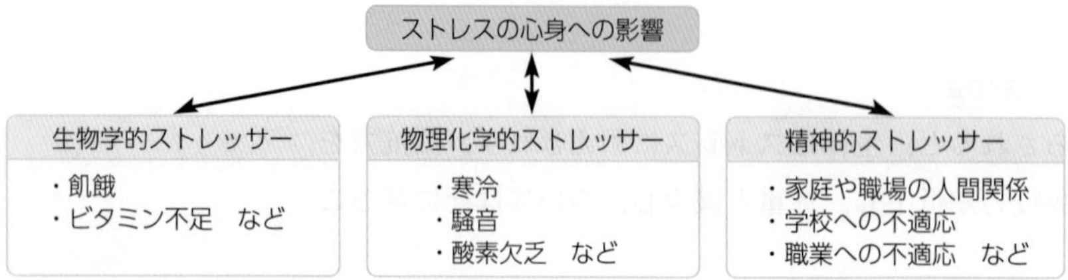

図2-4　**ストレスの心身への影響**

それと同時に，辺縁系や間脳，脳下垂体系などの機能をより強いものにするために，種々の鍛錬（たんれん）的療法*や精神療法，行動療法，薬物療法などが行われる．

3 ストレス・コーピング

1 コーピングとは

ラザルスとフォルクマン（Lazarus, R.S. & Folkman, S.）は「コーピングとはストレッサーを処理しようとして意識的に行われる思考および行動の認知的努力である」と述べている．人間のストレス反応を示すもの，すなわち**ストレス・コーピング**（coping：対処）反応の代表的なものが，ラザルスとフォルクマンの説である．彼らによると，ストレス反応は，単純にストレッサー（ストレス刺激）の種類によるものだけではなく，ストレッサーにさらされたときの状況要因や個人の認知様式，ストレス対処能力（ストレス・コーピング能力）によっても左右されるものである．

人間はストレッサーにさらされると，状況が脅威となるか，それがどのくらい自分にとって有害かを評価する．これを**一次評価**と呼ぶ．このとき，抑（よく）うつ，不安，怒り，イライラなどのネガティブな情動が喚起される．次に，そのストレッサーに対し，ストレスを克服できるか否かを評価する．この克服過程の評価を**二次評価**という．このとき，コントロールできると評価されれば，ネガティブな情動は軽減されるし，コントロールできないと評価されれば，ネガティブな情動は強められる．

一次評価は状況要因や個人の認知様式が，二次評価にはストレス対処能力（ストレス・コーピング能力）が，それぞれ関与している．したがって，ラザルスらは，ストレス・コーピングを高めることがストレス軽減には重要であるとした．

1 ラザルスらのストレス・コーピングの様式

❶情動焦点型　ストレッサーから生じる情動的混乱の解消・改善を目指すもの．具体的には，回避，静観，気晴らしなどがあり，情動そのものを軽減しようとするものである．

❷問題焦点型　ストレッサーの問題の明確化や解決を目指すもの．問題の所在の明確化，情報収集，解決策の考案やその実行など，問題そのものを解決するために積極的に変化させようとするものである．

実際にはこの二つのコーピングが相互に影響し合っていると考えられる．

2 その他のストレス・コーピングの視点

ホラハン（Holahan, C.J.）とモス（Moos, R.H.）らは「接近－回避」「行動－認知」の２軸４分類，コーエン（Cohen, F.）は「情報を求める」「直接的行動」「行動抑制」「認知的」「サポート希求」の５分類，またエンドラー（Endler, N.S.）とパーカー（Parker, J.D.）は「課題志向」「情動志向」「回避」の３分類を提唱している．

用語解説*
鍛錬的療法
身体を鍛えたり，スポーツに参加したりすることによって，呼吸機能や自律神経機能を改善し持久力をつけることを目的とした療法．

plus α
ラザルス
アメリカの心理学者．心理学的観点から，ストレスに焦点を当て学説を唱えた．

このように，コーピングについてはさまざまな視点からの説明がある．

2 ストレス・コーピングと疾患との関係

ストレスと疾病との関係については古くから論じられ，実験研究をはじめ調査研究など，さまざまな研究成果が報告されている．疾病とストレスの関係と対処法について，ステプトー（Steptoe, A.）は**ストレス・コーピング病気罹患性モデル***（stress-coping vulnerability model of disease）として示している（図2-5）．

人間はストレスを認知すると，その強さや持続性によって，身体的には内分泌系・自律神経系・免疫系が反応し，情動や行動で反応し自己コントロールができる．すなわちコーピング資源を有効に活用しながら，通常の状態に回復するようになる．しかしストレス反応が亢進したり，反応の回復が遅延したり，細胞や体液の免疫機能が弱まったりすると，疾患を悪化させることになる．また情動行動が引き起こす暴飲暴食や飲酒・喫煙の増加，自暴自棄になっての受診や治療の中断などによって，疾病状態をさらに悪化させることも考えられる．いずれの時期においても，コーピング資源を有効に活用することや，心理生物学的ストレス反応（内分泌系，免疫系，情動性など）を日常生活の中で強化しておくことにより，ストレッサーから解放されることが可能となる．

用語解説*
病気罹患性モデル
さまざまなストレッサーやコーピング資源から引き起こされた心理生物学的ストレス反応は，心理生理学的経路と認知的－行動的経路の二つを介して最終的に健康－病気の結果を決定する．

3 日本人の悩みやストレス

近年，日本の人々は社会や文化の急激な変化により，多くが悩みやストレスを抱えているといわれる．2019（令和元）年の国民生活基礎調査の結果によると，ストレスがある割合は全体の47.9％であり（図2-6a），各年齢層別では30～49歳女性（60.4％）が最も多く，12～19歳男性（31.0％）が最も少なかった（図2-6b）．

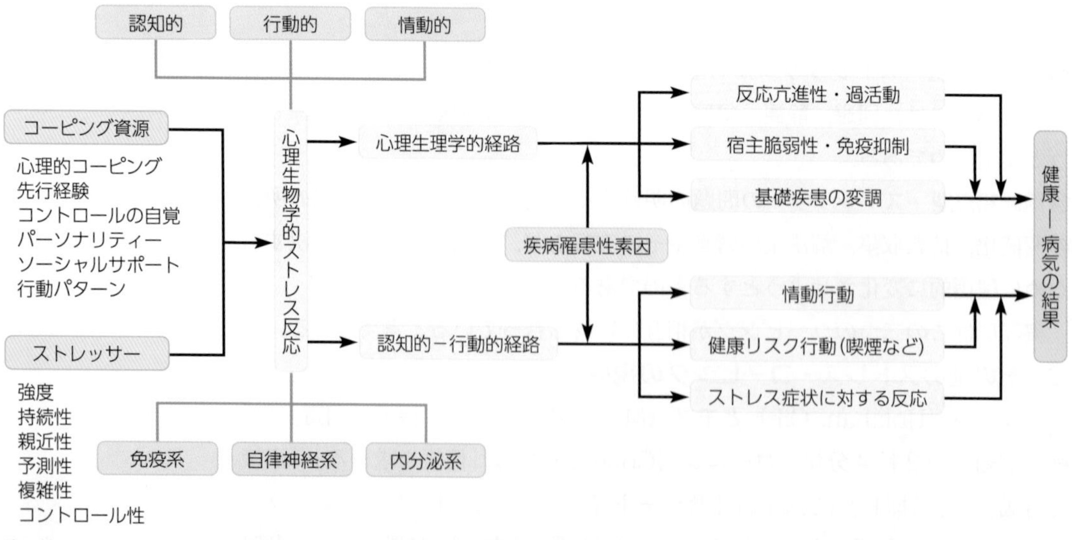

津田彰ほか．ストレスはどのように健康を左右するのか：その心理社会生物学的メカニズム．日本行動医学会誌．2001，7（2），p.92，一部改変．

図2-5 ストレス・コーピング病気罹患性モデル

a. 悩みやストレスの有無の構成割合（12歳以上）

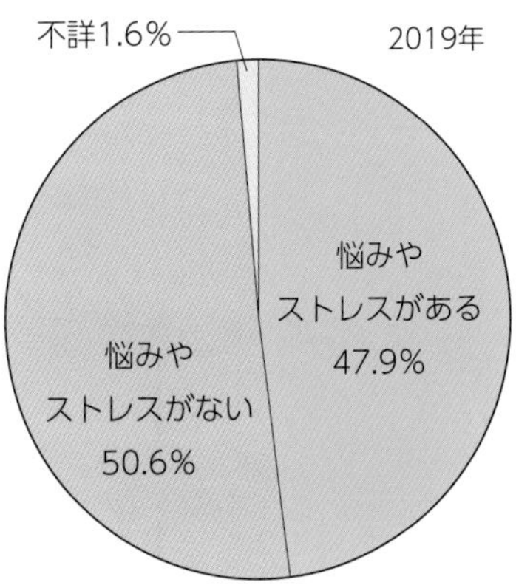

注：入院者は含まない

b. 性・年齢階級別にみた悩みやストレスがある者の割合（12歳以上）

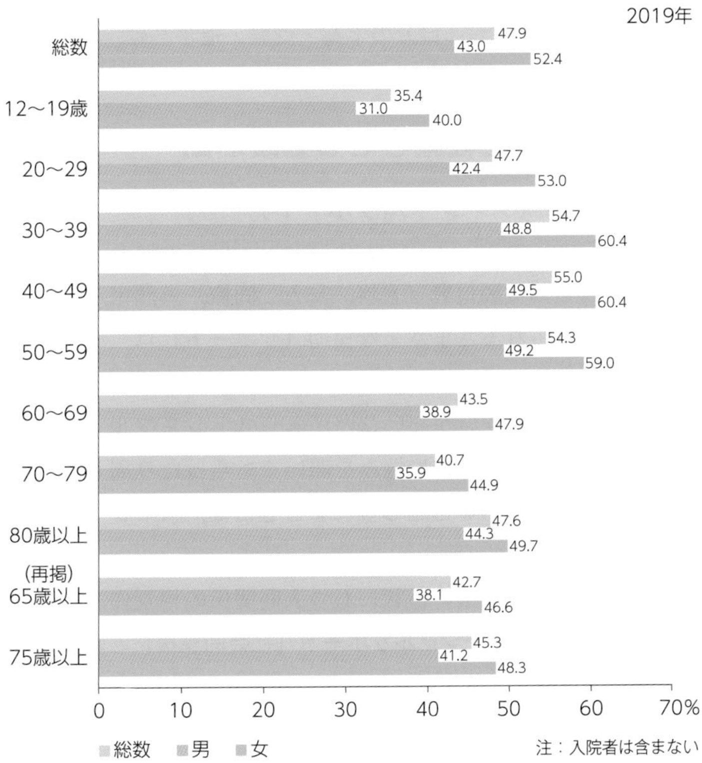

注：入院者は含まない

c. 年齢階級別にみた悩みやストレスの原因の順位（12歳以上）

2019年
（%）

年齢階級	第1位		第2位		第3位	
総数	自分の仕事	35.6	収入・家計・借金等	26.2	自分の病気や介護	21.0
12～19歳	自分の学業・受験・進学	63.9	家族以外との人間関係	26.7	家族との人間関係	10.8
20～29	自分の仕事	55.9	収入・家計・借金等	28.0	家族以外との人間関係	21.2
30～39		56.1		33.7	育児	21.0
40～49		54.4		34.2	子どもの教育	21.4
50～59		48.2		31.8	家族の病気や介護	23.9
60～69	収入・家計・借金等	27.0	自分の病気や介護	26.9	自分の仕事	24.5
70～79	自分の病気や介護	38.0	家族の病気や介護	19.8	収入・家計・借金等	18.7
80歳以上		55.2		18.2	家族との人間関係	11.7
（再掲）65歳以上		41.1		20.1	収入・家計・借金等	17.7
75歳以上		49.5		18.9		12.5

注：入院者は含まない．

厚生労働省．a：令和元年国民生活基礎調査の概況．b，c：令和元年国民生活基礎調査健康票第14表より作成．https://www.mhlw.go.jp/toukei/saikin/hw/k-tyosa/k-tyosa19/index.html（参照2023-11-21）．

図2-6　日本人の悩みやストレス

年齢階級別にみた主な悩みやストレスの原因（図2-6c）は，「自分の仕事」が20～59歳で約50％と多かった．次いで，「収入・家計・借金等」が20～59歳で約30％であった．「自分の学業・受験・進学」は，12～19歳が約64％と多かった．「自分の病気や介護」は，75歳以上が約50％であった．

4 ストレスを軽減させる看護活動

1 支援体制（ソーシャルサポート）

1 ソーシャルサポート（social support）とは

人間にとって重要他者（家族，友人，同僚，専門家など）から得られるさまざまな援助（サポート）は，心身の健康維持・増進に重要な役割を果たすといわれている．何かうまくいかないことがありストレスフルな状況下にあっても，人に悩みを聞いてもらったり周囲から支援されていると感じられるときには，ストレス反応は軽減される（図2-7）．

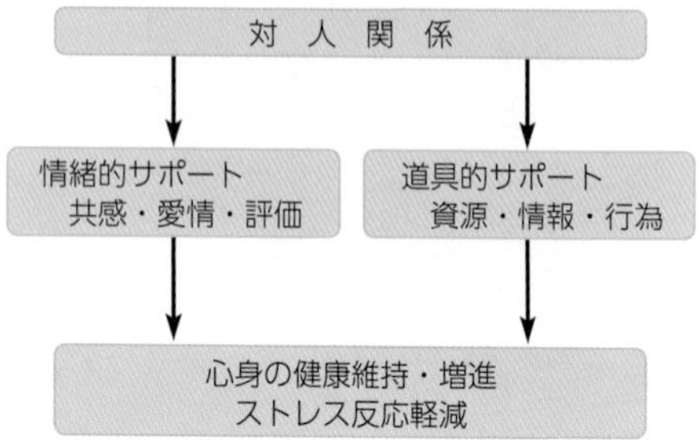

図2-7　ソーシャルサポートの概念図

このように個人が網の目状にもつ人間関係の相互作用における支援を**ソーシャルサポート**（社会的支援）と呼び，人間関係の構造そのものを**ソーシャルサポート・ネットワーク**という．通常は，家族，友人，職場の同僚・上司，地区の世話人などインフォーマルなネットワークを指す．

ソーシャルサポートについて，カプラン（Caplan, G.）は，①情緒的負荷軽減のための支援，②仕事の分担，③金，物質，道具，技術などの提供，によりソーシャルサポートは成立すると説明し，コッブ（Cobb, S.）は，①気にかけられ，好かれている，②尊重され，一目置かれている，③人々との関わりの中に属している，と思わせるような情報であると定義している．

ハウス（House, J.S.）は，①共感したり，愛したり信じてあげたりすること（情緒的サポート），②援助を必要としている人に直接手を貸すこと（手段的サポート），③個人的あるいは社会的問題に対処していくために必要な情報や知識を与えること（情報的サポート），④個人の業績に適切な評価を与えること（評価的サポート）の四つのうち，一つ以上を含む「個人間の相互交渉」と定義している．

どの定義も内容的には，**道具的サポート***と**情緒的サポート***の二つの種類にほぼ分類可能であることが知られている．

宗像はソーシャルサポートを**情緒的支援**と**手段的支援**の二つに分けている．情緒的支援とは，安心，信頼，自尊感情，自信や希望，親密感などが得られるもので，手段的支援とは金銭，手伝い，物品や情報などが得られるものである（表2-4）．

2 ストレス反応を緩和するソーシャルサポート

ソーシャルサポートはストレス反応を緩和する作用をもつことが確かめられ

用語解説*
道具的サポート
介助をする，身の回りの世話をするなど，物理的，直接的な行為によるサポート．

用語解説*
情緒的サポート
共感や愛情を示すなど，受け手の心理面に働きかけるサポート．

表2-4　支援ネットワーク

手段的支援ネットワーク	① 経済的に困っているときに頼りになる人 ② あなたが病気で寝込んだときに身の回りの世話をしてくれる人 ③ 引っ越しをしなければならないとき手伝ってくれる人 ④ わからないことがあるとよく教えてくれる人 ⑤ 家事をしてくれたり手伝ってくれたりする人
情緒的支援ネットワーク	① 会うと心が落ち着き安心できる人 ② 気持ちの通じ合う人 ③ 常日ごろあなたの気持ちを敏感に察してくれる人 ④ あなたを日ごろ認め評価してくれる人 ⑤ あなたを信じてあなたの思うようにさせてくれる人 ⑥ あなたの喜びを我がことのように喜んでくれる人 ⑦ 個人的な気持ちや秘密を打ち明けることのできる人 ⑧ お互いの考えや将来のことなどを話し合うことのできる人

宗像恒次．医療・健康心理学．福村出版，1989，p.31，（応用心理学講座，13），一部改変．

ており，失業，離婚，配偶者の死亡といったストレスの多い状況が発生した際に，強力なサポート資源をもつ人は，ストレス要因をうまく処理できているという．ストレッサーが強ければ強いほどストレス反応も増加するが，ソーシャルサポートを受けることによってストレッサーとストレス反応の関係に変化が起こり，ソーシャルサポートの量が多いほどストレス反応は減少する（図2-8）．

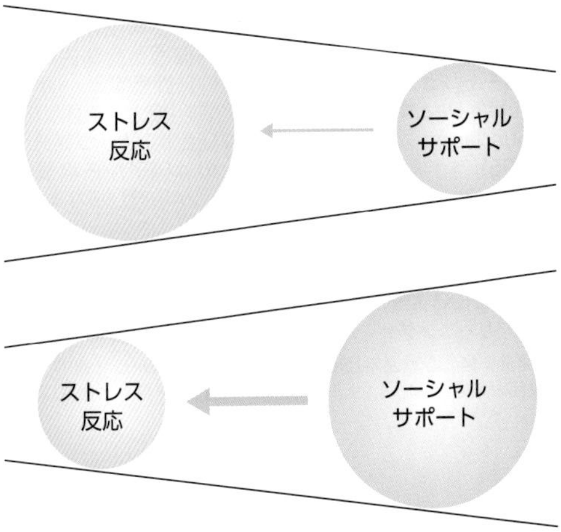

図2-8　ソーシャルサポートとストレス反応の関係

さらに，ソーシャルサポートはストレス源の発生を抑制する働きや，効果的な対処行動を高める働きももつ．ソーシャルサポートの量が多いほど，心疾患・消化性潰瘍などのストレス疾患の罹患や神経症症状は軽減することが確かめられ，死亡率の低下とも関連している．そのため，一次予防（発症予防）の観点からのソーシャルサポートが注目されるようになってきている．

2 ストレスマネジメント

ストレスマネジメント（stress management）とは，健康増進活動の一つで，ストレスを受けることによる悪影響を最小限にしたり，ストレス性の疾患を予防するために行う活動のことである．これには，個人が健康の維持や適応促進を目的として日常的に行う活動を指す場合と，組織体が組織成員のストレスを適度に保つために展開する管理的な活動を指す場合とがある．ここでは主に，個人レベルにおけるストレスマネジメントを扱う．

1 ストレス状態の現れ方

ストレスが加わると，身体面では血圧上昇，胃痛，筋緊張などの反応が出現し，情緒面では焦燥（しょうそう），怒り，不安や抑うつとなって現れたりする．さらに集中力・記憶力・作業能率の低下，不眠などの行動面に変化が現れることもある．

ストレスマネジメントのためには，まず自分のストレス反応に気付くことが

表2-5　ストレス状況を査定するための尺度例

尺　度	内　容	評価方法	信頼性・妥当性
対人ストレスイベント尺度（橋本，1997）	対人関係に起因するストレスを測定する30項目からなる．対人関係に起因する対人葛藤因子，対人劣等因子，対人消耗因子の三つの因子が確認されている．	各項目について最近数カ月の間にどの程度の頻度で起こったかについて４段階評定する．	信頼性：信頼性係数は α＝0.71〜0.86 妥当性：社会的スキル尺度（KISS-18）＊1と負の相関があり，GHQ＊2と正の相関があることが確認されている．
バーンアウト尺度（久保ほか，1992）	Maslach burnout inventoryをもとに作成された．コーピング能力を超えたストレスによる心身症状をバーンアウトと定義しており，その内容は情緒的消耗感，脱人格化，個人的達成感の３因子から構成されている．17項目からなる．	各項目について最近６カ月の間にどの程度の頻度で起こったかについて５段階評定する．	信頼性：因子分析によりMaslach burnout inventoryと同様の３因子が確認された． 妥当性：心身的徴候と脱人格化，情緒的消耗感の間に正の相関，個人的達成感との間に負の相関が確認されている．
ストレスチェックリスト・ショートフォーム（Public Health Research Foundation；今津ほか，2006）	健常者成人における日常生活でのストレス反応の表出を，心理的側面と身体的側面から多面的に評価する．「不安・不確実感」「疲労・身体反応」「自律神経症状」「うつ気分・不全感」の４因子から構成されている．24項目からなる．	各項目について「ない」「時々ある」「よくある」の３段階で評価する．	信頼性：信頼性係数は α＝0.71〜0.85 妥当性：構成概念妥当性として，ストレス度が異なると考えられる群の間や，心身症と診断された群と健常者群の間で下位尺度得点の比較を行い，得点に優位な差があることが確認されている．

＊１　KISS-18は菊池（1988）によって作成された社会的スキルを身に付けている程度を測定する尺度（Kikuchi's social skill scale）
＊２　GHQは英国のD.P. Goldbergにより開発され，中川泰彬，大坊郁夫らにより日本版が作成された．神経症の発見，症状把握に有効なスクリーニングテスト（The General Health Questionnaire）

堀洋道監修．心理測定尺度集Ⅲ：心の健康をはかる（適応・臨床）．サイエンス社，2001．堀洋道監修．心理測定尺度集Ⅵ：現実社会とかかわる（集団・組織・適応）．サイエンス社，2011．を参考に作成．

大切であり，そのためにはストレスによる身体症状や情緒反応に，どのようなものがあるかを知っておくことが重要となる．また，自分に降りかかったライフイベントや自分の性格傾向，行動パターンを把握しておくことも必要である．そのほか，ストレスを客観的に測定するために，既存の尺度を活用することも有効である（表2-5）．

2　ストレスマネジメント・テクニック

ストレスマネジメントは，①ストレス発生そのものを低減させるために環境を変えたり整えたりすること，②ストレス耐性を高めるために個体側のあり方を工夫すること，の二つからなる．

❶環境を変えたり整えたりする　ストレッサーを避ける，距離を置くなどの計画的行動をとることで，ストレス発生を最小限にする．例えば，一度に複数のライフイベントを体験しないように計画を立てる，外部からの要求はすべて引き受けるのではなく過度と判断した場合には断る勇気をもつ，課題は優先順位の高いものから取り組んでいく，などの心がけにより心に余裕をもつことができると考えられる．また，日ごろからソーシャルサポートを活用することも，ストレスを緩和するために有効に働く．

❷思考の工夫や訓練を取り入れる　ストレス状況を否定的に認知するかどうか

は，その人が何を考え，どういう信念をもっているかに影響を受ける．例えば試験の成績が悪かったというストレス状況のときに，「今回は勉強しなかったからできなかった」ととらえる学生と，「自分には能力がないからできなかった」ととらえる学生がいたとする．後者のように，思い込みが強く現実への認知がゆがんでしまうと，自己評価が低くなったり過度のマイナス思考に陥ったりして，否定的ストレスを感じる度合いが強くなる．この場合，「今回はだめだったが，能力がないのではない」というポジティブな認知や思考に変えていく必要がある．

また，自律神経系を自己調節する訓練であるリラクセーション技法を行うことにより，ストレスによって引き起こされる筋緊張，脈拍や血圧の上昇，不安を通常の状態に戻すことができる．さらに，今後ストレスを体験しても身体に過剰反応が起きないように，主体的にコントロールできるようになる．

リラクセーション技法には，呼吸法，自律訓練法，漸進（ぜんしん）的筋弛緩法，バイオフィードバック，イメージ法，意図的タッチなどがある（表2-6）．

ストレスを発散することも重要である．ストレスに対して，困った，負担だ，わずらわしいといった否定的な反応として，抑うつ，不安や怒りなどの否定的感情を生じることがある．これらの感情を軽減させていくことが大切で，食事やおしゃべりを楽しんだり，映画やショッピング，カラオケに行ったり，ジョギングやスポーツをしたりすることも有効である．

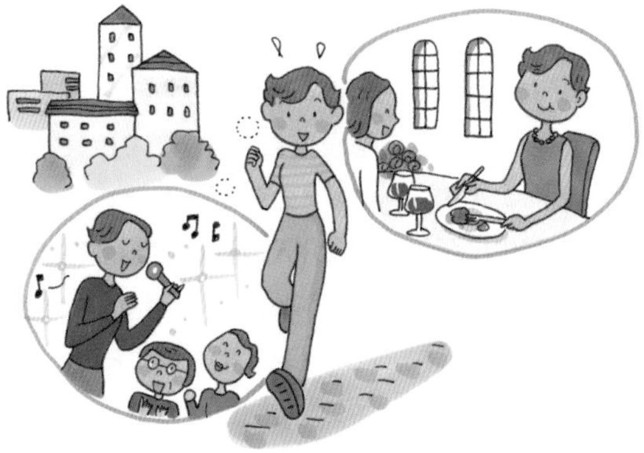

表2-6　自律神経系を調節するリラクセーションを用いた主な技法

呼吸法	横隔膜を随意に動かすことを意識した呼吸の自己調節訓練．横隔膜を動かし，胸腔内に空気を最大限に満たして身体の緊張感を感じた後に，横隔膜を緩めてゆっくり空気を吐き出すことで，同時に全身の緩みの状態をもたらす．
自律訓練法	イメージや言語公式を用いて温感や身体感覚を誘導して自律状態を作り出すことにより，感情の鎮静や自律神経系の安定化を図り，全身的なリラクセーション反応につなげる．
漸進的筋弛緩法	生理的な弛緩が二次的に心理的弛緩をもたらすという考えが基本となっている．訓練によって身体各部の骨格筋を弛緩させ，間接的に自律神経系の調節を介して平滑筋（心臓，血管，胃腸など）のリラックスを期待する．
バイオフィードバック	普段気付きにくい自律神経系に支配された生理的反応に関する情報（筋電，皮膚温，心拍，血圧など）を，装置を用いて音やメーターなどの外部情報に置き換えて本人に知らせ，生理的反応を変化させるしくみである．これを用いて不安やストレスによる心身の緊張を自己コントロールできるようにする．
イメージ法	人の心と身体はつながっている．つまり，その人がその事態に関してどのようなイメージを抱いているかという認知を利用して，イメージを身体と心のかけはしとして用い，精神－身体の介入をする．イメージには，視覚的・聴覚的・嗅覚的・触覚的・運動感覚的・味覚的イメージなどがある．
意図的タッチ	人は触れられることにより快感を感じたり，苦痛が軽減したり，孤独や恐怖感が軽減したりすることがある．看護場面にも応用され，援助のために看護師が患者に意図的に身体的な接触を図ることを示すが，人と人との相互作用も含まれているとされる．

3 危機介入

1 危機（crisis）とは

カプランは，**危機状態**とは「人が大切な目標に向かうとき，障害に直面し，それが習慣的な問題解決の方法を用いても克服できないときに生じる」と説明している．

人は新しい状況に挑戦・遭遇したとき，大切なかけがえのない物や愛する人を亡くしたとき，あるいは恐ろしい脅威にさらされたとき，その状況に対処しなければならない．人はそのとき，すでに自分に備わった方法を用いて，その状況を乗り越えようとする．自分の能力の範囲内で状況が改善したときは，不安や苦痛が少なく危機に陥ることはない．しかし，自分の能力のすべてを駆使しても対処できないときに危機状態となる．危機状態に陥ると，人は新しい方法を探し求め，その方法が見つかればより健康的な平衡状態を得ることができるが，見つからなければ平衡を保つことができず，心理的・身体的にも不健康な状態を引き起こす．危機に陥っている期間は 1 ～ 6 週間といわれているため，介入のタイミングが重要である．

2 危機発生に至る過程と危機発生後にたどる過程

危機発生は二つの段階に分けて考えることができる．危機発生に至る過程と危機発生後にたどる過程である（図2-9）．ここでは，前者についてアギュララ，後者についてフィンクの理論によって説明する（表2-7）．

a 危機発生に至る過程と介入の基本（問題解決モデル）

人がふつうに生きているときは，情緒的な均衡を保ちながらバランスを保っている．しかし，強いストレスに遭遇すると，その均衡が破綻してしまい，元の状態に戻りたいという均衡回復への切実なニードが生じる．ここで均衡を回復させることができれば危機を回避できるが，不均衡が持続したり増大したりすると危機に陥ってしまう．この場合，当面の問題が解決されれば危機を回避することができる．

アギュララ（Aguilera, D.C.）は，その帰結に影響する要因を問題解決決定要因と呼び，①出来事に関する現実的な知覚，②適切な社会的支持，③適切な対処機制の三つを挙げている（図2-10）．したがって，これらの要因が適切に機能し充足するように調整していく．危機介入は，当面の問題解決に焦点を

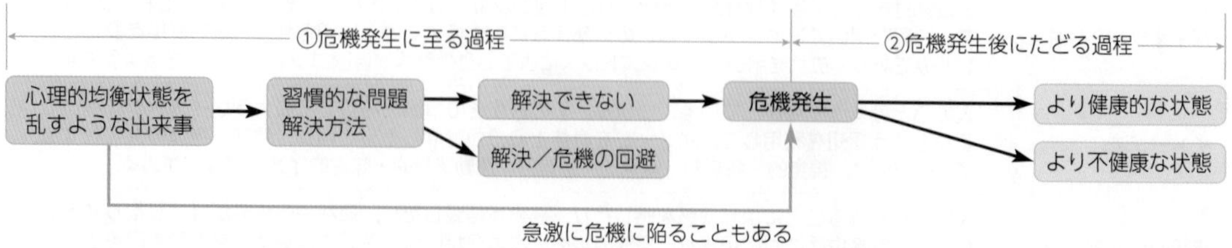

図2-9　**危機発生の状況**

当てている短期の方法であり，タイムリーな介入が重要である．危機状態の発生を予測し，あらかじめ問題を解決することで危機を予防するという視点での危機介入である．

表2-7　各理論家による危機モデル

理論家	危機のとらえ方	介入の視点	特　徴
アギュララ	「危機にある人間は，これまで自分に役立ってきていた対処機制（コーピングメカニズム）を用いることでは容易に解決できない問題に直面している．この結果として緊張と不安は増大し，解決策を見いだせなくなっている」	危機発生に至る過程に焦点を当てている． **問題解決のモデル**	危機状態をもたらす可能性のある出来事に遭遇した際に，危機発生を左右する三つの決定要因「①出来事に関する現実的な知覚，②適切な社会的支持，③適切な対処機制」を挙げ，問題解決決定要因として説明している．要因の解決によって危機回避がなされるとしている．
フィンク	「危機とは，効果的なストレスの解決のために個人のもつレパートリーでは，不十分な状況である体験である」	危機に陥った人がたどるプロセスに焦点を当てている． 危機を乗り越え受け入れていく，**適応を説明するモデル**	ストレスとなる出来事（危機）に引き続く適応過程を四つの段階「①衝撃，②防御的退行，③承認，④適応」で理論的に説明している．治療的介入についても言及し，マズローの動機付け理論を応用している．

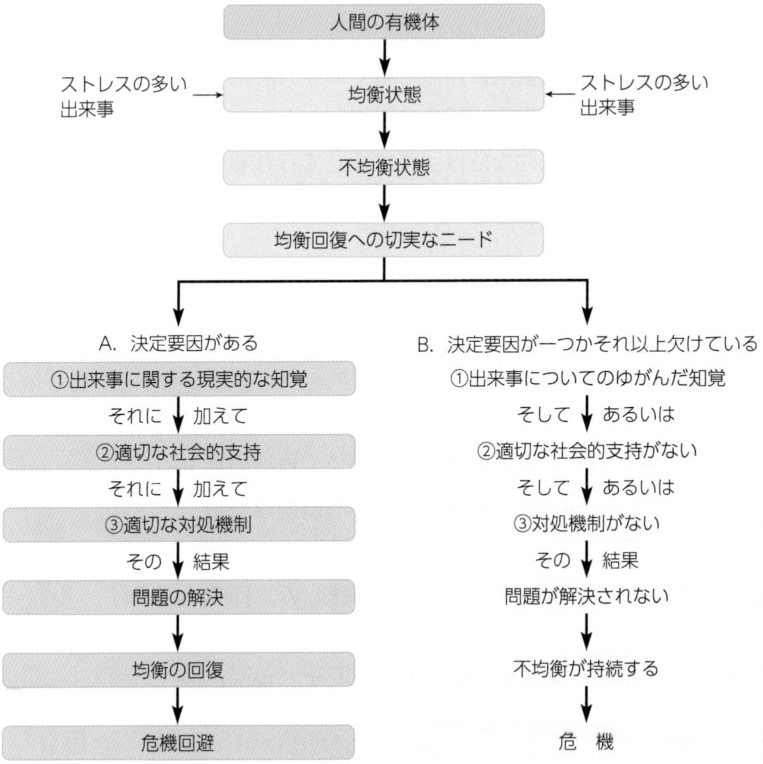

ドナ・C．アギュララ．危機介入の理論と実際．小松源助ほか訳．川島書店，1997，p.25.

図2-10　ストレスの多い出来事における問題解決決定要因の影響

問題解決決定要因と介入の基本

❶出来事に関する現実的な知覚　その出来事をどのように知覚するか，どのように受け止めているかということである．現実に起こったことを正しく知覚できるほうが，ストレス源を正しく認識できるので，問題解決に結び付けやすい．しかし，出来事があまりにも大きかったり，とても対処できないと判断されたりした場合には，知覚がゆがめられ問題解決には至らない．

❷適切な社会的支持　問題解決のために頼ることができ，置かれた環境下ですぐに力になってくれる人を指している．人は不安が増大しているときには孤立しがちになるが，肯定的な評価を受けたり具体的な助言を受けたりすることで，自尊心を維持したり問題解決能力を高めたりすることができる．

❸適切な対処機制　ストレスを緩和するために，よく用いられるさまざまな対処法のことである．人が過去に同じような状況で，不安や緊張を乗り越えてきた経験の中で学習し，自身の中に蓄積してきたものである．活用できる対処機制が多いほどストレス緩和には効果的である．

介入としては，個人を危機以前の均衡レベルにまで回復させることを目標とする．

最初に危機を促進している出来事は何か，不均衡状態に何が影響しているかについてアセスメントする．次に問題解決決定要因に焦点を当てて介入計画を立てる．評価としては，計画が当初の予期した均衡状態まで回復したかについて行うが，それだけでなく，今回の経験を将来的な危機回避に役立てられるような話し合いも行われる．

b 危機発生後にたどる過程（適応モデル）

急激に危機に陥った人がたどるであろう経過を段階的に表すものに，フィンク（Fink, S.L.）のモデルがある（表2-7）．フィンクはその経過を，次の四つの段階で示している．

❶衝撃　自分に降りかかった事の重大さに動転し，パニック状態に陥る．

❷防御的退行　現実に直面するのがあまりにも恐ろしく，圧倒的で，自己の存在が脅かされるため，防御的退行を示す．現実を回避することで一時的な安らぎを得たり，希望を抱いたりする．

❸承認　再び現実と遭遇せざるを得なくなり，それに伴う深い悲しみ，抑うつ，怒りなどの感情を体験する．

❹適応　①～③の過程を経た後に，新たな価値を自分に見いだして，適応に至る．

介入の基本

①衝撃，②防御的退行の段階においては，安全欲求を守ることに主眼を置く．すなわち人間が衝撃の段階にあるときは，混乱・不安が強いことに加えて，急性の身体症状が現れる可能性も考慮に入れ，あらゆる危険から保護し，温かく静かに見守る．

表2-8　危機介入の方法（フィンクの危機モデルによる）

段階	基本姿勢	方法
衝撃	安全を守る	あらゆる危険からその人を守る． 温かい態度でそばに付き添い，静かに見守る． 鎮静・安楽を図る．
防御的退行	安全を守る	防御を妨げない． 無理に現実への直面化を促さない． 否定的な感情表出を遮らず，ありのままを認める．
承認	安全を守る 成長を促す	安全を保障しながら積極的な働きかけを始める． 自ら問題解決に取り組めるように支え，安全を保障していく．
適応	成長を促す	努力や成果をフィードバックする． 達成感をもたせ，動機付け，強化を行っていく．

②防御的退行にあるときは，本人は現実から自己を守っている段階にあることを十分に理解し，無理に現実に直面させることは避ける．否定的な感情表出を遮らず，その人のありのままを受け止めることが重要で，それが以後の信頼関係の構築をなす基盤となる．安全が保障されると人は次の段階に進む準備ができる．

③承認，④適応の段階では，成長欲求を促すことに主眼を置く．承認の段階では再び現実に直面し，新たにストレスと対峙（たいじ）することになるため，安全を保障しながら，自ら問題解決に取り組めるようその人を支え，保障し励ましていく．この段階は新しい価値観や自己像をもとに積極的に対処していく過程でもある．適応の段階では対処できた成果を十分にフィードバックすることで達成感がもたらされ動機付けや強化につながっていく（表2-8）．

看護においては，その人がどのような状況にあるか理解しようとする姿勢が重要であり，それが危機介入として有効となる場合も多い．

危機とは，悪い状況だけを指すものではなく転換点という意味がある．危機を乗り越えることで，古い習慣や自分を打ち破り，新しい反応を引き起こす成長の機会と考えることもできる．人が主体的に受け止めることによって，さまざまなポジティブな自己の変化をもたらす可能性があることも認識することが重要である．

引用・参考文献

1) ガートルード・トレス．看護理論と看護過程．横尾京子ほか監訳．医学書院，1992.
2) ライト州立大学看護理論検討グループ．看護理論集：看護過程に焦点をあてて．南裕子ほか訳．日本看護協会出版会，1982.
3) アドルフ・ポルトマン．人間はどこまで動物か．高木正孝訳．岩波書店，1961.
4) 時実利彦．人間であること．岩波書店，1970.
5) J・A・L・シング．狼に育てられた子：カマラとアマラの養育日記．中野善達ほか訳．福村出版，1977.
6) 下中邦彦編．心理学事典．新版，平凡社，1981.
7) アブラハム・H・マズロー．完全なる人間：魂のめざすもの．新装版．上田吉一訳．誠信書房，1979.
8) ルース・F・クレイブンほか編．基礎看護科学．藤村龍子ほか監訳．医学書院，1996.
9) ルートヴィヒ・フォン・ベルタランフィ．一般システム理論：その基礎・発展・応用．長野敬ほか訳．みすず書房，1973.
10) リチャード・S・ラザルスほか．ストレスの心理学：認知的評価と対処の研究．本明寛ほか監訳．実務教育出版，1991.
11) 小此木啓吾ほか編．心の臨床家のための精神医学ハンドブック．改訂，創元社，2004，p.399-400.
12) Lederer, H.D. How the Sick View Their World. J Social Issues. 1952, 8, p.4-15.
13) E・キューブラー-ロス．死ぬ瞬間：死とその過程について．完全新訳改訂版，鈴木晶訳．読売新聞社，1998.
14) 鈴木和子ほか．家族看護学：理論と実践．第3版，日本看護協会出版会，2006，p.52-56.
15) マージョリー・ゴードン．看護診断：その過程と実践への応用．野島良子ほか監訳．医歯薬出版，1988.
16) 中野昭一編．図解生理学．医学書院，1994.
17) 福岡欣治．"コーピング"．心理測定尺度集Ⅲ：心の健康をはかる（適応・臨床）．堀洋道監修．サイエンス社，2001.
18) 津田彰ほか．ストレスはどのように健康を左右するのか：その心理社会生物学的メカニズム．日本行動医学会誌．2001，7（2），p.91-96.
19) 福岡欣治．"ソーシャル・サポート"．心理測定尺度集Ⅲ：心の健康をはかる（適応・臨床）．堀洋道監修．サイエンス社，2001.
20) 宗像恒次．医療・健康心理学．福村出版，1989，（応用心理学講座，13）.
21) ドナ・C. アギュララ．危機介入の理論と実際：医療・看護・福祉のために．小松源助ほか訳．川島書店，1997.
22) Fink, S.L. Crisis and Motivation：A Theoretical Model. Arch of Phys Med Rehabili. 1967, 48（11），p.592-597.

重要用語

統合体
ニード
開放系システムモデル
看護アセスメント
自己概念
コーピング行動
防衛機制
ホメオスタシス
自然治癒力
調節機構
ストレス反応モデル
アレキシサイミア
ストレス・コーピング
ソーシャルサポート
情緒的支援
手段的支援
ストレスマネジメント
危機介入
危機状態

学習達成チェック

- □ 看護は，ケアの対象のある特定の部分に焦点を当てるのではなく，なぜ生活する者（生活者）としてとらえるのかということを，説明できる．
- □ 人間を一つのシステムととらえた場合，環境とエネルギーや物質を継続的に交換する開放系システムとしての人間と，環境とそのような相互作用がみられない閉鎖系システムの人間について，健康という観点から，それぞれどのような状態であるのか具体的に説明できる．
- □ セリエのストレス反応における三期の過程について，その特徴を述べることができる．
- □ ストレッサーと心身への影響について述べることができる．
- □ ラザルスらのストレス・コーピングの様式について理解できる．
- □ ソーシャルサポートとその意味について説明できる．
- □ ストレスマネジメントと危機介入について述べることができる．

3 健康と病気における ウエルネス（安寧）の促進

学習目標

- 健康観にはさまざまな考え方があることを理解できる.
- 現代に生きる人々の生活と健康について理解できる.
- 健康と病気に影響する要因を述べることができる.
- 健康増進に対する看護の関わり方を述べることができる.

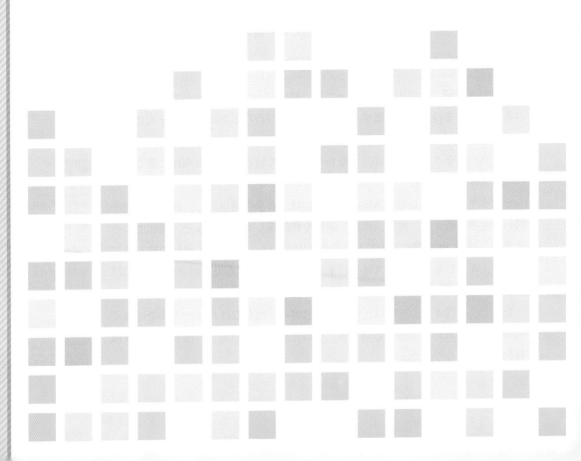

1 健康・病気のとらえ方

今日では，人々の価値観は多様化しており，何を健康ととらえるかは人によって異なっている．一人ひとりの健康や病気についてのとらえ方を理解しようとすることが，多様な価値観に対応する上で大切である．まず，過去から現在までの人々の健康と病気のとらえ方をみていく．多様なとらえ方があることを理解するとともに，看護師として自分自身の健康観について振り返ってみよう．

1 原始的な社会における健康と病気

原始社会においては，部族の中で病人が発生することは，雨や雷のような自然現象の一つととらえられていた．人々は病気の原因を探ろう，または説明をしようなどとはしなかった．むしろ病人にとって最大の問題は，部族の生活に参加できないことであり，能力を失ったと見なされた病人は，部族や親族に避けられ，隔離された．スイスの医学史家シゲリストは，著書『文明と病気』において，「病人は肉体的に死ぬずっと前に社会的に死ぬ」と述べている[1]．

人が病気の原因を確かめようとする欲求をもつようになると，病気は呪詛（のろい），霊魂や悪魔のしわざであると説明されるようになった．患者は厄介者から被害者となり，部族の中で特別な地位や能力をもつヒーラー*によって治療される対象となった．

そして，病気を患うことの意味が探求されるようになると，病人は，むしろ苦痛によって罪の償いをしている人と見なされた．旧約聖書によれば，病気は神が示した法に背いた罰であり，同時に罪の償いであるとされている．

2 古代ギリシャにおける養生法

紀元前５世紀ごろの古代ギリシャでは，健康が一つの価値として認識され，さらには健康を維持し，促進するという考え方が存在した．ギリシャ人にとって健康は最高の善であり，自然との調和や，神が自分の姿に似せて造ったとされる身体の完全さと心の調和，すなわち「健全な精神は健全な肉体に宿る」という考えが重視された[2]．

ヒポクラテスの属したコス派の医学書には，食事を適当にし，新鮮な空気を吸い，生活を整えて，睡眠，休息，運動を規則正しくさせるなど，現代でいう生活法，**養生法**に関する内容が多く含まれている．紀元前６世紀の終わりごろから，ギリシャ全土でアスクレピオス神殿*と呼ばれる現在のサナトリウム*に当たる施設が建てられ，その数は数百に達した[3]．

しかし，古代ギリシャでは，病人や障害者は回復しなければ一人前ではなく劣等と見なされた．医療においても回復の見込みのない場合，治療はあまり積極的に行われなかった．

用語解説*
ヒーラー
シャーマンとも呼ばれる．不思議な力で人を癒し，病気を治す特別な存在．

plus α
健康の語源
健康を意味するhealthの語源は，ギリシャ語のホロス（holos）＝全体性である．そこから派生した言葉に，whole（全体），heal（癒す），holy（聖なる）などがある．

➡ヒポクラテスは，p.43参照．

用語解説*
アスクレピオス神殿
多くは郊外の丘にある小川や清い泉をもった聖域で，神殿，宿泊所（病室），水浴場（しばしば鉱泉浴），ギムナジウム（公共体育場），野外劇場などの総合的な設備があり，慢性の病気に悩む患者が訪れた．

用語解説*
サナトリウム
長期的な入院治療を必要とする人のための療養所．

3 キリスト教における病人とケア

病人に対する人々の態度に，最も革命的な変化をもたらしたのはキリスト教であった．キリストは恵まれない人，患い苦しんでいる人に話しかけ，治癒と心身の回復を約束した．病気は，恥辱でも，罪に対する罰でも，人を劣等にするものでもなくなった．そして病気による苦しみは，キリストにならって人々が背負う十字架になった．

キリスト教では，病人や貧しい者を世話することが義務であった．キリスト教がローマ帝国の公認の宗教になると，社会が病める人々の世話をする義務を引き受けるようになった．18世紀以降は宗教ではなく，人道的な理由により病に苦しむ人々への支援が行われるようになった．

4 近代医学の興隆と社会の医療化

西欧における近代科学の発展と関連して，医学にも大きな発展があった．ヴェサリウスにより解剖学の基礎が，ハーヴェイにより生理学の基礎がつくられ，19世紀には，パスツールやコッホの微生物学の研究を通じて，病理学の基礎がつくられた．コッホとヘンレによる特定病因説は，特定の病気には特定の原因があるとし，病気を実体のあるものとして概念化した．

医学や医療技術の進展により，病気に対する治療法が次々と開発され，社会制度の整備とともに医療サービスへのアクセスが向上した．しかし，イリイチが述べたように，家庭で行われていた出産が病院で管理されるものとなり，延命治療を経なければ死を迎えられないなど，社会の過剰な医療化への批判もあった[4)]．

5 WHOの健康の定義

今なお広く知られている，**世界保健機関**（WHO，1948年設立）による**健康の定義**がある．1946年に世界保健機関憲章（WHO憲章）の前文に記されたものである．日本では，1951（昭和26）年に条約第１号として公布された．

その定義は，「健康とは，肉体的，精神的及び社会的に完全に良好な状態であり，単に疾病又は病弱の存在しないことではない」とし，さらに，「到達しうる最高基準の健康を享有することは，人種，宗教，政治的信念又は経済的若しくは社会的条件の差別なしに万人の有する基本的権利の一つである」とする[5)]．

これは肉体的には体力があり，知的には適切な教育を受け，社会的（家族，地域社会，職場）には豊かな人間関係があり，精神的には安定している状態であることを包含する．身体面からみて病気がないというだけではなく，精神的，社会的にみても，すべてにおいて良好な状態であるかに注目したこと，また，健康はすべての人にとっての基本的な権利であるとうたった点で，当時としては画期的であった．

plus α

権利としての健康

日本国憲法第25条で「すべて国民は健康で文化的な最低限度の生活を営む権利を有する」とうたわれている．

6 ウエルネス（安寧）

ウエルネス（**安寧**）は，「それぞれが自分の価値観や人生観に基づき，より良く生きるため，潜在能力を最大限に生かし，統合したもの」と定義される[6]．これは，公衆衛生医ダンによる概念であり，WHOの健康の定義を積極的に解釈して，病気や老いがあっても，生活全体において満足が得られる高いレベルの状態をウエルネスとした．

日本をはじめとする先進国では，慢性疾患患者の増加と高齢化により，何らかの病気を抱えて生活する人が多くなった．健康を「病気がないこと」とすると，ほとんどの人が不健康ということになる．高齢であっても健康寿命*を延ばすこと，病気があっても生活の質（QOL）を高めることはできる．ウエルネスは，病気と共に生きる生活，老いや安らかな死をも射程に入れた重要な概念である．

plus α

ダン

Dunn, H.L.（1896～1975）．それまで使われていたヘルスという言葉に代えて，より総合的な新しい概念をもつウエルネスという言葉を最初に使った．

用語解説 *

健康寿命

2000年にWHOが提唱．日常生活が制限されることなく生活できる期間をいう．日本は2019年の統計で男性72.68年，女性75.38年である．平均寿命と健康寿命との差は男性8.73年，女性12.07年である．

2 健康の諸相

ここでは，健康増進，予防，障害の概念を通して健康の諸相について述べる．病気や障害がない人だけでなく，それらをもちながら生きる人々を含めた，より積極的な意味での健康を目指したさまざまなアプローチを考えたい．

1 健康増進（ヘルスプロモーション）

健康増進は当初，1950年代にリーベルとクラークの示した一次予防の一つとして位置付けられていたが，1974年，カナダのラロンド保健大臣による報告書において重点的に取り上げられた．臨床医学が目覚ましい発展を遂げる一方，医療費の増大による負担や過剰な医療への人々の批判が高まり，疾病治療に至らないようにするための病気の予防や，健康増進の重要性が指摘されたことが背景にある．ラロンド報告書は，病気は特定の病因によって引き起こされるのではなく，むしろ長期にわたる多数の要因のもとに起きるという考えを示した．健康増進や病気予防に向けて，保健医療の専門家だけでなく多くの関係者を巻き込んで活動する新たな取り組みのあり方を示したといえよう．

1977年のWHO総会において，「2000年までにすべての人に健康を」という地球規模の目標が示され，翌1978年には**アルマアタ宣言**の採択によって，目標達成の鍵となる**プライマリーヘルスケア**が推進された．これも高度医療を中心とするのではなく，地域住民が健康を達成するプロセスにおける住民自身の主体的な参加や自己決定と，その地域や国のもつ資源に応じて維持することが可能な公共的なヘルスケアの提供の両方を目指すものであった．その主な活動の一つに健康増進が位置付けられた．

1986年には，WHOの国際会議で「ヘルスプロモーションに関する**オタワ**

plus α

健康や病気の意味

医療人類学者クラインマン（Kleinman, A.）は，病を「病者やその家族のメンバー，あるいはより広い社会的ネットワークの人々が，どのように症状や能力低下（disability）を認識し，それとともに生活し，それらに反応するのかということを示すもの」と述べている．

➡ アルマアタ宣言は，p.312参照．

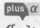

憲章」が採択された．健康増進は，ともすれば個人の生活改善に帰される傾向がある．これを踏まえ，社会環境の整備や資源の開発などの社会改善も必要であるとの考えに立ち，個人が政治的な意志をもって健康ニーズを表明し，運動に参加するなどの活動を視野に入れた．ヘルスプロモーションは，「人々が自らの健康をコントロールし，改善することができるようになるプロセス」と定義される．方略として，個人の能力を高めること，地域活動の活性化・環境づくり・公共政策の立案などを支援すること，また関連するすべての部門が協力し合うことが示された．

日本では，厚生労働省が2000年から生活習慣の改善などに関する目標を盛り込んだ「21世紀における国民健康づくり運動（健康日本21）」を開始した．2003年には健康増進法が施行され，健康日本21の取り組み結果などを踏まえて，2013（平成25）年度から「健康日本21（第二次）」を開始している．2015年からは10年間の計画で，健康寿命の延伸・健康格差*の縮小，生活の質の向上，社会環境の質の向上を基本的な方針としている[7]．

2 予　防

予防とは，一般的には病気の発生を防ぐことをいうが，治療が長引かないようにすることや，社会復帰を支援したりすることを含む．1953年，リーベルとクラークは一次予防，二次予防，三次予防の考え方を示した．

一次予防は健康増進と疾病予防である．このうち健康増進には運動・栄養や喫煙・飲酒対策など，個人の生活習慣の改善を目指した健康増進（**ヘルスプロモーション**）と，職場の安全や健康，環境保健など，環境における危険因子の削減を目指した健康保護（**ヘルスプロテクション**）が含まれる．疾病予防は，感染症予防や母子保健，循環器疾患の予防などであり，病気の発生を未然に防ぐことを目的とする．

二次予防は早期発見と早期治療である．健康診断などを通じて多数の人々の中から病気のある人を早い段階で発見し，治療につなげることで重症化を防ぐ．**三次予防**は再発予防，疾病の悪化予防，リハビリテーションである．病気の治療を受けている人に対して，保健指導や機能訓練により社会復帰を促したり，再発を防止したりする[7]．

3 障　害

1980年に制定された，WHO国際障害分類（international classification of impairments, disabilities and handicaps：ICIDH）では，障害の三つのレベルが分類され，広く認知されるようになった．一つは**機能・形態障害**（impairment）で，先天的あるいは後天的な病気やけがで心身の機能や形態に異常が生じたり，欠損が生じたりすることである．二つめは**能力障害**（disability）であり，それにより活動が制限されたり，生活に困難を生じたり

用語解説*

健康格差

地域や社会経済状況の違いによる集団における健康状態の差．所得，学歴，仕事，居住地，性別，国籍，人種など健康に影響を及ぼすさまざまな社会的要因により生じるとされる．

plus α

健康日本21（第三次）

2024年度～2035年度まで．「全ての国民が健やかで心豊かに生活できる持続可能な社会の実現」のため，基本的な方向を①健康寿命の延伸・健康格差の縮小，②個人の行動と健康状態の改善，③社会環境の質の向上，④ライフコースアプローチを踏まえた健康づくりの四つとする．

plus α

ヘルスプロモーションとヘルスプロテクション

看護理論家ペンダー（Pender, N.J.）によれば，ヘルスプロテクションは病的ストレスから積極的に身を守る，あるいは症状のない段階で健康問題を発見し，健康問題を体験する可能性を低くすることを目指す．一方ヘルスプロモーションは，一定の個人やグループの健全状態（well-being）のレベル引き上げと自己実現を目指す．

することである．そして三つめは**社会的不利**（handicap）であり，機能や形態の変化，能力低下によって差別や偏見を受けたり，社会参加や役割遂行の制限が生じたりすることである．この分類は，障害を単に機能や形態における問題だけではなく，生活や社会関係にもたらす影響を含めてとらえた点で画期的であったが，ネガティブな面にのみ焦点を当てているとの批判もあった．

しかし，病気や障害がなくても，すべての人が人生のある時点で，生活機能に困難が生じたり，誰かの支援を必要としたりする時期を経験する．また病気や障害があっても，環境が整っていれば快適に生活ができたり，仕事をしたり，余暇を楽しんだりなどの活動や社会参加が可能になり，もはや障害とはいえなくなる[8)]．このように病気や障害があるかどうかではなく，その人の生活機能や障害を，身体的・精神的な状態とともにその人が生活する環境を踏まえ，両者の関係において考えるほうがよいという考えが示された．このようにして障害のとらえ方自体も，医学モデルから生活モデルへの転換が図られていった．

2001年に，WHOが採択した**国際生活機能分類**（international classification of functioning, disability and health：**ICF**）を図3-1，表3-1に示した．この図式ではある個人の生活機能や障害がICIDHの三つのレベルで示されるが，これらはその人の健康状態と背景因子（すなわち環境因子と個人因子）との間の相互作用あるいは複合的な関係と見なされる[9)]．

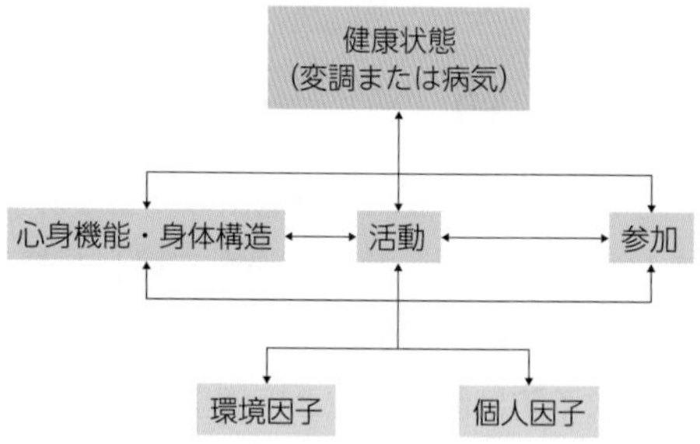

図3-1　国際生活機能分類（ICF）の構造

表3-1　ICFの構成要素と具体例

要素	領域	定義	具体例
生活機能と障害	心身機能・身体構造	心身機能とは身体系の生理的機能（心理的機能を含む）であり，身体構造とは器官・肢体とその構成部分などの身体の解剖学的部分である．	交通外傷による利き手の切断
	機能障害（構造障害を含む）	著しい変異や喪失などといった心身機能または身体構造上の問題．	物をつかみ，操る能力の問題
	活動制限	課題や行為の個人による遂行の難しさ．	衣類の着脱・食事の不自由
	参加制約	生活・人生場面（life situation）への関わりの難しさ．	仕事の遂行に支障
背景因子	環境因子	人々が生活し，人生を送っている物的な環境や社会的環境，人々の社会的な態度による環境を構成する因子．	義肢・障害者雇用の制度・音声入力の利用
	個人因子	個人の人生や生活の特別な背景であり，健康状態や健康状況以外のその人の特徴からなる．	専門性の高い職業，家族の支援

3 人々の生活と健康

人々の生活と健康は，ミクロの視点（個人レベル）とマクロの視点（家族，地域，社会レベル）の両方からとらえることができる．ここでは統計調査のデータ（人口動態など）を用いながら人々の生活と健康をみていく．

1 人口統計と出生・死亡

2022（令和４）年の日本の総人口は１億2,494万７千人であり，12年連続で減少している．日本人の平均寿命は女性87.09歳，男性81.05歳で世界最高水準である．高齢化により介護を必要とする人が増え，労働人口の減少が問題となっている（図3-2）．少子化については，女性の結婚や出産に対する人々の価値観が変化したことや，子育ての経済的負担，仕事と育児を両立する難しさなどが要因とされている．

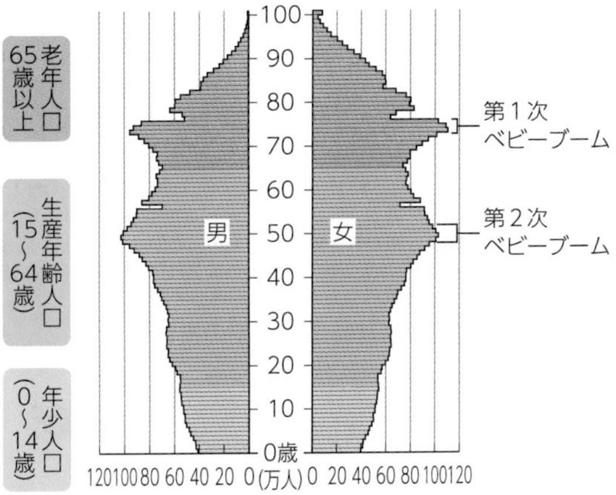

総務省統計局．令和４年10月１日現在推計人口．

図3-2 日本の人口ピラミッド

2022年の出生数は77万759人で，前年の81万1,622人より４万863人減少し，出生率（人口千対）は6.3で，前年の6.6より低下した（図3-3）．死亡数は156万9,050人で，前年より12万9,194人増加し，死亡率（人口千対）は12.9で，前年の11.7より上昇している．出生数よりも死亡数が大きく上回っている．

図3-4は，一人の女性が一生の間に産む子どもの数である**合計特殊出生率**を，諸外国と比較したものである．2022年の合計特殊出生率は1.26であり，

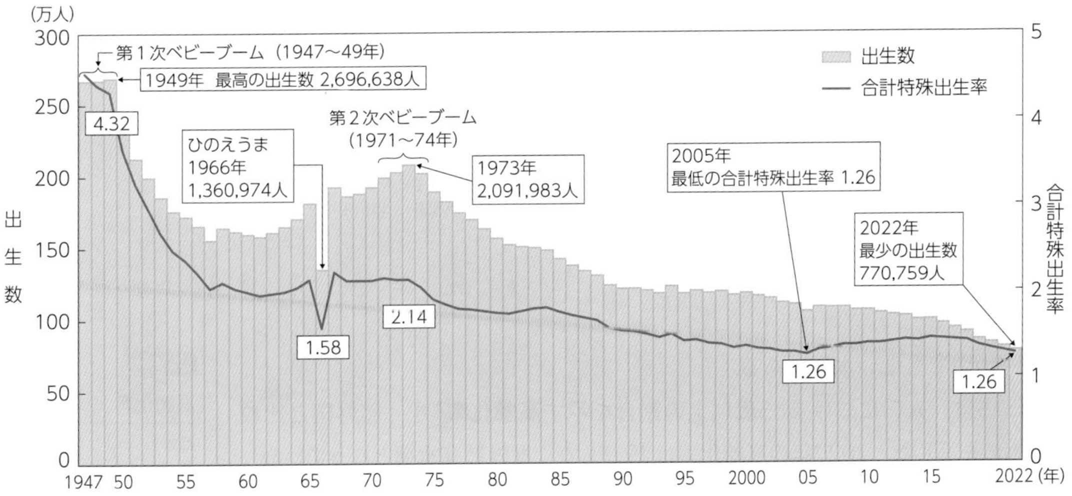

厚生労働省．人口動態統計．

図3-3 出生数および合計特殊出生率の年次推移

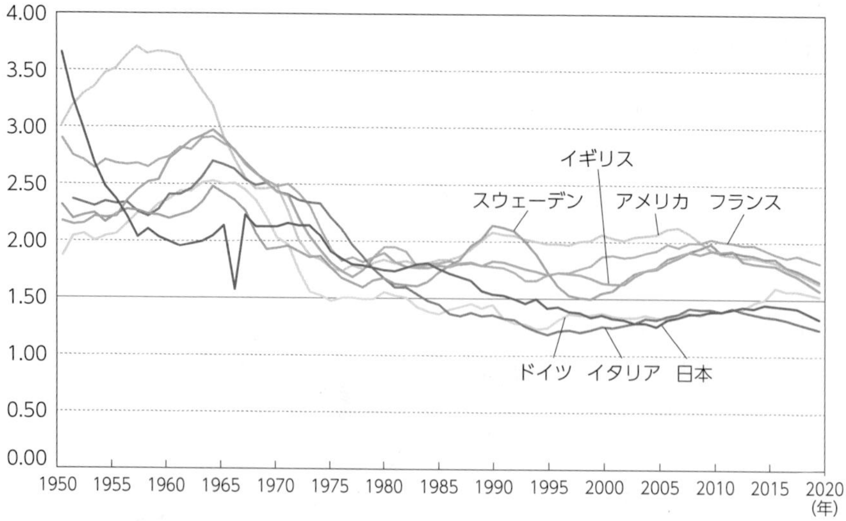

合計特殊出生率（2020年）

フランス	1.82*
スウェーデン	1.66
アメリカ	1.64*
イギリス	1.58
ドイツ	1.53
日本	1.33
イタリア	1.24

*暫定値

資料：諸外国の数値は1959 年までUnited Nations "Demographic Yearbook" 等，1960～2019年はOECD Family Database，2020年は各国統計，日本の数値は厚生労働省「人口動態統計」を基に作成.
内閣府．令和４年版少子化社会対策白書.

図3-4　諸外国の合計特殊出生率の推移

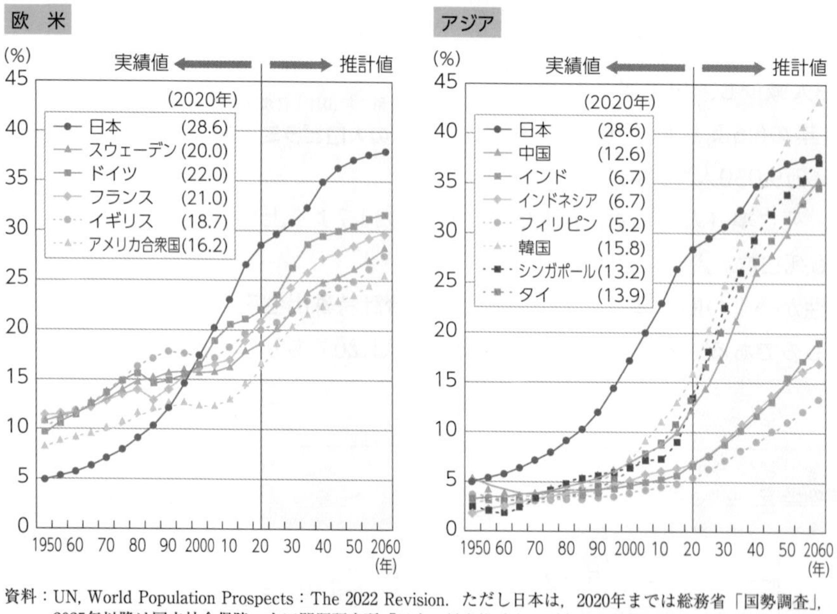

資料：UN, World Population Prospects：The 2022 Revision．ただし日本は，2020年までは総務省「国勢調査」，2025年以降は国立社会保障・人口問題研究所「日本の将来推計人口（令和５年推計）」の出生中位・死亡中位仮定による推計結果による.
内閣府．令和５年版高齢社会白書.

図3-5　諸外国の高齢化率の推移

先進国の中でも低い水準にある.

図3-5は，人口における65歳以上の割合を示す**高齢化率***を，諸外国と比較したものを示した．2022年の高齢化率は29.0%で，世界最高水準となっている.

死因別にみると，図3-6に示した通り，2022年の死因順位の第１位は悪性新生物（腫瘍）で全死亡者に占める割合は24.6%である．第２位は心疾患（高

用語解説*

高齢化率

高齢者人口とは65歳以上の人口をいう．高齢化率（%）＝高齢者人口÷（総人口－年齢不詳人口）×100で算出する.

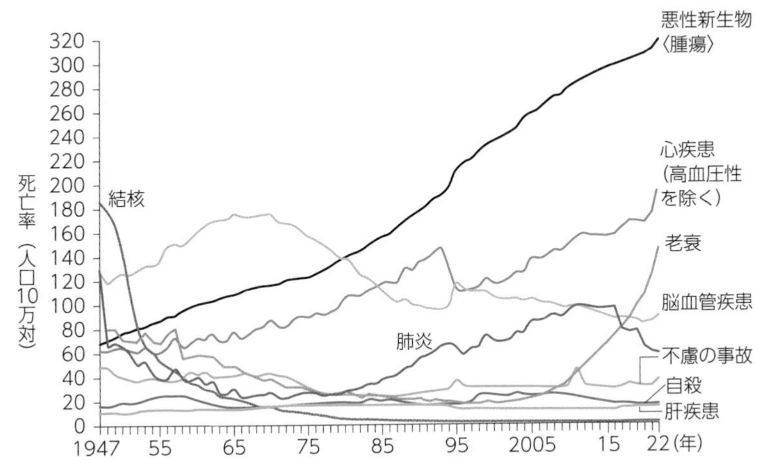

＊1 平成6年までの「心疾患（高血圧性を除く）」は，「心疾患」である．
＊2 平成6・7年の「心疾患（高血圧性を除く）」の低下は，死亡診断書（死体検案書）（平成7年1月施行）において「死亡の原因欄には，疾患の終末期の状態としての心不全，呼吸不全等は書かないでください」という注意書きの施行前からの周知の影響によるものと考えられる．
＊3 平成7年の「脳血管疾患」の上昇の主な要因は，ICD-10（平成7年1月適用）による原死因選択ルールの明確化によるものと考えられる．
＊4 平成29年の「肺炎」の低下の主な要因は，ICD-10（2013年版）（平成29年1月適用）による原死因選択ルールの明確化によるものと考えられる．

厚生労働省．令和4年人口動態統計月報年計（概数）の概況．2023.

図3-6　主な死因別にみた死亡率（人口10万対）の年次推移

血圧性を除く）14.8%，第3位は老衰11.4%となっており，死亡者のおよそ4.1人に1人は悪性新生物となっている．

2 ライフスタイル

2017（平成29）年の総務省による就業構造基本調査によれば，15歳以上の有業者*数は6,621万3千人であり，生産年齢人口の減少に応じて減少傾向にあるが，有業率は上昇している．女性はすべての年代で有業率が増加している．高齢者では60～64歳の有業率が67.3%と最も高く，上昇幅も大きい[10]．

2016（平成28）年の有業者における一日の平均仕事時間は，男性6時間49分，女性4時間47分であり，過去30年間で男性は35分減少，女性は52分減少した．雇用されている職員・従業員のうち，非正規の者の割合は41.2%である．有業者のうち通勤をしている者の割合は約7割で，平均通勤時間は1時間17分である[11]．

家事，介護・看護，育児，買い物などの家事関連時間は，一日平均で男性44分，女性3時間28分で，依然として差が大きい．女性は食事の管理に多くの時間をとられている．子育てに関連して，家庭に6歳未満の子どものいる者の育児・家事関連時間は女性7時間34分，男性1時間23分である．介護・看護に関連して，15歳以上で介護を行っている者は698万7千人であり，2011（平成23）年と比べ15万8千人増加した．全体の約6割が女性であり，約5割が60歳以上である[11]．

学習・自己啓発・訓練などの活動では，男性はパソコンなどの情報処理，女性は家政・家事，また男女ともに英語学習の割合が高い．趣味・娯楽では映画や音楽鑑賞の割合が多く，旅行・行楽などの活動も活発である[11]．男女とも

用語解説*

有業者

有業者とはふだん収入を得ることを目的として仕事をしており，調査日以降もしていくことになっている者および仕事はもっているが現在は休んでいる者をいう．
有業率（生産年齢人口）＝15～64歳の有業者数÷15～64歳の人口×100

plus α

非正規労働力

労働力調査（詳細集計）の2023年7～9月期平均（速報）によると，非正規の職員・従業員は2,133万人であり，前年同期に比べ13万人増加，7期連続増加した．役員を除く雇用者に占める非正規の職員・従業員の割合は37.1%である．

に，町内会や地域行事などの活動に参加している者の割合が約４割で，続いてボランティア活動，スポーツ関係のグループ活動，趣味関係のグループ活動に参加している者がそれぞれ約２割である．居住する地域の人々がお互いに助け合っていると思う者の割合は50.1％であり，年代が高くなるほど，「思う」と回答した者の割合は高い[12]．地域のつながりはソーシャル・キャピタル（社会関係資本，social capital）とも呼ばれ，つながりが強いと，住民の健康度や満足度が改善することが研究で明らかになっている[13]．

plus α

新型コロナウイルスによる生活の変化

2020年春からは，国内のCOVID-19感染者数の増加に対応し，政府により緊急事態宣言が繰り返し発令され，旅行やレジャー，外食などの活動が抑制されるとともに，企業などでも在宅勤務が勧奨されるなどして，国民のライフスタイルにも影響を及ぼした．
➡p.107も参照．

3 健康と医療

病気やけが等で自覚症状のある者の割合である有訴者率は，2022年では人口千人当たり276.5である．年齢が高くなるにしたがって上昇し，80歳以上では492.7である．症状別にみると，男性では腰痛が最も高く，次いで肩こり，頻尿，手足の関節が痛む，鼻がつまる・鼻汁が出るであり，女性では腰痛が最も高く，次いで肩こり，手足の関節が痛む，目のかすみ，頭痛である．

定期健康診断を受けた人の58.7％に，血中脂質や肝機能，血圧などに何らかの所見があると報告されている．外来への受診目的は，「診察・治療・検査などを受ける」が88.8％であり，「健康診断（人間ドックを含む）・予防接種」は6.0％である．前者では「定期的な診察と薬の処方を受ける」が42.1％，次いで「症状を診てもらう」が20.9％，「検査を受ける，または検査結果を聞く」が19.6％である[14,15]．

国によって人々が受けられる医療や福祉サービスも異なる．日本では2021（令和３）年度の国民医療費は45兆359億円，一人当たりの年間国民医療費は35万8,800円であり，国民医療費の国内総生産（GDP）に対する比率は8.18％である[16]，いずれも増加傾向にあり，経済成長の現状に見合った増加になるよう医療費の抑制が求められている．

病床の平均入院期間は28.2日と諸外国の中でも群を抜いて長く（表3-2），現在，長期在院療養を縮減し，在宅ケアへと重点を移す方策がとられている．

plus α

医療費の支出

一人当たりの医療費の支出は，健康状態の違いを説明する重要なデータであるが，最も支出の多い国が，必ずしも健康条件の最もすぐれた成果を生んでいる国ではない．OECD（経済協力開発機構）が発表している「Health Statistics 2019」によれば，日本の国民医療費の国内総生産に対する比率は10.9％，アメリカは16.9％であった．

表3-2　医療分野についての国際比較（2017年）

国名	平均在院日数	人口千人当たり総病床数	病床百床当たり臨床医師数	人口千人当たり臨床医師数	病床百床当たり臨床看護職員数	人口千人当たり臨床看護職員数
日本	28.2	13.1	18.5※	2.4※	86.5※	11.3※
ドイツ	8.9	8.0	53.1	4.3	161.6	12.9
フランス	9.9※	6.0	52.8	3.2	175.3♯	10.5♯
イギリス	6.9	2.5	110.8	2.8	308.5	7.8
アメリカ	6.1※	2.8※	93.5※	2.6	419.9※♯	11.7♯

注１：「※」は2016年のデータ．　注２：「♯」は実際に臨床にあたる職員に加え，研究機関等で勤務する職員を含む．
出典：OECD Health Statistics 2019，「OECD．Stat.」より作成．
厚生労働省．医療分野についての国際比較（2017年）．医療保障制度に関する国際関係資料について．
https://www.mhlw.go.jp/stf/seisakunitsuite/bunya/kenkou_iryou/iryouhoken/iryouhoken11/index.html，（参照2023-11-21）．

病床100床当たりの医師数や看護職員数は少なく，ほかの国と比べて一人当たりの医療費の支出はそれほど多くないが，一人当たりの薬剤費は相対的に高い．受診頻度はOECD平均を大きく上回っている．

4 健康に影響する要因

健康には，食習慣，運動習慣，休養，嗜好（しこう）（飲酒や喫煙），ストレスとのつき合い方などの生活習慣，環境要因や社会経済的な要因などが影響する．

1 生活習慣

1 食事と栄養

食生活では，エネルギーの摂取量および消費量のバランスを適切に維持することが大切である．これを示す指標としてBMI*が用いられ，2019年の統計では，日本人のうち「肥満」とされる者の割合は男性33.0%，女性22.3%である．「やせ」の者の割合は男性3.9%，女性で11.5%であり，20代女性に多い．65歳以上の高齢者のうち「低栄養傾向」の者の割合は男性12.4%，女性20.7%であり，80歳以上では男女ともに２割が低栄養状態とされる．

食塩摂取量の平均値は10.1g/日で減少傾向にあるが，目標量の成人男性7.5g/日，成人女性6.5g/日よりはまだ多い．野菜摂取量の目標量は350gとされるが平均値は280.5gであり，20～40代で少なく，60歳以上で多い[12]．

総務省の調べによると，家庭調理用の食材への支出に比べ，持ち帰り弁当や総菜などの調理食品への支出は平成の30年間で1.7倍に増加した．外食の支出はほぼ横ばいである[18]．仕事や子育てに忙しい，面倒であるなどの理由で，家で食事をつくる機会が減少したと考えられる．外食の利用は男性に多く，持ち帰り弁当や総菜を利用する者の割合は男女で差がないが，いずれにおいても若い世代で多い．外食はエネルギーや塩分，脂質の摂取過剰，栄養バランスの偏りを生じやすいため，量やメニューの選び方に工夫が必要である．食事を誰ととるかも栄養バランスに影響する．孤食がほとんどなく，ほぼ毎日誰かと食事を共にしている人は主食・主菜・副菜をそろえて食べることが多いなど，食事のバランスが良い傾向にある[19]．

2 活動と運動

身体活動量が多い者や運動をよく行っている者は，虚血性心疾患，高血圧，糖尿病，肥満，骨粗鬆（そしょう）症，結腸癌などの罹患率や死亡率を低下させ，こころの健康や生活の質の改善に効果をもたらすことが認められている．さらに高齢者においても，歩行など日常生活における身体活動が，寝たきりや死亡を減少させる効果のあることが示されている．

運動習慣としては，ウオーキングや軽い体操に取り組む者が多い．運動習慣のある者*の割合は男性35.9%，女性28.6%であり，この10年間でほぼ横ばい

用語解説*
BMI
body mass index．(kg/m²) を用いて判定する．肥満はBMI≧25，やせはBMI＜18.5，高齢者ではやせによるリスクのほうが高く，低栄養はBMI≦20とされる（日本肥満学会肥満症診断基準検討委員会2011年）．

plus α
飽食の時代
ファミリーレストランやファストフード店などの外食産業の興隆，簡便な加工食品の開発，コンビニエンスストアの普及などに伴い，1970年代後半より「飽食の時代」といわれることが多くなった．最近では食の過剰摂取，食生活の乱れなどの現象から「崩食」と表現されることもある．

plus α
生活習慣とセルフケア
糖尿病，高血圧，がん，脳卒中，心臓病などは生活習慣病と呼ばれ，禁煙，健康な食事，身体活動の増加，リスクを高める飲酒の減少などが効果的とされる．生活習慣病の予防のためには，食事療法や運動療法など日常生活におけるセルフケアが大切である．

用語解説*
運動習慣のある者
１回30分以上の運動を週２回以上実施し，１年以上継続している者．

である．運動習慣のある者の割合が低下するのは，男性では40代，女性では30代であり，仕事や子育てで忙しいなどの状況が影響していると考えられる[12]．

3 喫煙，嗜好品

生活習慣病のリスクを高める量を飲酒している者の割合は男性14.9%，女性9.1%である．男性ではほぼ横ばい，女性では増加がみられる．男性では40代，女性では50代が最も割合が高い．現在習慣的に喫煙している者の割合は16.7%であり，男性27.1%，女性7.6%で，30～60代男性で割合が高いが，減少傾向にある．

喫煙者ではなく受動喫煙の機会がある者，すなわち自分以外の人が吸っているたばこの煙を吸う機会がある者の割合について場所別にみると，飲食店が29.6%と最も高く，次いで遊技場，路上で27.1%である．2018年には受動喫煙の防止を図るため，健康増進法の一部改正が行われた．調査結果でもすべての場所で減少していることが明らかになっている[12]．

4 休養

休養は疲労やストレスと関連があり，仕事や活動によって生じた心身の疲労を回復し，元の活力ある状態に戻す側面と，明日に向かっての鋭気を養い，身体的，精神的，社会的な健康能力を高める側面がある．睡眠不足は，疲労感をもたらし，情緒を不安定にし，適切な判断力を鈍らせるなど，生活の質に影響する．また，こころの病気の一症状として現れる．

一日の平均睡眠時間は，6時間以上7時間未満の割合が最も高く，男性32.7%，女性36.2%である．男性の30～50代，女性の40～50代で6時間未満の者のの割合が高まる．仕事，育児のほか，就寝前の携帯電話，メール，ゲームなどが睡眠に影響している[12]．

5 ストレス

ストレスの影響を強く受けるかどうかには個人差があるが，過度のストレスが続くと，精神的な健康や身体的な健康に影響を及ぼすことになる．近年では，経済・産業構造が変化する中で，仕事や職業生活に関するストレスを感じている労働者の割合が高くなっており，業務による心理的負荷を原因として精神障害を発症，あるいは自殺として労災認定が行われる事案が増加している．

2015（平成27）年からは労働安全衛生法の一部を改正する法律に基づき，一定規模以上の事業場でストレスチェック制度の実施が義務付けられた．これによると，現在の仕事や職業生活に関することで，強いストレスとなっていると感じる事柄がある労働者の割合は82.2%であり，その内容は主に，仕事の量が最も多く，次いで仕事の失敗，責任の発生等，仕事の質，対人関係（セクシュアルハラスメント・パワーハラスメントを含む）である．現在の自分の仕事や職業生活での不安，悩み，ストレスについて相談できる人がいる労働者の割合は91.4%である．相談できる相手は家族・友人，上司・同僚などであり，実際に相談した労働者の割合は69.4%である[20]．

日本の自殺者総数は，2022年は約２万２千人であり，性別では男性が多く約７割を占めるが，諸外国と比較すると女性の自殺者数も高い．動機は健康問題が最も多く，次いで家庭問題，経済・生活問題，勤務問題である．また若い世代の自殺は深刻で10～39歳の各年代の死因の第１位は自殺であり，男性では10～44歳において，女性でも10～34歳で第１位となっている[21]．

2 生活環境

きれいな空気や水，安全で快適な家，汚染されていない食物は，健康のために必要である．人々の生活が便利になるにつれてさまざまな環境問題が生じている．経済活動の進展による地球温暖化は，異常気象や自然災害の大規模化とともに，将来，地球規模での水資源の不足，生態系の破壊，食糧不足や疾病の増加などをもたらすと予測されている．大気汚染，水質汚染，オゾン層の破壊，電磁波，騒音なども人間の健康に害をもたらす環境問題である．

神経毒性，内分泌かく乱作用や発がん性などの作用をもつ有害物質，つまり水銀・鉛などの重金属，BPA（ビスフェノールA）・フタル酸・PCBs（ポリ塩化ビフェニル）などの化学物質，殺虫剤・除草剤・害虫駆除剤・ホルムアルデヒドやアスベスト，喫煙（受動喫煙）などの問題もある．特に，胎児期や発達段階にある子どもは脆弱（ぜいじゃく）性が高く，有害物質への暴露（ばくろ）には注意が必要である．そのほか，食品添加物，遺伝子組み換え食品などの食に対する安全性の問題や，医療においては医療廃棄物や消毒薬，残薬の廃棄の問題もある[22]．

plus α

シックハウス症候群

合板の床や壁紙の接着剤など，住宅内装材に含まれる有害化学物質（ホルムアルデヒド，トルンなど）が原因とみられる健康被害のこと．症状は眼の痛み，頭痛，吐き気など，同様の症状が学校環境で起こる場合をシックスクール症候群という．

感染症の増加は，公衆衛生のみならず，社会や経済に深刻な影響をもたらす．例えば将来，コレラ，ジアルジア，サルモネラなどの下痢を伴う水媒介性感染症，マラリア，デング熱，ウエストナイル熱，日本脳炎など蚊を媒介とした感染症，また豚コレラ，鳥インフルエンザ，新型コロナウイルスなどの伝染性の高い動物感染症の発生や増加が予測されている．これには地球規模で温暖化が進んでいることや，人々の暮らしぶりが変化したことの影響が示唆されている．ウイルスや媒介動物などと接触が多く，栄養や衛生状態の良くない地域との，人や物の流動性が高まったことなどが背景にあるとされる．

新型コロナウイルス感染症（COVID-19）

2019年末，中国武漢市にて原因不明の肺炎ウイルスが報告され，世界各地に拡大した．2020年３月11日，WHOがパンデミックを宣言した．日本でも2020年３月末より感染者数が増え始め，PCR検査体制の整備，保健所によるクラスター対策，緊急事態宣言による人流の抑制，2021年からはワクチン接種などが行われているが，これら政府の対応にも遅れや不十分さが目立った．感染者数増加のピークにおいては，患者が呼吸苦などの症状があっても自宅で待機せざるを得ない，救急車を呼んでも搬送先の病院が見つからないなどの医療崩壊の危機が報じられた．

一方，医療や福祉現場で働く看護職は，職場では通常業務に加えてより周到な感染対策が求められ，業務が過大になるとともに，自らが感染リスクとならないよう長期にわたって個人生活においても自粛を強いられている．また自身のみならず家族までもが偏見や差別を受けるなどの問題も明らかになった．

今日では次世代のために環境汚染を防止し，資源を消費し尽くすことなく，持続可能な形で利用することが必要と認識されるようになった．環境保全のための原則を取り決め，世界中で各国の政策や戦略に反映させる努力が行われている．2015年国連サミットで採択された**持続可能な開発目標**（SDGs（エスディージーズ））は，持続可能でよりよい世界を目指す国際目標であり，17のゴールには健康に関わるものとして，安全な水とトイレ，エネルギーのクリーンな使用，住み続けられる町づくり，つくる責任つかう責任，気候変動，海洋や森林資源などの内容が含まれる．

➡ SDGsは，p.343参照．

3 社会・経済的要因

健康には，個人の健康づくりだけでなく，個人を取り巻く政治・経済システムや社会規範，開発政策なども影響するため，これらの改革も必要である．

貧困は健康にとって脅威である．日本の相対的貧困率は2015年で15.6％であるが，所得格差は拡大しており，ひとり親世帯の貧困率の高さは50.8％と，諸外国の中でも最下位である．また，貧困率は年齢が高くなるほど高まる傾向があるが，男女差があり，高齢女性の貧困率が高い．子どものいる家庭の約２割が貧困による困難を抱えているとの調査もある．一般的な家庭の子どもに比べて虫歯の数が多く，抑うつの傾向があり，保険未加入や自己負担金が払えない，忙しさなどを理由とした受診抑制や定期予防接種の未接種があるなど，健康にも影響している[23,24]．

plus α
貧 困
絶対的貧困が生活の必要最低条件の基準が満たされていない状態を指すのに対し，相対的貧困は国や社会，地域など一定の母数の大多数より貧しい状態をいう．人々がある社会の中で生活するためには，その社会の「通常」のレベルから一定距離以内の生活レベルが必要との考えによる．

障害をもつ人々への支援も重要である．令和２年障害者白書によると，障害者の総数は963.5万人と推計されており，身体障害，知的障害，精神障害（発達障害を含む）の割合は，総人口1,000人当たりそれぞれ34人，９人，33人である．国民のおよそ7.6％が何らかの障害を有していることになる．在宅で生活している者が多く，65歳未満の者のうち同居者がいる者は80.6％，一人暮らしの者は11.4％である．同居者は親が最も高く65.6％，次いで配偶者が32.8％である．

65歳未満の障害者のうち，正職員または正職員以外で働いている者の割合は27.6％（正職員12.1％，正職員以外15.5％）である．就労意欲があっても困難と感じる理由として，体力的に厳しい，職場環境や業務体制（柔軟な勤務形態，休暇・休業制度等）が整備されていない，障害や病気に対する治療等に専念する必要があるなどが挙げられる[25]．障害者が安心して社会参加ができる健康面での支援も重要である．

これら障害者の介護のほか，要介護高齢者の介護，難病などの看病，あるいは病児や障害児の療育，さらには依存症，ひきこもりなどの家族や知人の世話，気づかいなど，さまざまなケア役割を担っている人がいる．多くは女性であるが，男性もいて，ケアを担うために就業が困難になる，収入が減少する，健康診断や受診に困難が生じる，介護に負担感や戸惑い，不自由，孤立などの問題を抱え，将来に不安を感じていることが報告されている．

近年では，**ヤングケアラー**と呼ばれる，年齢や成長の度合いに見合わない重い責任や負担を負って，本来，大人が担うような家族の介護（障害・病気・精神疾患のある保護者や祖父母への介護など）や世話（年下のきょうだいの世話など）をしている18歳未満の者もいる．実態は明らかになっていないが，ケアラー自身の育ちや教育にも影響が及んでいるとされる．これらのケアの社会による公平な分担も取り組むべき課題といえる[26)]．

5 健康増進に向けた看護の役割

人は食事や睡眠，活動，休息，清潔などを適切に満たし，環境からの要請に応じることによって健康を維持している．これら人の生活習慣を形づくっている行動は，看護では**日常生活行動**と呼ばれており，それらには生理的な欲求とともに心理的な欲求，社会での役割や自己実現を果たすなどの高次の欲求を満たすことも含まれる．その意味で，日常生活行動は単なる生命維持のための生命活動や動作群ではなく，一人ひとりが生まれ育った家庭，社会，文化などの影響を受けて形づくられ，その人の価値や嗜好が反映されている．

人々の健康増進に向けて，看護ではさまざまなアプローチが行われきた．母子保健，学校や企業での健康診断，保健指導などの公衆衛生学的なアプローチもあれば，個人のライフスタイルや価値観が多様化し，老いや慢性疾患による生活上の困難が問題になっていることを踏まえて，一人ひとりの価値や習慣に配慮したセルフケア支援のアプローチもできる．これらのアプローチのもととなる，健康増進に関する豊富な知識と技術が必要である．

いずれにおいても個人や集団は，自らをケアする権利および責任をもつという考えに基づき，支援するにあたっては，相手にその権利と責任を認めるところから始めなければならない．まずは対象となる人にとっての健康とは何かを理解することである．看護職は時として医療の枠組みの中で，生物医学的な側面を重視してしまうという偏りが生じやすい．健康に対するとらえ方は多様であることを理解し，自分の価値観を押し付けず，その背景にあるその人自身の価値観を大切にしなければならない．その上で対象となる人が自身の状況に有効に対処し，さらには自身の考える健康に向けて，もてる力を発揮できるようエンパワメント*する．

日本をはじめ先進国の多くが，医療費の上昇という問題を抱えており，これらの国々ではセルフケアは社会保障の基盤に位置付けられている．しかし，それゆえに人々への健康増進へのアプローチが全体にとって都合の良い方向へと誘導されたり，個人の自己責任として片付けられたりすることがあってはならない．健康はすべての人にとっての権利であり，その達成に向けてヘルスケアニーズを社会に発信し，運動を通じて社会改革を実現していくことが重要である．主人公は対象となる人であり，看護職はその道のりを支援する役割をもつからである．

plus α
日常生活行動
看護理論家のヘンダーソンの14の基本的ニードやアブデラ（Abdellah, F.G.）の21の看護問題は，患者と看護師のいずれの視点から見たかによって用語は異なるが，いずれも日常生活行動に着目している．
➡p.134も参照．

用語解説*
エンパワメント
ブラジルの教育思想家フレイレ（Freire, P.）の提唱する概念．保健医療の分野では，一人ひとりが本来もっているすばらしい潜在力を湧き上がらせ，顕在化させて，活動を通して人々の生活，社会の発展のために生かしていくことをいう．
➡p.191も参照．

引用・参考文献

1) H.E.シゲリスト．文明と病気：上．松藤元訳．岩波書店，1973,（岩波新書）．
2) J.A.ドラン．看護・医療の歴史．小野泰博ほか訳．誠信書房，1978.
3) 川喜田愛郎．近代医学の史的基盤：上．岩波書店，1977.
4) イヴァン・イリッチ．脱病院化社会：医療の限界．金子嗣郎訳．晶文社，1979.
5) 日本WHO協会．WHOとは．https://www.japan-who.or.jp,（参照2023-11-21）．
6) Dunn, H.L. High-Level Wellness. R.W.Beatty, 1961.
7) 厚生労働省．健康日本21（総論）．https://www.mhlw.go.jp/www1/topics/kenko21_11/s0.html,（参照2023-11-21）．
8) マイケル・オリバー．障害の政治：イギリス障害学の原点．三島亜紀子ほか訳．明石書店，2006.
9) 厚生労働省．国際生活機能分類：国際障害分類改訂版（日本語版）．https://www.mhlw.go.jp/houdou/2002/08/h0805-1.html,（参照2023-11-21）．
10) 総務省統計局．平成29年就業構造基本調査．結果の概要．http://www.stat.go.jp/data/shugyou/2017/pdf/kgaiyou.pdf,（参照2023-11-21）．
11) 総務省統計局．平成28年社会生活基本調査．生活時間に関する結果，結果の概要．https://www.stat.go.jp/data/shakai/2016/pdf/gaiyou2.pdf,（参照2023-11-21）．
12) 厚生労働省．令和元年国民健康・栄養調査結果の概要．https://www.mhlw.go.jp/content/10900000/000687163.pdf,（参照2023-11-21）．
13) イチロー・カワチほか編．ソーシャル・キャピタルと健康政策．高尾総司ほか監訳．日本評論社，2013.
14) 厚生労働省．令和４年度国民生活基礎調査．Ⅲ 世帯員の健康状況．https://www.mhlw.go.jp/toukei/saikin/hw/k-tyosa/k-tyosa22/dl/04.pdf,（参照2023-11-21）．
15) 総務省統計局．令和３年定期健康診断結果（年次別）より有所見率．
16) 厚生労働省．令和３年度国民医療費の概況．2023. https://www.mhlw.go.jp/toukei/saikin/hw/k-iryohi/21/dl/kekka.pdf,（参照2023-11-21）．
17) 厚生労働省．日本人の食事摂取基準 2020年版（概要）．https://www.koseikan.co.jp/revise/up_img/1582175368-794130.pdf,（参照2023-11-21）．
18) 総務省．統計トピックスNo.119 統計が語る平成のあゆみ．４－１．その他 ライフスタイルの変化．https://www.stat.go.jp/data/topics/topi1194.html,（参照2023-11-21）．
19) 農林水産省．平成30年食育白書より数字で見る日本の食．https://www.maff.go.jp/j/syokuiku/wpaper/30hakusyo_info/index.html,（参照2023-11-21）．
20) 厚生労働省．令和４年労働安全衛生調査　結果の概況　労働者調査．https://www.mhlw.go.jp/toukei/list/dl/r04-46-50_kekka-gaiyo02.pdf,（参照2023-11-21）．
21) 厚生労働省．令和５年版自殺対策白書．https://www.mhlw.go.jp/stf/seisakunitsuite/bunya/hukushi_kaigo/seikatsuhogo/jisatsu/jisatsuhakusyo2023.html,（参照2023-11-21）．
22) Montgomery, B. et.al. Holistic Nursing：A Handbook for Practice.7th. ed, Jones & Bartlett Learming, 2015.
23) 阿部彩．日本の子どもの貧困．第１回社会的弱者への教育支援に関する分科会資料．https://www.jsda.or.jp/about/kaigi/chousa/sdgs_kon/files/sdgs-shiryo171220.pdf,（参照2023-11-21）．
24) 厚生労働省．子どもがいる現役世帯の世帯員の相対的貧困率の公表について．2009年11月13日．https://www.mhlw.go.jp/stf/houdou/2r98520000002icn.html,（参照2023-11-21）．
25) 厚生労働省．平成30年版厚生労働白書．自立支援に関する国民の意識調査．https://www.mhlw.go.jp/wp/hakusyo/kousei/18/dl/1-02.pdf,（参照2023-11-21）．
26) 家族（世帯）を中心とした多様な介護者の実態と必要な支援に関する調査研究．https://drive.google.com/file/d/1EYRvgu8m4MrQKoAIGJ0ltTYzbVE1ra3X/view,（参照2023-11-21）．

重要用語

WHOの健康の定義	ヘルスプロモーション	能力障害	ライフスタイル
ウエルネス	ヘルスプロテクション	社会的不利	生活習慣
アルマアタ宣言	一次予防，二次予防，三次予防	国際生活機能分類（ICF）	環境
プライマリーヘルスケア	障害	人口動態	SDGs
オタワ憲章	機能・形態障害	合計特殊出生率	貧困率
健康格差		高齢化率	

学習達成チェック

- ☐ 健康観は時代や文化，人によって異なることを理解できる．
- ☐ 健康は人間にとっての基本的な権利であるとの前提に立ち，病気や障害の有無にかかわらず，すべての人が健康を享受できる地域や社会づくりの必要性が理解できる．
- ☐ 現代に生きる人々の生活と健康について生物学的，心理・社会的，環境的，社会経済的な側面から幅広く説明することができる．
- ☐ 医療の場では生物医学的な面を重視して健康をとらえがちであることを踏まえ，看護においては対象となる人の健康のとらえ方を知ることが重要であることを理解できる．
- ☐ 健康増進に向けて，対象となる人が能力を発揮できるような看護師との関係づくりについて理解できる．

4 ライフサイクルと健康

学習目標

- 人の成長と発達の特質を理解する．
- フロイト，エリクソン，ハヴィガーストの発達理論を理解する．
- 小児期から老年期に至るまでの健康上の特徴を理解する．

1 成長・発達の概念

1 人間の成長・発達の特質

成長・発達理論の背景には，哲学，精神分析学，心理学，社会学，教育学などから生まれた多くの研究が存在している．

成長（growth）とは，しばしば大きさが変わることと定義され，**発達**（development）とは，複雑性や機能が変化することと定義される．しかしどちらの用語も，大きさと機能が変化することと定義されることもある[1]．

発達とは，身体・心理・社会的側面の統合体としての人間が変化する過程であり，その変化の過程には高度の分化や複雑さ，機能の効率を獲得していくことに加え，構造と機能の減退を含む[2]．

これまで多くの発達心理学研究の対象は児童が中心で，対象年齢の上限は18歳あるいは21歳までであった．成人期および老年期の発達についての研究は，近年になってから急速に行われるようになった．

看護学においては，人間の受胎から死までの全生涯にわたる発達の特性を描く理論が，人間発達の理論と呼ぶのにふさわしい．看護学に影響を与えた発達理論として，代表的なものの内容を概観してみよう．

> plus α
> **看護の目標としての成長・発達の促進**
> 人の成長・発達は個々の遺伝，性，家族，生活環境，経済状態に影響を受けている．貧困や低栄養，悪質な生活環境は乳幼児の成長を妨げる．これらの要因をできるだけ除去または改善し，対象者の成長・発達を促進することは看護の目標の一つである．

2 発達理論の概観

1 精神分析理論（フロイト）

ジークムント・フロイト（Freud, S. 1856-1939）は，オーストリアの神経学者である．彼はウィーンでの開業医時代の初期に，手の麻痺，頭痛，視界の不鮮明といったような，伝統的な生理学的知識では説明できない症状を訴える何人かの患者を診察した．その症状は当初，神経組織に損傷のあることを疑わせたが，診察によって神経系には何の損傷もないことが明らかとなった．そこで，フロイトは神経系の器質的な疾患のない患者が病気になる原因を探究し，精神分析的パーソナリティー理論を示した．この理論には児童発達の概念も含まれており，今日の児童発達心理学の領域に重要な影響を及ぼした．

フロイトは患者が幼児期の夢や記憶について述べたものを説明するために，一系列の成長段階を記述する児童発達のモデルを作り上げた．発達の主要な段階は口唇期，肛門期，幼児－性器期（または男根期），潜在期，成熟－性器期という五つの段階に分かれるとされる．５段階の特徴は表4-1の通りである．

> plus α
> **フロイトの児童発達の概念と看護との関わり**
> 乳幼児は食事や飲み物を与えられることを通して，心身ともに成長していく．対象者に対して愛情をもちながら，日常生活を整えていくことが人の成長発達において大切であることをフロイトの理論から受け取ることができる．

2 精神社会理論（エリクソン）

エリク・ホンバーガー・エリクソン（Erikson, E.H. 1902-1994）はドイツの精神分析家で，フロイトのパーソナリティーの発達を改定，拡張することにより精神分析学，パーソナリティー理論，教育実践，社会人類学の研究に重要な貢献を果たした．

> plus α
> **エリクソンの精神社会理論**
> 特徴は，健康な人の心理的発達プロセスの中にある葛藤を示したことにある．

表4-1　フロイトの５段階の発達モデル

第１期 口唇期 （０～１歳半）	精神分析理論では，新生児のパーソナリティーはイドと呼ばれる一つの要素の作用からなると考えられている．それは無意識水準にあり，「遺伝的で，誕生時から存在し，身体組織内に組み込まれており，それゆえ，とりわけ本能のすべてを含む」ものである． 新生児期は，食べ物，飲み物，暖かさ，排泄，皮膚刺激からの解放，母や母の代理の人に抱かれるという原初的な意味での愛情などを求め，それらの欲求の満足だけを追求する時期として考えられている．
第２期 肛門期 （１歳半～４歳）	生後２，３年間，子どもの親の注意は，ほとんど腸の適切な制御に集中する．第一の関心が便の排泄と貯留にあるため，この時期は通常「肛門期」と呼ばれる．また，排尿機能の制御も関係するため，肛門－尿道期と呼ばれることもある．このように満足やリビドー（性のエネルギー）供給に支配的な部位が肛門・泌尿器系であるのが，この段階の特徴である． 子どもの注意が肛門領域へ移ることは，口唇領域での本能的エネルギー放出が止まっていることを意味するのではなく，むしろ肛門の活動が，子どもと両親の両者にとって主要な関心となることを意味する．
第３期 男根期 （２～５歳）	性的関心の重要な対象として性器が挙げられ，男子の場合は母親を欲望の対象として見る一方で，同時に母親のすべてを自分のものにすることはできないことを認める．それは父親の存在があるためであり，その結果として起こる心理的葛藤はエディプスコンプレックスまたはエディプス葛藤と名付けられた． この時期に子どもは愛する対象としての異性の親を求めるが，同時に同性の親を恐れかつ愛するといった強い両面価値的感情を体験する．エディプスコンプレックスは，性的感情をタブーの対象である異性の親に向けるのをやめるとき，そして同性の親と同一視するときに解消される．
第４期 潜在期 （６～13歳）	エディプスコンプレックスが解消されるために，この時期の子どもは性の表現を抑圧し，性についての話を「嫌なもの」としてとらえるようになる．この時期は主に同性の子どもと勉強したり遊んだりし，ギャングエイジの時期とも呼ばれる．また，ゲームをしたり他の日常生活でも規則に従って遊ぶことが，この時期の子どもの成長にとって最も重要な事柄となる．
第５期 成熟－性器期 （14～16歳 ～成人）	この時期は，少女の場合は月経や乳房の発達などにより，少年では性器の成長，精子細胞の出現，声変わりなどによって示される第二次性徴の時期として，他の時期と区別される． この時期の関心は異性に向けられ，成熟した生活では，異性のパートナーとの性交が優位な性的活動となる．未婚者，青年間の交際に対して道徳的障壁を立てている社会では，未婚者や青年の心理的負担は大きいと考えられ，この時期の問題をうまく解決することが必要となる．スポーツ，芸術，社会奉仕活動などに取り組むことは，性的活動の代理的なものの代表といえよう．

年齢は，R・M・トーマス．児童発達の理論：ラーニングガイド．小川捷之ほか訳．新曜社，1985，p.231～238を参考に作成．年齢は目安として諸説あり．

エリクソンが強調するのは，次の２点についてである．

1　健康なパーソナリティーと自我同一性

フロイトが神経症的葛藤についての理論を示したのに対して，エリクソンは健康な子どものパーソナリティーがさらされる内外の葛藤*について説明している．

人間の成長は，自己の内外から派生する危険を克服することによって，継続的に発展している．エリクソンは成長を自我同一性の獲得であると考える．

自我同一性とは“時間的な自我同一性と自我連続性の認識”であり，自分自身を知り，受容することとつながる．また，自我同一性を獲得した人は，自分の内的な本質と，自分の属する文化集団の明確な像をもち，それらを受容している．

エリクソンは，青年期以降の発達段階について，その著書『自我同一性』[6] に示している．

用語解説*
葛　藤
心の中に，それぞれ違った方向あるいは相反する方向の力があって，その選択に迷う状態である．

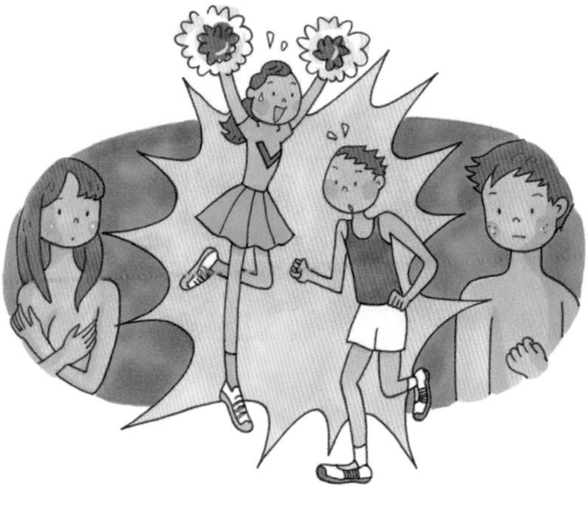

2 心理社会的発達の段階

エリクソンの心理社会的発達の段階の特徴は，発達の各段階において，個人とその社会的環境との相互作用が，究極的自我同一性と，心理的健康を獲得するために乗り越えなければならない一連の**八つの心理的危機**を生むと考えたことである．それは表4-2のような８段階の心理過程をたどるとされる．

表4-2　エリクソンの心理社会的発達段階 ── 八つの心理的危機

段階・時期	心理社会的課題	特　徴
第１段階 乳児期	基本的信頼　対　不信	この時期の危機は，子どもが母親との間の信頼関係が築けない場合に生じる．母親が子どもの身体的欲求を満たすために世話を行っていたとしても，感情面で子どもを拒否したり，愛情関係が乏しい場合，子どもは信頼の感覚を十分にもつことができない．この時期の信頼の感覚は，その後の人生における他者との信頼関係に大きな影響を与える．
第２段階 幼児前期	自律　対　恥と疑惑	この時期に固有の課題は，自律性を獲得し，恥・疑惑を克服することである．自律性の獲得は，トイレットトレーニングなどのしつけのプロセスの中で，恥・疑惑の経験をしながら，それを克服する過程で自分自身の意志の力を使うことを通して達成される． 真の自律性が達成されると自律心をもてるようになるが，恥・疑惑の感覚のほうが勝ると，その子どもはその後，自分自身に対して劣等感をもち，攻撃的になる．
第３段階 幼児後期	自発性　対　罪悪感	この時期に固有の課題は，積極性を獲得し，罪悪感を克服することである． この時期の幼児は，自分で自由に歩いたり，物を取り扱う技術を発展させる．対人関係も自分と母親や家族などの限られた集団内にとどまらず，特定の大人の監視下で他の幼児と自由に遊ぶことに積極的になる． この時期はエディプスコンプレックスの時期に当たり，良心の発達は積極性をコントロールするものとして機能する．異性の親への性的衝動は，罪の感覚を引き起こす．この時期を乗り越えるためには，子どもをよく理解する両親や教師が必要となる．
第４段階 児童期	勤勉性　対　劣等感	この時期は学童期に当たり，固有の課題は勤勉感を獲得し，劣等感を克服することである．前段階に比べて他者との関係はさらに広がり，小学校の先生，近隣や学校の友人が重要他者となる．学校の勉強やスポーツや料理，地域内の環境に高い関心をもつようになる． 関心をもったことや指導されたことがうまくできなかった場合に，劣等感が生じる．両親や教師のほめ言葉，よい成績，物質的報酬が勤勉感を高める．この段階で，勤勉感を高め，劣等感を克服すると，子どもはその後自信をもって自分の人生を築いていくことができる．
第５段階 思春期 青年期	同一性　対　同一性拡散	この時期は青年期に当たり，自分とは何かというアイデンティティーを確立する時期に当たる．エリクソンはこの青年期に最も注目し，青年期初期の若者の混乱を「同一性の危機」と名付けた．
第６段階 成人期	親密性　対　孤立	自分自身に関して妥当な同一性の感覚をもって青年期を終えた若者は，異性に対して，性的にも知的にも全く搾取的でない関係を確立する能力を備えている．同一性の確立している若者はまた，自分の権利と個別性を攻撃者から守ることができる．この自己防衛の能力をエリクソンは“隔たり”と呼んだ． 彼の言葉によれば隔たりとは「自分にとって危険と思われる力や人々を拒否し，孤立し，そして必要とあらばうち砕く構え」である．この段階で失敗した若者たちは，仲間と親密な関係をもつことができなくなり，没我に後退してしまう．
第７段階 成人期～ 老年期	生殖性　対　停滞	異性の恋人と性的喜びの潜在的可能性を見いだした性的カップルは，自分たちのパーソナリティーを結合し，子孫を生み出し，育てていこうと望む．この状態をエリクソンは生殖性と名付けた．
第８段階 老年期	統合性　対　絶望	統合性を獲得した成人は自分のライフサイクルを受容し，そして「自分自身のライフスタイルの威厳を物理的・経済的脅威から守る構えをもつ」のである．

3 発達課題理論（ハヴィガースト）

ロバート・J・ハヴィガースト（Havighurst, R.J. 1900-1991）は，発達課題理論の広範な内容を組織立てて示した代表的な理論家である．

発達課題理論によれば，生涯の過程で人はある発達段階から次の発達段階へ，各段階で出合った問題を解決しながら進んでいく．発達の各段階において課題達成が必要であることはすべての人に共通であるが，課題を個人が達成する方法や，所属する社会によって，各段階における課題の数や種類が異なる．

ハヴィガーストは著書『人間の発達課題と教育』[7]で，各段階の発達課題を明らかにするために人生を六つの時期に区分し，その主要な課題を生物学的基準，心理学的基準，文化的基準，教育的要請の視点から紹介している．**表4-3**に代表的な発達課題を示す．

plus α

ハヴィガーストの発達課題の意義

個々人の課題と発達課題を照合することにより，その人固有の課題を見いだすことができる．

表4-3 ハヴィガーストの発達課題

第1段階 乳幼児期	• 歩行・固形の食物を摂取する・話す・排泄する方法を学習する． • 性の相違を知り，慎みを学ぶ，社会や事物についての単純な概念を形成する，両親や兄弟・姉妹や他人と情緒的に結び付く． • 善悪の区別の学習と良心を発達させる．
第2段階 児童期	• 遊戯に必要な身体的技能を学習する． • 友達と仲よくする，男子・女子としての社会的役割を学ぶ． • 読み・書き・計算の基礎的能力を発達させる． • 日常生活に必要な概念を発達させる． • 良心・道徳性・価値判断の尺度を発達させる． • 社会の諸機関や諸集団に対する社会的態度を発達させる．
第3段階 青年期	• 同年齢の男女として洗練された新しい交際を学ぶ，男性・女性としての社会的役割を学ぶ． • 市民として必要な知識と態度を発達させる． • 社会的に責任ある行動を求め，それを成し遂げる． • 行動指針としての価値や倫理体系を学ぶ．
第4段階 壮年初期	• 職業に就き，配偶者を選び，配偶者との生活を学ぶ． • 子どもを育てる，家庭を管理する，市民としての責任を負い，適した社会集団を見いだす．
第5段階 中年期	• 成人としての市民的，社会的役割を達成する． • 中年期の生理的変化を受け入れ，それに適応する． • 一定の生活水準を築き維持する．
第6段階 老年期	• 肉体的な力と健康の衰退に適応する． • 引退と収入の減少に適応する． • 配偶者の死に遭遇する． • 同年齢の人々との親密な関係を結ぶ． • 社会的・市民的義務を引き受ける．

2 小児期から成人期の概念

これまでみてきた発達理論家の焦点は，心理・社会的側面であった．次にライフサイクルの観点から，小児期から成人期に至る概念として，各段階ごとの身体的成長に影響を及ぼす健康上の特徴を，小児期（乳幼児期～学童期），思春期・青年期，成人期に分けて概観してみよう．

1 小児期（乳幼児期～学童期）

この時期は身体の形態・機能側面の発達が著しい．乳幼児期の発達に関わる健康上の問題としては，先天異常，出産時外傷，不慮の事故，悪性新生物，心疾患などがある．この時期の特徴としては不慮の事故が挙げられ，１～４歳では死因順位の第２位，５～９歳でも死因順位の第３位を占めている（表4-4）．これは子どもの行動範囲が広がっても，危険を察知する能力が行動に伴っていないために生じた結果である．この時期の子どもの正常な発達を促すためには，安全面への配慮が不可欠である．

受療率をみると，呼吸器系の疾患，感染症，感覚器の疾患，皮膚および皮下組織の疾患，消化器系の疾患などが高く，各臓器の発達や免疫機能の未成熟さに由来すると考えられる（表4-5）．

1 運動能力，食生活，両親の離婚

学童期に入ると身体活動が活発となる．しかし室内の静的遊びが増えたり，塾通いが増えたりすることにより，室外で動的遊びをする機会は減っている．運動能力，体力診断テストをみると，いずれもその能力は低下傾向にある．

食生活では，朝食を抜くことや孤食*などによる**食生活の乱れ**が肥満傾向の子どもを年々増加させている．塾通いや習い事の増加，疲労やストレスに関連した多様な症状を訴える子どもも増えている．

母子世帯は2003年以降はほぼ同水準で推移し，理由別では離婚の割合が高い（表4-6）．両親の**離婚**により父親または母親との離別を余儀なくされるこ

用語解説＊
孤食
一般に一人で食事をとることを指すが，特に本人の意思とは別に一人でとらざるを得ない状況に使われる言葉である．食事の内容が個人的な嗜好に走りがちなところから，栄養のバランスが崩れやすいことが指摘されている．またコミュニケーション不足の問題も発生しがちである．

表4-4　乳幼児・学童期の死因順位　（2022年）

年齢	第１位	第２位	第３位	第４位	第５位
０歳	先天奇形等＊1	呼吸障害等＊2	不慮の事故	乳幼児突然死症候群	妊娠期間等＊3
１～４歳	先天奇形等	不慮の事故	悪性新生物〈腫瘍〉	心疾患＊4	肺炎
５～９歳	悪性新生物〈腫瘍〉	先天奇形等	不慮の事故	その他の新生物〈腫瘍〉	心疾患
10～14歳	自殺	悪性新生物〈腫瘍〉	不慮の事故	先天奇形等	心疾患

＊1　先天奇形等：先天奇形，変形および染色体異常　＊2　呼吸障害等：周産期に特異的な呼吸障害および心血管障害
＊3　妊娠期間等：妊娠期間および胎児発育に関連する障害　＊4　心疾患：心疾患（高血圧性を除く）
厚生労働省．令和４年人口動態統計．

表4-5　子ども（０～14歳）の疾患別受療率（人口10万対）　（2020年）

年齢	感染症および寄生虫症	神経系の疾患	感覚器の疾患		呼吸器系の疾患	消化器系の疾患	皮膚および皮下組織の疾患	筋骨格系および結合組織の疾患
			眼	耳				
０歳	154	38	114	215	1,881	224	1,328	27
１～４歳	148	39	97	277	2,692	548	565	41
５～９歳	190	45	206	166	1,264	1,033	296	47
10～14歳	154	58	209	67	649	590	251	178

厚生労働省．令和２年患者調査．2020．閲覧第47表より作成．

表4-6　母子世帯になった理由別　母子世帯数および構成割合の推移

		1998年	2003年	2006年	2011年	2016年	2021年
母子世帯総数（千）		955	1,225	1,151	1,238	1,232	1,195
死　別（%）		18.7	12.0	9.7	7.5	8.0	5.3
生別（%）	総　数	79.9	87.8	89.6	92.5	91.1	93.5
	離　婚	68.4	79.9	79.7	80.8	79.5	79.5
	未婚の母	7.3	5.8	6.7	7.8	8.7	10.8
	遺　棄	−	0.4	0.1	0.4	0.5	0.4
	行方不明	−	0.6	0.7	0.4	0.4	0.2
	その他	4.2	1.2	2.3	3.1	2.0	2.6
不　詳（%）		1.4	0.2	0.7	0.0	0.9	1.2

厚生労働省．令和３年度 全国ひとり親世帯等調査結果報告（令和３年11月１日時点）．2022.

とが子どもの心身の負担となり，心理的サポートを必要とする子どもも少なくない．また，未婚の母も増加傾向にある．

2 児童虐待

児童虐待は，親または親に代わる保護者による非偶発的な行為，すなわち身体的虐待，ネグレクト（保護の怠慢ないし拒否），性的虐待，心理的虐待を指す．児童虐待は増加傾向にあり，児童相談所における処理件数は増加している（図4-1，図4-2，図4-3）．この背景には虐待そのものの増加に加え，児童虐待に対する社会的関心や認識の高まりが影響している．

虐待を受けた子どもは，他者との親密な関係を築くことが困難となったり，自尊心が低下したり，攻撃者との同一視*，衝動を抑制することなどが特徴として現れる場合がある．

用語解説*　同一視

フロイトによって提唱された概念で，子どもが同性の親がもっている性格や行動特性を自分の中に取り入れることをいうが，ここでは虐待した親の性格や行動特性を自分の中に無意識に取り入れることを示す．

plus α　成人後にみられる虐待の影響

虐待を受けた子どもには，成長後，自己評価が低く，虐待を受けた状況をふと思い出して苦しんだり，孤独感や疎外感に襲われたりするケースが，しばしばみられる．成人後も，親から虐待を受け続けたり，理不尽な要求（金銭・財産の搾取など）に従ってしまう場合もある．

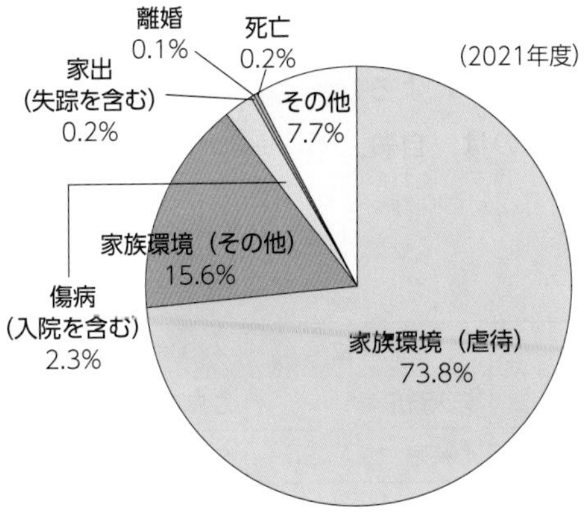

厚生労働省．令和３年度福祉行政報告例．児童福祉．統計表第21表より作成．

図4-1　児童相談所における養護相談の理由別対応件数

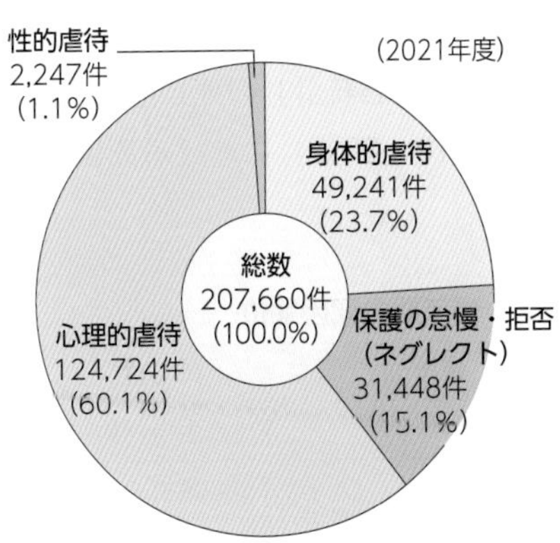

厚生労働省．令和３年度福祉行政報告例．

図4-2　児童虐待の相談種別構成割合

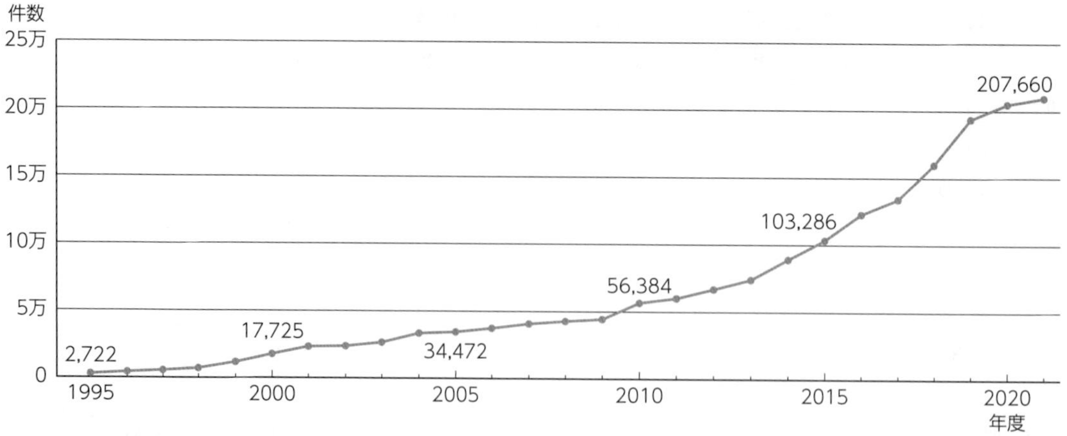

厚生労働省．令和３年度福祉行政報告例．

図4-3　児童虐待相談対応件数

2 思春期・青年期

思春期は第二次性徴がみられるようになり，身体的変化が周囲にも影響を与える．子どもから大人への過渡期であり，身体の変化と同様に，心の構造も急激に変わり始める．この時期の若者はそれまでとは異なる未知の不安定な世界に生きるようになり，家庭や学校での生活と距離を置き，独自の世界を模索するようになる．また，変化に見合った新しい適応様式を身に付ける時期である．青年期は疾風怒濤（しっぷうどとう）*の時期ともいわれ，危機的時期でもある．

エリクソンは青年期を「自我同一性」対「同一性拡散」の危機の時期とした．自分がない，本当の自分がわからないという，自我同一性の危機と直面しながら，本当の自分を模索し見つめていく過程であり，そのために社会が与えた猶予（ゆうよ）の期間でもある．この期間を通して，自分に合う生き方を選び取ることができたときに，自我同一性は達成される．そして他人とは異なる独自の存在としての自分らしさの感覚をもつことができる．

厚生労働省「人口動態統計」の死亡順位に関する統計（表4-7）によると，思春期・青年期（10～29歳）における死因で上位を占めるものは，自殺，不

用語解説*

疾風怒濤

速く吹く風と大きな波．アメリカの心理学者ホール（Hall,G.S.）が提唱した青年期の心性でもある．20世紀初頭のアメリカの時代背景のもと，青年期が人生における転換期であることを興奮，苦痛，自信と自己嫌悪など，さまざまな本能と感情の高まりとして表している．

表4-7　思春期，青年期の死因順位

（2022年）

年　齢	第１位	第２位	第３位	第４位	第５位
10～14歳	自殺	悪性新生物〈腫瘍〉	不慮の事故	先天奇形等*1	心疾患*2
15～19歳	自殺	不慮の事故	悪性新生物〈腫瘍〉	心疾患	先天奇形等
20～24歳	自殺	不慮の事故	悪性新生物〈腫瘍〉	心疾患	脳血管疾患
25～29歳	自殺	悪性新生物〈腫瘍〉	不慮の事故	心疾患	脳血管疾患

＊1　先天奇形等：先天奇形，変形および染色体異常　　＊2　心疾患：心疾患（高血圧性を除く）

厚生労働省．令和４年人口動態統計．

慮の事故，悪性新生物，心疾患である．不慮の事故と悪性新生物が死因の上位を占める状況は学童期とほぼ同様であるが，**自殺**が死因として増加してきている．警察庁自殺統計によると，2020（令和２）年は10代および20代の自殺死亡率が大きく上昇している．自殺の動機別割合をみると，思春期の自殺の原因は学校問題が高い割合を占めるが，青年期においては健康問題や勤務問題，経済・生活問題が増え，その傾向は成人期の原因に類似してくるようになる[8)]．

3 成人期

成人期は思春期・青年期から脱して，仕事や家庭をもつなどして自分の確固たる場所を見いだす安定した時期である．しかし身体的には徐々に老化現象といわれるような心身の衰えを自覚する時期でもある．また近年では社会変動が激しく，リストラの嵐などに巻き込まれる年代でもある[2)]．

1 生活習慣病

成人期には，加齢に伴ってさまざまな身体の生理的変化が起こる．**生活習慣病**がみられることも特徴であり，糖尿病や高血圧症はその一つである．

2016（平成28）年の国民健康・栄養調査では，糖尿病が強く疑われる者（ヘモグロビンA1c値が6.5％以上，または調査票で現在糖尿病の治療を受けていると回答した者）は約1,000万人，糖尿病の可能性を否定できない者（ヘモグロビンA1c値が6.0％以上6.5％未満で，糖尿病が強く疑われる人以外の者）も約1,000万人，合わせて2,000万人と推計され，2007（平成19）年以降は減少している（図4-4）．2019（令和元）年の国民健康・栄養調査によると，男女とも50歳以降で糖尿病が強く疑われる者の割合が大きく増加している（図4-5）．

高血圧症有病者は40代以降で増加傾向にある（図4-6）．高血圧は脳卒中との関連性が強く，収縮期血圧（最高血圧）140 mmHg以上または拡張期血圧

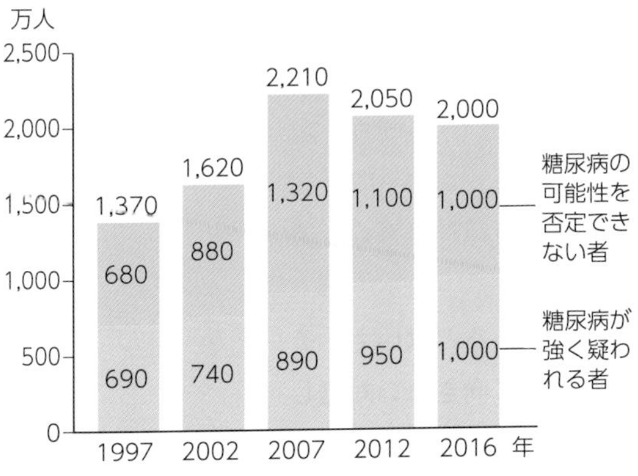

厚生労働省．平成28年国民健康・栄養調査結果の概要．p.8 図２より作成．

図4-4　年次別にみた糖尿病の状況

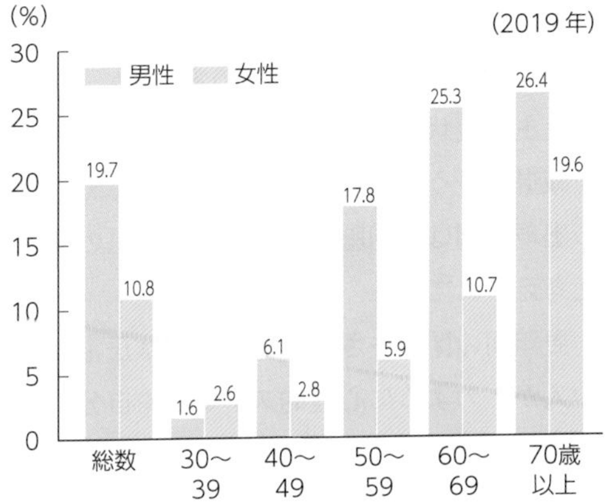

厚生労働省．令和元年国民健康・栄養調査結果の概要．

図4-5　糖尿病が強く疑われる者の割合（30歳以上）

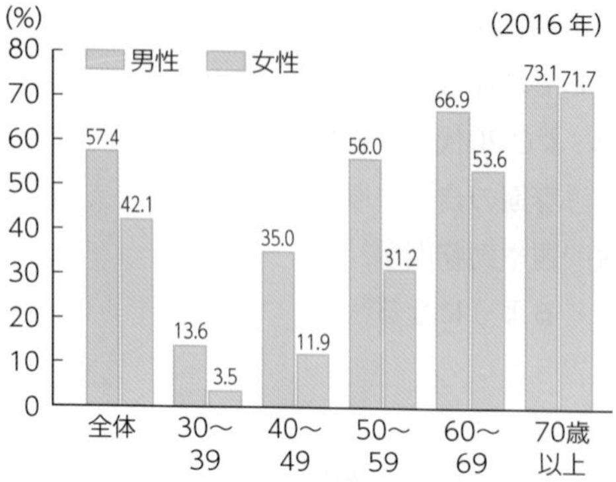

収縮期血圧140mmHg以上，または拡張期血圧90mmHg以上，もしくは血圧を下げる薬を服用している者．

厚生労働省．平成28年国民健康・栄養調査．高血圧症有病者の状況．

図4-6　性・年齢別の高血圧頻度

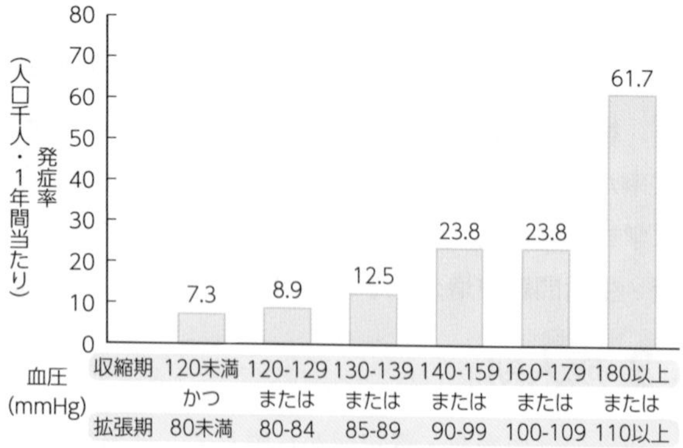

Arch Intern Med．2003，163（3），p.361-366より作成．久山町研究．

図4-7　血圧値別にみた脳卒中の発症率

（最低血圧）90mmHg以上を超えると有意に脳卒中の発症率が高まる（図4-7）．高血圧は脳以外にも心臓など多くの臓器に悪影響を及ぼす．

生活習慣病は長年の生活習慣が蓄積されて発症するものであり，原因は一つだけではなく，さまざまな要因が複雑にからみ合っている．発症以前における急激な自覚症状は乏しく，健診などで発見される場合が多い．放置すると臓器への重大な不可逆的な変化が生まれる．発症時に治療が行われた後にも，継続的に日常生活管理を行わなければならず，そのためには長年慣れ親しんできた行動パターンを修正しなければならない．

2 更年期障害

女性の閉経後の心身の障害として**更年期障害**が注目されているが，最近では男性の更年期について言及されることもある．

一般的に，更年期は性成熟期から老年期への移行期に当たる．女性の場合この時期に，内分泌機能，特に卵巣機能が衰退し，次第に月経不順，無排卵などにより閉経に至る．また性器の萎縮，全身的老化現象を伴う．

更年期は自然なプロセスであるが，その過程にはさまざまな症状が出現する．主な症状に，一過性の熱感，心悸亢進，発汗，頭痛，めまい，耳鳴り，記憶減退，憂うつ，性欲減退，全身倦怠（けんたい）感，胃腸障害などがある．これらの症状の出現原因は，間脳・下垂体・性腺系の変調による内分泌・自律神経系の変調と考えられている．

更年期の閉経やさまざまな障害は正常な発達のプロセスであるとはいえ，その人がどのように心理的ストレスや自分の役割に対する課題に向き合い対処してきたかが，発達のプロセスに影響する．したがって，この時期をどう乗り越えるかについては個人差がある．

3 成人期の死因

成人期は30〜64歳までに当たり，死因の上位を占めるのは，悪性新生物，

表4-8　成人期の死因順位　(2022年)

年　齢	第１位	第２位	第３位	第４位	第５位
30～34歳	自殺	悪性新生物〈腫瘍〉	心疾患*	不慮の事故	脳血管疾患
35～39歳	自殺	悪性新生物〈腫瘍〉	心疾患	不慮の事故	脳血管疾患
40～44歳	悪性新生物〈腫瘍〉	自殺	心疾患	脳血管疾患	肝疾患
45～49歳	悪性新生物〈腫瘍〉	自殺	心疾患	脳血管疾患	肝疾患
50～54歳	悪性新生物〈腫瘍〉	心疾患	自殺	脳血管疾患	肝疾患
55～59歳	悪性新生物〈腫瘍〉	心疾患	脳血管疾患	自殺	肝疾患
60～64歳	悪性新生物〈腫瘍〉	心疾患	脳血管疾患	肝疾患	自殺

＊　心疾患：心疾患（高血圧性を除く）
厚生労働省．令和４年人口動態統計．

自殺，心疾患，脳血管疾患などである（表4-8）．

警察庁自殺統計によると，2022（令和４）年の自殺者は21,881人で，前年より874人（約4.2%）増加した．男性は14,746人で13年ぶりの増加（前年比＋807人），女性は7,135人で３年連続の増加（前年比＋67人）となっている．年齢階級別では40代，50代が多い．また男性の自殺者数は女性の約２倍と多く，成人男性の自殺の主な動機は，健康問題，経済・生活問題，家庭問題などである．

plus α
女性の自殺者増加
新型コロナウイルス感染症による生活環境の変化や，雇用など先行きへの不安が大きく影響したとみられる．

3 老年期の概念

1 老年期

老年期は衰退のイメージが強いことは否定できない．身体機能は20歳以降，加齢に伴って低下し，高齢者は，身体機能の低下と他者への依存との間に折り合いをつけて生きていかなければならない．寿命が延びて老年期が延長してきたことから，現在では身体機能の低下としてとらえるだけでなく，老年期を人としての発達としてとらえるようになってきている．この時期の危機として，引退や身体的健康の問題，死の危機などがある．

1 老年期の死因，疾患の特徴

厚生労働省「人口動態統計」の死因順位に関する統計でみると，老年期に相当する65歳以上の年齢層で，上位を占めるのは悪性新生物，心疾患，脳血管疾患，肺炎などである（表4-9）．

悪性新生物と心疾患が上位を占めるのは成人期と同様であるが，**肺炎**が死亡順位の高い位置を占めるようになってきている．老年期の疾患の特徴は，成人期の特徴に加えて慢性的な経過をたどりやすく，長期間の治療を必要とすることである．また，複数の疾患を抱え，多種類の治療や投薬が施される場合もある．さまざまな原因で意識障害を来す場合もあり，長期安静などで活動性が低

表4-9　老年期の死因順位

(2022年)

年　齢	第1位	第2位	第3位	第4位	第5位
65〜69歳	悪性新生物〈腫瘍〉	心疾患*	脳血管疾患	不慮の事故	肝疾患
70〜74歳	悪性新生物〈腫瘍〉	心疾患	脳血管疾患	肺炎	不慮の事故
75〜79歳	悪性新生物〈腫瘍〉	心疾患	脳血管疾患	肺炎	不慮の事故
80〜84歳	悪性新生物〈腫瘍〉	心疾患	脳血管疾患	老衰	肺炎
85〜89歳	悪性新生物〈腫瘍〉	心疾患	老衰	脳血管疾患	肺炎
90〜94歳	老衰	心疾患	悪性新生物〈腫瘍〉	脳血管疾患	肺炎
95〜99歳	老衰	心疾患	悪性新生物〈腫瘍〉	脳血管疾患	肺炎
100歳以上	老衰	心疾患	脳血管疾患	肺炎	悪性新生物〈腫瘍〉

*　心疾患：心疾患（高血圧性を除く）

厚生労働省．令和４年人口動態統計．

下すると**生活不活発病（廃用症候群）**＊を引き起こし，二次的な身体的精神的機能障害が出現する．

> **用語解説＊**
> **生活不活発病（廃用症候群）**
> 安静臥床や運動不足によって，長期間，体の機能が適切に使われないために起こる病的状態をいう．筋萎縮，廃用性骨萎縮，関節拘縮のほか，起立性低血圧，換気能力の低下などもみられる．

2 高齢者虐待

2021（令和３）年度の「高齢者虐待の防止，高齢者の養護者に対する支援等に関する法律」に基づく対応状況等に関する調査結果によると，養介護施設従業者等による虐待では，相談・通報件数は2,390件，虐待判断件数は739件と，前年度の2,097件，595件から増加している．また，養護者による虐待では，相談・通報件数は36,378件と前年度の35,774件から増加しているが，虐待判断件数は16,426件と前年度の17,281件から減少している[11]．

厚生労働省は2023（令和５）年３月31日付で都道府県知事あてに，前年の調査結果を踏まえた通知を出している．これは，高齢者虐待対応の体制整備のための相談・通報の受付窓口の整備，高齢者虐待の未然防止および早期発見，初期段階における迅速かつ適切な対応，先駆的な取り組み事例を参考とした地域の実情に応じた体制整備等の充実を要点とし，個別的な対応のみならず，組織的な連携体制をつくることを目指している[12]．

看護職には，高齢者が虐待を受ける背景を理解し，虐待を受けた高齢者への支援を行うと同時に，高齢者の虐待予防のためのしくみづくりに参画することが求められている．

2 喪失，悲嘆と死

年齢を重ねるにしたがって，人はさまざまなものを失う機会が増える．例えば，年をとるにつれて落ちていく体力や，記憶力などの知的能力，やがて失われる社会的地位などである．喪失感が募ると，人は自分が本当に弱い人間であることに気付かされる．そして最後に訪れるのが死である．

「**危機**」（クライシス）という言葉はギリシャ語に由来し，「分離」「中断」「分かれ目」という意味をもっている．危機によって，自分の存在基盤が揺るがされ，その結果として，生の意味がより意識されるようになる．幼少期における両親との別離，環境の激変，愛情の欠如，いじめ，受験や就職の失敗，対人関係の破綻，家庭形成の失敗，疾病，失業などはさまざまな喪失感を生み出し，その人の人生の発達段階のスムーズな移行を妨げる．

エリクソンは，高齢者がさまざまな段階で達成されなかった葛藤を，人生の終わりに見つめ直し再統合することになると述べている．統合の失敗は絶望や悲嘆である．再統合のためには，**自己を振り返るための時間**と，**自分の人生を語る相手**が必要である．家族や幼年者にそれまで培ってきた自分の体験や人生を語ることによって，その人の人生は統合される．

幼い時の親との死別，戦争での苦労，食糧難，貧困，嫁ぎ先でのいさかいなど，すでに過去の出来事であるが，それを体験した人にとっては，現在の行動やものの考え方に大きな影響を与えている事柄がある．過去の体験を語ることによって，その時の経験の負の側面だけでなく，現在の成功につながるような正の側面をも見いだせるようになるのである．

引用・参考文献

1) R・M・トーマス．児童発達の理論：ラーニングガイド．小川捷之ほか訳．新曜社，1985，p.39.
2) 舟島なをみ．看護のための人間発達学．第５版，医学書院，2017.
3) 南博文ほか．老いることの意味：中年・老年期．金子書房，1995.
4) 無藤隆ほか編．発達心理学入門Ⅱ：青年・成人・老人．東京大学出版会，1990.
5) ジークムント・フロイト．フロイト著作集１．懸田克躬ほか訳．人文書院，1971.
6) エリク・H・エリクソン．自我同一性：アイデンティティとライフ・サイクル．小比木啓吾訳．誠信書房，1973.
7) R・J・ハヴィガースト．人間の発達課題と教育．荘司雅子監訳．玉川大学出版部，1995.
8) 厚生労働省自殺対策推進室／警察庁生活安全局生活安全企画課．令和４年中における自殺の状況．https://www.mhlw.go.jp/content/R4kakutei01.pdf,（参照2023-11-21）.
9) 日本心理臨床学会編．心理臨床学辞典．2011，p.35.
10) 厚生労働省．平成28年国民健康・栄養調査結果の概要．2017．https://www.mhlw.go.jp/bunya/kenkou/eiyou/dl/h28-houkoku-03.pdf,（参照2023-11-21）.
11) 令和３年度「高齢者虐待の防止，高齢者の養護者に対する支援等に関する法律」に基づく対応状況等に関する調査結果．https://www.mhlw.go.jp/stf/houdou/0000196989_00024.html,（参照2023-11-21）.
12) 厚生労働省．令和３年度「高齢者虐待の防止，高齢者の養護者に対する支援等に関する法律に基づく対応状況等に関する調査」の結果及び高齢者虐待の状況等を踏まえた対応の強化について（通知）．老発0331第９号．2023．https://www.mhlw.go.jp/content/12304250/001083436.pdf,（参照2023-11-21）.

重要用語

成長・発達
葛藤
自我同一性
発達課題
小児期
児童虐待
思春期・青年期
自殺
成人期
生活習慣病
更年期障害
老年期
生活不活発病
高齢者虐待
危機

学習達成チェック

- ☐ 人間の成長と発達の特質を説明できる.
- ☐ 発達理論の種類とその特徴を説明できる.
- ☐ 小児期における身体的，心理的特徴および健康障害の特徴を説明できる.
- ☐ 思春期・青年期における身体的，心理的特徴，および健康障害の特徴を説明できる.
- ☐ 成人期の身体，心理的特徴，および健康障害の特徴を説明できる.
- ☐ 老年期の身体，心理的特徴，および健康障害の特徴を説明できる.

5 看護実践のための理論的根拠

学習目標

- 看護理論とは何かがわかる.
- 大理論，中範囲理論，小理論について説明できる.
- 主な看護理論家とその理論を理解する.

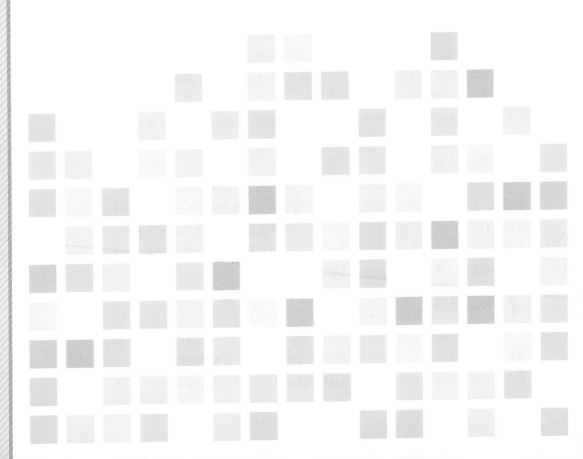

1 はじめに

1 理論に先立つ看護の実践

看護における実践の歴史は長い．世界中の多様な文化において，時代を超えて人々の中で受け継がれてきたものの一つに，**ケア**という営みがある．ケアは，人々が日々生活する上で，また健康に暮らす上で，不可欠なものである．古代ギリシャ時代の，ディアイタ*と呼ばれる自然の働きにならう養生法の実践にまでさかのぼることができるという[1]（➡p.96参照）．

用語解説*
ディアイタ
diaita．古代ギリシャにおいて，人間の本性を神的なもの（宇宙，自然）の似姿であるととらえ，人間の生き方を自然にならって正しく整えることを目指した養生法．

このケアには，自分自身で行うセルフケアと他者へのケアとがある．人はある程度成長すると，誰でも自分の身の回りのことを自分で行うようになる．このような健康に関連した生活習慣ともいえるものが**セルフケア**であり，一般には親によるしつけを通して教育され学習される．文化の継承もこれを通してなされていくと考えられよう．他者へのケアは，家庭や近隣で，主に女性によって担われてきた．家庭における乳幼児や高齢者，障害のある児・人，そして病者のケアなどである．さらに，ケアには家の中を清潔にあるいは暖かく（涼しく）保ち，家族の食事を調え，休息ややすらぎの場となるように心を配る，すなわち家事と呼ばれる一連の仕事も含まれる．むしろ，これらの仕事がケアの中心であるともいえる．それは，何より健康的な生活を支える上で不可欠な営みであるからであり，乳幼児や病者へのケアも別のものというよりは，この延長線上の働きといえるだろう．

このような「健康的な生活を支える」ケアの働きは，ナイチンゲールが1世紀以上も前にその重要性を指摘している．現在注目されてきているヘルスプロモーションも特別の何かというより，従来，家庭という場を中心としてなされてきたことへの再着目とみるべきかもしれない．このようなケアは，人間同士のきずなを確かめ強めるという，もう一つの結果につながることも確認されており，人間の健康・健全さを高め，その成長発達を促す上での役割は強調してもしすぎることはない．

➡ ヘルスプロモーションについては，p.99参照．

時代を経て，ケアの働きは家庭における主婦の役割，保健医療福祉における看護職，介護職，保育士，養護教諭など，さまざまな職業実践へと分割され受け継がれてきたと考えられる．このように，職業としての看護のルーツはむしろ普通の人々の生活におけるケアにある．これらを確認した上で，看護についてその概念化（理論化）をみていこう．

2 看護理論とは

看護理論の歴史は看護における学問的発展とも重なる．「看護とは何か，看護師は何をする人か」．この問いへの答えを得ようとする看護師たちの努力の積み重ねが看護理論を発展させ，看護研究を促し，実践を確かなものにしてきたのである．

看護理論とは，看護の中でみられる現象に名前を付けたり，その現象を説明したり，あるいは他の現象との関連を組織化するために系統的に構成されるものであり，看護理論は看護を記述し説明する．理論は，事象の本質を解明できるような要素や特徴を明確にするので，重要でないものと重要で必須のものを区別できる[2)]．

例えて言うなら，理論は航空写真ではなく地図に似ている[2)]．航空写真はどんなに小さくても実際にある山河などの風景そのものを写す．しかし，地図は記号や文字を用いて地球表面の自然を縮小再現する．重要とみなされるものが記号化され，地図上に載る．このように，理論とは現実の再現であり，現実そのものではない．

さらに，チン（Chinn, P.L.）とクレイマー（Kramer, M.K.）は理論の創造的性質を次のように述べている．「理論は，創造的で精密な考え（アイデア）の構成物である．この考えは，概念として構造化されるが，この概念はことばというシンボルによって表される．理論家は理論に系統的な本質を与える言語と構造を創り出すのである」[3)]．ここで，理論はそれを生み出した理論家の創造物であり，理論家が示す諸概念とその構造（関連）は前述した地図の記号に該当することがわかる．したがって，さまざまな看護理論を理解しようとするとき，重要な言葉（**概念**，**中心概念**などといわれる）は何か，その意味するところは何かを意識して読み進めることが大切になる．

2 看護理論の分類

看護理論は，そのテーマや影響を受けた学問，考え方などによって，そしてそのカバーする範囲，その機能などにより，いく通りかの分類のしかたがある．

まず，テーマによる分類だが，看護理論の中心テーマとしてよく知られているのは，**ニード**，**相互作用・人間関係**，**システム**などである．このほかに，**環境**や**発達**，そして最近では**ケアリング**を中心概念とする理論が注目されてきた．

また，その目的や機能から次のように分けられることもある．すなわち，ある看護現象に命名したり，その現象の特徴を明らかに述べたりする「記述」，ある現象がどのように生じるかや，他の現象とどのように関係するかを示したりする「説明」，ある現象の発生に関わる要因や状況を明らかにする「予測」，そしてその理論が用いられたとき，特定の結果が期待され得るように，諸要因を関係付ける「状況生産」である．

看護理論は，ただ単に現象を明らかにするだけでは十分とはいえない．患者・クライアントの健康に関連した問題が改善あるいは解決されるように，理論を活用することで実践を的確に導くことが求められる．それゆえ，看護治療・介入とその結果を扱うような状況生産理論のレベルまで開発される必要があるともいわれている．しかし，これは一挙に成し遂げられるわけではなく，記述レベルの理論から着実に進めていかなければならない．

また，この機能のレベルは，次に述べる理論の大きさとも関係する．理論の大きさとは，その理論がどの範囲を扱っているのかを表すものであり，抽象の度合いも関係してくる．扱う範囲が大きければより抽象的になり，小さければ具体性が増すことになる．

1 大理論（grand theory：広範囲理論，看護モデル，概念モデル）

大理論は看護全体についての幅広い見方を与える．看護の本質についての重要概念が含まれ，抽象度が高く複雑である．看護の使命や看護ケアの目標を示す[4]．大理論は，医学実践とは異なる看護独自の見方の存在を示すことによって，医学実践から看護を概念的に分けることに重要な貢献を果たしてきた[5]．日本でよく知られている看護理論の多くは大理論と考えられる．しかし，必ずしも次の中範囲理論との区別が明確なわけではない．

大理論は，看護の初学者に「看護とは」という問いへのイメージや目標を示してくれる．さらに，専門職集団としての意思決定にも大きな影響力を与えてきたといえる．大理論と呼ばれる著作には，本章で示したヘンダーソンの『看護の基本となるもの』，オレムの『セルフケア不足理論』，ウィーデンバックの『臨床看護の本質』，トラベルビーの『人間対人間の看護』などが挙げられる．しかし，さまざまな領域や問題状況下における看護実践を導くには，大理論だけでは十分とはいえない．また，理論が実際にどの程度正確であるか，あるいは現実の状況に適合するかなどについて，研究で確認しようとするとき，大理論は（そのままでは）研究で用いる手法では扱いにくい，確かめようがないなどの問題がある．そこで，より個々の実践領域に近く，大理論よりも狭く，より具体的な対象・問題状況などに即した中範囲理論が求められるようになってきたと考えられる．

> plus α
> **理論とモデル**
> 研究や理論開発が進み，看護学が発展するにつれ，看護理論についての議論が盛んになってきた．フォーセットが「理論」と「概念モデル」を区別し，違いを強調しているのに対し，マリナー・トメイらは「哲学」と「概念モデルおよび大理論」に分類し，理論とモデルという語を同義的に用いている．学者によって異なるので，理論書を読む際には，用語の意味や位置付けに注意することが大切である．

2 中範囲理論（middle range theory）

中範囲理論は大理論よりも扱う範囲が狭く，看護における特定の現象に関する概念を含む．大理論と実践とのギャップを埋める．抽象の度合いもやや低く，科学的研究で検証され得る．経験的指標との結び付きも明らかである．これまで看護分野で開発された中範囲理論には，ペンダー（Pender, N.J.）の**ヘルスプロモーション理論**[6]，ミッシェル（Mishel, M.H.）の病における**不確かさ理論**[7]，コービン（Corbin, J.M.）とストラウス（Strauss, A.）の**病みの軌跡理論**[8] などがある．

3 小理論（micro theory）

小理論は最も狭い範囲を扱う，単純で具体的な理論である．実践指向レベルで，実践のための処方あるいはより広範にわたる様式（modalities）を描き出そうとする．

ジャコックス（Jacox, A.）によれば，看護目標（患者の状態における何らかの望ましい変化や効果を生み出す）と，この目標を達成するために，看護師がとらなければならない行為について述べる理論である[9]．例えば，術後の低ナトリウム血症を予防する（目標）ために，とられるべき特定の行為群について述べるといったものである．具体的には，嘔気・嘔吐，けいれん，意識障害などの症状の観察，輸液の内容や量の確認，尿量の観察などが挙げられる．

plus α
実践理論
小理論と同じような意味で，状況特定的理論（situation specific）や実践理論（practice theory）という語も用いられている．理論に関する議論は当分続くと思われ，読者は単純な正解や丸暗記で対応できない世界を知り，学問の発展を目の当たりにすることができる．

3 看護理論の変遷

1 ニード理論

人間の基本的ニード*は，ヘンダーソン（Henderson, V.）をはじめ多くの理論家が着目した重要な概念である．1950年代，アメリカの看護師たちは看護のアイデンティティーの明確化を求め，特に医学実践との相違と，看護実践の焦点を明らかにしようとした．その努力は，基本的ニードへの着目となって結実したのである．看護は，人間のニード充足に関わる，すなわち満たされないニードをその人に代わって満たそうとする働きとみるところが特徴である．

ニード理論はマズロー（Maslow, A.H.）らの行動への欲求，動機付けを重視する心理学理論に基づいている．これは精神分析学派*，行動主義心理学*とは一線を画す第三の心理学と呼ばれ，人間の主体性をより強調している．マズローは，基本的ニードは生理的ニードから自己実現のニードへと階層的な序列があるとして，低次のニードの充足がより高次のニードの発現へと向かわせると考えている[10]（➡p.73 図2-2参照）．

看護にニード理論の考え方を取り入れた理論家は多いが，ニードのとらえ方は必ずしも同じではない．しかしながら，人間のさまざまな生活行動に関連する，あるいはそれを導く何らかの「必要」であり，この必要を満たすことが人間の生存や健康に不可欠である，という考えではほぼ一致している．

ニード理論では，ニードが中心となるのはもちろんであるが，対象となる人が自分で満たすこと，すなわち自立や，それを通してウエルネス（安寧（あんねい））や健康の回復・維持，平和な死，発達を促すことも意図される．

用語解説*
人間の基本的ニード
人間が日常生活の中でもつ欲求であって，それらを適切に満たすことで健康を維持しているものである．ヘンダーソンの14の基本的ニード（➡p.134 表5-1）を参照．

用語解説*
精神分析学派
心理学の祖，フロイト（Freud, S.）の流れをくむもので，弟子のアドラーやユングなどによって受け継がれた．人間の深層心理（無意識）を探ることに力を入れた．

用語解説*
行動主義心理学
ワトソン（Watson, J.B.）によって提唱され，行動の予測と制御を心理学の目的として掲げ，客観的で科学的なデータによる研究を目指した．よく知られている「パブロフの犬」の実験もこの方法論に基づいている．

2 相互作用理論（人間関係論）

相互作用理論はニード理論とほぼ同じ時期に生まれ，発展した．ニード理論が「看護とは何か」という問いに答える形で患者の満たされないニードに着目したのに対し，相互作用理論はそれを補完するように，「看護師はそれをどのように明らかにし，どのように満たすか」という問いに答える形で発展した[4]．

その最大の理論的特徴は，対象となる人と看護師の対人的過程をその中心とする点にある．相互作用理論は，精神・心理学の理論の影響を受けて主に精神看護学領域で発展した．ペプロウ（Peplau, H.E.）にはサリバン（Sullivan, H.S.）やC. ロジャーズ（Rogers, C.R.）の，トラベルビー（Travelbee, J.）にはフランクル（Frankl, V.E.）の影響をみることができる．

相互作用理論は，人間を自律的であり顕在的かつ潜在的能力を備えた存在としてみる．つまり，看護援助が必要なニードや問題状況があるにせよ，本来その人自身がニードを満たしたり，解決を図ったりする主体であるという考えに立っている．このような考えのもとに，対象となる人自身の側に立って，あるいはその人にとっての出来事や病気の意味を大切にする．また，その意味を対象となる人とのやりとりを通して，その人と共に探ろうとする．あるいは，その人自身がその意味を見いだしたり，自己を知り受容したりすることを助ける．

相互作用理論は，相互作用あるいは人間関係の過程の時間的長さの設定により，大きく二通りに分けられる．一つは当面のあるいは即時的なニードを焦点とする，患者と看護師の間で交わされる相互作用であり，オーランド（Orlando, I.J.）とウィーデンバック（Wiedenbach, E.）に代表される．もう一つは比較的長期の人間関係を焦点とするもので，看護師との間で築かれ，発展する人間関係に基づき，それを活用して患者は自己理解・洞察を深め，意味を見いだしたり，問題を解決したりする．ペプロウ，トラベルビーらの理論がこれにあたる．

3 システム理論から全体性理論へ

1960年代以降，ベルタランフィ（Bertalanffy, L.v.）らによる一般システム理論が注目されるようになり，看護分野においてもその影響を受けた理論が開発されている（➡p.75参照）．**システム理論**は部分ではなく，全体をみるアプローチである．基本的なモデル（図5-1）はインプット，プロセス，アウトプットであり，フィードバック機構がこれに加わるものである．「インプットとして刺激・ストレス・情報を，プロセスには相互に作用し合う下位システムとしての内容や部分を，アウトプットには反応を用いている」[11]．ベルタランフィはさらに「開放システムとしての有機体，高度に組織化された状態に向かう傾向，エントロピー*の増加を避ける」[12] などの原理を示している．

この分野で最も影響を与えた看護理論家としてD. ジョンソン（Johnson, D.

plus α
サリバン
新フロイト派に属する心理学者．対人関係理論がよく知られており，「関与しながらの観察者」としての面接に力点を置いた．

plus α
C. ロジャーズ
現代カウンセリングの祖とも呼ばれる．クライアント中心療法（非指示的療法）を唱え，患者の現在の悩みを傾聴することに重点を置いた．

plus α
フランクル
ヴィクトール・フランクル，精神科医，心理学者．ウィーン大学在学中からアドラーやフロイトに師事し，精神医学を学ぶ．第二次世界大戦中のナチス強制収容所での体験を書いた『夜と霧』などの著作がある．

plus α
オーランド
看護師と患者の相互作用に焦点を当てた理論を開発．看護師は患者の当面の不安や苦痛を取り除いたり，安楽や満足を高めたりすることで患者のニードを満たすとした．著作に『看護の探究：ダイナミックな人間関係をもとにした方法』がある．

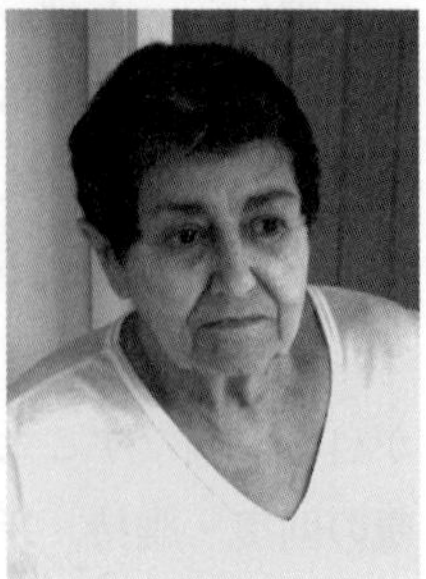
アイダ・ジーン・オーランド（Dr. Norma Jean Schmieding©）

E.）やM. ロジャーズ（Rogers, M. E.）が知られている．また，ロイ（Roy, C.）の適応理論も実践や研究に広く活用されている．ロイは人間を適応システムとしてとらえる．人間の適応システムは絶えず環境と自分自身の双方からくる刺激にさらされており，それらの刺激を下位システムである調節器・認知器が共同して制御する．その制御過程の活動状態を，効果器（適応様式）のサブシステム，すなわち四つの適応様式である，①生理的機能，②自己概念，③役割機能，④相互依存において表示する，としている．

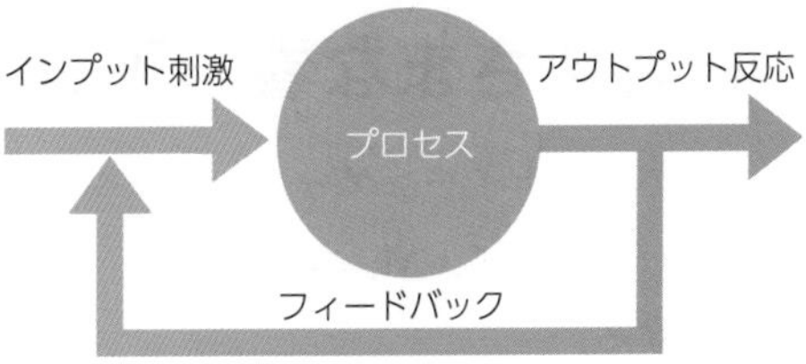

図5-1　基本的なシステムモデル

ロジャーズはロイとは異なり，下位システムを認めていない．1970年の最初の著作以降も修正を続け，「ユニタリ・ヒューマンビーイングズの科学」[13]の名で知られるロジャーズの理論は「部分に還元不能な全体的存在としての人間」観を明確に打ち出したことで，その難解さにもかかわらず影響力を発揮し続けている．ロジャーズの理論は，パースィ（Parse, R.R.）やM. ニューマン（Newman, M.A.）らに受け継がれ，その内容はシステム理論の枠を越えて広がっている．

4 ケアリングの理論

1980年代に入ると，現象学*や実存主義哲学の影響を受けた理論が登場する．ワトソン（Watson, J.）やベナー（Benner, P.）など，その多くは，**ケアリング**を中心概念とする理論を著している．これらの理論のルーツの一つは相互作用論にあり，1980年代後半に教育学者メイヤロフ（Mayeroff, M.）が，ケアを「最も深い意味で，その人が成長すること，自己実現することをたすけること」と定義したことにより，さらに発展があった．

ワトソンは，ヒューマンケアリングを「看護の道徳的な次元での理念」と定義する[14]．つまりケアリングとは，人と人との深い関わりの中で表現される愛，思いやり，慈悲などの人間らしさである．ワトソンは，看護はケアリングを通じて人間性を育むことで，人類と社会に貢献できると述べている（➡p.144参照）．

ベナーは，ケアリングとは気づかいである，すなわち「人が何らかの出来事や他者，計画，ものごとを大事に思うこと」と定義している[15]．ベナーによれば，患者に寄り添うことは，患者と運命を共にしていることが相手にわかるように居合わせることであり，看護の基本である．ベナーは「看護は“人を気づかい世話をする実践（caring practice）”の一つであり，そこで用いられる科学は，人を気づかい責任を引き受けるという道徳的技能（moral art）と，その倫理とによって，統制される」と述べている[16]（➡p.146参照）．

plus α
ベルタランフィ

オーストリアの生物学者．生物体の機能を研究しながら「一般システム論」を着想，現代システム論の発展の先駆けとなり，一般システム理論が人間社会に対しても応用し得ることを示唆した．

用語解説 *
エントロピー

熱力学の分野では，分子運動の不規則性や秩序が失われている程度を示す．有機体である生物は，外界から物質やエネルギーを取り入れ，自らのうちに秩序を，すなわち負のエントロピーをつくり出しているとみることができる．

用語解説 *
現象学

現象学は，哲学的学問およびそれに付随する方法論を意味するが，その概念は学者によって大きく異なる．エドムント・フッサールは，先入観や定式的な考え方にとらわれずに「事象そのものへ」接近することを唱えた．

plus α
メイヤロフ

ケアの対象を人間のみならず，教師にとっての学生，芸術家にとっての作品も含むとした．ケアリングとは，相手の人格やアイデアを，それが本来もっている権利において成長することを望み，応答性を高めながら共に成長していくプロセスであるとしている．

4 さまざまな看護理論（理論家別）

本書では，ナイチンゲール，ヘンダーソン，オレム，ウィーデンバック，トラベルビー，ロイ，M. ニューマン，ワトソン，ベナーとルーベルらを取り上げ紹介する．

➡ p.345〜347も参照.

1 ナイチンゲール

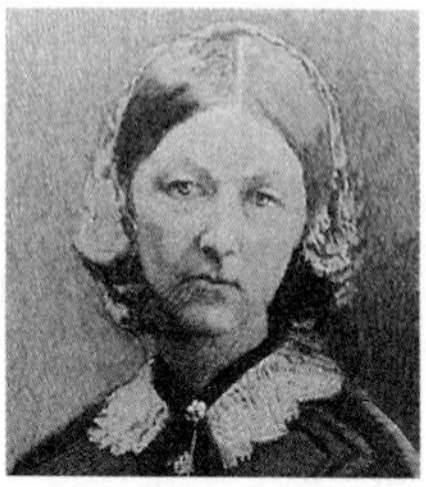

フローレンス・ナイチンゲール

近代的職業としての看護を強調し，近代看護の基礎を築いた人物として，フローレンス・ナイチンゲール（Nightingale, F. 1820-1910）は世界中に広く知られている（➡p.45参照）．母国イギリスでは，ワーテルロー広場とセントトーマス病院に銅像が建てられ，切手にも描かれたほどに，現在も親しまれ慕われている．

ナイチンゲールが看護の訓練を受けたのは30歳のときであり，４年後には早くもクリミア戦争で専門的な訓練を受けた看護師のリーダーとして活躍し，ランプを持った貴婦人として広く知られるようになる．当時は看護の教育はほとんど皆無に等しい状況であったが，後にナイチンゲール方式と呼ばれる看護師の専門的教育訓練の創始者としても知られている．

看護についての最初の概念化というべき“Notes on Nursing”『**看護覚え書**』を著したのは1860年，40歳のときであった．その後も精力的な文筆活動を通してイギリスの衛生問題や病院管理，看護に影響を与えた．

ナイチンゲールは，「病気は健康を妨げている条件を除去しようとする自然の働きである」[17] とみて，人間のもつ自然の力，生命力に着目する．

> どのような病気でもその経過のどの時期かは，程度の差こそあれ回復過程であって，必ずしも苦痛を伴うものではない……〔文献17）p.149〕

さらに，その回復過程における適切なケアの不足が患者を苦しめると次のように続ける．

> ……その病気につきもので避けられないと一般に考えられている症状や苦痛などが，実はその病気の症状などでは決してなくて，全く別のことからくる症状－すなわち，新鮮な空気とか陽光，暖かさ，静けさ，清潔さ，食事の規則正しさと食事の世話などのうちのどれか，または全部が欠けていることから生じる症状であることが非常に多い……〔文献17）p.149〜150〕

ナイチンゲールはこのような人間に備わっている自然の力が最大になるように整えることが看護であるという．

> 看護とは，新鮮な空気，陽光，暖かさ，静けさ，清潔さを適切に保ち，食事を適切に選択し管理すること－すなわち，患者の生命力の消耗を最小にするようすべてを整えることを意味すべきである〔文献17）p.150〕.

物理的環境を整えることや食事の世話などにとどまらず，心理社会的な環境についても，友人や見舞客の言動・看護師のふるまいの患者への影響，変化をもたせることや自分でできることを促すことの回復への効果など，患者のケアに関する看護の役割を詳細かつ明快に述べている．また，患者の個別性に言及し，関連して看護における観察の重要性を指摘しているところなどは今日でもなお新鮮な響きを失っていない．

> 看護師は一人ひとりの患者の個別性を見分けなければならない．ある人はできるだけ他人の世話にならないで苦しみを自分一人で苦しみたいと思う．別の人は絶えずいろいろ世話や同情をしてもらい，常にそばに誰かにいてもらいたいと思う．こうした患者の個別性はもっともっと観察され満足させられるはずである〔文献17）p.301〕.

ナイチンゲールは，『看護覚え書』から三十数年後，看護について「新しい芸術であり新しい科学でもある（中略）専門職業と呼ばれるものが生まれてきた」[18]と高らかに宣言している．健康を「よい状態を指すだけではなく，我々がもてる力を十分に活用できている状態」[18]と定義し，病気の人への看護と健康な人への看護は，いずれも「自然が病気や傷害を予防したり癒したりするのに最も望ましい条件に生命をおくことである」[18]と述べている．後者の病気予防や健康促進は家庭における女性の役割として考えられているが，すでにヘルスプロモーションという展望が描かれていたといえよう．

ナイチンゲールは平時の病院，戦地の野戦病院，地域における人々のために，そして理想とする看護のために，新しいアイデアを生み出し，実現するための改革に取り組み，そして古い体質の官僚機構と闘い続けた．その信念に基づく勇気と忍耐，賢明さは，彼女の著作とともに，世界中の看護職にとってこれからもチャレンジと誇りの象徴であり続ける．

2 ヘンダーソン

ヴァージニア・ヘンダーソン（Henderson, V.）は，1921年に看護基礎教育を終え，1996年にその生涯を終えるまで，看護界で活躍し続けた．テキスト「看護の原理と実際」の執筆・編集や看護文献のインデックスの作成など，看護の発展に貢献する大きな仕事を成し遂げた．中でも1960年に出版された**『看護の基本となるもの』**[19]は世界各国に紹介されている．その中でヘンダーソンは看護を次のように定義している．

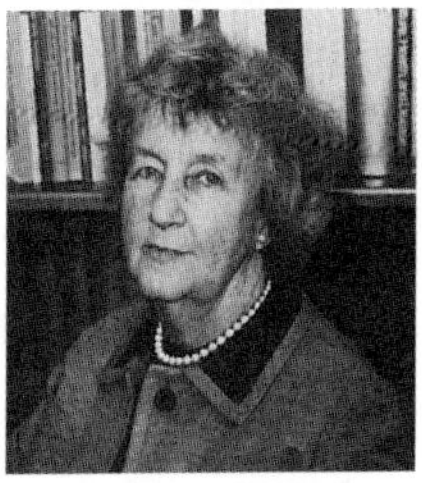

ヴァージニア・ヘンダーソン

看護婦の独自の機能は，病人であれ健康人であれ各人が，健康あるいは健康の回復（あるいは平和な死）の一助となるような生活行動を行うのを援助することである．その人が必要なだけの体力と意志力と知識とをもっていれば，これらの生活行動は他者の援助を得なくても可能であろう．この援助は，その人ができるだけ早く自立できるようにしむけるやり方で行う〔文献19）p.11〕．

ヘンダーソンはこの定義のもとに，看護師が援助すべき人間の**基本的ニードに基づく14の看護の構成要素**を挙げている（**表5-1**）．ヘンダーソン自身は言及していないが，これらの要素は，以下のように，マズローの欲求の階層と関連付けられる．

①呼吸～⑦体温の保持……………………………最も基本的な生理的欲求
⑧身体の清潔，⑨危険の防止………………………安全の欲求
⑩コミュニケーション，⑪宗教と善悪の概念……所属と愛の欲求
⑫仕事，⑬レクリエーション，⑭学習……………自己実現の欲求

これらのニードそのものは，すべての人に共通しているが，ニードの満たし方は文化や個人の習慣などによって異なる．病気や治療によって自分で満たせない患者のこれらのニードをどのように見極め，どのように満たすか，ヘンダーソンは次のように具体的に記述している．それは「看護を受ける者それぞれが感じている意味にしたがって」援助を提供することであり，そのためには，看護師が直接「患者の身の回りの世話をする」ことがニードの解釈や判断の機会となることを重視する．さらに「手で行う世話」をすることにより「精神的な支え」としての役割を果たすことが容易になる[19]．

ヘンダーソンは「患者とともに過ごす時間」を確保し，患者その人を知ろうと努めることが大切だと言っているのである．患者が自分で満たすことのできないニードをただ看護師のやり方で満たせばよいというものではない．看護師ではあっても，「他人の欲求を評価する能力には限度がある」[19] ことを心に刻み，患者の習慣や希望を取り入れることが，患者の自立への意欲を高めることにつながるのである．

さらに，彼女は看護援助場面を患者教育の機会として活用するよう勧めている．基本的ニードを満たすやり方で，望ましいものは生かし，望ましくないものは変更する機会として入院生活をとらえる考え方である．病気をもった人への看護をそれだけで終わらせるのではなく，病気や入院がこれまでのニードの満たし方，すなわち生活行動のあり方を見直す機会として役立つことは，今ではよく知られている．

また，健康法や養生法は，患者個人個人の必要に適応させるものであり，理性的であればという条件付きではあるが，患者がそのプランの作成や実行にイニシアチブ（主導権）を

plus α

ヘンダーソンの看護過程批判

ヘンダーソンは看護の動向を明敏にとらえ，看護過程がアメリカのみならず日本をも席巻したとき，theという定冠詞を付けて「the Nursing Process－この呼び名はこれでよいだろうか？」というタイトルの論文を著し，鋭い問題提起をしている[20]．芝居のタイトル「それはそうと，誰の人生なのか」を引用して，看護師が患者の問題を明確にし解決を図るという看護過程の考え方に対する根底的な批判を行った．

plus α

仕 事

仕事は，マズローの欲求の階層の「所属と愛の欲求」，「自己実現の欲求」の両方に関係する．仕事を通じて組織に所属している安心感や満足感を得る人もいれば，仕事を通じての自己表現に達成感を得る人もいる．いずれが前面に現れるかは，仕事の内容やその人にとっての仕事のもつ意味により異なる．

表5-1　ヘンダーソンの基本的ニード

① 正常な呼吸
② 適切な飲食
③ 老廃物の排泄
④ 体を動かし，姿勢を維持する
⑤ 睡眠と休息
⑥ 衣服の選択と着脱
⑦ 正常な体温の保持
⑧ 体の清潔の保持と身だしなみ
⑨ 環境内の危険を避ける
⑩ 他者とのコミュニケーションをとり，自己の意思・気持ち・欲求・ニーズなどを伝える
⑪ 自己の信仰に基づく生活
⑫ 達成感のある仕事に就く
⑬ レクリエーション活動に参加する
⑭ 学習を満たす

とることが効果を上げることにつながると述べている．さらに，医師の行う「治療についてさえも，理性ある患者はそれを自分が選ぶものであると当然思ってよいと確信している」と続ける．

このような患者・クライアントの自律性，主体性の重視は，今でこそごく普通に言われることである．しかし，ヘンダーソンは60年以上も前にこの考えを著しており，その後の著作活動でもこの姿勢は一貫して変わることがなかった．

3 オレム

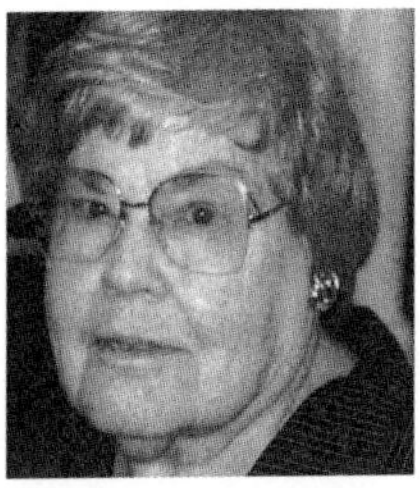

ドロセア・E・オレム
(Susan G. Taylar©)

ドロセア・E・オレム（Orem, D.E.）は，1950年代から看護の理論化に着手し，セルフケアを中心とする理論を発表した．患者の医療への参加や自己決定が重要視されるようになった現在，**「セルフケア」**という言葉は看護界で広く用いられているが，この言葉を最初に看護界で用いたのがオレムである．

オレムは，看護とは看護師（看護エージェンシー）が，何らかのセルフケア不足にある人々に必要なケア（セルフケア・デマンド）を満たしたり，セルフケア能力（セルフケア・エージェンシー）を高めるように援助したりすることであるとしている．このセルフケアによって満たされるのがニードもしくはそれに極めて近いものと考え得るのは，オレムのセルフケアの定義によって明らかである[21]．

セルフケアとは，成熟しつつある人々および成熟した人々が，自分自身の生命と健康的な機能，持続的な個人的成長，および安寧を維持するために開始し，遂行する諸活動の実践である〔文献21）p.440〕．

これに加え，セルフケアは「学習された目標指向的活動である」とも述べている．このセルフケアを遂行する能力がセルフケア・エージェンシーであり，これには自分に必要なセルフケアを考え，決定し，それを実行するための多様な能力が含まれる．

セルフケアには大きく三つのタイプがある．

①すべての人に必要な普遍的セルフケア要件

②発達段階や課題に関連した発達的セルフケア要件

③病気やけが，障害をもったときなどに必要となる健康逸脱によるセルフケア要件

看護援助が必要となるセルフケア不足とはどのようなことをいうのだろうか．これは**図5-2**によって示されるように，セルフケア・デマンドがセルフケア能力（セルフケア・エージェンシー）を上回るときの状態である．必要なセルフケアとしてどのような内容がどの程度重要になるかは年齢や家庭，社会経済的背景，生活習慣，健康状態などの条件によって異なる．また，同じようにセルフケア能力もこれらの条件によって決まってくる．これが基本的条件付け

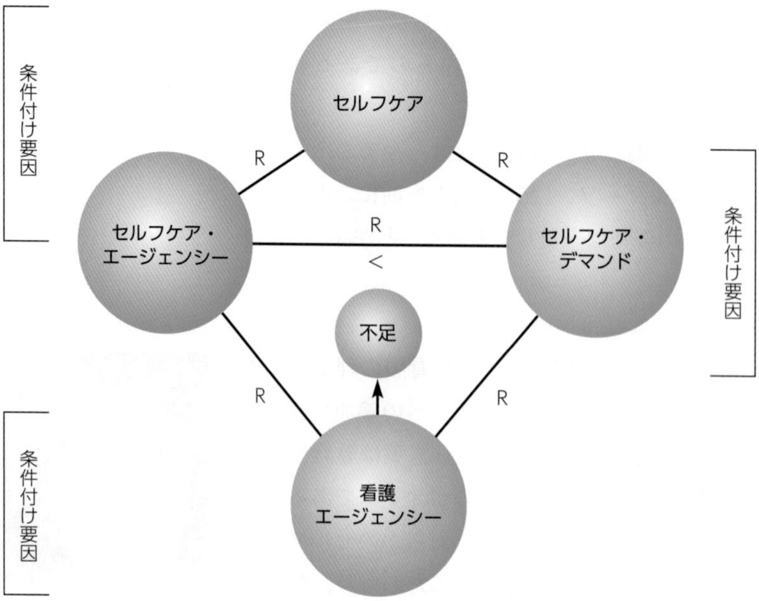

R：関係　<：不足関係(現存の，あるいは予測される)

ドロセア・E・オレム．オレム看護論．小野寺杜紀訳．第3版，医学書院，1995，p.82.

図5-2　看護のための概念枠組み

要因である．

例えば，高血圧を指摘された70代の女性と，バイク事故でけがをした20代の男性とでは，必要なセルフケアもその能力にも違いがあることは容易に納得できよう．看護アセスメントでは，これらの条件を考慮に入れながら，セルフケア不足の有無とその内容・性質，程度を見極めていくことになる．このセルフケア不足があるとき，看護エージェンシーが求められる．

患者のセルフケア不足の状況によって，全代償，一部代償，支持・教育システムといった看護システムが適用される．

❶全代償システム　意識のない患者や手術当日などのような行動上の制限が大きな患者に用いられ，ほぼすべてのセルフケアは代行する看護師の責任となる．

❷一部代償システム　看護師が部分的にセルフケアを代行することで，安静が必要な患者の清潔への援助や，手術後の最初の歩行を安全に留意しながら手助けをする場合などがその例として挙げられる．

❸支持・教育システム　学習を必要とする診断後間もない糖尿病患者への食事や運動の指導，定期的な外来通院のサポートなどが含まれる．

オレムはこれらの看護システムで用いられる援助の方法として，代行，指導と方向付け，サポート，治療的環境の提供，教育などを挙げている．このような援助によって，患者のセルフケア能力は補完・強化されることになる．

オレムは看護の四つの観点として，①看護師によって提供されるケアである，②看護を構成する諸要素と看護の法則もしくは規範についての知識である，③特別な技であり看護師の資質である，そして④専門職業である，と述べている．その中で，技（アート）について「……ケアを創造的に企画し，創造的に実施するに当たって……」と看護師の資質として創造性が重要であるとしている[21]．患者のセルフケアの能力や必要性のアセスメント，そしてセルフケアを促進する際に，最も必要になるのは創造性の発揮といえるかもしれない．

4 ウィーデンバック

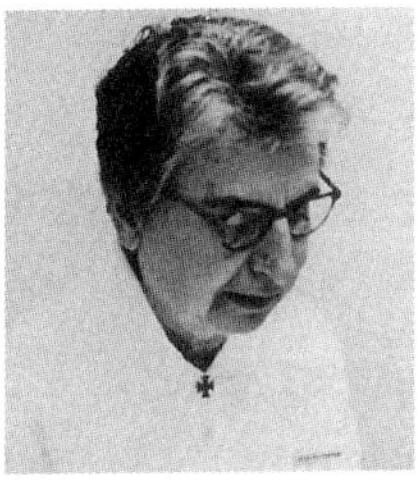
アーネスティン・ウィーデンバック

アーネスティン・ウィーデンバック（Wiedenbach, E.）の理論で重要な概念は，**援助へのニード**（need for help）である．患者は援助へのニードをもつ個人であり，看護はこの援助へのニードを見極め，それを満たすことであると定義している[22]．

個人が自身を安楽かつ有能に維持するために，必要なニードを自分で満たすことができないとき，医療や看護の対象になる．この援助を必要としているという認識は，個人が自分の置かれている状況や状態をどう知覚するかによって決まる．援助へのニードを体験しているという事実は，その人の言葉，声の調子，表情や動作によって伝えられる．看護師はこれらを手掛かりとして援助へのニードを探るのだが，このとき**熟慮された看護行為**が求められる．熟慮された行為とは，患者－看護師の相互作用の中で，患者の動作や反応の意味が双方にとって理解され，援助へのニードが明らかになり，それが満たされるという目的に適（かな）う看護師の行為を指している．このためには次のことが重要になる．

ウィーデンバックは，看護師のもつ**哲学**，看護の**目的**と，それによって方向付けられる**実践**と**技術**を**臨床看護の四つの構成要素**として説明している（表5-2）．ウィーデンバック自身は看護の哲学として表5-3にある三つの概念を挙げ，この中で最も重要なのは２．の「人間存在の尊厳・価値・自立心および個性の尊重」としている．これは彼女の人間観を表すもので，これに加え

表5-2 臨床看護の四つの構成要素

哲 学	人生や現実の生活に対する統合された首尾一貫した個人的態度．それは，信念あるいは行為の原理として現れ，行動に反映されるものであり，臨床看護の内部にあって「動機付け」の力となる．
目 的	看護師が達成しようと欲する最終的な成果であり，臨床看護を導く力となるものである．
実 践	臨床看護の目的達成に当たって絶対に欠くことのない多くの活動やその活動の根底にある一連の思考作用を含むものであり，行われるサービス全体に及ぶ．
技 術	望ましい成果に到達するために知識と技能を系統的に適用することであり，援助を行うための看護師の「潜在的な能力」を表す．

表5-3 看護の哲学の基礎となる三つの概念

1．生命の賜物に対する畏敬
2．人間存在の尊厳・価値・自立心および個性の尊重
3．自分の信ずるところにしたがって力強く行為するための決断力

て人間本質に関する前提を四つ挙げている（**表5-4**）．

人間は自律的で潜在能力を発揮しようとする存在であり，意思決定主体であるとする彼女の哲学は理論全体の基盤になっている．

哲学は，援助へのニードを満たすという看護の目的とともに，専門職としての行為に一貫性を与える．これによって導かれる実践には，知識，判断，技術が必要とされる．これらは，実践の構成要素とされる**ニードの明確化**，**実施**，**満たされたかの確認**，**関連するさまざまな調整**の中で用いられる．この構成要素は，それ自体が援助の過程（プロセス）をも示している．

熟慮された行為のために，三つの**援助の原理**，一致・不一致，目的にかなった忍耐，自己拡張を用いる（**表5-5**）．

ウィーデンバックは，看護師が必要な助けを得られるのは，同僚や医師，患者の家族などからであるが，しばしば患者自身からも助けを得るという．看護師の知覚には，知識，経験，価値観などによる解釈がすでに入っている．看護師が行おうとするケアに患者にも参加してもらい，共に行うことが重要である．

頻回にナースコールを押す患者に腹立たしい感情を抱きながら，そのもととなった患者の反応の理由を確かめることなく対応する看護師の例を用いて，看護師が自らの感情と思考を援助過程の中で活用するように勧めている．患者の言動の不一致や看護師がもつ期待と患者の行動のズレを示す不一致感は，時に患者に対する否定的な感情を伴う．ウィーデンバックは，これを援助へのニードを明確にする手掛かりとして活用すべきというのである．看護師は自分だけの解釈でケアを進めたり，抱いた疑問や感情を自分の胸の中に押しとどめたりしてしまうのではなく，患者に尋ねてみる，自分の解釈を話してみるなど，一歩踏み出すことが大切である．これによって，患者の参加，患者と共に行うことが現実のものとなる．

表5-4　人間の本質に関する四つの前提

1．人間はそれぞれ自己を維持し保持する手段を，自己の内部に発展させるための独自の「潜在能力」として賦与されているものである．
2．人間は，基本的には自己支配と自立の方向に努力するものであり，自己の「有能性」と「潜在能力」を最大限に有効に活用しようと欲するだけでなく，さらに自己の責任をも果たそうと欲するものである．
3．自己を知ることと，自己を受容することとは，個人の完全性と自己価値にとって欠くことのできないものである．
4．その個人が何を行うにせよ，その人がそれを行っているその瞬間においては，その人の最高の分別が示されているものである．

表5-5　三つの援助の原理

1．一致・不一致の原理	看護師が抱く期待や予想と患者の言動との不一致などを指し，援助へのニードの存在を知らせる重要なサインとして役立てられる．
2．目的にかなった忍耐の原理	援助へのニードを明らかにする際に，そしてニードを満たす援助の際にも用いられる．どのくらい忍耐すべきかの判断は，問題の緊急度や看護師の価値観，コミュニケーションの技能，感受性などに基づく．
3．自己拡張の原理	看護師が自分自身の能力を超えて，患者の力を利用したり，周囲の支援を受けたりすることで，より有効に患者に関わる．

5 トラベルビー

ジョイス・トラベルビー（Travelbee, J.）はその著書のタイトル "Interpersonal Aspects of Nursing"『人間対人間の看護』からもわかるように，患者と看護師の人間としての関わり合いを中心とする理論を展開した[23]．

> 看護とは，対人関係のプロセスであり，それによって専門実務看護師は，病気と苦難の体験を予防したりあるいはそれに立ち向かうように，そして必要なときにはいつでもそれらの体験に意味を見いだすように，個人や家族，あるいは地域社会を援助する〔文献23）p.3〕．

トラベルビーは，人間を独自な存在，しかも生成，進化，変化のプロセスの中にあるかけがえのない存在とみている．「患者」という言葉はステレオタイプの見方で個人をみることにつながる，それは個人の独自性を無視したり，ケアの非人間化につながったりすると戒める．「看護師」も同様であり，このステレオタイプの壁が超越されなければ，人間対人間の関係を結ぶことはできないという．

図5-3は，トレス（Toress, G.）による，トラベルビーの主要概念およびその関係のモデル化である．人間としての看護師は学問的な知的アプローチと自己の治療的活用*を通して，病気と苦難を体験している（可能性のある）人間である患者との間に対人関係を発展させる．この人間対人間の関係により，病気や苦難の予防や対処，意味を見いだすという変化がもたらされる．

トラベルビーは，病気は医療者からみると分類だが，病者にとっては自我への脅威であり，死や離別などとともに苦難の体験であるという．看護にとって，病気が人間的体験であることの理解が重要であり，病気・苦難・死について看護師がもつ哲学的信念によって，看護ケアの質や病者が意味を見いだすように援助できる範囲が決定される．患者は，苦難の体験が適切な配慮や援助がないままに続くと，絶望的な無配慮，無感動的無関心にまで至ることもある．深刻になるほど回復が困難になるので，その前に適切な援助が求められる．

看護師は人間対人間の関係を築き，その関係において援助をしていくが，こ

用語解説* **自己の治療的活用**

病者の回復や成長を促進するために，看護師が自身のパーソナリティーや知識を意識的に用いることをいう．心理療法・作業療法・看護学などで用いられる用語の一つ．

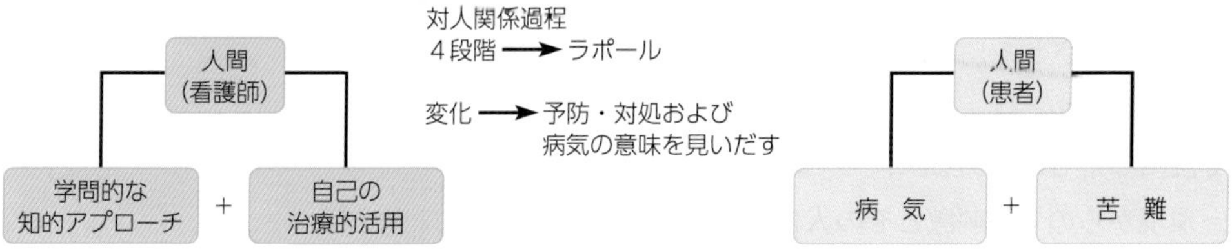

ガートルード・トレス．看護理論と看護過程．横尾京子ほか監訳．医学書院，1992，p.197.

図5-3 トレスによるトラベルビーの主要概念およびその関係のモデル化

れには次の**位相**＊があるとしている．

用語解説＊
位　相
時間とともに変化するプロセスのうち，ある特定の局面．

❶**初期の出会い**　観察と推論による初期判断がなされる．看護師は患者の中に人間を感じることが大切である．

❷**同一性の出現**　互いのつながりが確立し，しかも別個の独自なものである分離のプロセスも同時に始まる．互いの類似と相違が認識され始める．

❸**共感**　相手の一時的な心理状態，内的体験を，表面的行動を越えて悟り，正確に感じる．相互理解，共鳴の意識的プロセスであり，相手の行動への予測性が高まる．

❹**同感**　相手の苦悩についての本当の関心であり，苦しむ人を援助したいという願いに結びついている．温かみ，親切，短期的な同情，配慮的な特質であり，行動を伴う．

❺**ラポール**　看護師とケアを受ける人が同時に経験する出来事，プロセス，体験である．この体験を通して両者が人間として成長することができる．

この関係性の位相の説明において，トラベルビーが一貫して強調していることは，この人間対人間の関係を築き上げていくのは看護師の責務と能力であるという点である．また，相手を独自な存在として認め，苦しむ人を援助したいというヒューマニズムに基づく配慮である．この配慮という関係のありようは，ワトソンやベナーらによる理論の中心概念であるケアリングにほかならない．

6 ロ　イ

コンテンツが視聴できます（p.2参照）

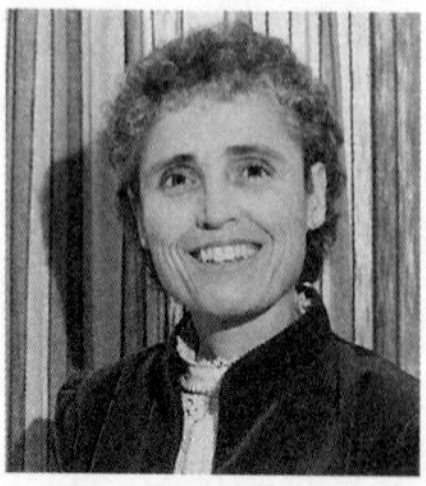

シスター・カリスタ・ロイ
●ロイ先生からのメッセージ〈動画〉

シスター・カリスタ・ロイ（Roy, S.C.）は，人間を変化する環境と影響し合い，四つの適応機能への適応を維持するために活動する認知器・調節器をもつ適応システムととらえる**適応モデル**を提唱した．大学院でD. ジョンソン（Johnson, D. E.）の影響を受け，ヘルソン（Helson, H.）の適応レベルの理論から着想を得て，1970年代に理論開発をし始めて以来，精力的に改訂を続けている．

plus α
ジョンソン
アメリカの看護理論家．パーソンズに影響を受けながら，行動システム理論を提唱した．

plus α
ヘルソン
アメリカの精神物理学者．適応反応は入力刺激と適応レベルの働きであるとし，適応は環境の変化に肯定的に反応する過程であるとした．

ロイは適応モデルの基礎を，科学的前提，哲学的前提の二つの立場から挙げ（表5-6），人間を変化する環境と相互作用し合う全体的適応システムとみる．「システムとは，その部分の相互同士の依存によって全体で機能する統一体である」[24]．ロイは適応システムとしての人間を図5-4のように説明する．

刺激が入力されると，制御過程あるいは対処機制の反応が引き起こされる．反応は**効果器**（四つの適応様式）を通して実行に移され，適応と非効果的応答のいずれかとして出力される．これはフィードバックされて，適応レベルに影響を与える．適応レベルとは，生命・生活過程の状況を統合，代償，障害の三つのレベルで説明したものである[25]．

刺激には，環境からの外的刺激とその人自身の内部から生じる内的刺激が含まれる．また刺激は，次のように分けられる．

❶**焦点刺激**　対処しなければならない「最も直接的に遭遇する刺激」

表5-6　ロイ適応モデルの基本となる仮説

科学的前提	システム理論	適応レベル理論
	全体性 相互依存 コントロールプロセス 情報のフィードバック 生命体システムの複雑性	適応としての行動 刺激と適応レベルの機能としての適応 個別でダイナミックな適応レベル 肯定的で活動的な反応のプロセス
哲学的前提	ヒューマニズム	ヴェリティヴィティ（veritivity）
	創造性 目的性 全体性 対人関係のプロセス	人間存在の有意味性 目的の単一性 活動性，創造性 人生の価値と意味

シスター・カリスタ・ロイほか．ザ・ロイ適応看護モデル．松木光子監訳．医学書院，2002，p.33．一部改変．

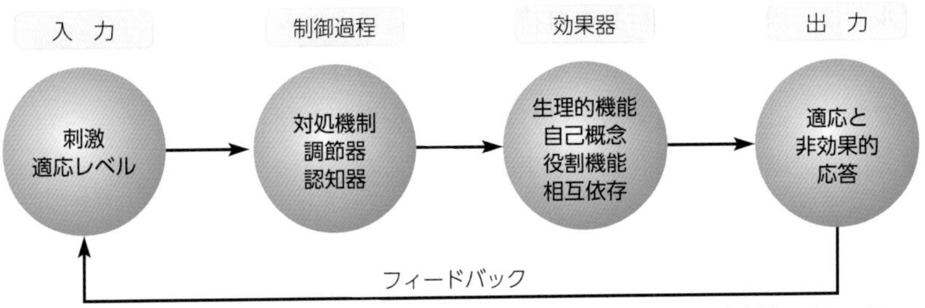

シスター・カリスタ・ロイ．ロイ適応看護モデル序説．松木光子監訳．第２版，へるす出版，1995，p.23．

図5-4　適応システムとしての人間

❷関連刺激　「焦点刺激の影響に関係するすべての刺激」

❸残存刺激　「影響を与えているかもしれないが，明確ではないもの」

インプットされた刺激に対して，人間は何らかの対処反応を起こすが，その中心的な過程となるのが**調節器**と**認知器**である．調節器は，神経学的－化学的－内分泌チャンネルを通して自動的に反応し，その変化を処理していく．認知器は，「認知・情報処理，学習，判断，情動という四つの認知情動チャンネルを通して反応する」．これらのプロセスは直接観察することはできず，次の効果器（**四つの適応様式**）を通して現れる．

❶生理的機能様式　酸素化，栄養，排泄，活動と休息，安全の確保という基本的ニード，感覚や水分と電解質，神経・内分泌などの機能が重要とされる．

❷自己概念様式　身体感覚と身体像からなる身体的自己，自己一貫性，自己理想，道徳的・倫理的・霊的自己からなる人格的自己で構成される．自己概念とは「ある時点での自分自身について抱く感情や信念」の複合である．

❸役割機能様式　社会の中で占めるその人の役割であり，一次的・二次的・三次的役割*と，それぞれについて道具的行動と表出的行動*がある．

❹相互依存様式　「愛情や尊敬，価値観を人に与えたり，また人から受け取ったりする相互作用に関するものである」．重要他者やサポートシステムと，これらの関係について受容行動と寄与行動がある．

用語解説*

一次的・二次的・三次的役割

バントン（Banton）の分類であり，一次的役割はその人の生き方を決定する基本的役割であり，例えば既婚婦人などである．二次的役割はその基本的役割を幹としたときの枝であり，社会の場においてその人に影響を及ぼす役割で，例えば少年の母や教師の妻などである．三次的役割は，さらに自由に選ばれ，他の役割にほとんど影響しない，または一時的に影響を与える役割で，例えばゴルファーやPTA会員などである．

用語解説*

道具的行動と表出的行動

パーソンズ（Parsons）とシルズ（Shils）の研究に基づくもので，道具的行動は何らかの目標志向的な行動や行為志向的な行動であり，例えばPTA役員がバザーを企画し，保護者に出品を募るなどである．表出的行動は情動的な行動であり，同じくPTA役員が保護者との円滑なコミュニケーションのため，やさしく語りかけるなどの行動をいう．

ロイの適応モデルは複雑で用語もあまり馴染みがないものが多く，難しく感じられるかもしれない．しかし，適応モデルを看護過程に適用し，全６段階を展開しているので，実践への活用では大いに助けられる（表5-7）．

表5-7 適応モデルの看護過程への適用

1．行動のアセスメント
2．刺激のアセスメント
3．看護診断
4．目標の設定
5．介入（ケアの選択と実施）
6．評価

まず，第一・第二段階はアセスメントである．第一段階では，行動のアセスメントを四つの適応様式の枠組みに沿って進める．ここでは，適応的行動か非効果的行動かについての仮定的判断がなされる．第二段階では，刺激のアセスメントへと進み，第一段階の行動についての焦点・関連・残存刺激を明らかにする．第三段階はこれらのアセスメントから導かれる看護診断であるが，これは影響要因である刺激と一つあるいは複数の適応様式の行動の組み合わせで記述されることになる．第四段階では，目標設定がなされるが，適応モデルでは一般に「適応行動を維持し促進することと，不適応行動を適応行動に変化させること」が目標となる．次の第五段階は，介入ーアプローチ方法の選択であり，これは焦点刺激をはじめ，刺激を変化させることが中心となる．最後の第六段階は，看護介入の効果の評価で，看護目標である適応的行動がどのくらいみられるかが焦点となる．

ロイの理論はアメリカはもとより日本でも広く紹介され，実践や教育での活用がなされている代表的理論の一つである．ロイの精力的な著作活動から，今後さらに科学的前提と哲学的前提による理論が統合され洗練されることが期待される．

7 M. ニューマン

マーガレット・A・ニューマン（Newman, M.A.）は新しい健康概念を中心とする理論を発表している．医療では，ともすれば病気があるかどうかという観点で人をとらえがちだが，ニューマンは病気がある状態もない状態も，その人の健康のパターンの現れとしてとらえられるという．この健康のパターンとは，人間と環境との相互作用の全体が反映されているものである[26]．例えば体温や血圧，コミュニケーション，家族関係などが挙げられる．私たちの体温や血圧には日内変動があり，運動をしたり気温の影響を受けたりして変化する．家族関係にも日々変化がある．このような変化を全体的にとらえることで，人間と環境の相互作用の現れとしてのパターンを読み取るのに役立つと説く．

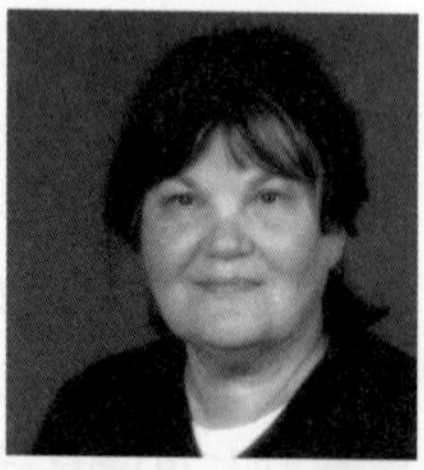
マーガレット・A・ニューマン
（Prof. Richard H Nollan提供）

「健康とは意識の拡張である」．ニューマンはベントフ（Bentov, I.）やボーム（Bohm, D.）らの理論に触発され，ヤング（Young, A.）の意識の進化理論（図5-5），プリゴジン（Prigogine, I.）の散逸構造理論から類推を得て，意識の拡張という自身の健康理論を展開する．ニューマンは，人間－環境の進化するパターンは，意識が拡張していくプロセスにあり，意識は宇宙と同一の広がりをもつという仮定から，人間が意識をもつのではなく，人間が意識なのだという認識へと進む．

plus α
ベントフ
変性意識状態と人間の生理の関係について研究した物理学者．彼の述べる「一束の意識」または「人間としてある意識の単位」という考え方と時間の関係がニューマンの健康のモデルの下敷きになっている．

ヤングの意識の進化理論は，発達理論とみることができるが，発達が右肩上りに進んでいくとする理論ではない．原初の潜在的自由から，社会や集団による束縛，自己同一性の確立であるセンタリングを経て，転換点である選択に至る．いったんは自由の喪失なのだが，選択で「法則」の学習による開発や進歩はピークに達し，同時にそれは自己の限界についての新しい気付きをもたらす．そして，自己の成長よりもっと大きなものへの献身である脱センタリングへ向かい，真の自由へと向かうという．

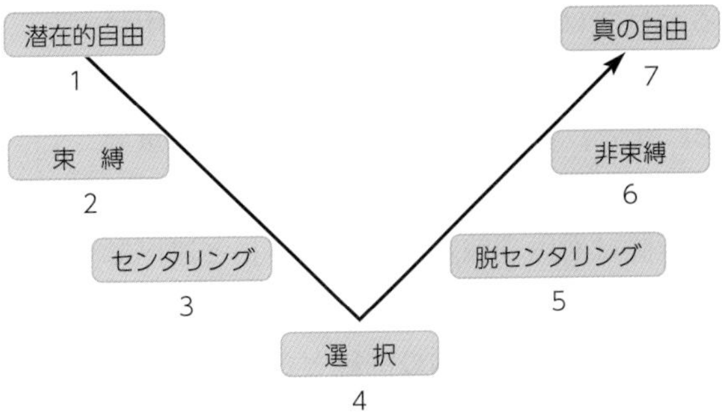

マーガレット・A・ニューマン．マーガレット・ニューマン看護論：拡張する意識としての健康．手島恵訳．医学書院，1995，p.38.

図5-5　ヤングの意識の進化のスペクトル

ニューマンは図5-5の２に**時間**を，３に**空間**，４に**運動**を位置付け，「身体的自己の発達は必然的に時間と空間に束縛され」ており，「運動は，環境をコントロールする方法をもたらす」．その（病気などによる）身体の障害は「運動の制限をもたらし」，「自由の喪失が明らかになる」．この制限は，「身体的自己を越えて気付き（意識）を拡張させる」．これが転換点にあたる．古い自己を放棄し，あるいは自己を超越してすべての対立が宥和（ゆうわ）される絶対意識へと向かう．

プリゴジンの散逸構造理論は，これらの意識の生成進化の過程の中で生じる現象をより詳しく理解するのに役立つとみられる．

それでは「拡張する意識としての健康」を目指して，看護はどのように実践し，あるいは探求するのだろうか．先に述べたように，ニューマンは全体性を反映するパターンに目を向けるよう促す．パターンとは，**運動**，**多様性**，**リズム**といった特徴をもち，しかも絶えず変化する．一日の過ごし方，睡眠と覚醒には個人個人のパターンがある．同じく話し方にも声のトーン，リズムといったパターンがある．私たちが日ごろ親しい人を瞬時に識別する，時に足音だけでもそれが可能なのは無意識のうちにこのパターンを認識しているからである．このパターンが不規則になったり，不安定になったりする場合が重要で，再組織化の過程，プリゴジンの「大きなゆらぎ」（図5-6）を示す可能性がある．

看護師は混沌（こんとん）の中にあるクライアントが必要とするパートナーになるのだが，ニューマンは，ここで何かを変えたいとか何かをしなければといった衝動を抑え，「既定のアジェンダ（課題）を放棄」するよう求める．「たとえそれが不調和，破局，疾病という形で現れたとしても，看護師として私たちは，クライアントと共にその過程に入り，それから離れず，それに注意を傾け，それを生きるのである」．このようにして看護師は無秩序で混乱したパターンからより高いレベルで安定するパターン化に参加する．

ニューマンは，これまでの看護の知識や手順といったものが不要といってい

plus α
ボーム
プラズマ物理学，量子力学専門の物理学者．

plus α
ヤング
アメリカの発明家，哲学者．著書『われに還る宇宙：意識進化のプロセス理論』の中でその理論が展開されている．

plus α
プリゴジン
ベルギーの科学者．秩序と構造が自然発生する現象を自己組織化と呼び，自己組織化できる存在を「散逸構造」と呼んだ．この発見はアインシュタインの相対性理論以来の科学的業績といわれ，ノーベル化学賞を受賞した．

るわけではなく，新しいパラダイムの中に適切に位置付けることの必要性を述べている．また，看護におけるケアリングの重要性に触れ，「ケアリングの次元を考えていない理論は看護理論とはいえない」と述べている．

ニューマンは理論の洗練とともに探求方法を変え，開発し続けている．研究参加者との面接を通してパターンを描き，「参加者が自らの具体的な状況を理解し，行動を助けるものである」と，「実践としての研究」を主唱している．

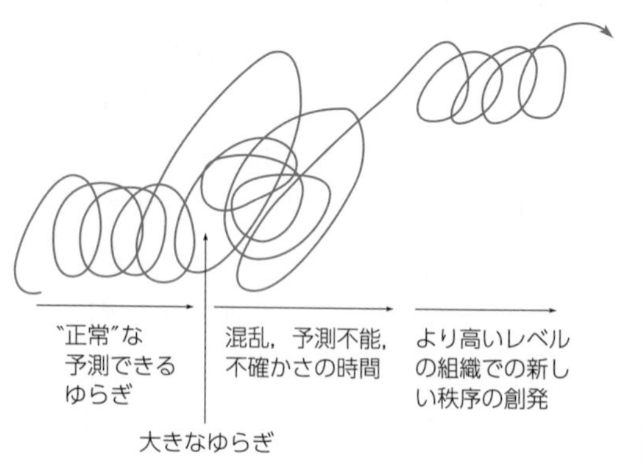

マーガレット・A・ニューマン．マーガレット・ニューマン看護論：拡張する意識としての健康．手島恵訳．医学書院，1995，p.32.

図5-6　プリゴジンの散逸構造理論で描かれた過程

8 ワトソン

1970年代，医療技術が目覚ましく発展し，看護の専門化が進み，細分化されていく中で，医療の場に人間性を取り戻すためのケアリングの理論を展開したのがジーン・ワトソン（Watson, J.）である．ケアリングは，ワトソンによって「看護における道徳的理念」と定義され，人間的尊厳およびより高次の自己を保護し，強化することを意味している．ワトソンのヒューマンケアリングについての説明を見てみよう．

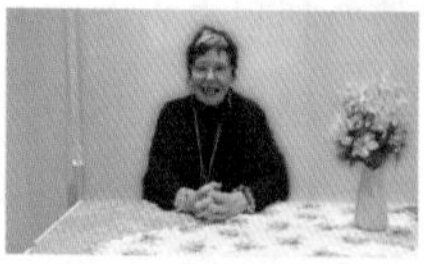

●ワトソン先生からのメッセージ〈動画〉

ヒューマンケアリングは，人と人との間においてのみ，最も効果的に示され，実践される．間主観的に人と人とが関わるプロセスによって，人間らしさという誰もがもっている感覚が生かされる．つまり，相手に自分を重ね合わせ，相手に自分の人間性を映しだすことによって，人間らしさというのはどのようなことであるかを会得できる〔文献27）p.57-59〕.

ワトソンは，看護においては，ケアをする人とされる人が，深く関わりつながるとき，本来の人間らしさが表現され，新たな可能性を見いだしていく貴重な瞬間があるとし，その瞬間は看護にとってのみならず，人類にとって重要と考えた．この，人と人との深い関わり，つながりを**トランスパーソナルケアリング**と名付けた．

図5-7は，ワトソンのトランスパーソナルケアリングを示したものである．ワトソンの看護理論では，看護師，患者という人間は，それぞれに身体（body），心（mind），魂（soul）を宿した自己であるとともに，過去を振り返って学び，未来に計画を抱きつつ，それぞれの状況の中で生きる世界的存在でもある．人間は身体，心，魂の調和が保たれているとき，そして他者や宇宙のエネルギーとの調和が図られているときに，ヒーリング*がもたらされる．

用語解説*
ヒーリング
癒し．ワトソンの理論では，身体，心，魂の調和がとれており，宇宙のエネルギーとも調和がとれている状態をいう．一時的な安楽とは異なり，人生を通じて探求するプロセスと定義されている．

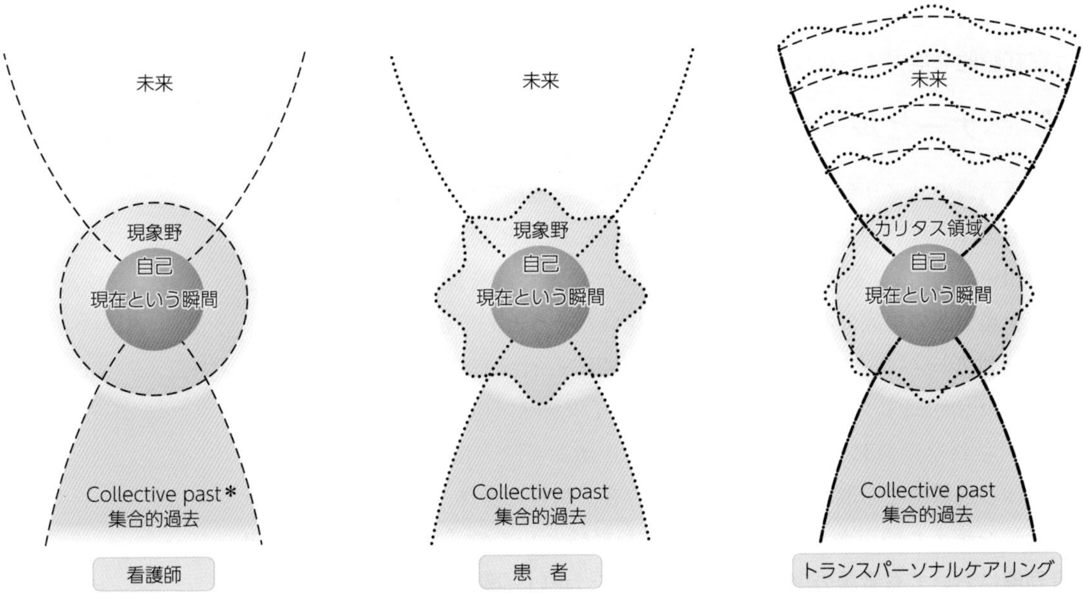

＊似た言葉にデュルケムによるCollective memory（集合的記憶）がある．公的記憶（パブリックメモリー）とも呼ばれ，一つの共通性をもつ集団で共有される記憶，史実．例えば，日本人なら誰でも知っている原爆投下への思いなど．ワトソンの理論では看護師，患者がそれぞれ所属する社会や文化のもとで共有している過去であり，トランスパーソナルケアリングのときにはそれらも影響し合うと考えられる．

ジーン・ワトソン．ワトソン看護論：ヒューマンケアリングの科学．稲岡文昭ほか訳．第２版，医学書院，2014，p.105．一部改変．

図5-7　トランスパーソナルなケアリングの瞬間

表5-8　カリタスプロセス

1．人間性と利他主義に価値を置き，自己と他者に対しての愛情－親切－平静さをもって実践をする．
2．全身全霊を込めてそこに存在すること，自己とケアする者と，ケアを受ける者の主観的世界と，深い信念を支え可能にすること．看護師が，信頼と希望をもたらし患者の前に対面する．
3．自己と他者に対する感受性を高め，スピリチュアルに発展し続ける．
4．真の意味で信頼に基づく関係を築く．
5．相手の話にじっくりと耳を傾け，肯定的な感情のみでなく，否定的な感情も自由に表出することを助け，それを受容する．
6．創造的に問題解決の方法を作り出す．
7．関係性の中で教育－学習を行う．
8．ヒーリングの環境を創造していく．
9．基本的なニードを援助する．
10．神秘的な出来事や不可解な事にも目を向ける．

文献28）より作成．

看護師と患者のそれぞれの自己は，トランスパーソナルケアリングにおいて，現在という瞬間，カリタス領域において一体となる．そこでは人は自我を超えて，他者との関わりにおいて，他者の中に自分自身を認識することを学び，真なる自己へと変容していく．このような相互主観的な関わりとともに，人は時空を越えて宇宙的なエネルギーとも結び付くことでヒーリングの可能性が高まっていく．双方の未来において可能性が広がっていく様子が描かれていることがわかる．

表5-8に示したカリタスプロセスは，ワトソンのヒューマンケアリングの実践を構成するプロセスである．カリタス＊とは，ラテン語で「慈しむ，感謝する，特別な関心を寄せる」という意味がある．相手に対して何かをする，働き

用語解説＊
カリタス
ラテン語で愛，人類愛を表す．ケアリングと愛という意味を含み，「心」と科学的な知識を基盤に据えた「頭」とのつながりを統合した実践，ということを意味する[28]．表5-8も参照．

かける能力とともに，相手のそばに意味のある仕方で居る（presence）という存在論的な能力に焦点が当てられる．

9 ベナーとルーベル

看護実践のリアリティーは，過度に単純化した理論では十分にとらえることができない．パトリシア・ベナー（Benner, P.）とジュディス・ルーベル（Wrubel, J.）は，その考えのもとに優れた看護実践を記述し解釈することで，看護実践の根底にある道徳的技能を見いだそうとしてきた理論家である．ベナーはルーベルとの共著『現象学的人間論と看護』においてハイデガー（Heidegger, M.）の存在論，とりわけドレイファス（Dreyfus, H.L.）によって解釈されたそれに依拠しつつ，メルロ＝ポンティ（Merleau-Ponty, M.）の身体の現象学をも取り入れて，認識と存在，精神と身体，主観と客観という二元論を超えた観点から人々の生きられた経験としての「病（やまい）」をとらえ，患者理解においても看護の実践においても「気づかい／関心」を第一義とする看護観を提示した[15]．

ベナーとルーベルは**ケアリング**（気づかい）を，人間の存在のありようの一つとし，人が何らかの出来事や他者，計画・物事を大事に思うことを意味するものととらえる．気づかいは，ある人にとって何が大事であるか，何をストレスと受け止め，それに対してどのような対処の選択肢を持ち合わせるかを決める．人が病を患うなど人生の困難な場面に遭遇しても，その状況に身を置き，問題を発見したり可能な解決法を知ったり，それを実行したりすることができるのは気づかいがあるからである．気づかいには，人に援助を与え得る条件と，人からの援助を受け入れ得る条件を設定する側面がある．実際，看護師は相手の状況に関心を寄せ，巻き込まれ，気づかいを示しながら援助をする．相手への気づかいのありようは，看護師が相手にとって信頼される援助者になれるかどうかに影響している．

ベナーとルーベルは，人が日常の中で，自分の置かれた状況を自分にとってそれがもつ意味という観点から直接把握し，即座に，次々と新しい状況に熟考することなく関わっていける面に着目する．人間は精神のみならず身体を備えた存在として「身体に根差した知性」や，生まれ育った社会や文化のもとで身に付けてきた「背景的意味」をもつ．また自らの「関心」のもとに状況に巻き込まれるとともに，一方で「状況」に引き付けられ関与させられる．例えば，看護師はある目的で患者のところに赴いたとしても，患者の何か（想像とは異なる表情，反応など）に気づくと，その何かを知ろうとしたり，気がかりを示そうとする．患者を自らの関心の中心に置く看護師は，まさにベナーとルーベルのいうところの例証と言える．

5 看護実践を読み解く

次に，看護場面で出合うケースを挙げる．ウィーデンバック，オレム，ロイの理論ではどのようにとらえられるだろうか，またどのような看護が考えられるだろうか，その一例を示す．

事例

53歳，男性，Aさん．家業である酒屋の三代目として仕事に精を出してきた．10年ほど前に父親を亡くしてからは，母親と妻とAさんの３人で営んできた．忙しいときには，同居している会社勤めの長男と，結婚して近くに住む長女も子どもを預けてきて店を手伝うほど仲のよい家族である．

数年前からの不況は店の経営にも影響したが，仕入れや配達の工夫などの地道な努力で，売り上げも上向きとなり，ほっとした矢先のことであった．いつものように，配達に出ようとビールケースを運んでいる最中に手足がしびれ，体が思うように動かなくなり，意識がもうろうとなった．救急車で病院に運ばれ，脳梗塞と診断されて緊急入院となった．

1 ウィーデンバック理論でAさんのケースを考えてみよう

ウィーデンバック理論では，急性期，回復・リハビリテーション期，社会復帰期を通して，Aさんの「援助へのニード」が焦点となる．意識障害が回復したばかりのAさんは，自分の身に起こったことが理解できず，戸惑い，困惑していることが予想される．看護師は基本的ニードを満たしつつ，Aさんの反応に注意しながら状況を理解できるように慎重に関わる．

回復期に入り，状態も安定してリハビリテーションに取り組んでいるAさんであったが，しばらくすると倦怠感や左下肢のしびれなどを訴えてリハビリを休みがちになった．看護師は苦痛についての訴えを聞く中で，援助へのニードを探った．話をするうち，Aさんは「リハビリで頑張っても左手が言うことを聞いてくれない．物が持てないと配達もできない……」とリハビリの効果への疑問と今後の仕事への不安を語り始めた．看護師は，Aさんのニードは障害に向き合うことに関連しているととらえ，単なる気休めや慰めの言葉でごまかすことなく，時間をかけてAさんの話を聴いた．その後「痛い，疲れた」と言いながらもリハビリに励むAさんの姿が見られるようになった．

退院を数日後に控え，Aさんは麻痺が残りながらも身の回りのことはほぼ助けなしにできるようになった．妻や長男と面会室で話し込むAさんの姿を見かけた翌日，浮かない顔のAさんが気になった看護師は，退院後の生活に話を向けた．Aさんは，長男が家業のために仕事を辞めることにしたと聞き，すまなさや自分のふがいなさを感じると語った．看護師は，これまでの頑張りや自分自身に向き合うAさんに感じた称賛や尊敬の気持ち，家族も同様の気持ちを話していたことを伝えた．さらに，家業の面でも経験豊富なAさんのスキルや知恵が求められるのでは，と看護師の思いを口にした．

2 オレム理論でAさんのケースを考えてみよう

急性期

- まずAさんの**セルフケア・エージェンシー**をアセスメントするが，主に普遍的セルフケア要件，中でも「空気・水分・食物の摂取」「排泄とそのケア」に加え，合併症の予防を含む「危険の予防」といった生理的ニードに焦点を当てる．
- また，意識の回復に伴い，Aさんは自分の身体を自分自身とは感じられない「自己概念」の脅かしを感じるかもしれない．注意深い観察と見守りが大切になる．
- Aさんに意識障害がある間は，Aさんに代わって看護師がすべてのセルフケアを行う，**全代償システム**が用いられる．

回復・リハビリテーション期

- リハビリ期に入ると，健康逸脱に対するセルフケア要件を含めて，アセスメント・計画立案を行う．
- 看護システムは**一部代償システム**が用いられる．
- 麻痺や感覚障害によるセルフケア限界から生じるセルフケア不足に対して，新たなセルフケアの方法を学習する計画が立てられる．その際には，「孤独と社会相互作用のバランスの維持」や「正常性への希求」，発達的セルフケア要件にも目を向け，Aさんがもつ強さや今後への望み，入院前の生活やこだわりを考慮する．また，焦りからの頑張りすぎや，障害確かめ行動が見られるかもしれない．
- 「危険の予防」セルフケアを引き続き重視する．
- 「自己概念の修正」は，リハビリの効果がプラトー（停滞状態）に近づくころに，再び重要でしかもつらいセルフケアとなるかもしれない．Aさんがいくら努力しても軽度の片麻痺が残ることを認識したときに，どのように麻痺と付き合っていくかを共に考えていけるよう関わる．

社会復帰期

- 家業ができるかが心配なAさんに，実際どのくらいの仕事が可能であるかを作業療法士（OT）や理学療法士（PT），医師，Aさんと共にアセスメントしていく．退院前に試験外泊をし，Aさんが行えるセルフケアの範囲を確認する．
- この段階になると，Aさんにとって「自己概念の修正」がより現実的なものとなり，理想と現実のギャップにいら立ちを感じるかもしれない．Aさんと家族が社会復帰に向けてより現実的な目標をもてるように，Aさんが積極的に参加できるようにする．また，Aさんのできない部分に焦点を当てるのではなく，これまでの過程でできるようになったことをAさんが再認識し，今後の意欲につなげられるようにする．
- 計画立案はAさん，妻，看護師の三者で行い，資源の活用を含めて計画する．**支持・教育システム**を用い，Aさんと妻の意思決定や学習を支え導く援助が中心となる．

3 ロイ理論でAさんのケースを考えてみよう

急性期

- **四つの適応様式（生理的機能，自己概念，役割機能，相互依存）**をアセスメントし，Aさんの行動が非効果的行動か適応行動かをとらえる．
- 次に，行動に影響を与えている因子である**焦点刺激**，**関連刺激**，**残存刺激**をアセスメントする．Aさんの場合，意識障害という不適応状態に関連して脳梗塞という焦点刺激は明確であり，急性期の段階ではこれによる認知器・調節器を含めた生理的機能を詳細にみていく．刺激を除去したり，増減したり，変化させる援助を行うことで，ホメオスタシスを回復させる．つまり，頭蓋内圧の正常化のための治療が効果的に行えるようにし，合併症や再梗塞，麻痺の拡大を防ぐ．

回復・リハビリテーション期

- **生理的機能**に加え，**自己概念**，**役割機能**，**相互依存**の各適応様式をアセスメントしていく．
- 自己概念では，麻痺に伴う自己像の変化をどのようにAさんがとらえているかを知り，理想的自己と現実のギャップから生じている喪失に伴う怒り，不満，恐れなどを表出できるように促す．
- 父親，夫，酒屋の店主といった役割を遂行できないことに対する思いや家族との関係もアセスメントし，家族に働きかけて家族からのサポートも得られるようにする（同時に家族がこの危機にどのように対処しているかにも注意を向ける必要がある）．これにより，Aさんは現実的な展望と代案を探すことへと進むことができ，適応行動につながる．

社会復帰期

- 軽度ではあるが麻痺をもちながらAさんがどのように社会生活に適応していくかが焦点となる．
- Aさんの一次的役割（父親，夫，酒屋の店主）が果たせないという役割距離や，周囲から助けを受けることへの遠慮による非効果的行動が見られるかもしれない．それはまた罪悪感や無力感をもたらす恐れがある．この段階においても**自己概念**，**役割機能**，**相互依存**の適応を高めることが重要となる．
- 看護援助は，役割葛藤が生じない可能な範囲でAさんの今後の役割を確認することや，家族や周囲に支えられているだけではなく，Aさん自身も家族を支えていることを認識できるように，家族を中心とする刺激の調整が中心となる．Aさんを含む家族が家業をどのように維持継続していけるかについての意思決定の中で，絆を確かめ強くする相互依存行動が鍵となるだろう．

事例とその看護を考える際の看護理論の活用のしかたを例示した．看護理論は，ロイやオレムでみたようにアセスメントや看護問題（看護診断）の確認，目標設定と看護援助の具体策といった看護過程と結びつけて用いることができる．この用い方で気を付けたいのは理論に当てはめることにばかり気を取られないことである．大切なのは患者の現実である．それぞれの理論には優れた特徴があるが限界もある．

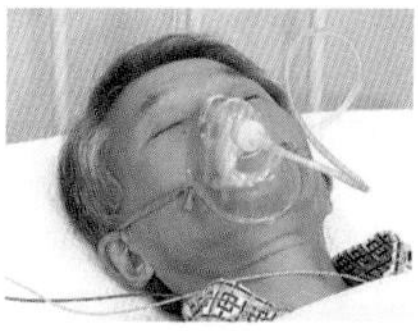

●看護理論の模擬実演〈動画〉

このような枠組みとしての用い方以外に勧めたいのは，実習などで患者の言動の理解が難しいと感じたり，かかわり方がわからないと悩んだりしたとき，看護理論をひも解くやり方である．手掛かりが見いだせるかもしれない．同じように，実習が終わってあの関わりでよかったのだろうか，と振り返る際に，よりどころとして看護理論は大いに活用できる．最後に，看護とは何か，学生時代そして卒業後，自分の中で考えをめぐらし，時に仲間と語る．そんなとき，ナイチンゲールやヘンダーソンの影響に気付くことも多い．まずは，心惹かれる看護理論を見つけよう．

引用・参考文献

1) 池川清子．看護：生きられる世界の実践知．ゆみる出版，1991，p.129-131.
2) バーバラ・J・スティーヴンス．看護理論の理解のために：その分析，適用，評価．中西睦子ほか訳．メディカル・サイエンス・インターナショナル，1982，p.1.
3) Chinn, P.L. et al. Theory and Nursing：Integrated Knowledge Development. 5th ed. Mosby，1999，p.51.
4) Meleis, A.I. Theoretical Nursing：Development & Progress. 3rd ed. Lippincott，1997.
5) Walker, L.O. et al. Strategies for Theory Construction in Nursing. 3rd ed. Appleton & Lange，1995，p.9.
6) ノラ・J・ペンダー．ペンダー ヘルスプロモーション看護論．小西恵美子監訳．日本看護協会出版会，1997.
7) Mishel, M.H. et al. "Theories of Uncertainty in Illness". Smith, M.J. et al.（ed.）Middle Range Theory for Nursing. Springer Publishing，2003，p.25-48，91-110.

8) J・M・コービンほか．“軌跡理論にもとづく慢性疾患管理の看護モデル”．ピエール・ウグ編．慢性疾患の病みの軌跡：コービンとストラウスによる看護モデル．黒江ゆり子ほか訳．医学書院，1995，p.1-31.
9) Jacox，A. Theory Construction in Nursing：An Overview. Nurs Res. 1974，23，p.4-13.
10) A・H・マズロー．人間性の心理学．小口忠彦監訳．産業能率大学出版部，1987.
11) ガートルード・トレス．看護理論と看護過程．横尾京子ほか監訳．医学書院，1992.
12) ルートヴィヒ・フォン・ベルタランフィ．一般システム理論：その基礎・発展・応用．長野敬ほか訳．みすず書房，1973.
13) ヴァイオレット・M・マリンスキー．マーサ・ロジャーズの思想：ユニタリ・ヒューマンビーイングスの探究．手島恵監訳．医学書院，1998.
14) ジーン・ワトソン．ワトソン看護論：人間科学とヒューマンケア．稲岡文昭ほか訳．医学書院，1992，p.76.
15) パトリシア・ベナーほか．現象学的人間論と看護．難波卓志訳．医学書院，1999，p1-16.
16) 前掲書15)，p.viii.
17) フローレンス・ナイチンゲール．“看護覚え書”．ナイチンゲール著作集．第1巻．湯槇ます監修．現代社，1975.
18) フローレンス・ナイチンゲール．“病人の看護と健康を守る看護”．ナイチンゲール著作集．第2巻．湯槇ます監修．現代社，1974，p.125，128.
19) ヴァージニア・ヘンダーソン．看護の基本となるもの．改訳版．湯槇ますほか訳．日本看護協会出版会，1995，p.11，16，17，23.
20) ヴァージニア・ヘンダーソン．ヴァージニア・ヘンダーソン論文集．増補版．小玉香津子編訳．日本看護協会出版会，1989，p.42-60.
21) ドロセア・E・オレム．オレム看護論：看護実践における基本的概念．第3版．小野寺杜紀訳．医学書院，1995，p.11-17，27-28，440.
22) アーネスティン・ウィーデンバック．臨床看護の本質：患者援助の技術．外口玉子ほか訳．現代社，1969，p.13-22，58-71.
23) ジョイス・トラベルビー．トラベルビー人間対人間の看護．長谷川浩ほか訳．医学書院，1974，p.3，16，91，191-232.
24) ヒーサー・A・アンドリュースほか．ロイ適応看護論入門．松木光子ほか監訳．医学書院，1992，p.24，44-51.
25) シスター・カリスタ・ロイほか．ザ・ロイ適応看護モデル．松木光子監訳．医学書院，2002，p.32，67-88.
26) マーガレット・A・ニューマン．マーガレット・ニューマン看護論：拡張する意識としての健康．手島恵訳．医学書院，1995，p.9，27-29，32，37-41，61-63，80，83-92，124.
27) ジーン・ワトソン．ワトソン看護論：ヒューマンケアリングの科学．稲岡文昭ほか訳．第2版，医学書院，2014.
28) ジーン・ワトソン．ヒューマン･ケアリング理論：理論の核とカリタス・プロセス．戸村道子訳．日本赤十字広島看護大学紀要．vol.10，別刷，p.77-80.
29) H・E・ペプロウ．ペプロウ人間関係の看護論．稲田八重子ほか訳．医学書院，1973.
30) アイダ・J・オーランド．看護の探求：ダイナミックな人間関係をもとにした方法．稲田八重子ほか訳．メヂカルフレンド社，1964.
31) ドロシー・E・ジョンソン．“看護ケアの意義”．看護の本質．池田明子ほか訳．現代社，1974，p.86，295.
32) アイモジン・M・キング．キング看護理論．杉森みど里訳．医学書院，1985.
33) ベティ・ニューマン．ベティ・ニューマン看護論．野口多恵子ほか監訳．医学書院，1999.
34) マデリン・M・レイニンガー．レイニンガー看護論：文化ケアの多様性と普遍性．稲岡文昭監訳．医学書院，1995.
35) Watson, J. Nursing：The Philosophy and Science of Caring. Little Brown，1979.
36) ローズマリー・R・パースィ．パースィ看護理論：健康を－生きる－人間．高橋照子訳．現代社，1985.

重要用語

大理論	相互作用理論	ナイチンゲール	ロイ
中範囲理論	人間関係論	ヘンダーソン	M. ニューマン
小理論	システム理論	オレム	ワトソン
ニード理論	全体理論	ウィーデンバック	ベナー
マズロー	ケアリング理論	トラベルビー	ルーベル

学習達成チェック

- ☐ 看護理論は，看護に関する現象の記述，説明，予測，コントロールを目的とすることが理解できる．
- ☐ 看護理論は現象の記述によって構成した概念と，概念間の関係性によって組み立てられることが説明できる．
- ☐ 看護理論には看護のより広い範囲を抽象的な概念で説明する大理論と，看護における特定の現象に関する概念を含み，経験的指標と結び付きも明らかな中範囲理論と，最も狭い範囲で実践での介入を示す小理論があることを説明できる．
- ☐ 看護理論の焦点には，人間の基本的ニードと自立，人間の全体性，看護師と患者の相互作用，ケアリングなどがあることが理解できる．

6 看護における倫理と価値

学習目標

- 看護ケアを行うという状況の中で，自分の価値と他者の価値を吟味し，倫理的観点からその価値の意味を考察できる.
- 看護倫理に関する基本的知識と，倫理的意思決定を行うための枠組みを習得する.

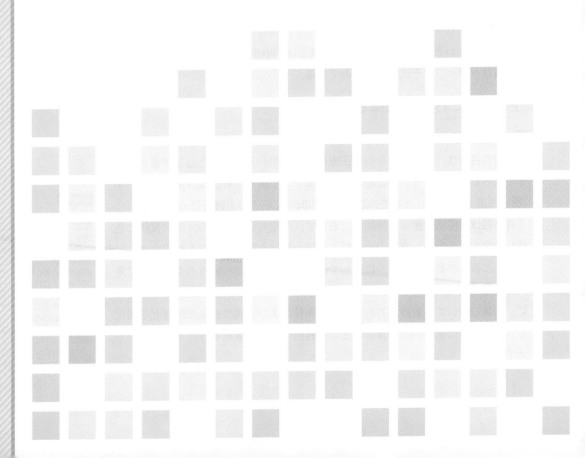

1 倫理と法律

1 共通点と相違点

一般に，「法は倫理の最低限度」といわれている．社会の決まりごと（ルール）をすべて法で定めるのではなく，守らせなければならない「最低限度」だけが法として定められるという意味である．すなわち，**法律**は，立法の府である国会において社会や国の行政当局によって，公益（人々の暮らしと生活を守ること）のために人間の行動を規制することを目的として作成された一連の規則および規制である．法律に基づかなければ人々に義務を課したり，権利を制限したりすることはできない．

一方，**倫理**（ethics）とは，実際の生活上での個人や集団の道徳の規範となる普遍的原理であり，何が正しいのか，何が最善かをよく考え（熟慮し），その考えに基づいて行動（実践）する際の判断基準となるものである．法律と倫理，この両者には，①法には強制力がある（他律的）が，倫理には強制力はない（自律的）こと，②法はその人の外側から行為や態度を規律しているのに対し，倫理は人の内側からその人の意思や心情を規律しているという二点において違いが認められる．

しかし，法と倫理は相反するものではない．法律の目的は，悪と不公正のない秩序ある社会を創造することであり，この点において倫理の目的も法律と同様である．しかしながら，人間は誰しもがよりよく生きたいと願う存在であり，法的に定められたことを守るだけでなく，他者を尊重し，社会に役立つ良い仕事をしたいと考えている．良い仕事とは，卓越した技術や知識のみでなく，倫理が伴ってこそ成し得るものである．

2 看護における法律と倫理

1 法的責任

看護の目標は，健康障害をもつ医療の受け手が一人の人間として尊重され，その人らしく生活していくことを支援することである．看護職は医療の担い手（医療法第１条の２）として，この目標へ向けて日々の看護を行っている．

看護職は保健師助産師看護師法において，所定の学業を修め，国家試験に合格し免許を得た上で，療養上の世話と診療の補助を業とすることが規定されている．これらの業務は技術的に正しく行われないと，たちまち人々の生命に危険を生じる行為にもなり得る．したがって，ケアの受け手の安全を守るために，法律において，看護師の教育や資格条件および看護業務の範囲などを規定し，その規定に基づいて看護師に責任や義務を付し，業務を遂行する権限を与えている．

➡ 医療法は，p.331参照．

plus α

医療法の規定

医療は，「医療の担い手と医療を受ける者との信頼関係に基づき，及び医療を受ける者の心身の状況に応じて行われるとともに，その内容は，単に治療のみならず，疾病の予防のための措置及びリハビリテーションを含む良質かつ適切なものでなければならない」と，医療法で定められている（第１条の２）．

2 看護専門職としての倫理

一方，看護職には自分たちの行動の基盤となるものとして，法律のほかに，日本看護協会の**看護職の倫理綱領**（2021）（➡p.38参照）と**ICN看護師の倫理綱領**（2021）（➡p.39参照）がある．法律は強制力を伴う外的規範であるが，倫理綱領は，看護職個々の内的規範であり，看護職が共有する価値や信念を表したものである．アン・デイビス（Davis, A.J.）は，倫理綱領をもっていることは，看護が専門職であることの証（あかし）であり，倫理綱領の役割は，実践上の一般的な行動指針を示すこと，および看護師と社会との契約として機能することであると指摘している[1]．

看護職には，ケアの受け手の安全を守ることに加え，その人のニーズに沿った良質なケアを行うことが求められる．良質なケアは専門的知識や技術とともに，対象となる人の個々の尊厳や権利を大切にした処遇をとることで実践可能となる．倫理綱領の基本は，個人の生命，尊厳および権利を尊重することであり，看護職を専門職として倫理的な実践へと導くガイドラインである．

plus α

専門職の要件

- 専門分野の体系的知識
- 公共の利益への貢献
- 自律的実践
- 独自の倫理綱領

plus α

倫理綱領の活用

他の専門職の倫理綱領と同様に，看護の倫理綱領も倫理的問題に直面したときに，専門職としての重要な倫理の規準として参考にする（➡p.178参照）だけでなく，専門職としての倫理的実践を自己評価したり，同僚間で評価したりすることができる．

2 看護倫理とは

医療の現場における倫理は一般社会とは大きく異なっている．病気や傷害で苦しむ人々に対して，医師はメスで手術を行い，看護師は患者の腕に注射針を刺したり，個人情報を聞き取ったりするなど，一般社会では許されない行為を職務として行っている．これらは人の命，心，生活に大きな影響を与える行為であり，看護の職務は倫理と深く関わっているといえよう．

では，**看護倫理**とは何か．看護倫理の理論的基盤にはさまざまな論議があるが，看護実践の範囲という視点から考えると，看護倫理は**専門職としての倫理**と**生命倫理**を包括する概念であるといえる（図6-1）．

看護実践には，本来的に倫理という要素が組み込まれている．看護には専門的知識と技術のみでは十分でなく，対象を尊重するという態度があってこそ，看護行為が成立する．しかし，どういう行為が対象を尊重することになるのかについては，判断が難しい状況がある．生命医科学の応用倫理である生命倫理は，高度医療技術を用いた治療を受けることが，対象にとってよいことかどうかという問題を提起した．そして，伝統的な医の倫理であるヒポクラテスの誓いにはなかった**自己決定**という自律の原則が生み出された[2,3]のである．

生命倫理の原則は，「成人で判断能力のある者は，身体と生命の質を含む『自己のもの』について，他人に危害を加えない限り，たとえ当人にとって理性的にみて不合理な結果になろうとも，自己決定の権利をもち，自己決定に必要な情報の

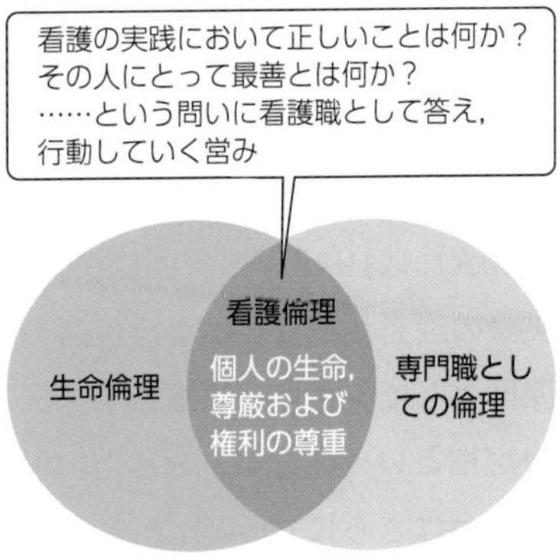
看護の実践において正しいことは何か？
その人にとって最善とは何か？
……という問いに看護職として答え，
行動していく営み
看護倫理
生命倫理
個人の生命，
尊厳および
権利の尊重
専門職としての倫理

図6-1 看護倫理

告知を受ける権利がある」[4] とされる．自己決定の倫理原則は，患者を尊重するという看護倫理の中核に位置するものであり，職業上の責任として，**患者の権利の擁護者**（**アドボケイト**）としての役割を担う看護倫理に包括されると考えられる．例えば，口から食事がとれなくなった高齢の患者に胃瘻からチューブで栄養を注入するのは，果たして本人にとってよいことなのかどうかなど，看護職は患者の生命，尊厳といった問題に日々向き合い，悩むことが多い．

ゆえに，看護倫理とは，「看護（実践）において正しいことは何か，どうすることがよいことなのか，看護者として私は何をすべきかを問い，これに答える営みである」[5] と定義される．看護職は，社会に信頼される専門職として，専門的知識や技術を身に付けるとともに，社会に対する自らの責任・役割を理解し，認識することが不可欠である．看護は専門職として，看護の対象である人々に対してどのような責任・役割を担っているのかを，倫理の中心概念である人権の歴史的変遷を通して考えてみよう．

3 歴史にみる人権の変遷

1 世界人権宣言

第二次世界大戦後，特定の人種の迫害や虐殺などが行われた経験から，国際連合第３回総会において，1948（昭和23）年12月，「すべての人民とすべての国が達成すべき共通の規準」として**世界人権宣言**が採択された．世界人権宣言は，すべての基本的人権尊重の原則を定めたものであり，初めて人権保障の目標や基準を国際的にうたった画期的なものである．

➡ 世界人権宣言は，p.332参照．

plus α
基本的人権の尊重
基本的人権の尊重は，日本国憲法第11条に定められており，看護職の行動規範である「看護職の倫理綱領」（2021）の基盤となっている．

2 患者の権利と生命倫理（バイオエシックス）

1 インフォームドコンセントの始まり

生命倫理のルーツの一つは，第二次世界大戦中のナチスの人体実験を糾弾した裁判で，臨床研究に関する基本原則を定めた1947年の**ニュルンベルク綱領**といわれる．医療における人権の問題を世界で最初に明らかにしたのがこの綱領である．注目すべき点は，情報の開示と被験者の自発的同意の尊重が示され，今日の**インフォームドコンセント**の概念の出発点となったことである．

ニュルンベルク綱領を受けて，世界医師会（world medical association：WMA）は1948年第２回総会において，第二次世界大戦中の非人道的な医学実験の反省から「ヒポクラテスの誓い」を現代の形に直し，医師の倫理の基本原則として**ジュネーブ宣言**を採択した．当時，内容に含まれていなかった自己決定権という概念は，2017年の総会でジュネーブ宣言に盛り込まれた．世界医師会はさらに1964年第18回総会において，人間を対象とする医学研究の倫理指針として被験者の権利・利益を優先する**ヘルシンキ宣言**を採択した．

plus α
ヘルシンキ宣言
ヘルシンキ宣言はこれまで合計８回の改訂（最終2012年）を経ている．1975年の第１回改訂でインフォームドコンセントという言葉が使用され，これがインフォームドコンセントの概念普及の契機とされている．

2 生命倫理（バイオエシックス）の誕生

しかしながら，ニュルンベルク裁判から数十年経っても，急速に増加しつつあった医学研究や新薬治験において非倫理的な臨床試験が行われていた．中でもタスキギー梅毒事件*は，アメリカ政府が資金を提供し，1932～1972年の間，メディアが暴露するまで続いた悪名高い臨床試験である．この事件を含む非倫理的な臨床研究が戦時下でなく，平時のアメリカで行われていたことに対する国民の非難と反省が，その後1950年代の公民権運動*，フェミニズム運動，消費者運動および患者の権利運動といった諸々の市民運動と相まって，アメリカにおける**バイオエシックス***（bioethics，**生命倫理**）の誕生に結びついた．

その後，国家研究規制法（1974年）による国家委員会のベルモント報告（1979年）が，「人を対象とする研究の倫理原則および指針」において三つの倫理原則の筆頭に自律的な人格の尊重を，それらを適用する三基準の筆頭にインフォームドコンセントを掲げることになった．これらは，研究に限定されない四つの基本的倫理原則（自律尊重，無危害，善行仁恵（じんけい），公正）へと発展した．

3 患者の権利

こうして，患者の自己決定を中心に置く患者の権利という概念が確立し，アメリカ病院協会は，**患者の権利章典**（1973年）を打ち出し，連邦政府は「患者の自己決定法」（1991年）を制定するに至った．このような医療倫理の考え方は，第34回世界医師会総会における「患者の権利に関する世界医師会リスボン宣言」（1981年）に盛り込まれた．リスボン宣言は前文と６項目の患者の権利からなる簡潔なもので，当時，社会的には注目を引かなかったが，アメリカの影響を受けてヨーロッパでも「患者の権利」が社会的関心事となった．

世界医師会はこのような動きを受けて，1995年９月インドネシア・バリ総会で「バリ改訂**リスボン宣言**」を採択した．この宣言は，1981年の宣言とは内容・質とも著しく変化している．バリ改訂の重要なポイントは，patient autonomy（患者の自律）の保証と，医療関係者が患者の諸権利をhuman right（人権）との認識のもとに，その擁護者であることをより明確に表明したことであり，また，患者のみでなく，医学研究の対象（被験者）に対してもこの宣言が及ぶとしたことである．

4 日本における生命倫理と患者の権利

1960年代後半からアメリカを中心に展開したバイオエシックスは，日本では1977年に上智大学大学院のカリキュラムに登場し，初めて「生命倫理」という言葉が使われた．生命倫理は，医師と患者の関係のあり方を伝統的なパターナリズム（父権主義）から情報提供モデルへと転換させたが，日本においては，患者の自己決定権の確立は遅れをとった．

日本医師会は1951年に「医師の倫理」を採択し，生命倫理懇談会が「説明と同意についての報告」を提出した．しかし，医師主導の考え方にとどまっており，インフォームドコンセントの本来の意味ではないという批判を受けた．

用語解説*
タスキギー梅毒事件
アラバマ州タスキギーで，連邦政府公衆衛生局は，梅毒が進行したアフリカ系米国人男性400人を対象に，梅毒の自然経過を明らかにする研究を行った．被験者は十分な説明を受けず未治療対象群とされ，治療薬のペニシリン開発後も治療を受けず，死後解剖された．

用語解説*
公民権運動
奴隷制度廃止後も合法的に黒人に対する人種差別が行われていたアメリカで，黒人の公民権保障と人種差別撤廃のための運動が広がり，その結果，1960年代半ばに制定された公民権法によって投票権や雇用上の平等が保障されるに至った．

用語解説*
バイオエシックス
bioethicsとは，ギリシャ語で「生命」や「生活」を意味するbioと，「倫理」を意味するethikeから造られた合成語であり，生命諸科学とヘルスケアの道徳的諸次元を学際的に多様な方法を用いながら取り扱う体系的な学問とその実践である．

➡ 患者の権利章典は，p.335参照．

plus α
改訂リスボン宣言
11項目の原則（患者の権利）のうち，バリ改訂で導入された「原則７：情報を得る権利」の中心は患者の診療諸記録の情報である．20世紀末，医療事故訴訟が世界各地で多発し，患者の診療諸記録の入手は，どの国や地域でも法律上の重要な解決課題とされた．そのような中，世界医師会が「患者には診療諸記録の情報を得る権利がある」と宣言したのは画期的で，リスボン宣言は国際的知名度を獲得し，ヨーロッパ諸国における「患者の権利法」の創設につながった．

その後，「医師の倫理」は50年を経て，2000年に**医の倫理綱領**へ改訂された．

法的には，1997年の医療法（第１条）改正において，「適切な説明と理解」「患者の意向の尊重」が規定され，患者の自己決定権やインフォームドコンセントがほぼ認められるようになった．また，**改正個人情報保護法**（2015年公布，2017年施行）により，患者はすべての医療機関から医療情報を入手する権利を得た（➡p.41参照）．日本においても，患者の人権への意識は徐々にではあるが高まりつつあるといえよう．

plus α　過去の過ちの検証

医療における人権および倫理的問題の本質を見定め，今後の方向性を議論するには，第二次世界大戦後のかなり後になって明らかにされた旧日本軍の軍医による捕虜の人体実験等，過去の過ちについても十分な検証が必要との指摘もある．

5 高度・先端医療技術と今後の課題

第二次世界大戦後の数十年で生命倫理が飛躍的な発展を遂げた理由は，問題を孕（はら）んだ医学研究のためだけでなく，20世紀後半，人工呼吸器（生命維持装置），人工透析，臓器移植，体外受精といった医科学技術が急速に進歩し，ある状況では，人の生死を操作できるようになったためである．この医学の目覚ましい発展は，人々に恩恵をもたらした一方，新たな倫理的課題を生じさせた．例えば，これまで不可能であった救命が人工呼吸器を装着することで可能となったが，「**QOL**（生命あるいは生活の質）」「尊厳死」「安楽死」といった新たな概念が生じた．現代（2020年）においても，人工呼吸器を装着した一人のALS（筋萎縮性側索硬化症）の患者がSNSで知り合った医師らに自殺幇助（ほうじょ）を依頼し，死に至っている．この事件は自らの「命の選択」という過酷な決断を迫られる患者がいるという現実を改めて社会に知らしめた．

plus α　QOL

quality of life．生命の質，生活の質，人生の質などと訳される．自分が感じている人生や生活における幸福感や満足感の指標であり，その基準は，主体である個人のもつ価値観や人生観である．もともと高度経済成長や，それに伴う環境破壊などの反省として生まれた「生活の質」を重視する概念であったが，医療の分野においても，余命をいかに延ばすかといった量的指標だけでなく，その人の価値観や人生観を尊重する指標として重要である．

2012年，ノーベル生理学・医学賞を受賞した山中伸弥らによって樹立発見された**iPS細胞**（人工多能性幹細胞）は，ALSのような有効な治療法がない難病の治療薬開発に活用されており，創薬や再生医療の実用化が期待されている．iPS細胞は（受精卵を使うES細胞と比べ）倫理的問題がないとされていたが，iPS細胞から精子と卵子という生殖細胞ができる問題が生じている．さらに高額な治療費や時間がかかるため，医療の平等性に問題を提起する可能性もあろう．

生命倫理は，価値観の多様性を認めながら，当事者と社会が合意可能な道を探りつつ，テクノロジー（科学技術）を医療技術として活用することが，どこまで許されるかを探究する学問として，また生命と人権を守る運動として世界的に展開してきた．

21世紀に入り，ゲノムなど医科学の発達はますます目覚ましくなっている．臨床の現場では，患者，家族，看護師自身，医師など複数の人々の多様な価値が潜んでおり，倫理的なジレンマを生じさせている．価値対立（または価値の衝突），すなわち倫理的課題は今後ますます顕著になっていくと考えられる．看護職は，倫理的課題に直面した場合，専門職としてどう対応するかを自分の問題としてとらえ，日々の看護実践に反映させていくことが重要である．

4 道徳的ジレンマと倫理的課題

近年，医療の高度化，複雑化はますます加速し，看護職が遭遇する倫理的課題は，日常の生活行動へのケア場面から，臓器移植や遺伝子診断・治療のような生命操作に関わることまで広い範囲に及んでいる．また，医療を受ける人々は病院だけでなく，地域の暮らしの場へと拡大しており，看護職の役割は多様化し，新たな倫理的課題も生じている．このような中，看護職は実践の現場で，目の前の患者に何をすることが最善なのかと悩み，葛藤を抱いているという報告は少なくない．

こうした倫理上の問題は**道徳的ジレンマ**（moral dilemma）として体験することが多い．道徳的ジレンマとは，同じくらい望ましい（あるいは望ましくない）二つまたはそれ以上の選択肢があり，どれを選び，また行うべきか判断のつかない状況をいう．道徳的ジレンマの具体的なテーマとして，「インフォームドコンセント」「臓器移植」「在宅医療」について考えてみたい．

> plus α
> **道徳と倫理**
> 倫理（moral）の類似語として道徳（ethics）があり，両者はしばしば同じ意味で使われる．本書では，道徳は，ある社会の構成員が文化の中で，互いの行為を規制するものとして培ってきた規範の総体であるととらえる．倫理は，道徳の規範となる原理であり，倫理原則等や道徳的推論を使いながら，正しいことは何か，なすべきことが何なのかを分析し，決定し，評価していく体系的なプロセスとしている[6]．

1 インフォームドコンセントにおける看護

1 インフォームドコンセントと自律の概念

インフォームドコンセント（以下，IC）は，一般的に「医師が，行う治療について患者に適切かつ十分な説明を行い，患者の同意を得る」と理解されている．医療の主体は患者であることから，インフォームドチョイス，インフォームドディシジョンという語が使われることもある．すなわち，ICには患者の自由の尊重という考えが根底にあり，倫理原則の一つである「自律の原則」(➡p.167参照) に深く反映されている．

ICは，アメリカでは法的な概念（自己決定法）として確立された．一方，日本においては，1997（平成９）年の医療法（第１条の４）の改正において，医療を受ける者の理解を得るための医療の担い手（医師，歯科医師，薬剤師，看護師，その他）の説明責任（➡p.40参照）が努力義務として制定された．しかし，患者の意思・意向を尊重した患者中心の医療やケアが行われているのかという疑問や葛藤を抱く看護職は少なくない．

> plus α
> **自己決定のための選択の自由，行動の自由**
> 自律には，自分のことは自分で決めるという「自己決定」，この決定のためには，十分な説明のもと選択肢が多元的であることが必要という「選択の自由」，この選択肢から自由に適切なものを選択する意思決定能力を前提とする「行動の自由」という要素が含まれている．つまり，医師は患者が治療を受けるか否かの判断を行う際に，必要な判断材料をすべて十分に説明する必要がある．

2 インフォームドコンセントにおける課題

例えば，病名や病状の告知について家族内の調整がうまくいかず，告知が難しい場合がある．50代の父親（患者）が胃癌で死期がさほど遠くない状況において，中学生の息子が受験を控えているため，妻は夫に真の病状を伝えることに強く反対し，医師もそれに同意した．しかし，患者は薄々病気が回復しないことを悟っており，落ち着かない様子で夜勤の看護師に本当の病状を知りたいという素振りを示していた．看護師は妻の心配（夫や息子の動揺を防ぎたい）も理解できるが，患者が残された貴重な時間を真実を知らされないまま過ごしていいのかと道徳的ジレンマを抱いている．

患者は，医療従事者からの情報を元にどうするかを選択する．それは単なる治療法の選択でなく，どのような人生を選択するかの決定である．患者にとって悪いニュースは提供されにくいが，悪いニュースこそ「患者の人生への影響」が大きいため，それらを含めた内容を説明することが重要である．ただし，悪いニュースは配慮をもって説明されなければならない．例えば，まだしばらくは生き延びることよりも死を強調することは，患者の有意義な未来を奪うことになるからである[7]．看護職は道徳的ジレンマに直面したとき，ケアの対象である**患者の尊厳と権利**を守るためにはどのように判断・決定し，行動するかを考える能力を備えることが求められる．

plus α

悪いニュースの説明のしかたの例

例えば，自動車事故で脊髄損傷を受けた患者に対して，「今後歩くことはできません」と言うより，「仕事する際に，車椅子があれば動き回ることも何でもできますよ」と言うほうが良い[7]．

3 今後の課題

医療においては，認知症や終末期など，患者の意思を確認するのが難しい場合がある．患者の意思を尊重する方法として，患者自身が自分の判断能力が失われる事態を想定して，自分に行われる医療についての意向を医師に事前に意思表示しておく**事前指示**（**アドバンスディレクティブ**，advance directives）がある．事前指示によって表明される希望は，心肺蘇生を拒否するDNR（do not resuscitate）などの主に延命を制限するリビングウィル（living will，生前発行の遺言書）である．さらに近年，人々が将来の治療やケアの方向性，具体的内容について，医療従事者や家族と相談して方針を決める事前ケア計画（アドバンス・ケア・プラニング，advance care planning）が注目されつつある．看護職は，患者や家族と対話を重ね，患者の価値観や考えを深く理解するとともに，家族，医師，他の医療従事者などと情報を共有し，患者の意思が尊重されるよう支援する．

2 臓器移植における看護

1 日本の臓器移植の特徴

臓器移植は，他者の臓器を用いなければならないところに，従来の治療法と大きな違いがある．移植医療は，先端医療技術を駆使することによって，従来，治療不可能とされていた疾患をもつ人の生命を助け，生活の質を向上させることを目指している．しかしながら，この医療には人々に福音を与えると同時に，他の医療にはみられない多様な倫理的課題が存在しており，移植医療に携わる多くの看護師や移植コーディネーターが葛藤を抱いていることが指摘されている[8,9]．

臓器移植には，脳死または心停止のドナーによる死体移植，生きている近親者などがドナーとなる生体移植がある．日本の移植医療の特徴は，表6-1，表6-2に示したように，欧米諸国と比べ，脳死状態のドナーからの移植よりも，健康な近親者からの臓器提供への依存度が極めて高いことである[10]．脳死移植については，1997（平成９）年に**臓器移植法**が制定され，日本でも脳死状態からの臓器（心臓，肝臓，肺，腸など）の移植が可能となった．しかし，脳死ドナーからの臓器提供が少なく，2010（平成22）年に臓器移植法が

plus α

臓器移植法改正の背景

日本の場合，国内での慢性的な臓器不足により渡航移植を行うケースが多かったが，自国外での移植を自粛するイスタンブール宣言や臓器移植を自国内で完結する指針がWHOから出されたため，事実上，渡航移植が困難となってきたことを背景とし，移植法が改正された．大きな改正点としては，家族の承諾だけで臓器移植が可能になったこと，さらに15歳未満の子どもも対象となったことが挙げられる．

表6-1　2019年に施行された日本における臓器移植の件数

脳　死	心臓死	生　体	総　数
479 (18%)	54（2%）	2,147 (80%)	2,680件

表6-2　脳死肝移植と生体肝移植の割合：2019年の日米の症例数の比較

	脳　死	生　体	総　数
アメリカ	8,372 (94%)	524（6%）	8,896件
日　本	88（22%）	307（78%）	395件

大幅に改正された．脳死後の提供件数は増加したものの，移植件数が移植希望者の登録数の増加に追いついていないのが現状である[10]．一方，生体移植は法的な規制がほとんどなく，日本移植学会の倫理指針があるだけである．

2 臓器移植における倫理的課題

脳死移植においては，ICUに勤務する看護師は，患者が脳死と判定された場合，患者の死を実感できない家族と共に，看護師もまだ生きている人への看護と臓器移植の準備を同時に行っていく価値の分裂といった重い課題に直面すると指摘されている[11]．

一方，生体移植においては，健康な人の身体から臓器，または臓器の一部を摘出するため，ドナーの健康上のリスクをもたらすという大きな問題がある．例えば，生体肝移植では，健康なドナーに開腹，部分肝切除手術という大きな侵襲を与えることになる．成人間（夫婦，親子，兄弟など）の生体肝移植では，国内，国外共にドナーの死亡例が報告されており[12]，また術後，健康上の問題を抱えるドナーが少なくないことが課題とされている[10]．

このように，場合によっては死に至るリスクを伴う生体移植では，ドナー本人の自発的な臓器提供の意思が大前提になる．しかしながら，生体移植に関しては家族間の力関係などが臓器提供に影響し，家族・親族間での心理・社会的問題など，多様な倫理的課題が存在していると指摘されている[12]．生体ドナーのケアに携わる看護師は，手術前日に恐怖を抱いているドナー候補者と向き合ったとき，「思う存分気持ちを聴いてあげたい」「しかし，臓器をあげたくないと言われるたらどうしよう」という二つの感情が生じ，どう対応したらいいのか悩むことになるという．つまり，ドナーとなった者に同情する気持ちと同時に，レシピエントの生きる権利への共感ももつという相反する二つの価値（感情）を体験することになる．

また，レシピエントについても，生命が保たれることの安心やさまざまな苦痛からの解放の期待と同時に，ドナーに対する罪悪感や負債感，制限された生活や多大な経済的負担，さらには病状悪化の不安などの苦悩を抱えているとする報告[13]がある．

3 臓器移植における今後の課題

欧米とは異なり，日本の臓器移植法（2009年改正）は脳死者からの臓器提供のルールしか定めておらず，生体ドナーからの臓器提供については保護の規定がない．生体移植に関する法的な義務付けがないことは，脳死者に比べ，生

plus α　生着率

腎臓は心停止後に移植を行っても生着率に大きな問題はないが，心臓や肝臓はドナーの血液が循環している脳死状態で取り出すことで飛躍的に生着率が高まる．

plus α　ドナーとレシピエント

ドナー（donor）は臓器を提供する人，レシピエント（recipient）は臓器の提供を受ける人．

体ドナーの安全管理や自己決定を含むさまざまな権利が尊重されにくい状況が生じる可能性を否定できない.

世界保健機関（WHO）は，生体移植の増大に伴い，生体ドナーの安全管理と人権保護が重要な問題であると報告しており，「人の細胞，組織及び臓器の移植に関するWHO指針」（2010年改訂）には，生体移植の認められる範囲や実施条件等について法的規制が必要と明示している[14]．椚島（ぬでじま）（2011）は，臓器移植法を改正し，提供者になれる人の制限，実施施設の認定と適応判定の制度，ドナーの健康状態の長期的フォローのためのシステムの構築などの規定を設けることを検討するべきと提言している[15]．

このような状況を背景とし，日本移植・再生医療看護学会は，「移植看護の倫理指針：生体臓器移植の場合」（看護倫理検討委員会，2014年）を公表した[16]．本指針の目的は，「生体移植医療に携わる看護師が倫理的葛藤や苦悩を抱いたとき，どう判断し，どのような実践を行うことが生体ドナーやレシピエントにとってより良いのか」を判断する基準を提供することである．しかし，「生体ドナーとなるかどうかを誰からも強制されないで決める権利」の保証は容易ではない．

日本では，ドナー候補者の選出は家族・親族間に一任されていることが多い．ドナー候補者が苦しみ悩みながらも真に自分の意思で決めることができるようなシステムを（公的な）制度として構築できるように，倫理だけでなく法の側面からも整備することが求められている．

plus α

ドナー擁護チーム

アメリカでは，ドナー候補者がドナーになるかどうかを決断する上でいかなる強制も受けないようにするために，公的制度として「独立したドナー擁護チーム」(independent donor advocate team：IDAT) が設けられている[17]．このチームの主な責任は生体ドナーの権利擁護である．

3 在宅医療における看護

1 在宅医療の特殊性

科学の進歩による医療技術の高度化，高齢社会における慢性病をもつ人々の増加を背景に，医療費の増加と人々の生活の質という点が社会問題となり，施設内から在宅へと人々の療養の場が変化してきた．地域・在宅分野で働く訪問看護師の役割はますます重要となるとともに，多様な倫理的問題に直面することが考えられる．

一般に，在宅は医療機関と異なり，療養者や家族が主体として生活する場であり，彼らの価値観に重点が置かれたケアが提供されると言われる[19]．また，医療・ケア提供体制は医師，看護師，ヘルパー，ケアマネジャー，理学療法士や作業療法士といった多様な職種が異なる制度の下，異なる事業所から，別の時間帯に訪れることから，患者を中心とした医療・ケアチームとして機能することが難しいとも考えられる．訪問看護師は，このような特殊性をもつ在宅医療の現場において，利用者の尊厳や権利を尊重し，最も善いケアとは何かを考えながら看護を提供していると考えられる．

plus α

訪問看護ステーション

老人保健法の制定（1982年），老人訪問看護制度の創設と訪問看護ステーションの設置（1992年）が行われ，2000年の介護保険法施行により，介護保険に基づく訪問看護は開始された．2023年現在の訪問看護ステーションの数は15,697事業所に昇っている[18]．

2 在宅医療における倫理的課題

習田らは，訪問看護師が経験する倫理的課題として，①利用者の意向と看護職の意向が食い違うため看護職が悩む状況，②利用者の意向と家族の意向が食い違うため看護職が悩む状況，③同僚や他職種とのコミュニケーション不足により看護職が悩む状況，④利用者・家族との関係性において看護職が悩む状況，⑤その他，の五つのカテゴリーを抽出した[20)]．

「①利用者の意向と看護職の意向が食い違う」とは，例えば高齢の利用者に対し，ADL（日常生活動作）のレベルが可能な範囲で，座って食事をとるよう，あるいはトイレまで歩くよう勧めても，「このままでいい」と日常生活行動の援助を拒否している状況である．ALSの患者で気管切開を拒み，高度医療に頼らない自然死を望む状況という例もある．看護師は患者の意思は尊重するが，看護師としての価値（患者にとって良いこと）が受け入れられないことにジレンマを抱く．特に後者の場合，医療を受けない権利の主張を受け入れることは死の黙認につながると無力感を抱いている．

また徳岡らは，がん対策基本法（2007年）により，がん患者の在宅医療の充実が図られている現状おいて，訪問看護師が「治療（抗がん薬）の継続・中止」に関して患者と自分の「向いている方向」，つまり認識が異なることにジレンマを抱いていると指摘している[21)]．つまり，抗がん薬に期待している患者や家族に対し，看護師は「治療を続けることへの疑問」を口にできず葛藤を抱く．「疑問」を言えば，患者はショックを受け，希望を失くすかもしれない．一方，「疑問」を伝えないと，患者は抗がん薬を使い続け，看護師が望む患者にとって良いと考えること（苦痛の緩和や家族とのコミュニケーションを大事にすること）をしないまま最期を迎えることになると考え，悩んでいる．

3 在宅医療における今後の課題

病院では看護スタッフや主治医，他の医療従事者が同じ施設内にいるが，訪問看護師は異なる時間帯にそれぞれが単独で行動することが多いため，多職種間で問題を共有することは難しい．「治療の継続・中止」といった難しい問題については，徳岡らは，訪問看護師（以下，看護師）は利用者への対応が消極的になる傾向がみられ，問題解決を先送りにし，困難感をより強めたのではないかと報告している[21)]．在宅看護における倫理的問題に対処するには，場を共有しにくいからこそ，看護師は自分が抱いた倫理的葛藤を振り返り，それを医療・ケアチームと共有できるよう働きかけることが重要である．

看護という仕事には，ケアの受け手の価値観や意思を理解し尊重するという機能が含まれている．看護師は道徳的ジレンマに直面したとき，積極的に自らの専門職としての価値を実現できるように，基礎教育で学んだ看護倫理の知識をさらに深め，対応能力を備えることが重要となる．つまり看護師一人ひとりが，倫理的判断と意思決定能力を備えることが基本となる．

看護師が道徳的ジレンマを抱いたとき，すぐにでもできることは，自らが属する訪問看護ステーションにおいて，所長を含む複数の看護師とカンファレンスの場をもち，倫理的視点から検討することである．その際，担当看護師は，自分が抱く道徳的ジレンマについてわかりやすく，看護倫理の知識と技術を用いて論理的に説明できることが望ましい．担当看護師は，カンファレンスで倫理的視点から検討した結果を踏まえ，今度は，在宅における医療・ケアチームの多職種のメンバーと情報を共有し，話し合うことでお互いの考えや価値観を理解し，問題解決の方法を探ることが必要といえよう．

5 看護倫理と価値

看護倫理において，**価値**（または価値観）という概念は重要である．道徳的ジレンマ状況とは，患者や家族を含むさまざまな人々の**価値の対立**（衝突）そのものだからである．どんな価値であってもその人の価値体系に一度組み込まれてしまうと，その人の選択を左右する動機となり得る．しかしながら，人はその人の選択や決定を動機付けている価値についてあまり意識していない．

対立がどのようなものであれ，看護職が自身たちの態度や信念，価値を認識すると同時に，他の人々の価値や信念に対して感受性や関心をもつことができれば，問題解決に向けてのケアを行う第一歩となる．

価値は道徳に関係のないものと道徳的性格をもつものに分かれる．看護職が有するいくつかの価値は道徳とは関係のないものであり，個人的嗜好や好みなどに関連する価値である．一方，道徳的価値は人間の生命や自由，自己決定，福利・安寧などといった明確な道徳的特性を有している．これらの価値の特徴を理解することは相対的な価値の重要性を決定するのに役立つ．

1 個人のもつ価値

人は，成育歴や宗教，文化，教育，政治的信念によって影響を受けた個人的価値体系をもっている．価値や価値体系は意識的にあるいは無意識的に行動を動機付ける力となる．

近年，患者を身体的・心理社会的存在としてのみならず，霊的存在であるとする見方がある．霊的存在とは，人間の行動を突き動かす原動力とされる信仰，価値，または信念といったものをもつ存在と考えられる．ゆえに，看護職は，ケアする際には，その人が何に価値を置いているのか，つまり何を大切にし，大事に思いながら生きているのか，生きてきたのかに関心をもち，知ろうとする態度が重要である．医療における主体は「医療の受け手である患者」であり，患者は自分がどう生きるか（どのような治療を受けるか）ということを決める権利がある．患者が自分にとって最善のより良い医療を選択・決定し，納得して治療やケアを受けられるように支えることが看護職としての責務である．生命倫理の考え方は，まさにこの個人の価値の尊重がその根底にある．

個人的な価値は看護師にとっても大切であり，その人が下す決定や行動にも影響を与える．内省によって，①自分の価値体系がもっている自分自身の価値を明確にすること，②他の人にとって何が重要な価値なのか，どうしてそれが重要なのかを理解すること，③他者の価値体系を理解すること，そしてそれを自分自身の価値体系と同等に尊重することが重要となる．

2 専門職としての価値

一般に，ある職業が専門職として認められるためには，知識体系，公共の福祉，自律的実践，その職業独自の倫理綱領などの要件を満たさなければならないとされる．倫理綱領をもつことが専門職の要件の一つに挙げられているのは，いかに優れた知識や技術をもっていても，それをどのように生かすかが重要だからである（図6-2）．

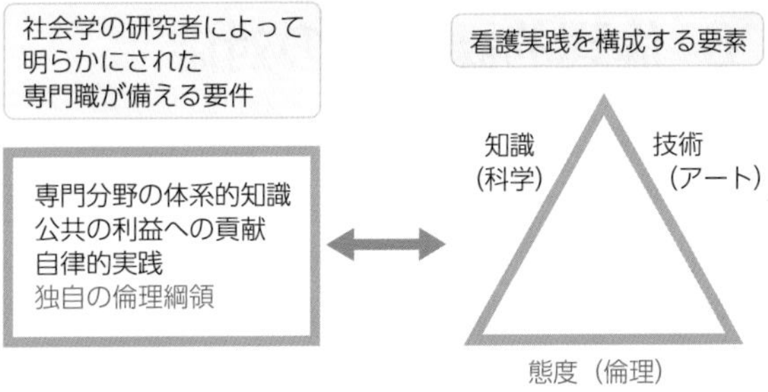

専門職の要件として「独自の倫理綱領」を有することは重要であり，知識・技術・態度（倫理）の三側面がバランスよく向上していかなければならない．

図6-2　専門職としての要件

看護職は専門職として，何を目指して看護を行うのだろうか？　すべての医療従事者は，病気に苦しむ人々を救うという点では同じ目的をもつ．2010年３月，厚生労働省は「チーム医療の推進に関する検討会報告書」において，「対象者に安全かつ効果的に提供するには，医療・ケアチームを構成するメンバーそれぞれが，専門性を発揮し，責任をもって患者を支援することが重要である」と示している．

看護の専門性とは何か？　最も身近な医師との違いをみてみよう．一般に医師は「病気を診断し，治療する」ことを主たる目的とし，医師が注目するのは，主として患者の身体（臓器，骨，組織など）である．一方，看護職は「人々が健康な生活を送り，病んだときもその人らしく生活できるように支援すること」を目的とし，疾患そのものを対象とするのではなく，（疾患をもつ）人間の反応に注目する．それゆえ，ケアの対象を理解するには，その人の全体像をとらえることが必要となる．

例えば，ゴードンがアセスメントに必要な基礎的な情報（看護データベース）として示した11の機能的健康パターンは，「栄養－代謝」「排泄」などとともに，「自己知覚－自己概念」「価値－信念」などから構成される．この健康パターンは人間のニードの全体像を表しており，ゴードンは，その人に対して全体的にアプローチしながら，健康や生活の質という観点から機能を向上させることが看護の目標であるとしている．これは，看護という職務には，前提条件としてケアの受け手の価値観や意思を理解し尊重するという機能が含まれること，さらに身体的側面のみでなく，ケアの受け手の尊厳および権利を尊重する実践こそが，看護職が専門職として遂行すべき役割であることを意味している．これらの役割遂行は，看護職が共有する価値として「看護職の倫理綱領」（日本看護協会，2021年）にも示されている．

➡ ゴードンの11の機能的健康パターンは，p.76参照．

医療の現場では心身の苦痛に苦しむ人々が多く，複雑に錯綜（さくそう）する価値の対立の中で，看護職はどうケアすればよいのか悩むことがある．看護職は，そのような道徳的ジレンマに直面したとき，積極的に自らの専門職としての価値を実現できるよう対応能力を備えることが重要となる．

6 倫理的課題への対応

看護倫理学者であるフライ（Fry, S.T.）は，専門職として質の高い看護を実践するには，倫理的決断を行う能力が不可欠であると指摘し，倫理的分析と意思決定のための**倫理的意思決定モデル**を提示した．

看護職が倫理的課題に遭遇した場合，悩み，怒り，患者や家族への同情といった感情をもつが，多忙な業務の中で，いつの間にかその感情を忘れてしまったり考えなくなったりすることが多い．また，倫理的課題は組織全体の構造的な問題を含んでいることもあり，容易に解決できないことがある．

だからこそ，看護職は一人ひとりが，日々の実践の中で患者の尊厳や権利に関心をもち，日常の実践の場で苦悩や葛藤を抱いたときに，同僚や他の医療専門職らと率直に話し合い，対応を考えるなど，倫理的課題の問題解決に向けて行動を起こすことが求められる．看護職は，倫理的課題に直面したとき，どのように判断し行動すべきかを学習し，倫理的判断と意思決定能力である**倫理的意思決定能力**を高める必要がある．

1 倫理的意思決定能力と行動力

フライによると，倫理的意思決定には，**倫理的感受性**と**道徳的推論**の能力の発達が大きく関与し，これらの発達には知識と経験が必要であるという[22]．倫理的感受性とは，価値や価値対立を認識する能力であり[23]，この能力がなければ，患者の尊厳や権利をめぐる問題を見過ごしてしまうことになる．また道徳的推論とは，ある状況がなぜ倫理的に問題であるのかを分析し，その問題に対して何をなすべきかを決定する認知的過程である[24]．倫理的感受性や道徳的推論の能力を発達させるには，倫理的行動の基準（倫理綱領），倫理理論，倫理の原則などについて学ぶ必要がある．

看護職にジレンマ（葛藤）や悩みが生じるのは，ある事象について，自分はどう考えどう判断したらよいのかわからない場合（道徳的ジレンマ）と，自分なりの判断はあるが，行動に移すことが難しい場合（道徳的悩み）の二つに大別できる．道徳的推論の能力を向上させることも重要であるが，その判断を実際に行動に移すためには，問題解決に向けて効果的な方法を模索したり，さまざまな障害を乗り越えて現実的に行動したりする力が必要となる．そのためには，同僚や医師に，何が倫理的課題であるのかを，わかりやすく論理的に説明するなど，自分の考えや態度を表明し，倫理的行為を遂行する知恵，戦略，能力が求められる．

倫理的実践に至るまでのプロセスを図6-3に示した．このプロセスにおい

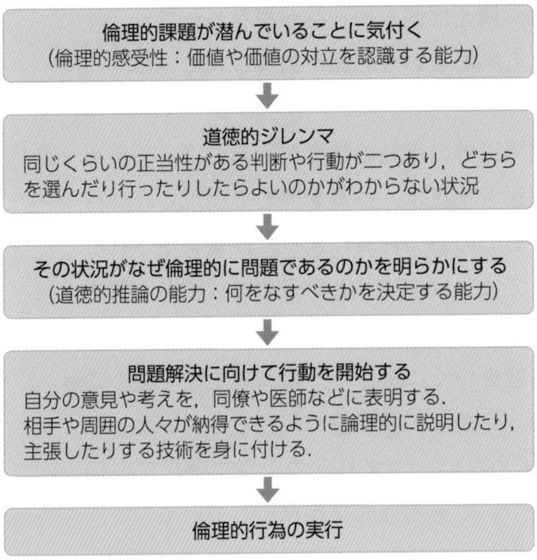

倫理的課題が潜んでいることに気付く
（倫理的感受性：価値や価値の対立を認識する能力）
道徳的ジレンマ
同じくらいの正当性がある判断や行動が二つあり，どちらを選んだり行ったりしたらよいのかがわからない状況
その状況がなぜ倫理的に問題であるのかを明らかにする
（道徳的推論の能力：何をなすべきかを決定する能力）
問題解決に向けて行動を開始する
自分の意見や考えを，同僚や医師などに表明する．
相手や周囲の人々が納得できるように論理的に説明したり，主張したりする技術を身に付ける．
倫理的行為の実行

図6-3　倫理的意思決定と行動に移すまでのプロセス

て，倫理理論，倫理原則，倫理的行為の基準（倫理綱領），患者の権利，倫理的意思決定モデルなどの知識を活用することは有用である．

2 倫理的判断に必要な基本的知識（看護倫理で活用する判断基準）

日常生活において，倫理的問題に直面した人々は，当然であるが，自らの価値観や感情に強い影響を受けるため意見の対立が生じやすい．そのようなときに役立つのが倫理の理論および倫理の原則などである．これらは，倫理的葛藤状況において，具体的な行為や考えが倫理的に正しいのかどうかを熟慮し判断する根拠として活用できる．

1 倫理理論

倫理学は，主に規範倫理学，メタ倫理学，応用倫理学などに分けられるが，ここでは規範倫理学について述べる．規範倫理学とは「善い行為とは何か」という問いの道しるべを指し示すものであり，三つの主要な見解として結果論，義務論，徳倫理に大別できる．

1 結果論

結果論は，ある行為の善悪は正直や誠実といった内在的特質によって決まるのではなく，**行為がもたらす結果**によって決まるとする道徳理論である．最も典型的な結果論は功利主義である．功利主義は，人間の行動の目標は功利を最大限に追求することにあるという信念に基づく．功利主義の代表的な提唱者としてミル（Mill, J.S.）やベンサム（Bentham, J.）が挙げられる．ベンサムは，最大多数の最大幸福，すなわち，最大の集団的功利性をもたらす原理に基づいて，幸福をもたらすはずの効用や功利に変換可能な行為を探し出すことを求め

plus α
倫理学

何が正しくて何が正しくないか，人は何をすべきで何をしてはいけないか，善悪や人間関係におけるルール・規範について探求していく学問で，道徳哲学ともいう．**規範倫理学**は広く一般的・抽象的意味での，義務，徳，自由意志，価値，道徳などを対象とし，いかに善い行為をすべきか，いかに善い人間になるべきかを考えていく学問である．**メタ倫理学**は，善とは何か，倫理とは何か，ルール・規範を受け入れるとはどういうことかなど，概念の分析や理論的根拠の考察を行うものである．**応用倫理学**は規範倫理学やメタ倫理学の成果を，現実に起きている問題に適用していく学問の総称で，例として生命倫理学や環境倫理学が挙げられる．

た．しかし，このベンサムの考え方は，例えば個人の利益が損なわれても，社会的利益を優先する状況を生じることもあるという問題が指摘されている．

2 義務論

結果論とは対照的に，**義務論**は，結果以外の行為の特徴が行為の正・不正を決定しているとする．つまり，行為の正・不正は，行為を通して実現される目的や行為の結果によらずに，**行為そのもののもつ性質**によって直接判定されるとする主張である．例えば「嘘をついてはいけない」というのは，誰もが認める道徳的判断であり，行為である．しかし，真実を言えば，治療を拒否すると考えられる場合は，結果論的立場から嘘をつくことが，その人の生命を救うことになり，善とされる場合などがある．しかし，義務論の代表とされるカント（Kant, I.）は，善悪の基準を結果に求めない，つまりどのような条件においても当てはまる普遍的な命令（定言命令）こそ倫理的な義務としている．

このように，結果論的見方と義務論的見方のいずれをとるかによって，当然，道徳生活，特に正当化の理論に重大な相違が生じてくる．しかし現実には，どちらの理論であれ，道徳的対立や衝突を適切に解決できるものではない．その理由として，これらの理論は完全ではないこと，道徳生活が複雑であり二律背反的な性質を有していることなどが挙げられる．したがって，結果論的か義務論的かという区別が重要なわけではなく，われわれは，この二つの類型の理論が，その特徴を通して重要な見方を教えてくれることを理解しておく必要があろう．

3 徳倫理

結果論や義務論は，「ある状況下において善い行為とは何か」を決めるための行為の原理を与えるものであるのに対し，**徳倫理**は「**いかに善い人間になるべきか**」に焦点を当てる．徳倫理の起源は古く，古代ギリシャのアリストテレスまでさかのぼる．アリストテレスは「徳」を知的なものと倫理的なものに分けて論じている．知的な徳としては知恵（ソフィア）や知慮（フロネーシス）であり，教育によって獲得できる卓越性や理性，分別といった知的なものに対する興味や能力であるとしている．

一方，倫理的な徳としては，勇気，節制，正義などであり，共同体の中で正しい行為を繰り返すうちに身に付く習慣で，具体的には多すぎず少なすぎず，バランスのとれた「中庸」を得ることであるとしている．例えば「勇気は蛮勇や臆病の中間的な状態であるとき初めて徳として現れる（ニコマコス倫理学）」というものである．徳倫理の立場からすると，人間にとって大切なことは，「教育によって徳を身に付ける」ことであり，「それに基づいた行為をする」ということになる．また逆の言い方をすれば，「徳を備えた人物が行う行為が，善い行為」ということになる．よって善いケアを行うのであれば，「徳」は看護に求められるものであり，ケアの質を大きく左右するともいえるが，規範的な判断基準がないため，時として独善的になったり，場合によっては誤った行為をすることもある[23,24]．

2 倫理原則

倫理原則は，専門職の実践の道徳的判断形成の中心となるもので，哲学的基盤に基づいた普遍的原則でもある．倫理原則の中核を貫いているのは他者（個人）の尊重であり，これは看護職の倫理綱領にも反映されている．看護師が葛藤やジレンマを抱いた状況においては，これらの原則のうち，最も関連すると考えられる一つまたは複数の原則を用いて状況の分析を行う（図6-4，図6-5）．

生命倫理学者であるビーチャムとチルドレスが倫理理論を基盤として示した自律尊重，善行（仁恵），無危害，正義の４原則[25]がその始まりである（表6-3）．これらの道徳規則は，そのままの形では普遍法則にはなり得ず，各道徳理論が長所と短所をもっていることを認めつつ，それらのバランスを見い

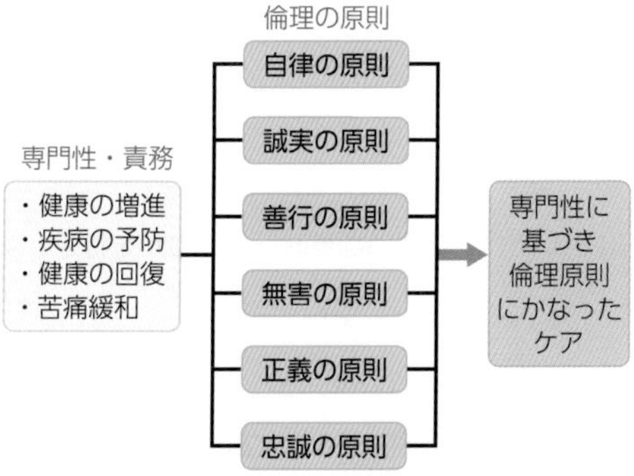

図6-4　看護専門職の責務を遂行するための倫理原則活用モデル

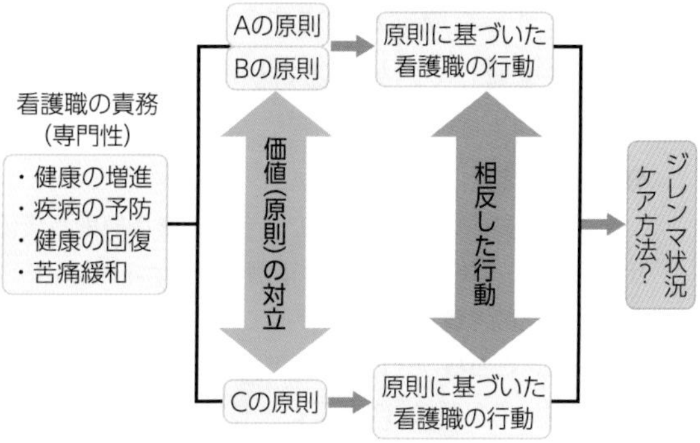

図6-5　価値の対立（ジレンマ状況）

表6-3　倫理原則

ビーチャムとチルドレス生命倫理学者	フライとジョンストン看護倫理学者	内容
自律尊重(autonomy)	自律(autonomy)	人を自律した存在ととらえ，個人が自ら選択した計画に基づいて自分の行為を決定し，実行する自由を認めること．この原則によれば，対象者は自律した存在として扱われるが，対象者の選択が本人にとってよいことではないと考えられるような場合は，対象者の利益と不利益を考慮し，擁護者として対象者にとって最もよいと考えられる対応をとることもあり得る．
	誠実（真実）(veracity)	真実を告げる，嘘を言わない，あるいは他者をだまさないこと．人に対して正直であることは，対象者との信頼関係を築く上での大前提であると同時に，対象者が自律的に意思決定を行うための基盤でもある．
	忠誠（fidelity）	守秘義務や約束を守ること．対象者と看護師の信頼関係に内在する義務である．
善行（仁恵）(beneficence)	善行(beneficence)	善を行い，対象者が利益を得られるように支援すること．利益とは対象者が受ける恩恵全般を含んでいる．
無危害(non-maleficence)	無害(non-maleficence)	害を避けること，もしくは加わるリスクを防いだり減らしたりすること．害とは単に身体的な意味だけでなく，心理的な意味や道徳的権利が脅かされることも含んでいる．
正義（公正）(justice)	正義(justice)	適正かつ公平な資源の配分をすること．資源とは金銭・経済的なことだけでなく，医療や看護そのものも含まれる．

Beauchamp & Childress（1997）とFry & Johnstone（2010）を参考に作成．

だすことが肝要としている．さらに彼らは，自律の原則を担保するため四つの規則（誠実，忠誠，プライバシー保持，機密保持）を挙げたが，看護倫理学者であるフライは，この規則の中から特に看護倫理に関わる重要な原則として，「誠実の原則」と「忠誠の原則」を付加している（**表6-3**）[26]．

倫理原則は，個々の医療者それぞれがもつ価値観を大切にしながらも，チーム医療として患者やその家族に提供する医療の方向性を確認する上で極めて重要な原理となる．一方，大切にしなければならない正当性のある行動や判断が複数存在し，何を選択したらよいか判断できない状況（道徳的ジレンマ）に看護師はよく直面する．そのような場面において一度自身のもつ価値感を棚上げし，医療チーム全体としてどうとらえるべきかを検討する際に，その行動の方向性を示すベクトルの向きが倫理原則ともいえる．言い換えれば，混乱しているジレンマ状況において，全体を俯瞰（ふかん）し整理する上で倫理原則は有用である．

次に，こうした原則が対立する状況において，「原則の特定化」と「原則の比較考量」を通して対処する方法を述べる．

❶原則の特定化

原則の抽象的な概念にはこだわらず，その原則が具体的な状況において，どのような意味をもつのかを特定化すること．（具体的な説明は事例分析➡p.174参照）

❷原則の比較考量

最終的にどちらかを選択しなければならない状況において，どちらを選択したほうが患者の生命や尊厳にとってより良いのかを検討すること．もちろん二つの選択肢とも，原則によって倫理的実践として裏付けられている行動であり，選択しなかった倫理原則をいかに担保していくかが極めて重要である．

なお，生命倫理の原則として前述の通り，「成人で判断能力のある者は，身体と生命の質を含む『自己のもの』について，他人に危害を加えない限り，たとえ当人にとって理性的にみて不合理な結果になろうとも，自己決定の権利をもち，自己決定に必要な情報の告知を受ける権利がある」[4]とある．よって倫理原則においても「自律の原則」が優先される傾向にあり，患者がすべての状況を把握し十分に理解した上で，誰にも左右されることなく自身の意思を表明した「自律」が必要である．こうした患者の自律を支えるために，看護師にとって「誠実」や「忠誠」の原則は重要であり，その根底にある概念が次に述べるアドボカシーである．

3 看護実践上の倫理的概念

フライによると，「看護実践においては，倫理的概念の中でもアドボカシー，責務，協力，ケアリングが看護師の倫理的意思決定の基盤となる」という[27]．なぜなら，これらの概念は，道徳的に責務を果たし得る専門職として豊かな歴史をもつ看護職の中で語り継がれる倫理的価値や基準を表しており，将来の看護実践のあり方にも重要な影響をもち続けるからである．

倫理的概念は，看護実践を人々に認めてもらう上で大切であり，倫理綱領にも明記されている．しかしフライは，21世紀の看護実践でさらに重要視され，強化される必要があると指摘している．

|1| アドボカシー（advocacy）

アドボカシーの定義は通常，「アドボケイトが他の人の訴訟の代理人を引き受ける行為」であるとされる．用語としてのアドボカシーの起源は法律にあるが，患者の権利を保護し支持するために，ヘルスケア分野にアドボカシーの概念が取り入れられた．

看護師－患者関係の性質を表すアドボカシーという概念は，「患者の権利の擁護者」「患者が自分の価値や信念に基づく選択ができるよう，あるいは話せるように支援する」および「患者を一人の人間として基本的特性（尊厳，福利，プライバシー）を尊重する」といった看護職の役割を表している．

plus α
ICN看護師の倫理綱領の基本領域

領域１：看護師と患者またはケアやサービスを必要とする人々
領域２：看護師と実践
領域３：専門職としての看護師
領域４：看護師とグローバルヘルス

アドボカシーの考え方は，「ICN看護師の倫理綱領」や日本看護協会「看護職の倫理綱領」に示されている価値や道徳的使命と一致している．例えばICNの綱領には，「看護師の専門職としての第一義的な責任は，個人，家族，地域社会，集団のいずれかを問わず，看護ケアやサービスを現在または将来必要とする人々に対して存在する（領域１）」と示されている．つまり，ケアの受け手のヘルスケアの権利が損なわれた場合，看護職はその責務を果たすためアドボカシーの役割を担わなければならない．さらに，「協働者や他者，政策，実践，またはテクノロジーの乱用によって，個人，家族，地域社会，集団の健康が危険にさらされている場合は，これらを保護するために適切な行動をとる（領域２）」責任がある，と規定されている．この道徳的使命に即した行動は患者の安全のみならず，保健医療福祉制度や地域内での看護職の幅広いアドボカシーの役割にとって長期的に重要な意義がある．

|2| 責務（accountability）と責任（responsibility*）

責務という概念には，回答可能性と**責任**という二つの大きな特性がある．責務は自分の行為を説明できることであり，「その行為について満足できる理由や説明を行い，どのように責任を遂行することができるかを答えられること」と定義される．「ICN看護師の倫理綱領」の中では，看護職の責務として健康の増進，疾病の予防，健康の回復，苦痛の緩和と尊厳ある死の推奨の四つが明示されている．看護職は，自分がこれらの責任をどのように遂行したかについて説明するときに責務を負う．

用語解説*
responsibility

責任組織において，職務担当者がその職務（役割）を遂行するにあたって，実際に果たすべきこととして決められている具体的な内容．

看護実践は，看護職と患者の関係を含むため，責務は重要な倫理的概念となる．看護ケアを提供することに同意がなされると，専門職としての倫理的な行動の規準や原理にのっとってケアを提供することが責務となる．看護の責務は，看護職－患者関係を超えて拡大する．看護職は看護ケアを提供する上で何が行われたか（あるいは行われなかったか）について，患者，専門職，雇用者，社会に対しての責務がある．

つまり，看護実践における責務を履行するには，看護ケアの明確な基準と看護職の責務レベルを評価するしくみが必要ということである．看護実践の規準は，看護職が自分と同僚の行動を評価するための参考となり，責務の指標となる．これは，専門職としての実践規準の監視と維持に関わる組織や看護管理者も活用でき，責務は看護実践の中心的な概念といえる．

|3| 協力（cooperation）

協力とは，保健医療の分野で多様な専門職に就くヘルスケアチームのメンバーが，安全で質の高いヘルスケアを行う際に，調整しながら共同で取り組むという信頼に基づいた生産的相互関係を表す概念である．

看護職が協力的であるべき責任は，ICNの綱領で「看護師は，働きやすい倫理的な組織環境に貢献し，非倫理的な実践や状況に対して異議を唱える．看護師は，同僚の看護職や他の（保健医療）分野，関連するコミュニティと協力し，患者ケア，看護および健康に関わる，査読を受けた倫理的責任のある研究と実践の開発について，その創出，実施および普及を行う（領域3）」と明記されている．日本看護協会の「看護職の倫理綱領」では，「看護職は，多職種で協働し，よりよい保健・医療・福祉を実現する」と記されており，多職種での協働においては，看護職同士や保健・医療・福祉の関係者が相互理解を深めることを基盤としている．

協力は，看護職や他の医療者を患者ケアの向上という目標に向けて結集させるのに役立つ．ヘルスケアチームを構成するメンバーは目的を共有し，それぞれが専門性を発揮し責任をもって患者を支援することが求められる．

4 ケアリング（caring）

ケアリングは，ヘルスケアを受ける対象の人間としての尊厳を守り向上させる看護倫理の道徳的基盤として位置付けられる[28]．

ギリガン（Gilligan, C.）は，女性の道徳的判断の中に，伝統的な倫理の考え方では表現できない，他者への責任と気づかいを軸とするもう一つの道徳律があることを見いだした[29]．ガドウ（Gadow, S.）やワトソン（Watson, J.）らの看護理論家は，看護実践の倫理的側面の中心的価値としてケアリングを位置付けている[31]．ギリガンのいう他者への責任と気づかいがケアリングの倫理であり，患者－看護職間の関係性を特徴付けるものであるといえよう．

フライは，伝統的倫理原則とケアリングの倫理を統合して用いることができるとする．ケアリングの倫理は，日常の看護ケアが人間の生命や尊厳を尊重した看護実践となるために不可欠であり，伝統的倫理原則は看護職が葛藤やジレンマを抱いた場合，その状況を分析し，倫理的意思決定を行う際に重要となる．

4 患者の権利

権利とは，個人や集団が他者や社会に正当に求めることができる要求であり，法的・倫理的側面を包括する概念である．患者の権利は，医療・看護と関連する諸法律，および看護職の倫理綱領に明示されている人間の権利である．患者は医療および看護に対して，自分の治療や看護に関する選択，または意思決定に参加し，質の高いケアを受ける権利を有する．

患者の権利という概念は，欧米，特にアメリカにおいて1960年以降徐々に広がりをみせ，発展してきている（➡p.155参照）．

日本においては，1984（昭和59）年に弁護士を中心とした「患者の権利全国起草委員会」が「患者の権利宣言案」を発表した．それを発展させ，医療問題に取り組む弁護士，医療従事者，市民や患者団体を含む広範な人々から結成された「患者の権利法をつくる会」が，**患者の諸権利を定める法律案要綱**（1991年発表，1993，2001，2004年一部改定）を発表した[32-35]．「与えられる医療から参加する医療へ」というスローガンのもと，患者の主体性を明確に打ち出したこの運動は，徐々にではあるが，患者－医師間の関係性や，医療の

plus α
ギリガン

アメリカニューヨーク生まれの心理学者．主著『もうひとつの声』において，道徳判断には，互いの権利や自律の尊重を前提とし，公正の論理的推論を行う「正義の倫理」のほかに，それとは異なるもう一つの様式，すなわち，他者を配慮し応答することを指向する「ケアの倫理an ethic of care」があると提示した．このケアの倫理は，男性中心の社会的価値規範を問い直すジェンダーの視点を喚起したが，ギリガンは，男女ともに正義の倫理とケアの倫理とが相補的に統合されたあり方こそ，成熟した人間の道徳性であると指摘している[29,30]．

表6-4　医療における基本権（「患者の諸権利を定める法律案要綱」より）

	内　容
a. 医療に対する参加権	すべて人は，医療政策の立案から医療提供の現場に至るまであらゆるレベルにおいて，医療に対し参加する権利を有する．
b. 知る権利と学習権	すべて人は，自らの生命，身体，健康などに関わる状況を正しく理解し，最善の選択をなしうるために，必要なすべての医療情報を知り，かつ学習する権利を有する．
c. 最善の医療を受ける権利	すべて人は，経済的負担能力にかかわりなく，その必要に応じて，最善の医療を受けることができる．
d. 安全な医療を受ける権利	すべて人は，安全な医療を受けることができる．
e. 平等な医療を受ける権利	すべて人は，政治的，社会的，経済的地位や人種，国籍，宗教，信条，年齢，性別，疾病の種類などにかかわりなく，等しく最善の医療を受けることができる．
f. 医療における自己決定権	すべて人は，十分な情報提供とわかりやすい説明を受け，自らの納得と自由な意思にもとづき自分の受ける医療行為に同意し，選択し，あるいは拒否する権利を有する．
g. 病気及び障害による差別を受けない権利	すべて人は，病気又は障害を理由として差別されない．

あり方を変化させてきている．

この要綱では，「医療における基本権」として七つの権利を挙げている（表6-4）．その大きな柱の一つとして，インフォームドコンセントの原理を位置付けている．「情報は力である」と言われており，情報が共有されることによって必然的に治療方針などの判断も共有されることになり，患者が自分の医療に主体的に参加することを促進する．よって，患者の権利においては，「医療における基本権」でも，〈医療に対する参加権〉，〈知る権利と学習権〉，〈自己決定権〉のようにインフォームドコンセントに由来するものが多い．医療の受け手である患者が医療の主役であり，自分の医療を選択するという考え方は，個々の人々のQOLの向上や充実を目指す医療や看護の目標を達成する基盤となるのである．また，昨今，医療事故や医療過誤の報道が後を絶たないが，こうした社会的背景を受け，2001（平成13）年の一部改定で「安全な医療を受ける権利」が新設され，基本権の一つとして位置付けられている．

3 倫理的看護実践のための枠組み（モデル）

専門職として質の高い看護を実践するには，看護職は倫理的判断を行い，行動を起こし，道徳上の責任をとることが求められる．看護職が直面する倫理的課題は，さまざまな要素が関連しているため，問題の所在がどこにあるのかを考え，どのように対応したらよいかを決定するのは容易ではない．**倫理的意思決定**に役立つ枠組みを活用し，その過程において，倫理的な疑問に答えるいくつかの点を確認しながら検討を重ねていくことで，その現象の理解を深める．倫理的意思決定のための枠組みはいくつかあるが，ここではフライのモデルを提示する．

どのモデルを使うにしろ，その状況に関わる人それぞれの立場によって，問題状況のとらえ方が異なることは十分あり得る．したがって，他者の問題についての見方や考えを情報として含めた上で，分析することが重要である．この過程において，倫理理論，倫理原則や倫理綱領を，倫理的判断の基準として活用する．

フライの倫理的意思決定モデル：道徳的推論[26)]

価値対立の解決のため倫理的に理の通った行動をする際に用いる推論の過程

❶価値の対立の背景にある事情は何か　この質問をすることによって，看護師は問題を体験している人々がどのように問題をとらえているのかに着目する．事実情報（誰が何をしたのか），関係する人々の価値について，関係する人々が認知している価値の対立などを把握し，さまざまな解釈の存在が明確になる．患者，家族，看護師，医師などそれぞれの観点から語られることが重要である．そうすることによって，問題が起こってきた背景や経緯が明確になり，価値の対立が浮き彫りにされる．

❷状況に含まれている価値の重要性は何か　価値の対立がある場合，看護職は関係する人々が自分の価値と他者がもっている価値を吟味し，意味付けすることを助ける．価値が宗教的か，文化的か，専門的か，政治的かを見分けたり，価値の特性が道徳的か，非道徳的かを見極めたりする．また，特定の患者に行うケアがどういう意味をもち，患者に対する自分の看護職としての責任は何か，法的側面からみて問題となることがあるのかなど，それぞれの価値の重要性を探究することが重要である．倫理的問題は，問題に含まれている価値の側面を知り，尊重し，意思決定の過程を考慮しない限り的確に解決されない．この過程において，関係する人々は，どの価値が最も重要であるのか，重要でないのかを理解する．この課題における看護職の目標は，お互いに他者のもつ価値を尊重し合い，価値の優先度をつけ，意思決定の際に最も重要なものを残せるようにすることである．

❸関係する人それぞれにとって対立の意味するものは何か　この疑問から，看護職は関係する人々がどのように彼らの価値を現在の状況に関連付けるかを把握する．個人がもつ価値は，時間の経過あるいは人との関係などによって変化する．その価値が重要であるかどうかの決定には，経済または政治などが関係する．ゆえに，価値の対立は，人の生活の質，関係する人々が抱く罪悪感や情緒的ストレス，看護職の専門的態度や立場に影響を与える．対立する価値の重要性を探究することは，患者ケアにおいて，さらに複雑な倫理的葛藤状況が生じる前に，看護職や他の医療職者が方針の決定や変更をする助けとなる．

❹何をなすべきか　この疑問に答えるために，看護職は価値の対立を解決し得るすべての方法を探索する．倫理的にみて，唯一正しい解決方法というのはめったにない．倫理的決定は通常，得られる情報の量，価値の重要性，決断する立場にある個人，またはグループとしての決断などによって行われる．対立が解決される多様な可能性または選択肢を探求することは重要である．解決方法の探求に当たっては，関係する人々がもっている価値は何か，結果として何が起こるか，その方法は道徳的であるか（専門職としての価値，すなわち倫理綱領に抵触しないかどうか，など）を意識しつつ行う．

4 事例にみる倫理的意思決定

ここでは事例を取り上げ，倫理的意思決定について考えてみよう．

事 例

Aさん．脳梗塞を発症した84歳の女性．

発症して１週間後，右上下肢不全麻痺が残り，歩行がやや不自由なため昼間は歩行訓練を受けている．夜間は，車椅子でトイレに行っている．軽度の脳血管性の認知症を呈している．移動の際はナースコールで看護師を呼ぶようにAさんに説明していたが，ここ数日，夜間せん妄がみられ，３日前に一人でトイレに行こうとして廊下で転倒した．幸い擦過傷（さっかしょう）のみであったが，夜間は看護師の目が十分行き届かないこと，また，家族の要望もあったことから，夜間のみ体幹抑制をしたほうがいいのではないかという意見があった．Aさんの担当看護師Bは師長に相談し，夜間の体幹抑制について，看護スタッフ，主治医を含めてカンファレンスで検討した結果，Aさんの安全を守るために夜間のみ，体幹抑制を実施することになった．

夜勤で受け持った看護師Cは，昨夜から体幹抑制を施行した．朝，担当看護師BがAさんの部屋を訪れると，Aさんは「こんなひどいことをするなんて」と涙を流して訴えた．

|1| 価値の対立の背景にある事情は何か

ここに登場する人々は，以下のように状況（問題）をとらえていると考えられる．

Aさん：軽度の認知症を呈し，夜間せん妄があるが，判断・思考能力はあり，抑制されることを理不尽ととらえている．

夜勤の看護師C：夜間，Aさんが一人でトイレへ行こうとし，再び転倒し，骨折などをするのではないかと考え抑制を実施した．抑制は，転倒を防ぐために必要な技術であると考えている．

家族：Aさんが転倒して骨折やけがをすることは絶対起こってほしくないと願っている．Aさんが縛られることはつらいが，骨折やけがをするともっと苦しいのだから，やむを得ないと考え，看護師が抑制することに同意している．

師長：夜間は看護師３名の勤務体制であり，Aさんに常時目配りをするのは難しい．抑制はやむを得ないと考えている．

主治医：Aさんが夜間に転倒を起こす危険性は否定できない．抑制はやむを得ないだろう．

担当看護師B：Aさんの状態（夜間せん妄があり，廊下で転倒する恐れがある）から，Aさんの安全を守るために抑制したのはやむを得ないと思う一方，涙を流して抑制を嫌がるAさんを気の毒に思い，できれば抑制はしたくないのだがと，ジレンマに陥っている．

この場合は，Aさんに「夜間せん妄による転倒の危険がある」ことが問題点である．その解決策として，夜勤の看護師Cは，骨折やけがをさせないように「夜間のみ抑制をする」ことを選択したが，担当看護師Bは「抑制はやはりするべきではないのではないか」という思いもあり，葛藤を抱いている．

「抑制をする」第一の理由は，ケアの対象であるAさんの安全を守るためである（無害の原則）．「抑制しない」理由は，抑制は対象の人間としての尊厳を傷つけ，身体的にも関節の拘縮，褥瘡，あるいは肺炎などを生じる危険性があるからである（善行の原則）．抑制しても，しなくても，いずれの場合も，もう一つの望ましくない状況を生じる可能性をはらみ，ジレンマ状況を生み出していることを示している（➡p.167 図6-5参照）．

看護師の「抑制する」行為を支える価値は，骨折やけがを予防し安全を守る「無害」の原則，および判断能力が低下しているAさんに代わって家族や看護師が判断する「自律（代理決定または代理同意）」の原則である．一方「抑制しない」は，Aさんの意思を尊重する「自律の原則」，および心も体も傷つけない人権を尊重する「善行」の原則である．

|2| 状況に含まれている価値の重要性は何か

価値の対立を示した図6-6に基づいて考えてみよう．「危険を避け，安全を守りたい」価値（無害）と，その価値と対立する「患者の意向を尊重したい」および「人間としての尊厳を保ち，廃用性二次障害を起こさない」価値（自律・善行）は，いずれも人間として尊重されるべき生命，尊厳，権利であり，道徳的な要求である．

では，どちらの価値が優先されるべきか（どちらの価値が重要なのか）．これを考えるには，看護の目的や看護職の役割を明確にすることが大前提である．看護師はAさんの苦痛を軽減し，病気の回復を早めるためにケアを行うという前提に立ち返って考えるということである．看護目標は「Aさんが回復への意欲をもち，リハビリを行い，早期に退院できる」よう支援することである．

この前提に立てば，抑制する目的はただ一つ「転倒を防ぎ安全を守る」ためである．安全さえ守られれば抑制をする必要はない．一方，抑制をすることで生じる負の側面は少なくない．対象の人間としての誇りをおとしめ，不安や恐怖（火事や地震の場合も逃げられないなど），そして身体的弊害を生じさせ，生きる意欲さえ低下させるとする報告がある．

これについて，「原則の特定化」（➡p.168参照）という観点から考えてみよう．本来であれば患者の意思に基づいた医療を提供すべきであるが，本事例のように認知障害がある状況においては，Aさん本人の意思（自律）ととらえないという考えである．こうした特定化の重要な点は「本当に抑制することで安全が担保できるか？」「この患者の認知障害のレベルが，本人の意思として判断できないレベルなのか？」を十分に議論する必要がある．

法的には，2000（平成12）年４月の介護保険法の実施に伴い**身体的拘束の禁止規定**（1999年３月31日厚生省令）（表6-5）が通達され，「緊急やむを得ない場合を除き抑制（身体的拘束）を行ってはならない」とされている．Aさんのケースが「緊急……」に当たるかどうかが，抑制実施が適切な行為といえるかどうかを判断する根拠となる．

現在のAさんに対して，看護師が提供すべき最も必要なケアは何か．Aさん

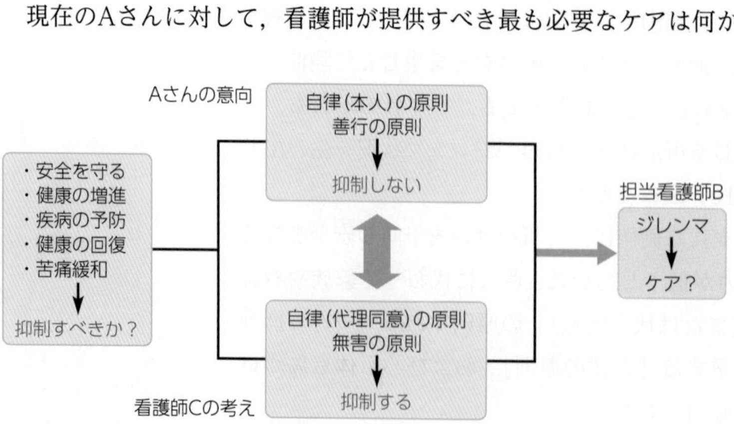

図6-6　価値の対立

> **plus α**
> **身体的拘束，緊急やむを得ない場合**
> 該当する次の３要件を，すべて満たすことが必要として定められている．
> **切迫性**：利用者本人または他の利用者の生命または身体が危険にさらされる可能性が著しく高い場合．
> **非代替性**：身体拘束以外に代替する介護方法がないこと．
> **一時性**：身体拘束は一時的なものであること．
> また，身体的拘束を行うに当たっては，施設全体での判断，本人・家族への十分な説明と理解を得ることなどに留意しなければならない．

表6-5　身体的拘束の禁止規定

介護老人保健施設の人員，施設及び設備並びに運営に関する基準（平成11年３月31日厚生省令第40号）
介護保険法（平成９年法律第123号）第97条第１項から第３項までの規定に基づき，介護老人保健施設の人員，施設及び設備並びに運営に関する基準を次のように定める．
（介護保健施設サービスの取扱方針）
第13条　介護老人保健施設は，施設サービス計画に基づき，入所者の要介護状態の軽減又は悪化の防止に資するよう，その者の心身の状況等を踏まえて，その者の療養を妥当適切に行わなければならない．
2　介護保健施設サービスは，施設サービス計画に基づき，漫然かつ画一的なものとならないよう配慮して行われなければならない．
3　介護老人保健施設の従業者は，介護保健施設サービスの提供に当たっては，懇切丁寧を旨とし，入所者又はその家族に対し，療養上必要な事項について，理解しやすいように指導又は説明を行わなければならない．
4　介護老人保健施設は，介護保健施設サービスの提供に当たっては，当該入所者又は他の入所者等の生命又は身体を保護するため緊急やむを得ない場合を除き，身体的拘束その他入所者の行動を制限する行為（以下「身体的拘束等」という）を行ってはならない．
5　介護老人保健施設は，前項の身体的拘束等を行う場合には，その態様及び時間，その際の入所者の心身の状況並びに緊急やむを得ない理由を記録しなければならない．
6　介護老人保健施設は，自らその提供する介護保健施設サービスの質の評価を行い，常にその改善を図らなければならない．
（平15厚労令31・追加）

の看護目標「回復への意欲をもち，リハビリを行い，早期に退院できる」に向けて，確かに「夜間，転倒する危険性がある」という問題に対して対策を講じることは必要である．しかし，このことのみに焦点を当てると，本来の看護目標の達成を妨げることになる．すなわち，安全を守るために抑制を行う行為（価値）は，自尊心を傷つけ，不安や恐怖さえも引き起こす心理的側面のみならず，身体的にも弊害が大きく，Aさんの生活の質（QOL）を低下させると考えられ，抑制をしない価値のほうが重要と言えなくもない．

3　関係する人それぞれにとって対立の意味するものは何か

この疑問に答えるには，看護職は関係する人たちがどのように彼らの価値を現在の状況に関連付けるかを理解しなければならない．

Aさんが抑制されること（縛られること）を激しく嫌がるのは当然といえる．夜勤看護師Cは，Aさんの嫌がる気持ちはおそらくわかっていたが，転倒の危険性を100％確実に避けるために抑制した．万が一，骨折でもしようものなら，寝たきりになり，リハビリどころではなくなるからである．Aさんの経済的負担も大きくなる（広くいえば，医療費が使われる）．看護師Cは，看護職としての責任を果たさなかったという評価を受けるだろうし，何よりもAさんを骨折させてしまった自分を責め，苦しむことになるだろう．最悪の場合，家族が看護師Cや病院を訴える可能性もある．すなわち，看護師Cは，Aさんの身体的安全を守るという責任を果たすために抑制を行ったのである．Aさんに対しては，罪悪感を抱かないわけではないが，忙しく目が行き届かない事情を理解してほしいと思っている．

Aさんの家族は，夜間は看護師が特に多忙であり，すべての患者に目が行き届かないことを知っている．自分たち家族が付き添うことも，それぞれ仕事や学校があるのでできない．しかし，Aさんには絶対転倒してほしくないので，抑制をすることに賛成せざるを得ないが，Aさんが縛られているのを見るのはつらく，かわいそうでたまらない．つまり，「抑制する」ことを要望しているが，そこに家族の本意（本当の意思）がないということが重要となる．

担当看護師Bは，転倒を防ぐには，夜間だけは抑制はやむを得ないと思っていた．しかし，涙ながらに抑制を嫌だと訴えるAさんを前にして気の毒に思い，抑制はやはりしてはいけないのではないだろうかと葛藤を抱いている（道徳的ジレンマ）．

このように，Aさんの家族および看護師は抑制をすることに対して罪悪感，心理的・情緒的ストレスを感じ，看護師は道徳的ジレンマを抱いている．特に担当看護師Bは，Aさんに身体拘束（抑制）を行わずに，安全を守る方法がないのかと悩んでいる．これまで抑制をせざるをえない状況に直面したこともあり，高齢者が増えつつある現在，抑制を行うことの弊害等について調査・研究を行うなど，看護職が取り組むべき重要な課題ではないかと考えている．

4 何をなすべきか

価値の対立を解決するすべての方法を探索してみよう．多様な可能性や選択肢を探ることで，どの価値が最も重要であるのかが明確になる．これについて，「原則の比較考量」（➡p.168参照）という観点から考えてみよう．

本事例においては，「体幹抑制をする」か「体幹抑制をしない」かを決めなくてはならない．この二つの選択肢は，原則によって倫理的実践として裏付けられている行動であり，選択しなかった倫理原則をいかに担保していくかが極めて重要である．例えば，抑制をしないと判断をした場合は，転倒・転落を予防するさまざまなケアが必須となってくる．

plus α

抑制に関するエビデンス

Evansらの研究結果によると，抑制は転倒や転落予防には必ずしも効果的ではなく，むしろ実際に拘束が実施されたときに転倒に伴う外傷が増加していることを明らかにしている[36]．

考えてみよう　体幹抑制をした場合

- 「**体幹抑制をした場合に生じる身体的心理的問題を解決する方法はないのか**」．身体的側面（褥瘡，肺炎など）の影響は，決まった時間ごとの体位変換や排痰を促すケアを行うことによって予防できるかもしれない．しかし，本人に抑制の必要性を説明し納得させようとしても，ベッドに縛り付けられることによる怒りや人間としての自尊心の低下，そして危険や害に対して逃げることもできない不安や恐怖などをなくすことは難しい．したがって，抑制は，Aさんの生命の安全や人間としての尊厳を尊重しているとは言い難い．
- また，この事例の中で，「**抑制する行為をAさんの安全を保つための善行である**」と考えた人もいるかもしれない．しかし倫理の原則（➡p.167 **表6-3**参照）に記されている通り，「看護師は善というベストなケアを提供しているつもりでも，患者は害と考えている」典型的な例ともいえ，「Aさんにとって転倒しないための最善の方法を考え，実行することが善行といえる」と考えた．

次に，具体的に「**夜間（体幹）抑制をしない場合**」に無害（転倒し骨折などをしない）であるためにどういった対策が考えられるか，以下に例を示す．

考えてみよう　体幹抑制をしない場合

1）環境を整備する

①Aさんをナースステーションの近くの部屋へ移す．できれば，常に看護師の視界に入る部屋がよい（トイレへ行く際は，必ずステーションの前を通らなければならない場所に位置する部屋）．

②ベッドを低くし，壁側でない片側（患者が床へ降りるところ）にマットレスを置く．ベッドから降りようとして転んでも，骨折は生じにくい．

2）排泄のパターンを把握し，Aさんの個別性に応じてタイミングよく夜間の排泄を促す

Aさんの日ごろ（夜間）の排泄パターンを把握し，決まった時間ごとにAさんを車椅子でトイレに連れていき，一人で行くことがないようにする．

3）夜間，良眠が得られるように支援する

Aさんが，生活行動〔食事をとる，便秘にならない，運動（リハビリ）を行う，清潔にする（入浴，洗髪）など〕

において，適切かつ十分に機能を発揮できるようにケアをする．生活する上でAさんが基本的ニードを充足することは重要であり，そのことが夜もよく眠れることにつながる．

1）～3）のほかに，価値の対立を解決する方法として次の二つを挙げる人がいるかもしれない．

4）夜間良眠を得るために，睡眠薬を使う

睡眠薬の投与は一つの方法ではあるが，高齢者には副作用が生じる危険性が高いため極力使わず，ほかの方法を試みることが望ましい．

5）Aさんの家族に付き添ってもらう

家族の夜間の付き添いは，家族の疲労や負担を生じさせると考えられる．看護師は，家族にしかできないことをAさんに対して十分行えるよう支援する役割を担っており，Aさんとその家族をケアの対象としてとらえることがむしろ重要である．

以上の状況から，Aさんのケースは，「体幹抑制をしない」という価値の選択がより望ましく，倫理的であるといえよう（道徳的推論）．したがって，抑制に代わって問題（夜間転倒する危険性が高い）を解決する看護方法（代替案）を探り，それを実践し評価していくことが看護師の責任であり，Aさんにとって最も適切なケアであるといえる．例えば，1）～3）に示した看護が実施され，しかも転倒せず経過すれば，Aさんや家族にとってよいばかりでなく，ケア提供者である看護師も（業務量は増え，高い能力を要求されるかもしれないが）仕事に対して誇りをもち，充実感を抱くと考えられ，ケアの費用対効果も大きくなる．

plus α

患者に対する抑制（ロック）

患者に対する抑制は，フィジカル（身体的）抑制だけでなく，薬によるドラッグロック，言葉によるスピーチロック，患者の移動範囲を限定する空間的ロック，さらに監視によるカメラ・センサーによるロックも抑制として考える必要性が指摘されている[37]．

7 倫理的看護実践を行うために必要なこと

ケアの対象となる人々に質の高い看護を実践するには，看護職一人ひとりが多忙な業務の中でも，患者のケア状況に存在する倫理的課題を見過ごさないことが重要である．倫理的に何かおかしいと感じたときは，問題を他の看護スタッフにも伝え，必要時は患者を中心とした医療・ケアチームのメンバーと情報を共有するなど，倫理的課題への対応を導く（促進する）リーダーシップをとることが求められている．そのためには，看護倫理の知識や技術を活用し，倫理的判断と意思決定を行う能力を身に付けておく必要がある．

倫理的課題への対応は，看護職個々の能力が必要なのは当然であるが，組織全体で取り組まなければ解決が困難な場合も多い．組織としてどのような医療・看護を行うのかという理念を明確にし，すべての部署でスタッフそれぞれが対応できるよう支援する必要がある．また，看護職は専門職として，いつの時代にあっても質の高い看護を維持し発展させるという使命を担っている．この使命を果たすには，保健医療福祉および看護に関わる制度に関心をもち，社会の人々のニーズに対応し，人々の権利や尊厳を尊重する制度・政策が確立されるよう専門職として社会に働きかけることが必要である．つまり，臨床における倫理的課題への対応には，**個々の看護職の能力**，**組織の取り組み**，そして，**行政の制度・政策**という三つの要素が深く関連しており，ミクロ，マクロの双方の視点から分析し，対応策を考え，実践し，評価することが必要といえる．

1 倫理的意思決定能力の向上

倫理的意思決定能力とは，患者にケアを行う状況において存在する倫理的課題を正しく認識し，倫理的視点から分析することで，どう解決（対応）するかを決定（選択）する能力である．

倫理的意思決定には，倫理的感受性と道徳的推論の能力の発達が大きく関与している（➡p.164参照）．**倫理的感受性**とは倫理的課題に気付く能力，患者のケア状況にあるジレンマ，すなわち価値の対立を認識する能力であり，倫理的課題の解決には，倫理的感受性が不可欠であるといえよう．しかしながら，看護職が倫理的課題に遭遇しているにもかかわらず，それらを倫理的課題と認識していない可能性があるという[38]．看護職は，倫理的課題に気付けば，次の行動へと進むことができる．自らの倫理的感受性に基づく倫理的判断は，看護職の自律性を高め，より質の高いケアの提供へとつながる可能性がある．

倫理的感受性は，その人の養育背景や文化，宗教，教育，人生や仕事の経験などさまざまなものから影響を受けて育まれる．看護職の倫理的感受性と関連する要因を探った研究[39]では，倫理綱領の知識，自尊感情，職場環境などが示唆されている．「倫理綱領の知識」がある看護師のほうが倫理的感受性が高いという結果から，倫理綱領を学習することで，知識や技術のほかに，看護専門職として自分にどのような人格的資質が求められているのかなどを考えることにつながると分析している．

また，「自尊感情」と倫理的感受性は正の相関が認められたことから，看護職としての自分自身に対する自信や満足感の程度を高めることは，倫理的感受性を高める一つの要因であることが示唆された．自尊感情は健康な自己愛であり，自分を尊重するのと同様に，相手のことを尊重することができるといわれる．したがって看護職としての自尊感情は，ケア状況において患者の尊厳や人権に関わる問題に気付く力である倫理的感受性と深く関連していると考えられる．

倫理的感受性とともに，倫理的意思決定能力に必要なもう一つの能力，**道徳的推論**とは，ある状況がなぜ倫理的に問題であるのかを分析し，その問題に対して道徳的に何をなすべきかを決定する（いくつかの価値の中から一つを選ぶ）認知的過程である[24]．看護職は日常のケアにおいて，倫理的に“何かおかしい”と感じたときは自分の考えを「倫理綱領」に示された倫理原則と行動規準に照らし合わせ，何が問題なのかを検討することができる．ただし，「倫理綱領」は看護専門職としての行動規範を定めているが，個々の患者に対し，何をすべきかを具体的に示していない．患者にとって最善の（またはより善い）ケアは，道徳的推論に基づいた各自の思考の上に導き出されるのであり，看護職は倫理的意思決定能力を身に付けることが重要である．

2 倫理的看護実践を支援する組織の取り組み

ケアの受け手に良質なケアを提供するには，ケア提供者自身の尊厳や権利が尊重される職場文化と倫理的看護実践を行える環境が必要である．事例で示した抑制の場合も，組織全体で抑制は行わないという合意がなければ，いくら個人的に安全と保護に対して抑制以外の方法を使おうと努力しても実際には難しい．例えば，四つの高齢者施設が組織全体の方針として，「抑制（身体拘束）をやめる」と決め，以下のことを行った．①抑制を行わないという理念の共有の徹底，②看護倫理に関するスタッフへの教育，③抑制の代替としての看護方法の開発，④抑制しないことの家族へのインフォームドコンセントの実施，⑤事故防止対策や事故が起こったときの対応のマニュアル作成など，いくつもの条件を整備し，それぞれが全体として機能し，初めて，「抑制しない看護実践」の実現につながったという[40)]．

このような職場では，万が一，患者の転倒が起こったとしても，一方的に看護師個人が非難・攻撃されることはなく客観的に状況が分析されるなど，リスクマネジメントが行われる．一人の人間として尊重した態度で処遇する文化が醸成され，同僚間や上司と部下の間においても，個人が意見を自由に表明でき，お互いを支援する体制が確立される．

近年は，医療機関において倫理的問題を解決に導く方法として，**倫理コンサルテーション**（ethics consultation：EC）が注目されている．ECとは「医療現場で生じた倫理的問題の解決のために行われる助言や相談活動全般」を意味する[41)]．アメリカでは大多数の病院に，研究審査を行う施設内倫理審査委員会（institutional review board：IRB）とは別に，臨床の倫理的問題に対処するために**病院倫理委員会**（hospital ethics committee：HEC）が設置されている．ECの形態としてこのHECのほかに，倫理コンサルタントと呼ばれる専門家による個人コンサルテーションがある．

日本における**倫理委員会**は，研究倫理審査を主たる活動内容としており，HECを実施しているところはまだ少ない．特定の専門看護分野において卓越した看護実践能力を有する専門看護師（➡p.324参照）はその役割として，実践，教育，研究などと共に「倫理調整」を担っており，個人や家族の権利を守るために，倫理コンサルタントとして看護師や他職種をサポートしながら倫理的な問題や葛藤の解決を図っている．一人ひとりの看護職が医療・ケアチームにおける倫理的実践の推進者として行動できる力を備え，倫理的問題に組織全体で取り組むという文化を創ることが期待される．

3 患者の尊厳と権利を守るための制度の確立

看護職は専門職として人々のニーズに沿った良質なケアを提供することが求められている．良質なケアは，専門的知識・技術を身に付け，医療の受け手で

plus α

病院倫理委員会

1999年にはアメリカの病院の93％に設置されており，医師，看護師，MSW，倫理学者，法律家，神父，その他の専門家によって構成される．HECは，①倫理コンサルテーション（ケース・コンサルテーション），②倫理教育，③病院内指針の検討と開発の三つの役割を担っている[42)]．

plus α

SNSと日常の倫理

医療従事者は患者やその家族の私的で機微な情報を知り，取り扱う職種である．よって患者や家族の情報をSNS上に載せることは論外である．例えば病院（実習）の出来事を日記感覚でSNSに載せたことが，その場にいた患者や家族の情報を流出させている危険性がある．そして，そのような行為が守秘義務違反という違法行為である，あるいはその恐れがあるということを十分に自覚すべきである．

ある人々の個々の尊厳と権利を尊重し，その人を医療の主体として遇する行為（行動）によって提供される．このような質の高いケアを提供する基盤として，法律，倫理綱領，看護業務基準などが定められている（➡p.36 図1-4参照）．

例えば，前述の抑制の事例では，軽い認知障害のある患者に，転倒・転落を防ぎ，安全を確保するという理由により身体拘束を行っている．法的には介護保険法（2000年）の施行に伴い，**身体的拘束の禁止規定**（➡p.175 表6-5参照）が通達されており，介護施設においては，もし，不適切な身体拘束をした場合は，介護保険を含めた行政措置（介護報酬が支払われないなど）がとられるため，抑制は行われなくなってきている．この結果は，施設の責任者や職員全員が強い意思をもって，身体拘束を行ってきた今までのケアを見直し，これまでの考え方を根本から変えるといった工夫や努力によるといえよう．つまり，身体拘束を事故防止対策として安易に正当化することなく，高齢者の立場に立って，人権を尊重し，ケアを行うことが基本姿勢となったと考えられる．

2001（平成13）年，厚生労働省は，「**身体拘束ゼロへの手引き：高齢者ケアに関わるすべての人に**」を公表し，介護のみでなく医療や看護の現場へ向けて身体拘束をせずにケアを行う基本的な考えを示した．しかしながら，医療機関においては依然として身体拘束が行われており，なかなか減少していない．身体拘束は基本的人権を侵害するものであり，倫理綱領には明らかに反している．看護職は，患者の生命と安全を守るために「**緊急やむを得ない状況**」と自分を納得させているという現状が指摘されている．

「身体的拘束の禁止規定」の厚生省令は，明らかに医療機関の身体拘束状況にも大きな影響を与えているといえよう．身体拘束廃止に関する厚生労働省の手引きや学会のガイドラインが提示され，やむを得ず実施する場合は，家族の承諾を書面で得ること，カルテにそのことを記載するといったことが行われるようになった．患者の人権や尊厳を著しく傷つけるような倫理的問題については，倫理綱領とともに法的な整備も必要と考えられる．看護の実践において正しいことは何か．どうすることが良いことなのか．看護職として，こうした抑制に関する認識を看護職個々人がもつことは本人の倫理的感受性を高めることにつながり，さらに病棟や病院の倫理的意識や職場風土を変革し，その先に制度や法的な整備へとつながっていくことになる．

plus α

身体拘束予防ガイドライン

日本看護倫理学会は，医療機関における「緊急やむを得ない状況」は本当にやむを得ないのかという問題を提起し，身体拘束予防ガイドライン（臨床倫理ガイドライン検討委員会，2015）を提示した．本ガイドラインは，身体拘束をなくすことを目指しており，臨床現場で看護職が身体拘束について悩んだり，迷ったりしたときに具体的にどのように考え，どのような行動をとるべきかを示している．

8 看護研究における倫理

1 看護研究における倫理の必要性

近年，看護学分野では数多くの研究が行われている．ケアの受け手に良質な看護を提供するためには，エビデンスに基づく実践（EBN）を看護師が行えるような科学的知識を構築し，蓄積することが求められている．

看護研究になぜ倫理が必要か．看護における研究は，ケアの受け手である患者を研究の対象とすることが多いため，人権に関する脆弱性（弱い立場にあること）という問題をはらんでいると指摘されている[45,46]．例えば，ケアの提供者と受け手の関係性から，研究への参加を拒否することが困難になる可能性がある．また，昏睡状態の患者や新生児など，自己のケアに関する意思決定に参画できない人々は，インフォームドコンセントに基づく研究への自発的参加が不可能であり，研究対象候補者の権利をどのように擁護するかは重要な課題である．

2 倫理的配慮に基づく看護研究を行うための取り組み

研究における倫理が大きな注目を集めたのは1940年代以降であり，第二次世界大戦におけるナチスの医学実験や，複数の生物医学的研究プロジェクトにおける人体実験など，研究対象者の非倫理的取り扱いがその背景にあった（➡p.155参照）．**ニュルンベルク綱領**（1947）はナチスが行った悲惨な「研究」への反省に基づいて制定され，綱領には，①**自発的な同意**，②**被験者の辞退**，③**身体的および精神的苦痛，傷害や障害，死からの被験者の保護**，④**研究における利益とリスクのバランス**に関するガイドラインが含まれる．これを基本とし，第18回世界医師会は，1964年，医学研究に関する倫理綱領である**ヘルシンキ宣言**を採択した．

ヘルシンキ宣言に含まれる規定は，生物医学的研究のみでなく，看護研究においても不可欠であり，看護研究の倫理指針に含まれている．**研究を行う全過程**において，研究対象者の自己決定の権利が保障され，危害を被るのを防ぐために，研究者は自分が所属する施設の**研究倫理審査委員会**（institutional review board：IRB）に研究計画書を申請し，倫理的配慮がなされている研究かどうかの審査を受け，承認を得てから研究を実施するという手続きがとられるようになった．しかしながら，研究倫理審査委員会が設置されていない施設もあり，看護研究者と看護実践者は，研究参加者の権利を保護するシステムの構築に向けて努力することが重要である．

plus α

看護研究のための倫理指針

ICN（国際看護師協会）は，「研究に基づく実践こそが，専門職としての看護の証である」と述べ，1996年に「看護研究のための倫理指針」（2003年改訂）[43]を作成し，看護研究を推進した．日本看護協会も，「看護研究における倫理指針」（2004年）[44]を提示し，研究を行う際の倫理的配慮についての基本的な考え方を示した．これらの指針は，倫理の原則（善行，無害，忠誠，真実，自律，正義）などに基づいて開発され，「看護職の倫理綱領」を補完するものとして活用される．

plus α

倫理に配慮した研究活動

倫理的配慮をもって適切な研究活動を行うには，世界レベルのヘルシンキ宣言の規定を知り，そして国が社会的な問題を踏まえて定めた「研究活動における不正行為への対応等に関するガイドライン」〔2014（平成26）年，文部科学大臣決定〕や，「人を対象とする医学系研究に関する倫理指針」（2014年，文部科学省・厚生労働省）の内容を理解した上で，専門職組織である日本看護協会が定めた「看護研究における倫理指針」に基づくことが大切である．

引用・参考文献

1) アン・デイビス．看護倫理の基本を考える：看護における倫理，意思決定の枠組み，看護師の倫理的能力．八尋道子ほか訳．日本看護倫理学会誌．2011，3（1），p.3-10.
2) 香川知晶．“バイオエシックスの誕生と展開”．バイオエシックス入門 第3版．今井道夫ほか編．東信堂，1992，p.7-11.
3) Robert, M.V, et al. Against Paternalism in the Patient-Physician Relationship. Gillon, R.（ed.）Principles of Health Care Ethics. John Wiley & Sons, 1994，p.411-417.
4) 加藤尚武．現代倫理学入門．講談社学術文庫，1997.
5) 高田早苗．“看護倫理をめぐる議論”．看護白書平成15年版．日本看護協会編．日本看護協会出版会，2003，p.3-19.
6) 勝原裕美子．組織で生きる．医学書院，2016，p.47-76.
7) ポール・S・アッペルバウム．インフォームド・コンセント：臨床の現場での法律と倫理．杉山弘行訳．文光堂，1994.
8) 志自岐康子．生体臓器移植医療に携わる看護師が抱く葛藤と課題．移植．2007，42（1），p.35-39.
9) 林優子ほか．臓器移植における倫理的な看護場面での看護師の苦悩：1事例の分析を通して．大阪医科大学看護研究雑誌第3巻．2013，p.129-137.
10) ファクトブック2020 Fact Book 2020 on Organ Transplantation in Japan. http://www.asas.or.jp/jst/pdf/factbook/factbook2020.pdf，（参照2023-11-21）.
11) 永野佳世ほか．臓器提供時の看護師の困難感とEnd of Lifeケアへの課題．日本クリティカルケア看護学会誌．2016，12（3），p.73-80.
12) 清水準一．生体肝移植におけるトピックとドナー調査にみる今後の課題．家族社会学研究．2003（14），p.157-161.
13) 習田明裕ほか．生体肝移植を受けたレシピエントの苦悩・葛藤に関する研究．日本保健科学学会誌．2008，10（4），p.241-248.
14) The 63th World Health Assembly, agenda item 11.21, human organ and tissue transplantation. 21 May 2010.
15) 櫛島次郎：WHO移植指針2010年改訂と日本の課題，移植．2011，46（1），p.44-48.
16) 日本移植・再生医療看護学会．移植看護の倫理指針：生体臓器移植の場合（看護倫理検討委員会，2014年）
17) 志自岐康子（研究代表者）：平成16年度～平成18年度　科学研究費補助金基盤研究（B）（2）研究成果報告書，臓器移植医療における看護職移植コーディネーターの役割・機能に関する研究：生体部分肝移植に焦点をあてて．2007.
18) 全国訪問看護事業協会．令和5年度訪問看護ステーション数調査結果．令和5年5月30日．
19) 小藪智子ほか．訪問看護師の倫理的問題に関連するストレス認知尺度の妥当性と信頼性，岡山県立大学保健福祉学部紀要．2019，26（1），p.31-38.
20) 習田明裕ほか．訪問看護における倫理的課題，東京保健科学学会誌．2002，5（3），p.144-151.
21) 徳岡良恵ほか．進行・再発治療期のがん患者・家族に対する訪問看護師の看護実践上の困難と学習ニーズ，日本がん看護学会誌．2016，30（1），p.45-53.
22) サラ・T・フライ．看護実践の倫理：倫理的意思決定のためのガイド．片田範子ほか訳．日本看護協会出版会，1998.
23) 前掲書22)，p.290.
24) 前掲書22)，p.292.
25) トム・L・ビーチャムほか．生命医学倫理．永安幸正ほか訳．成文堂，1997.
26) サラ・T・フライほか．看護実践の倫理：倫理的意思決定のためのガイド．第3版，片田範子ほか訳．日本看護協会出版会，2010.
27) 前掲書22)，p.49-65.
28) 前掲書22)，p.34-40.
29) キャロル・ギリガン．もうひとつの声：男女の道徳観のちがいと女性のアイデンティティ．岩男寿美子監訳．川島書店，1986.
30) 高山佳子．ジェンダーの視点から見たギリガンのケアの倫理におけるパラダイムシフトの意義：生活世界を生きる人間の学としての倫理学に向けて．臨床哲学．2014，15（2），p.2-19.
31) ジーン・ワトソン．ワトソン看護論：人間科学とヒューマンケア．稲岡文昭ほか訳．医学書院，1992.
32) 患者の諸権利を定める法律案要綱．http://kenriho.org/legislative/guidelines.html，（参照2023-11-21）.
33) 池永満．患者の権利．改訂増補版．九州大学出版会，1997，p.68-72.
34) 患者の権利法をつくる会編．患者の権利法をつくる．明石書店，1992，p.234-242.
35) 前掲書22)，p.80-91.
36) Evans, L.K.,Strumpf, N.E. Reducing restraints. One nursing home's story, In Funk, S.G. et al ed. Key aspects of elder care：Managing falls, Incontinence, and cognitive impairment, Springer, 1992, p.118-128.
37) 習田明裕編．意図せずに行われている5つの抑制．看護技術．メヂカルフレンド社，2018.
38) 中尾久子ほか．倫理的問題に対する看護職の認識に関する研究．山口県立大学看護学部紀要．2004，8，p.5-11.
39) 前山さやか．臨床看護師の倫理的感受性に関連する要因．2011年度首都大学東京大学院修士論文．2012．3．
40) 志自岐康子ほか．抑制をしない看護を可能にした要因：高齢者施設の場合．日本看護管理学会誌．2004，8（1），p.5-13.
41) 酒井明夫ほか編．生命倫理辞典：新版増補．太陽出版，2010，p.937.
42) D．ミカ・ヘスター編．前田正一ほか監訳．病院倫理委員会と倫理コンサルテーション．勁草書房，2009.
43) 国際看護師協会．看護研究のための倫理指針．2003.
44) 日本看護協会．看護研究における倫理指針．2004.
45) N．バーンズ，S．グローブ．バーンズ＆グローブ看護研究入門 実施・評価・活用．黒田裕子ほか監訳．エルゼビア・ジャパン，2007，p.187-225.
46) D. F.ポーリットほか．看護研究 原理と方法．第2版，近藤潤子監訳．医学書院，2010，p.143-164.
47) ロバート・ヴィーチ．品川哲彦訳．生命倫理学の基礎．品川哲彦訳．メディカ出版，2004.

重要用語

看護倫理	道徳的ジレンマ	倫理原則
法的責任	倫理的課題	患者の権利
価値	倫理的意思決定（能力）	

学習達成チェック

- □ 看護になぜ倫理（看護倫理）が必要かを説明できる．
- □ 倫理と法律の共通点と異なる点がわかる．
- □ 日本看護協会および国際看護師協会の倫理綱領の内容と活用のしかたがわかる．
- □ 道徳的ジレンマとはどういう状況かを，価値という概念を用いて説明できる．
- □ 倫理的意思決定能力とはどのような能力か説明できる．

7 看護ケア（看護援助）の基本的役割

学習目標

- 看護ケアにおける看護師の役割と責任について理解する.
- コミュニケーション過程の各構成要素と看護の関連を理解する.
- 患者と看護師のコミュニケーションの特徴を理解する.
- 言語的コミュニケーションと非言語的コミュニケーションの働きを理解する.
- 看護ケアの教育的側面における看護師の役割を理解する.
- 共感的理解について説明できる.
- 患者の自己決定支援と看護の関連について理解する.
- 看護師の臨床判断に関わる四つの要素を理解する.
- 看護実践における研究の役割を理解する.

1 コミュニケーターとしての役割

看護におけるコミュニケーションは普段から行っているあいさつや会話，情報の伝達などが基本となるが，看護を実践するために，効果的な**コミュニケーター**となる必要がある．

コミュニケーションの語源はラテン語のcommunisであり，「共有の」「共通の」などの意味がある．つまり，コミュニケーションとは，人から人へ，知覚したことや考えや気持ちなどの何らかの情報を，言葉や文字，表情や身振りなどの言語的・非言語的メッセージを通して伝え合い，共有することである（図7-1）．伝え合うということには，情報の伝達，理解，応答というプロセスが含まれている．コミュニケーションは，２人以上の人々の間のプロセスであり，関わる人数によって分類することができる（表7-1）．

plus α
コミュニケーター
communicatorの接尾辞「-or」は「何かをする人」を意味する．つまり，コミュニケーターとは，「コミュニケーションをする人」である．看護師には効果的なコミュニケーションをする役割がある．

1 コミュニケーション過程の構成要素

コミュニケーションは**送り手**と**受け手**があって成り立つ（図7-1）．コミュニケーションの過程では，同じ人が送り手にも受け手にもなる．どちらかが固定的に，送り手であり受け手であるということはなく，連続的で動的なものである．

バーロ（Berlo, D.K.）は，送り手（source），メッセージ（message），チャンネル（channel），受け手（receiver）の四つの要素でコミュニケーション

plus α
バーロのSMCRモデル
バーロのコミュニケーション構成要素のモデルは，送り手（source），メッセージ（message），チャンネル（channel），受け手（receiver）の４要素の頭文字をとってSMCRモデルと呼ばれる．これらは，コミュニケーションの効果に影響を与える．看護師には伝達経路としての五感を開いてコミュニケーションの質を良くすることが求められる．

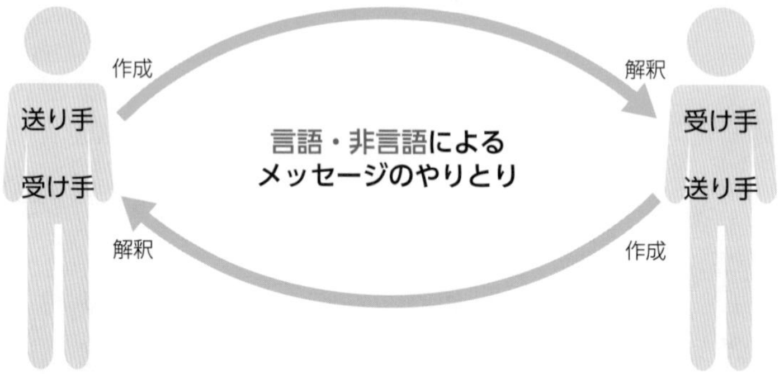

図7-1　コミュニケーションモデル

表7-1　関わる人数でみたコミュニケーションの種類

種　類	関わる人数	看護実践場面での例
個人間コミュニケーション (interpersonal communication)	１対１	入院時のインタビュー，清拭，食事援助など個人に提供されるあらゆる看護ケア
小集団コミュニケーション (small group communication)	数人	少人数グループでの患者指導やサポートグループなど，グループダイナミクスを生かした看護ケア
公的コミュニケーション (public communication)	１対多数	講義や講演形式での健康教育など，聴衆を対象に提供される看護ケア

の過程を説明している．送り手は受け手に向けてメッセージを発信する人であり，受け手は送り手によって発信されたメッセージを受け取る人である．看護においては，患者のニーズ（送り手）に看護師が気付く（受け手）ことから始まる．**メッセージ**とは意思や感情，行動などの伝達内容，**チャンネル**とは伝達経路のことである．メッセージは，聴覚や視覚，感覚といったチャンネルを通じて受け手に送られる．

2 患者と看護師のコミュニケーション

看護ケアは，看護師と患者のコミュニケーションを介して提供される．看護師は効果的なコミュニケーションによって，患者の感じている身体や心の痛み，病気についての思いなどを共有することができる．患者－看護師関係はいつも，「患者の関心は何か」「患者は何を求めているのか」を知ることから始まる．看護師は，患者から発信されたニーズや，ケアに対する反応を受け取り，理解し，それを患者に確認しながら看護ケアを提供する．

看護ケアを実施する際には，その根拠や目的，方法について患者の理解度を確認しながら説明することが求められる．実習においても，看護学生は自分の行うことを患者の年齢や認知・知覚の状態に合わせてわかりやすく説明する必要がある．例えば，受け持ち患者に対して最初に自己紹介をするとき，自分の所属や名前に加え，実習目的や実習期間についてどのように説明するとよいだろうか．よく考えて，信頼関係を構築する一歩となるように十分にシミュレーションをして実習を始めるとよい．

患者－看護師関係におけるコミュニケーションは，看護ケアの提供という側面があるため，そこには他のコミュニケーションの場ではみられない特徴があり，加えて看護師としての職務上の責任も伴う（表7-2）．患者－看護師関係におけるコミュニケーションの特徴は，患者のニーズに焦点を当てた患者中心のコミュニケーションであり，看護ケアを行う必要がなくなれば，患者との関係は終結するということである．

また，看護師は専門職として，患者と信頼関係（ラポール*）を築き，効果的なコミュニケーションが成立するよう努めなければならない．さらに看護師には，業務上知り得た情報の秘密を守る責任がある．それが果たされるからこそ患者は安心して，通常の関係では他人には

用語解説*
ラポール
感情の交流ができる信頼関係の成立している状態をラポールという．コミュニケーションの土台となる．

●コミュニケーション：実習前の講義〈動画〉

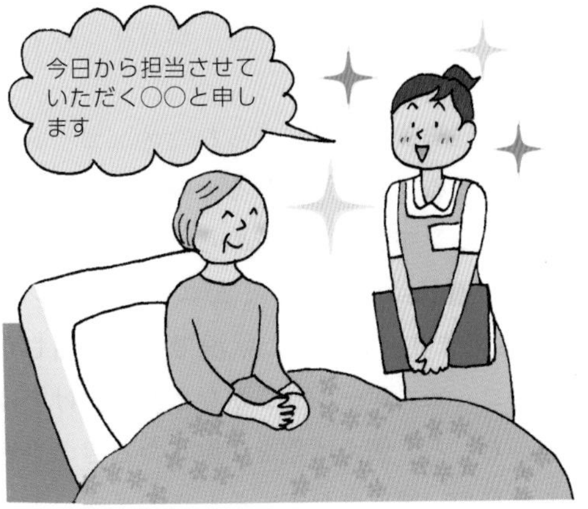
今日から担当させていただく〇〇と申します

表7-2 患者－看護師関係におけるコミュニケーションの特徴，看護師の責任

特　徴	患者中心である 目的は看護ケアである 目標が設定される 焦点は患者のニーズである 職務上の判断により，関係が終結する
責　任	信頼関係が築けるように関わる責任がある 効果的コミュニケーションを成立させる責任がある 守秘義務，プライバシー保護の責任がある

話さないような情報を看護師に提供できる．学生であっても同様であり，実習中に見聞きしたことを知り合いに話したり，SNSで発信したりすることはあってはならない．

3 コミュニケーション過程に必要な看護師の能力

コミュニケーション過程に必要な看護師の能力は，送り手および受け手それぞれに分けて考えることができる．

1 送り手として

送り手としての看護師に求められる能力は，伝えたいメッセージが患者や家族に明確に伝わるように，具体的に表現することである．受け手の立場になり，年齢などの発達段階や言語の認知能力，聴覚や視覚などの知覚能力に合わせて，相手に伝わる言葉や表情，身振りで伝えることが重要である．

例えば，５歳の子どもに対して，「白血球が少なくなっていますので，口腔内に感染が起こり炎症を起こしています」というような説明では，難しすぎて意図は十分に伝わらない．「びょうきのために，ばいきんとたたかう力がよわくなっているから，お口の中でばいきんがあばれているんだよ」と伝えると，目には見えない「白血球数の低下」や「感染」が，子どもなりにイメージできるであろう．あるいは高音域の聴力が低下している高齢者には，低めのゆっくりした声で話しかけるといった工夫をするとよい．

2 受け手として

受け手としての看護師には，患者からのメッセージを知覚し理解する能力が必要である．

知覚し理解するには，送られたメッセージに気付くことが重要である．そのために，見る・聞く・触れる・嗅ぐ・味わうという五感を十分に開いてコミュニケーションすることが求められる．

患者－看護師関係のコミュニケーションでは，必ずしも「お伺いします」「お話しします」といった状況での，対面した形式のコミュニケーションがなされるわけではない．むしろ，例えば薬を手渡したときの患者のため息や，清拭をしているときの「ずいぶんやせたでしょ」という患者の言葉など，日常の何気ないひとこまに，患者が経験していることの深い意味が含まれていることが多い．ため息に含まれる意味は，「いつまでこの薬を飲まなければいけないのだろうか」ということかもしれない．「やせた」という言葉には，「病状が進行しているのかも……」という隠された気持ちが含まれているのかもしれない．そして，それ

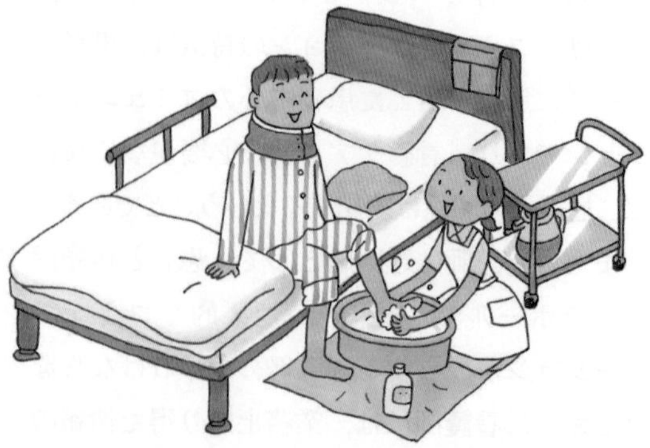

足浴をすると，患者はリラックスして，本音を語るきっかけになることがある．触れるという行為によって，言葉以上のメッセージに気付くことも多い．

らは患者自身に十分に意識化されていない可能性もある．看護師には，このような患者から発信される一つひとつの細かなサインに気付き，その背後にある意味を受け取る能力が特に求められる．

4 コミュニケーションのタイプ

1 言語的コミュニケーションと非言語的コミュニケーション

コミュニケーションは，**言語的**（バーバル）**コミュニケーション**と**非言語的**（ノンバーバル）**コミュニケーション**の二つのタイプに分けることができる．言語的コミュニケーションは，言葉や文字など言語的な方法によって行われるコミュニケーションであり，非言語的コミュニケーションは表情や身振り（ジェスチャー），アイコンタクト，姿勢，身体接触などの非言語的な方法によって行われるコミュニケーションである．

2 明快性と継続性

ペプロウ（Peplau, H.E.）は，コミュニケーションを成立させるための指針として，言葉を用いる際に有効な**明快性**と**継続性**という二つの原則を示している[2)]．「明快性」は，メッセージの意味をコミュニケーションの受け手と送り手の間で一致させることである．例えば，「昨晩は眠れなくて……」と患者が言った場合，「どのように眠れなかったのですか」と尋ねると，寝つきが悪かったのか，あるいは眠りが浅くて途中で目が覚めてしまったのか，全く眠れていなかったのかなどの患者の経験が，患者の言葉を通して明らかになるであろう．

「継続性」とは，患者が話した言葉の意味を看護師が言葉で確認することによって，患者が言いたいと思っていることを表現できるように助けることである．例えば，手術の前日に患者が「テレビはつけているだけだし，新聞も読んでないの」とそわそわした様子で言った場合，「落ち着かない感じがするのですね」と返すことで，患者の気持ちに焦点を当てたコミュニケーションを継続することができる．

このようなコミュニケーション能力を身に付けるには，**プロセスレコード**が有用である．気になった看護場面を振り返り，「私の見たり聞いたりしたこと」「私が考えたり感じたりしたこと」「私が言ったり行ったりしたこと」の枠組みでやりとりのプロセスを書き起こすことによって，自分の考えたり感じたりしたことと言葉に出したことのずれに気付き，相手に届く言葉になっていたかどうかを確認することができる．

3 非言語的コミュニケーションの果たす役割

非言語的コミュニケーションの中でも，特に身振りや姿勢，アイコンタクトなど身体部位を用いる身体動作を**ボディーランゲージ**といい，コミュニケーションにおいて重要な役割を果たす．

非言語的なメッセージはそれのみで発信されることがあるが，言語的なメッ

plus α

ボディーランゲージ

ボディーランゲージにより伝えられるメッセージは，集団や社会の文化によって異なることも多い．例えば，日本の文化では，挨拶をするときにお辞儀をするが，欧米では握手や抱擁をする．また一般的に日本人はあまり大げさな身振りや手振りをしないが，欧米人は喜怒哀楽を全身で表すことが多い．一方，人差し指を口の前に立てて「静かに」ということを示す場合や，たばこを吸うしぐさのように，日本でも欧米でも同様の意味をもつものもある．

セージは非言語的メッセージと共に発信される．例えば，「おはようございます」というあいさつは，その言葉だけでなく，表情や身振りをつけて発信される．同じ言葉でも，にこやかな表情と怒った表情とでは伝達される内容が異なる．また，「とても痛いです」という言葉も，絞り出すような声か平静な声の調子かによって，その痛みの程度が推測できる．

バードウィステル（Birdwhistell, R.L.）によれば，「二者間の対話では，言葉によって伝えられるメッセージ（コミュニケーションの内容）は全体の35%に過ぎず，残りの65%は話しぶり，動作，ジェスチャー，相手との間のとり方など，言葉以外の手段によって伝えられる」[3] という．このように，コミュニケーションの中で非言語的コミュニケーションは大きな割合を占めるが，そこに含まれるメッセージは，受け手の解釈によってさまざまな勘違いも起こしやすいと考えられる．

非言語的メッセージから意味を理解するためには，言葉とは異なる技能が必要である．看護師は，看護ケアにおいて日常的に患者に触れることが多い．検査前に患者の肩に触れてみて，緊張しているとわかれば，患者の手の甲をさすったり，手を握ったりすることで緊張を緩められることがある．この間のコミュニケーションは，言葉はなくても十分にやりとりができる．

さらに，言語的コミュニケーションが意図的，意識的な行動によるのに対して，非言語的コミュニケーションは無意図的，無意識的な色彩が強く，感情機能をより担っているため[4]，その分，感情をより正確に表すと考えられる．したがって，もし患者の言語表現と非言語表現が一致していないことに気付いた場合は，より注意深く，非言語的なメッセージに含まれた意味を解釈する必要がある．

また，看護師からのメッセージの意図を，患者にわかりやすく正確に伝えるためには，送り手として言語的メッセージと非言語的メッセージを一貫させることが求められる．

5 看護理論家たちにみるコミュニケーション

1 トラベルビー

ジョイス・トラベルビー（Travelbee, J.）は，「コミュニケーションは，看護師が人間対人間の関係の確立をすることができるようにし，そのことによって看護の目的ーつまり病気や苦難の体験を防ぎ，それに立ち向かうように病人と家族を援助すること，そして必要なときにはいつでも，これらの体験の中に意味を見いだすよう彼らを援助することーを実現させるプロセスである」[5] とし，看護目的遂行のための手段としてコミュニケーションを位置付けている．

➡ トラベルビーについては，p.139も参照．

その上で，コミュニケーション技法は「病人を知るようになる，関係を確立する，ニードを引き出して満たす，などの点で役立つ」とし，コミュニケーションを促進する技法を詳述している．さらに，コミュニケーションの崩壊

（あるいは失敗）の原因として，「病人を人間として知覚し損なうこと」や「コミュニケーションにおける意味の水準を認識し損なうこと」などを挙げている．前者では，「病人」を患者の一人であると一般化せず，一人ひとり特別な大事な人として関わること，後者では，患者が本当に言おうとしていることは何なのかを確認することの必要性を説いている．

2 ウィーデンバック

アーネスティン・ウィーデンバック（Wiedenbach, E.）は，看護師の技能の一つとして，コミュニケーションを説明している．

➡ ウィーデンバックについては，p.137も参照．

ウィーデンバックは，臨床看護の目的を，「その人が置かれている状態やそのときの状況，周囲の環境などから，自分に要請されていることにうまく反応できるように促し，またそのような能力の発揮が妨げられている場合には，その障害を克服しやすくすること」[6]とし，さらに，効果的に臨床看護を実践するために看護師に必要な特性として，知識・判断・技能の三つを挙げた．

技能とは，「看護師が望んでいる結果を得るために必要な潜在能力のこと」であり，それを「看護手順的技能」と「コミュニケーションの技能」の二つに大別している．コミュニケーションの技能とは，「看護師が，患者や患者ケアに関係している人々に伝えたいと望む考えや感情を表現する能力（capacity）」であり，「患者のために，患者と共に，患者に対して行われることに患者自身が参加できるようにすることは，このコミュニケーション技能を通じて初めて可能になる」とし，その重要性を強調している．

3 キング

アイモジン・キング（King, I.M.）は，看護を一般化するためにシステム理論を応用した目標達成理論を提唱した．その焦点は，個人間，特に看護師－クライアント関係における相互作用である．コミュニケーションはこの理論の主要な概念の一つである．

キングは，「コミュニケーションとは，人間と人間，あるいは人間と環境を結び付ける人間的な行動のことである」とし，「人間と環境，ならびに人間と人間の間の知覚とコミュニケーションのプロセスは，目標を目指す言語的もしくは非言語的行動という形で示される」[7]としている．

さらに，看護という職業分野においては，「コミュニケーションについての知識とそれを使いこなす技能とは，専門職の助力を求めざるを得ない異常なストレスを体験しているであろう人々との相互関係を築く上で，基礎を形づくるものとして専門職の仕事の重要な部分である」とし，専門職としての責任について言及している．

2 支援者，代弁者としての役割

ここで述べる支援者・代弁者としての役割は，**ペイシェント・アドボケイト**(patient advocate) としての役割を含んでいる．患者の立場に立ち，患者の権利と利益を守る人という意味において，看護師はペイシェント・アドボケイトである．

アドボケイトは，不利な立場にある人々の権利を擁護(ようご)する人，代弁する人といった意味である．ここには，声なき声を拾い，代弁するという意味も含まれる．

plus α

患者の声を代弁する

例えば「医師には言いにくいが看護師には言える」という理由から看護師に伝えられた患者の意向を，患者に代わって医師に伝えるということもペイシェント・アドボケイトといえるであろう．

1 意思決定の支援者としての役割

患者は，自分に提供される治療や看護ケアについて，自ら選んで**意思決定**することが保障されなければならない．このような患者の自律性尊重のために，看護師は選択して意思決定をすることの必要性を説明し，患者は十分に情報を得た上でその意味を理解し，判断できるように支援する．これを**共同意思決定**といい，看護師と患者の**協働関係**が重要である．

しかし，患者が十分に情報を得ることができたかどうかの判断は難しい．例えば，看護師や医師が説明した治療内容や看護ケアについて，患者本人は十分に情報を得たと判断したとしても，看護師や医師からみると提供していない情報がまだまだあるかもしれない．その場合，もし異なった情報が追加されれば，患者の決定は違うものになる可能性がある．

さらに，患者が与えられた情報の意味を理解できるように平易に述べるなど，情報の提供方法にも配慮が必要となる．例えば「がんのステージ*」や「放射線治療」などに関する専門用語を頻発したり，「オペ」「ICU」などの略語を使用したりすることは，患者の理解を妨げるであろう．あるいは，新しい治療内容や提示された選択肢から，何を基準に判断すればよいのかがわからないかもしれない．だからこそ，患者が十分な情報をもとに意思決定するために，看護師は患者の立場に立ち，患者が理解した内容を共有する確認作業が必要になってくる．

用語解説 *

がんのステージ

がんの病期分類または進行度分類のこと．がんの大きさや他の臓器への広がり方で分類した，がんの進行の程度を判定するための基準．治療法を選ぶために判定したり，5年生存率を出すときの区分として用いたりする．

看護師や医師などの医療サービス提供者は，検査データやフィジカルアセスメントに加えて，患者との面接を通して得た情報に基づいて，医療サービスの提供の必要性を判断したり，医療サービスの提供を行ったりする．これらは患者との共同作業によって行われるものであるが，医療サービスの提供者と患者の間には，基本的に情報の非対称性がある．通常，医療者は患者よりも医療内容に詳しく，そこには情報の格差がある．看護師には，この格差をできる限り埋める役割が求められている．

2 代弁者としての役割

看護師には，患者の立場に立って，臨床の場に限らず，あらゆる場で幅広く患者の自己決定を尊重する役割がある．さらに，他職種や社会・制度に対しての働きかけなど，患者の**代弁者**としての位置付けを求められることもある．

例えば，徐々に身体機能の障害が進んでいく進行性筋ジストロフィーなどの神経難病の患者は，障害の進行に伴って，ニーズを自ら社会に訴えることが難しくなっていく．患者の生活に密着して看護サービスを提供する看護師が，患者にとって必要なケアやそれを実施するために必要な制度や政策の整備を，患者に代わって社会に働きかけることも代弁者としての重要な働きである．

plus α

患者アドボカシー

近年，患者アドボカシー室や患者相談窓口といった名称で，患者の不満や苦情に応じ，問題解決にあたる場が病院内外に設置され始めている．特定機能病院および臨床研修病院には，「患者相談窓口」の設置が義務付けられている．

3 学習支援者およびカウンセラーとしての役割

1 看護ケアの教育的側面

患者は，療養生活や病気を自分自身でコントロールする権利をもっている．したがって，看護師は，患者がそれらをコントロールするための能力を発揮できるように，あるいは自分でコントロールしているという感覚がもてるように関わることが大切である．このような関わりを**エンパワメント**という．患者がそのような力をもつためには，得られた情報の中から自分で選択して決定することが重要である．この過程で，看護師は情報を提供したり，説明したり，助言したり，話を聴くことなどによって患者を支援することができる．看護師は，**学習支援者**あるいは**カウンセラー**として機能するのである．

表7-3に，看護ケアにおける，学習支援者およびカウンセラーとしての看護師の役割を示した．これら二つの役割は，経過に沿って別々に遂行されることもあるが，学習支援者としての役割には同時に，カウンセラーとしての役割が必要となる場合が多い．

学習支援者としてもカウンセラーとしても，提供する看護ケアの中心は患者である．これを患者－看護師関係でみると，前者では学習者－学習支援者関係，後者では相談者－カウンセラー関係となる．

表7-3　看護ケアにおける学習支援者およびカウンセラーとしての看護師の役割

	学習支援者	カウンセラー
中 心	学習者（患者）	相談者（患者）
目 的	学習を促進する	自己理解を促進する
目 標	新しい知識や行動の獲得	自己受容，自己決定
機 能	指導，学習支援	支持，相談
看護ケア	説明する，助言する，情報提供	話を聴く

2 学習支援者としての役割

看護師は，病気の予防，診断および治療の段階，リハビリテーション期のどの側面においても，より健康な方向へ行動が促進されるように患者に働きかける．そのため看護活動が行われるあらゆる場において，看護師による学習支援が行われる．

患者－看護師関係では，患者や家族がいつでも情報提供を求めたり，質問したりすることができるような関係であることが必要とされる．患者や家族から質問があったときは，学習ニーズが高まっているときであり，学習支援の好機であることが多い．看護ケアにおける学習支援は，個人を対象とするだけではなく，糖尿病教室*や母親教室*のように集団を対象に行われることもある．また，学習支援のために特別に時間を取って行うこともあれば，清拭をしたり，車椅子移動をしたりといった日常的な関わりの中で行われることも多い．

学習支援者としての看護師の役割を意識すると，看護師が「指導」や「教育」という言葉に縛られることが多く，そのことにより，患者－看護師関係に，教えてもらう人－教える人，服従－支配という構図が発生する原因になる．看護師が，「教えよう」「指導しよう」，あるいは「教えなければ」「指導しなければ」という構えでいることにより，目の前にある患者のニーズや問題を棚上げしてしまうことが往々にして生じる．まず，患者の話をよく聴き，共感的に受け止めようとするところから始めなければ，問題を解決することはできない．このように学習者－学習支援者関係では，看護師にはカウンセラーとしての態度も必要となる．

> 用語解説*
> **糖尿病教室**
> 病院では，外来や病棟で行われる．5～10人程度のグループでグループメンバー間の相互作用を利用して行われることもあれば，もう少し多人数（例えば30～100人）を対象に講義形式で行われることもある．看護師，医師，管理栄養士，歯科衛生士などが講師となり，基本的な知識や合併症，食事療法，日常生活について指導が行われる．また，日本糖尿病協会には，糖尿病患者とその家族，医師，看護師，栄養士などの医療スタッフでつくられている糖尿病「友の会」があり，勉強会，食事療法に基づく料理教室，患者同士の情報交換会，歩く会など，さまざまな活動が行われている．

> 用語解説*
> **母親教室**
> ほかに母親学級・出産教室・妊婦教室（妊婦学級）・両親教室（両親学級）のようにさまざまな呼び方がある．主に出産前の母親または両親を対象に，医師や助産師などにより，妊娠中の過ごし方や体操の指導，また，バースプラン（出産のイメージや希望）のサポートなどが行われる．

3 カウンセラーとしての役割

1 カウンセリングとは

カウンセリングとは，言語的および非言語的手段を通して成立する援助的人間関係である．カウンセリングにはいろいろな方法があるが，そこには共通の要素をみることができる．それは，言語的，非言語的手段を用いて，患者の話をよく聴くということである．

カウンセリングでは，患者が自分の感情や気持ちを語るにつれて，自分自身を理解していくことができるように関わることが大切である．そのためには，患者の話題に反応するだけではなく，その背後にある感情に焦点を当てて聴く配慮が必要である．

「きく」という言葉には，聴く（listen），問う（ask），聞く（hear）などの意味がある．「問う」は相手に質問すること，「聞く」は一般的に単純に聞くことである．よく聴くということは，**傾聴**という言葉で表されるように，耳を傾けて熱心に聴く，身を入れて聴くということであり，そのことによって相手の気持ちを受け取ることが可能になる．

2 カウンセラーの３条件

ロジャーズ（Rogers, C.R.）は，**カウンセラー**の３条件として，①**肯定的に見る**（unconditional positive regards），②**共感的理解**（empathic understanding regards），③**純粋さ**（genuineness）を挙げ，具体的には相手の言うことに心から耳を傾けて聴く（**積極的傾聴**，active listening）ことであるとしている[8]．図7-2に，このイメージを示した．

❶肯定的に見る　患者がどのように振る舞うかにかかわらず，その人を無条件に受け入れるということである．たとえ患者であっても，医療者やカウンセラーに暴言を吐いたり，暴力を振るったりすることなどは許されない．しかし，その行為自体は許されないものであるとしても，その人すべてを否定するものではない．人は，どのように行動したかによらず，人として尊重されなければならない．こういった看護師の姿勢により，人間としての尊厳を脅かされない安全な環境を患者に提供することができる．

❷共感的理解　相手の感情をあたかも自分自身のものであるかのように感じようとすることである．しばしば誤解されるが，これは，相手の気持ちと全く同じ気持ちになることではない．患者の感情に巻き込まれるのではなく，また，完全に距離をおいて観察するのでもない．例えば患者が腹を立てている場合に，一緒になって自分も腹を立てるのではなく，患者が腹を立てていること自体を理解するということである．ラ・モニカ（La Monica）は「共感とは援助者が患者を中心に考え，患者の世界と共に患者の世界の中で感じることであり，この理解を患者に伝え，そして援助者の理解を患者が知覚することである」[9]として，援助者が受け取った患者の感情を伝えることを強調している．

❸純粋さ　真実性や自己一致ともいわれる．これは，その時，その場での自分の気持ちに正直なことである．このような純粋さを備えた看護師は，患者に接しているときの自分自身の感じ方と反応のしかたが一致している．このことは，言語的コミュニケーションと非言語的コミュニケーションを一貫させることにもなり，信頼関係を築く重要な要素である．

> **plus α**
> **カウンセリング・マインド**
> カウンセリング・マインドとは，対人関係の基部において，個人の価値観や先入観をもたずに相手をわかろうとする態度である．看護師はカウンセリングを職業とするカウンセラーではない．しかし，ここに示したカウンセラーの３条件に代表されるような，カウンセラーに必要とされるカウンセリング・マインドを身に付けることで，看護ケアに生かすことができる．

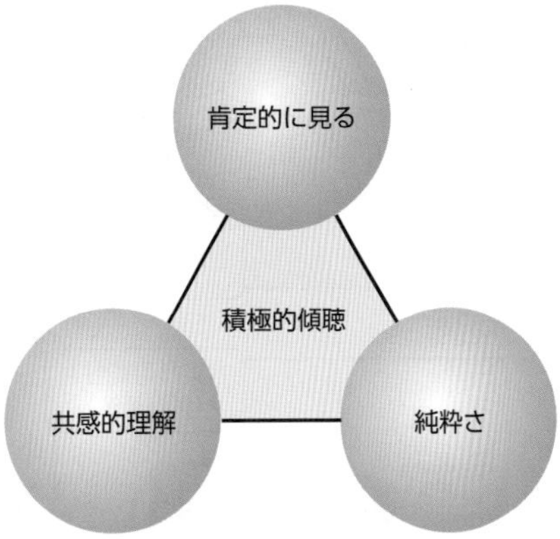

図7-2　カウンセラーの条件

4 ケア提供者としての役割

看護師には，看護ケアを科学的根拠に基づいて，患者の個別性を踏まえて提供するというケア提供者としての役割がある．解剖学や生理学，心理学などから得られる人間の機能，発達段階，健康レベルや健康障害の種類などから導き出される原理や原則といった理論的背景や看護学の理論，知識体系を用いて，エビデンスに基づいた看護を実践する必要がある．

問題解決思考を基盤にした看護過程は，これらの知識を用いて，個別性のある看護を実践するための方法である．看護過程におけるアセスメントならびに診断では，根拠となる十分な情報に基づいて，看護の必要な状況や患者の目標が判断される．続く看護計画と実施では，研究成果から得られる知識体系に基づいて看護介入を選択し，実施する．評価においては目標の到達だけではなく，アセスメント，診断，看護計画，実施のすべての相を評価する．

また，研究成果に基づいて作成された看護ケアのガイドラインやマニュアルは，最低限度の看護ケアの質を保証することに役立つ．

1 EBNの考え方に基づいた看護師の臨床判断モデル

近年，**根拠に基づいた医療**（evidence-based medeicine：**EBM**）という考え方が広がっている．これは，看護に限定すれば**EBN**（evidence-based nursing）といい，領域を限定しないという意味で，**EBP**（evidence-based practice）と呼ばれることもある．

図7-3は，ディセンソ（Dicenso, A.）[10]とハインズ（Haynes, R.B.）[11]の

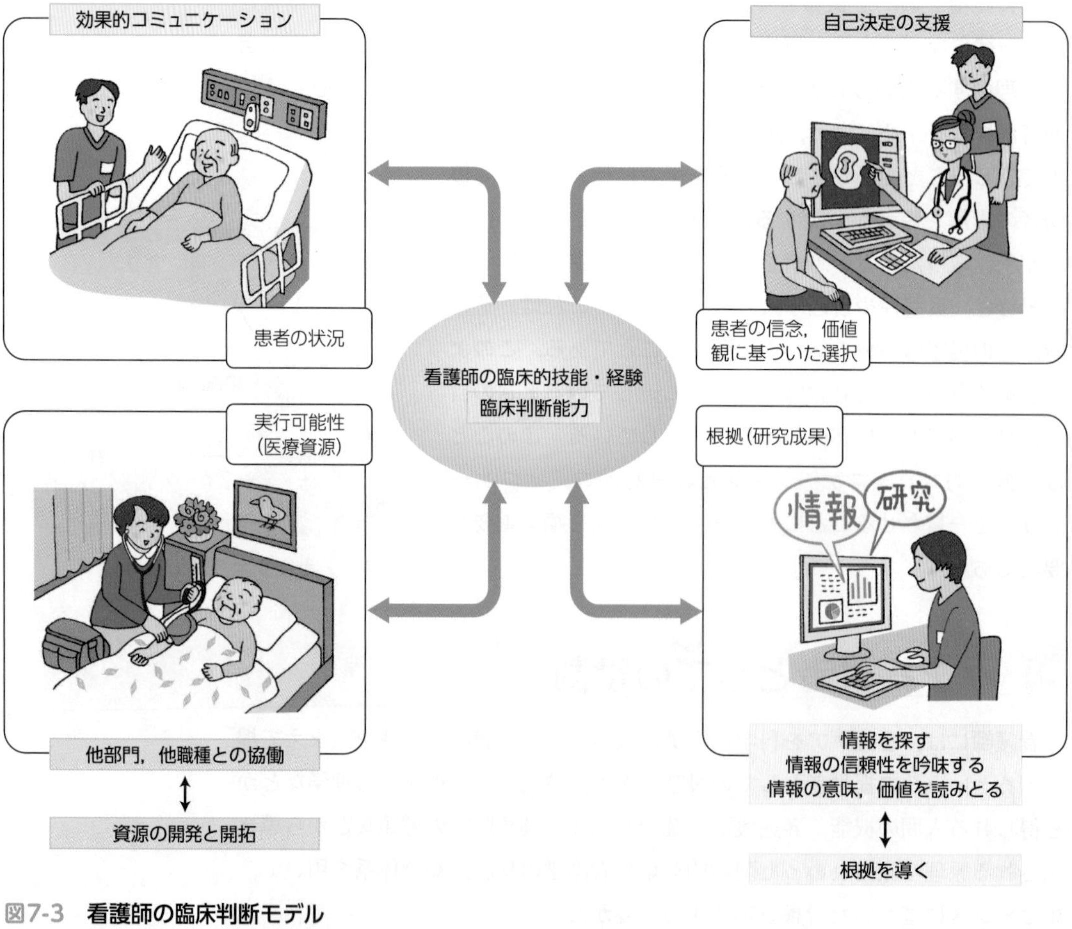

図7-3　看護師の臨床判断モデル

EBNの考え方に基づいて作成した看護師の臨床判断モデルである．

看護師の臨床判断は，「患者の状況」「患者の信念と価値に基づいた選択」「医療資源からみた実行可能性」「研究成果に基づいた根拠」の四つの要素を，臨床的技能と経験によって統合して行われる．これらを統合する能力が，看護師の**臨床判断能力**である．看護師の臨床判断に関わるこれら四つの要素ごとに，それぞれ必要な要件がある．

①患者の状況を知るために，効果的なコミュニケーションをとること．

②患者の信念と価値観に基づいた選択を支えるための，患者の自己決定を支援すること．

③利用可能な資源を最大限に活用するために，他部門や他職種と協働すること．資源を開発し開拓することも必要になる．

④研究成果に基づいた根拠を臨床判断に利用するために，情報を探し，吟味し，その情報の意味することや実践における価値を読みとること．

④の意味で看護師は，看護研究の成果を実践で活用する研究の利用者となる．同時に，ケアの根拠を導き出せるような，研究者として質のよい看護研究を行う役割もある．実践に役立つ研究課題は，日々の看護ケアを評価することによって見いだされるからである．

2 今後の研究の方向性

看護師は，日々の看護ケアを評価することにより，有効性があると予測される介入については研究的に取り組み，質の高い根拠を示す必要がある．例えば，「心臓手術を待つ外来患者に，手術や入院などの情報を患者のニーズに合わせながら提供することで，患者が精神的にも身体的にも安定する」という意見は，多くの看護師から賛同を得られるであろう．介入研究ではそれを，「情報を提供し患者と話し合う（介入）群」と「従来のケア（コントロール）群」に分けて，運動量や不安，抑うつ状態の得点を比較する．このことによって，より確かな根拠を得ることができる．

看護ケアにおいても，**ランダム化比較試験***（randomized controlled trial：**RCT**）により行われた研究の成果は，看護介入を評価するために有用である（図7-4）．比較してみなければ，従来のケアに比べ新しいケアがよいかどうかの判断は難しい．RCTに代表されるような介入研究を行うことにより，ケアの有効性がより確かになり，これらの研究が積み重ねられることによって，根拠に基づいたガイドラインやマニュアルが作成できる．RCTによる看護研究は，「よい結果をもたらすと予測されるケアを提供しないことは，コントロール群になる患者に不利益をもたらす」といった否定的見解や，研究費や人的資源の問題もあり，これまであまり行われなかったが，EBNの考え方が広がるとともに，RCTによる看護研究が増えている．

このような介入研究は，看護の実践に多くの根拠をもたらすことができる．

用語解説 *

ランダム化比較試験

介入を行う群とその比較対照となる群に振り分け，介入の効果を比較する研究で，無作為化対照比較試験ともいう．例えば年齢や疾患など，定めた基準に合致する患者を無作為に分け，積極的に運動を行う機会をもつ群と従来のケア群とで，高齢者の睡眠の質を比較するような研究デザインである．

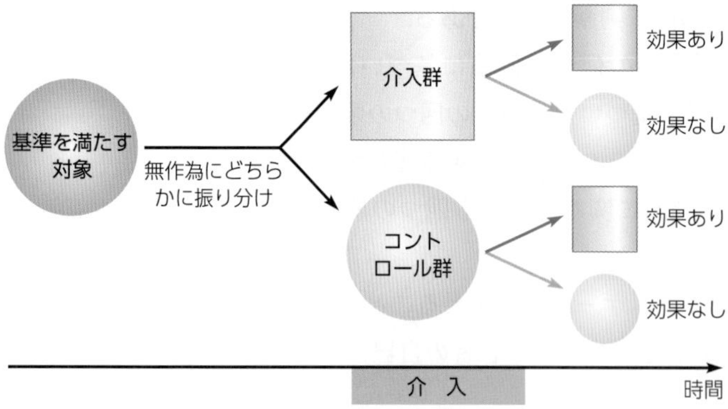

図7-4　ランダム化比較試験（RCT）

同様に，患者が経験していることや信念，患者にとっての意味や価値を理解するための質的研究なども有用である．研究課題に合った研究のデザインを柔軟に用いて，看護ケアの根拠となる一般的法則を導き出すことが大切である．

引用・参考文献

1) D・K・バーロ．コミュニケーション・プロセス：社会行動の基礎理論．布留武郎ほか訳．協同出版，1972.
2) H・E・ペプロウ．ペプロウ人間関係の看護論．稲田八重子ほか訳．医学書院，1973.
3) M・F・ヴァーガス．非言語コミュニケーション．石丸正訳．新潮選書，1987.
4) 中島義明編．心理学辞典．有斐閣，1999.
5) J・トラベルビー．トラベルビー人間対人間の看護．長谷川浩ほか訳．医学書院，1974.
6) E・ウィーデンバック．臨床看護の本質：患者援助の技術．改訂第2版，外口玉子ほか訳．現代社，1984.
7) I・M・キング．キング看護理論．杉森みど里訳．医学書院，1985，p.96，180，182.
8) 東山紘久．カウンセラーへの道：訓練の実際．創元社，1986.
9) R・C・マッケイほか編．共感的理解と看護．川野雅資ほか監訳．医学書院，1991.
10) Dicenso, A. et al. Implementing Evidence-Based Nursing：Some Misconceptions. Evidence-Based Nursing. 1998，1（2），p.38-40.
11) Haynes, R.B. et al. Clinical Expertise in the Era of Evidence-Based Medicine and Patient Choice. ACP Journal Club. 2002，136，A11-4.

重要用語

送り手	ボディーランゲージ	看護ケア
受け手	エンパワメント	EBM
メッセージ	カウンセリング	EBN
チャンネル	共感的理解	臨床判断能力
言語的コミュニケーション	積極的傾聴	ランダム化比較試験（RCT）
非言語的コミュニケーション	アセスメント	

学習達成チェック

- □ 看護師のコミュニケーターとしての役割を説明できる．
- □ コミュニケーション過程に必要な看護師の能力を述べることができる．
- □ 支援者・代弁者としての役割を説明できる．
- □ 学習支援者・カウンセラーとしての看護師の役割を説明できる．
- □ 根拠に基づいたケアのために看護師に求められることは何かについて述べることができる．

8 看護過程 (nursing process)

学習目標

- 看護過程において看護の役割と意義を理解し，説明できる.
- 看護過程の五つのステップを理解し，説明できる.
- 看護過程におけるクリティカルな思考法（critical thinking）を理解する.
- 看護診断の三つの要素を理解し，述べることができる.
- 看護診断の優先順位をつけるために生物的・心理的・社会的アプローチを理解する.
- 問題志向型看護記録の方法が理解できる.

リンク G 基礎看護技術Ⅰ 2章

1 看護過程とは

1 看護過程と専門職としての看護

看護過程（nursing process）は，看護者があらゆる看護現象を対象として，看護を提供する際に用いる科学的思考過程である．それは専門職看護の根幹をなすものであるといえよう．この思考過程により，看護者は，ケアの受け手のニーズおよび問題を的確に把握し，看護計画を立て，効率的かつ効果的に看護を提供し評価することができる．

看護過程は，アセスメント，看護診断（ニーズおよび問題の把握と分析），計画，実施，評価という五つのステップから構成される．アセスメントに基づいて看護診断をし，計画を立て，ケアを実施し評価するプロセスは，**根拠に基づいたケア**を実施するプロセスとなる．

2 看護過程発展の歴史

看護過程および看護診断が，アメリカの看護者たちの，看護という職業を専門職として確立，前進させようという“熱望”によって発展し，支えられてきたことをまず心に留めておきたい．そして，この“熱望”こそが，正確な看護診断をする際に必要なアセスメント能力を高める，有力な動機付けとなるといえる．

看護過程は，1950年代に初めてアメリカで紹介された．看護過程が導入されるまで，看護は科学的過程を応用していなかったのであるから，看護過程が看護の実践および看護学に与えた影響は計り知れない．

初期の看護過程は，アセスメント，計画，評価の三つのステップから構成されており，科学的方法の観察および測定，データ収集（情報収集），そして分析というステップに基づくものであった．その後，長年にわたる研究と実践を経て，看護過程は，五つのステップに拡大されるようになった．これは，看護実践における臨床判断や問題解決をする際に，そしてより質の高い，個別化した看護ケアを提供するために必要な思考過程を，組織化する効果的な方法である[1]．アメリカでは，1970年代になって看護診断の開発がなされ，今日に至っている．

日本における看護診断は，1990年代に入り，看護の専門職性の確立への動きとともに関心が高まり，アメリカで開発された看護診断が紹介され，今日に至っている．アメリカで開発された看護診断を用いる際に留意しなければならないことは，それぞれの診断名および成因などが，異なる文化的背景をもつ日本人に，本当に合ったものなのかを常に念頭に置いて検証していくことである．また，日本における看護行為の共通言語としての網羅的・体系的な用語の

> **plus α**
> **看護行為の用語**
> 2002（平成14）年に日本で初めての試みとして，日本看護科学学会看護学学術用語検討委員会が看護行為のなかの生活行動への直接的援助に関する領域の用語について報告した．看護行為の領域としては，①生活行動への直接的援助，②情動・認知への働きかけ，③行動の変容あるいは継続（習慣化），④看護治療的行為，⑤医療処置の管理，⑥環境への働きかけ，に用語が分類・整理されている．

コラム 看護診断開発の歴史

看護診断が開発されたきっかけは，それまで看護の専門職性を公的に論理性をもって提示できなかったことにあった．

1970年代の初頭，アメリカで２人の看護師が，学際的な医療関係専門職からなるチームのメンバーとして，患者ケアへのチームアプローチの有効性を検証するプロジェクト研究に参加する機会を得た．この研究に参加するためには，①患者に関するデータはコンピューターへの入力と検索ができるように符号化できること，②チーム内のそれぞれの研究員は，その職種独自の（他の職種のメンバーによって提供されない）ケアを提供しなければならない，という二つの要件を満たしていることが必要だった．しかし残念ながら，その当時の看護師は，それら二つの要件とも満たすことができなかった．

２人の看護師は，せっかく学際的に看護の力を示し，患者ケアの向上に役立つ研究に貢献する機会が与えられながら，それを生かすことができなかったので大変失望した．そこで彼らはその失望をバネに，どうしたら看護現象を表す正確でコンピューター化できる言語を開発できるかを考え，セントルイス大学看護学部の研究者に協力を求めた．この努力が，後の看護診断分類に関する第１回北米看護診断協会（NANDA）全国会議の開催（1973年）へと導いたのである．

このグループの看護師たちが，公式に看護現象から看護診断を見いだし，発展させ，分類する仕事を始めたのであった．そしてわずか２～３年の期間で，たった２人から始まった個人レベルの失望を，全国レベルの全看護師の取り組むべき緊急課題として位置付け，解決していったのである．

開発も行われている[2)]．

このような看護診断の発展の根底には，「看護という専門職の特殊性を伝える」，また「同職者，他の専門職者，および患者から理解されうる」看護独自の言語をもたなければならないという看護者たちの“熱望”があったことを忘れてはならない．この“熱望”こそがさまざまな困難（アメリカでも当時看護診断は必要ないという意見が看護者たちの中で聞かれたという）を乗り越えさせ，看護診断を発展させる原動力となったと考えられる．

3 看護過程：五つのステップの順序と定義

1 五つのステップ

❶アセスメント　患者（看護ケアの受け手）に関するデータを系統的に収集する．

❷看護診断（ニーズおよび問題の把握）　収集されたデータを，患者のニーズおよび問題が把握できるように分析する．

❸計画　二つの過程からなる．第１の過程では，健康問題またはニーズを解決する目標と患者の望ましいアウトカム*を明らかにする．第２の過程では，患者が望ましいアウトカムの達成を支援する，適切な看護活動を選択する（product of critical thinking）．

❹実施　看護ケアの計画を実行する．

❺評価　患者の進捗状況を判断する．アウトカムの達成，選定した看護活動に対する患者の反応，看護活動の効果を評価し，その後に必要な計画の変更を行う．

用語解説*
アウトカム
outcome．結果，成果．看護の結果として患者・看護者，社会に観察される成果のことをいう．

2 看護過程の五つのステップの考え方

看護実践において看護過程を展開する際に注意が必要なのは，これら五つのステップはそれぞれ独立した順序性をもつものではなく，常に相互作用をもたらし，互いに関連し合っているということである．これらのステップは，患者が保健医療福祉システムでケアを受け始めるときから，すぐに看護者が行う思考と行動の連続したサークルを形成するのである[2)]（図8-1）．

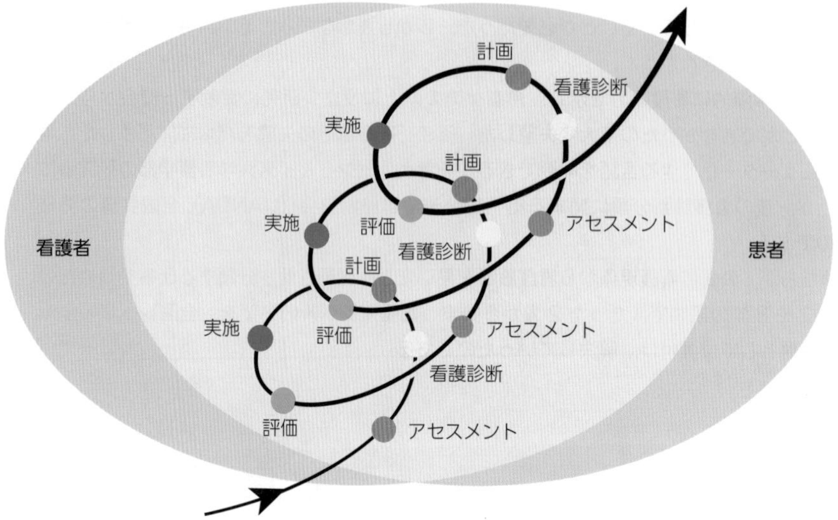

看護過程のステップは，その前にある思考と行動の連続したサークルに関連し合っている．

図8-1　看護過程のステップ

> **plus α　看護過程の活用**
>
> 看護ケアは，情報をアセスメントして健康上の問題を看護診断として特定し，それに基づいて看護計画を立て，実践し評価するという枠組みを用いて行われる．病院などの医療施設では，疾患別・重症度別などで重要なアセスメント視点を定め，それに基づいて標準看護計画と呼ばれるあらかじめ決められた看護診断や計画を用い，看護ケアを行っているところが多い．患者記録の電子カルテ化の影響もあり，看護過程の記録をより簡略に効率よく進めるため，各々の医療施設で開発・活用されている．

4 看護過程の役割と意義

看護過程は，患者，看護者，および専門職としての看護を守り利益をもたらす系統的な思考の枠組みである[3)]．

看護過程の意義として，看護ケアの質を保証し向上させる，看護専門職を確立し，前進させることが重要である．

看護過程を用いることによって，次のことが可能となる．

①看護者は，それぞれの患者に合わせた個別的ケアの提供が可能になる．また，重複や見落としを避け，ケアの継続を図ることができる．

②同時に，看護過程は，患者が看護ケアの計画・実施・評価に積極的に参加することを可能にする．

③その結果として，質の高い包括的な看護ケアを保証することができる．

④看護者は，看護過程によって時間とエネルギーを節約することができる．さらに，専門職としての意識が育まれ，仕事の評価によって仕事に対する満足感の増大を図ることができる．結果的に看護者個人の専門職としての成長が促される．

> **plus α　患者のケアへの参加**
>
> 科学的思考過程を用いる看護過程ではアセスメントにおいて，患者が病気や症状を主観的にどのようにとらえているか，どのようなときに症状が良くなったり悪くなったりするのか，患者が病気に対してどのようになることを希望するのか，さらに患者自身がもっている価値なども系統的に情報収集する．それらの情報は看護計画に生かされ，さらに，実施・評価において患者のケアへの参加を可能とする．

看護専門職は，独自のケア内容を社会および他の保健医療職者に明らかにしていくことで前進していく．看護過程は，専門職としての責務と法的な責務を果たす手段となる．日本においては，看護過程は法的な基準にいまだ含まれていないが，アメリカでは，ほとんどの州の法的な看護の定義に含まれている．また，ケアの質の評価を行う際には，不可欠な要素として位置付けられている．

リンク G 基礎看護技術Ⅰ 2章

2 看護実践における看護過程の展開

看護実践において看護過程を展開するために，看護者は，アセスメント能力および看護診断能力を高めることが特に重要である．

1 看護過程展開のための主要な概念を正確に理解する

看護ケア計画時における，看護過程の要素と一連の流れを示したのが表8-1である．

看護過程を効果的にかつ効率よく展開するためには，ヘルスアセスメント，ヘルスアセスメントとクリティカルシンキングの関連，看護診断といった主要な概念を正確に理解することが必要である．

1 ヘルスアセスメント

ヘルスアセスメントとは，ケアの受け手の情報を集め，確認し，分析して他の人々に伝える過程である[4]．それによって，患者の健康のレベル，健康に関する習慣，病歴とそれに関する経験，ヘルスケアのゴールについてのデータベースをつくることを目的とする．このデータベースに基づいて，患者のニーズに合った個別化された看護計画が立てられる．ヘルスアセスメントは，**健康歴の聴取**および**フィジカルアセスメント**から構成される．

表8-1 看護ケア計画時における看護過程の要素と流れ

アセスメント	看護診断	期待される成果	看護活動	評 価
主観的データ 　面接 客観的データ 　身体診査 　健康に関する記録 　行動観察 　その他の情報源 データ整理	問題とその成因 問題…疾病あるいは医学的治療に対する患者の反応 成因…看護業務の範囲内で取り扱いうる原因あるいは関係のある要因（複数のこともある）	問題に対する長期目標 成因に対する短期目標 基準 　患者中心 　単一 　観察可能 　測定可能 　期限 　目標の共有 　現実的	種類 　身体的ケア・処置 　心理社会的働きかけ 　教育 　相談 　観察 実施の局面 　準備 　活動 　コミュニケーション	目標達成 　短期目標 　長期目標 　退院時目標 ケア計画の修正 　看護診断 　期待される成果 　看護活動 コミュニケーション

2 ヘルスアセスメントとクリティカルシンキング

クリティカルシンキング（critical thinking，批判的思考）とは，判断の根拠となる証拠の解釈，分析，評価およびその説明をもたらす判断過程である．看護過程の展開は短時間に行うことが求められる．

クリティカルシンキングは，看護者が的確なヘルスアセスメントを行う際に不可欠な知的“技術”で，専門的な知識，経験，熟練，態度，知的および専門職としての基準から構成される[4)]．それらのヘルスアセスメントへの応用を示したのが，表8-2である．

患者の食事，排泄（排便・排尿），動作と移動，清潔などの日常生活における看護ケアにおいてもアセスメントは重要であり，ヘルスアセスメントで得られたデータは看護介入の根拠となる．特に，フィジカルアセスメントは，身体の内部に起こっている“見えない”身体の状態をデータから判断する必要がある．そのためには，身体の解剖生理および病態生理についての知識をもつことが不可欠であり，学びを深めることが求められる．

表8-2　クリティカルシンキングのヘルスアセスメントへの応用

クリティカルシンキングの要素	ヘルスアセスメント
専門的知識	正常な身体状態を理解する． 正常な解剖・生理を理解する． 加齢に伴い起こる変化について理解する． 主たる疾患の病理・症状の知識をもつ．
経　験	身体査定技術をもつ． 患者が以前示していた症状を理解する． 時間内に身体査定できる能力をもつ．
熟達性	完全で詳しい健康歴を収集する． 一般的および焦点化した身体査定技術を使用する． 正確な看護診断をつける． アセスメントをして看護ケアを評価する．
態　度	自分一人では不確かと考えられるとき，他の看護者と確認する． 身体査定を確実に系統的かつ完全に実施する自己規律をもつ．
知的基準および専門職の基準	異常に関する典型的な徴候・症状についての知識をもつ． ある症状に関するすべての特徴を挙げることができる． 身体査定の結果を患者に伝えることができる．

3 看護診断

看護診断とは，個人，家族および地域に実際に起こっている，潜在的な健康問題および生活の過程（人間が日々生きていく過程）に関して，看護者が行う看護の臨床判断である（NANDA, 1997）[5)]．看護診断は，看護者が看護の目標を立て，期待される成果を決定し，それを達成する看護活動を選択する過程において，明確な方向性と根拠を与えるものである．

看護診断の三つの要素

看護診断の三つの主要な要素は，P（problem，問題），E（etiology，成因），S（symptom，診断指標）である（Gordon, M. 1976）[6)]．

❶P（問題）　個人，家族，地域の**健康問題**や**健康状態**である．短く明確で正確な表現をする．問題には，実際に起こっていることと，潜在的なリスク状態にあるものの２種類がある．

❷E（成因）　患者の健康問題が存在する，またはそれが継続することの**原因**となっている，または**関連する要因**である．関連要因の把握は，看護者が患者のニーズに合った効果的な看護活動を行う際に重要である．

❸S（診断指標）　看護診断の存在を示唆する**客観的データ**および**主観的データ**である．これは，患者の健康問題が明らかなことを提示する**徴候**および**症状**からなる．

2 看護診断の優先順位のつけ方

看護診断を行った後に必要なのは，それぞれの診断に優先順位をつけることである．

特に，患者について初めて看護計画を立てるときには，診断リストと優先順位を明らかにしておく．看護診断の優先順位のつけ方はさまざまであるが，最も一般的に用いられている考え方は，**生物的・心理的・社会的アプローチ**である．このアプローチを用いると，まず最も生命を脅かしている問題が最優先に考えられる．続いて，正常な生活機能を妨げている問題，そして心理的・社会的問題が挙げられる．それぞれにおいて，実際に起こっている問題が潜在的問題よりも優先される．

マズロー（Maslow, A.H.）の提唱した人間のニードの階層理論は，優先順位を考える枠組みとして看護者が使いやすい（➡p.73参照）．

plus α

マズローのニードの階層

マズローは人間のニードには階層があるとし，低い階層のニードが充足されるとより高い階層のニードを満たそうとするとしている．ただし，低い階層のニードが100%満たされなければ，次の高い階層に向かわないというわけではない．

3 看護記録の書き方

看護記録＊は看護活動を実施した後に記載される．看護実践の活動の過程を記録し，それに対する患者の反応を他者に伝えることを目的とする．看護の質を記録するものであるため，法的にも社会的にも意義が大きい．

ここでは，問題志向型看護記録（problem oriented nursing record：PONR）を取り上げる．この記録方法は，看護過程によく似た方式でデータを配列するため，看護過程と連動して看護活動を分析，評価できるという利点がある．また，患者中心の記録方式であるため，医師，その他の部門の専門職の記録を一つの共通の診療録の中にまとめることができ，それぞれの専門職にとって患者の情報が得やすくなるという利点がある．

PONRの方式は，データベース，問題リスト，ケア計画，経過記録からなる．記録の様式は，**主観的データ**（subjective：S），**客観的データ**（objective：O），**評価・分析**（assessment：A），**計画**（plan：P）から構成され，SOAP（ソープ）形式と呼ばれる．

注意が必要なのは，新たな問題についての看護活動と，継続している問題に

用語解説＊

看護記録

看護実践の一連の活動過程を記録したもの．そこには看護者の思考ならびに行動が示される．記録に当たっては法的な規定はなく，施設独自の基準にのっとって記載される．

➡ 看護記録の例は，ナーシング・グラフィカ『基礎看護技術Ⅰ』２章８節参照．

ついての看護活動とでは，その後に記録すべき内容に異なる点があるということである（表8-3）．

表8-3　看護問題に関する看護活動の記録

	新たな看護問題に関する看護活動の記録（アセスメント，看護診断，計画・立案，実施）	継続している看護問題に関する看護活動の記録（アセスメント，実施・評価，計画・立案）
S（subjective）	問題あるいは症状に関して患者が話したこと	問題あるいは症状に関して患者が話したこと
O（objective）	看護診断の問題と成因の証拠となる客観的データ	問題と成因に関する最新の観察事項と，実施した看護活動に対する客観的な評価（測定可能）
A（assessment）	看護診断	問題についての評価：改善，悪化，変化なし
P（plan）	具体的な看護活動の記載を開始	看護活動の継続を指示．あるいは，新たな看護活動，修正した看護活動を追加

最後に，看護活動は，看護者が患者に会った瞬間から開始されることを忘れてはならない．効果的な看護過程展開のために，時間的制限と即時性を常に考慮に入れることが必要である．また，看護者のアセスメント能力および看護診断能力を高めるためには，繰り返し練習することが不可欠である．

引用・参考文献

1) Doenges, M.E. et al. Application of Nursing Process and Nursing Diagnosis：An Interactive Text for Diagnostic Reasoning. 3rd ed. Davis, 2000.
2) 川島みどりほか．生活行動への直接的援助に関する領域の用語検討結果報告（1）．日本看護科学学会誌．2002，22（3），p.50-71.
3) パトリシア･W･ヒッケイ．看護過程ハンドブック．増補版．兼松百合子ほか訳．医学書院，1999.
4) Potter, P.A. Pocket Guide to Health Assessment. 4th ed. Mosby, 1998.
5) NANDA. Taxonomy Ⅰ：Revised 1990 with Official Nursing Diagnoses. North American Nursing Diagnosis Association, 1997.
6) Gordon, M. Nursing Diagnosis and the Diagnostic Process. Am J Nurs. 1976, 76, p.1298.
7) A・H・マズロー．人間性の心理学：モチベーションとパーソナリティ．改訂新版．小口忠彦訳．産業能率大学出版部，1987.

重要用語

看護過程	看護診断	診断指標
ヘルスアセスメント	問題	生物的・心理的・社会的アプローチ
クリティカルシンキング	成因	看護記録

学習達成チェック

- ☐ 看護過程の意義を説明できる．
- ☐ 看護過程の五つのステップを述べ説明できる．
- ☐ 看護過程におけるクリティカルシンキングを理解し説明できる．
- ☐ 看護診断の要素を説明できる．
- ☐ 看護診断（看護問題）の優先順位のつけ方を理解し説明できる．
- ☐ 問題志向型看護記録の方法について理解し説明できる．

9 看護における法的側面

学習目標

- 看護と法の関わりを理解し説明することができる．
- 看護実践における法的基盤を述べることができる．
- 看護実践における法的責任および医療事故における法的責任を述べることができる．
- 患者の安全のみでなく，看護職の安全も守り，かつ環境を保護するという視点から，法のしくみがどのようになっているかを理解する．

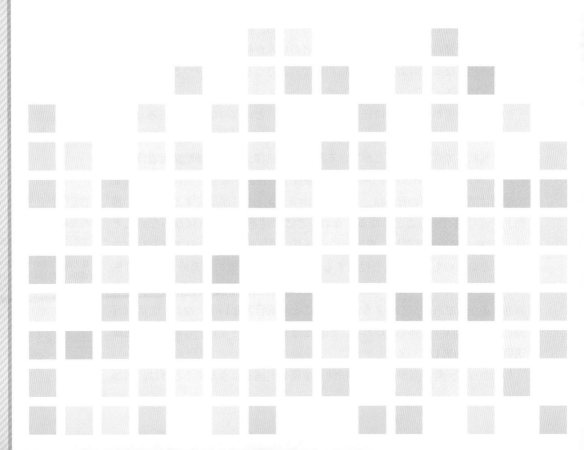

1 法の概念

1 看護と法の関わり

私たちは，普段，空気と同じように法というものをほとんど意識することなく暮らしている．しかし，看護師になるための学校を卒業し，国家試験に合格し，看護師資格を得て，病院や診療所あるいは在宅療養中の患者の居宅などで看護師として仕事をしようとするとき，世界は大きく変化することになる．あまり法を意識することなく過ごすことができたこれまでの日常の生活と違って，まるで別の世界に飛び込んでしまったかのように，法というものを意識しなければならない世界へと自分の立ち位置が変わってしまうのである．

痛みを訴えている患者に対して，看護師がとりうる処置を例に考えてみよう[1]．このような場合，一般人は普通，鎮痛薬を使用することをすぐに考えるだろう．確かに，患者にもたらしている痛みの原因と状況によっては，すぐに鎮痛薬を使用しなければならない場合もある．しかし，そのような至急の事態でないならば，看護師として最初にしなければならないことは，「看護の力で何ができるのか」と，考えることだろう．言い換えるならば，鎮痛薬という“薬”に頼らずに，看護行為だけで痛みを軽減させる方法を最初に考えなければならないのである．それは患部を温めたり冷やしたりすることによって実現できるのかもしれない．あるいは体位を変換したり補助器具を使用したりすることによって達成できるのかもしれない．もっとも，看護師がさまざまな手を尽くしても，看護の力だけではどうにも患者の痛みが軽減されない場合もある．鎮痛薬の使用は，そのような場合に初めて，とりうる手段の一つとして検討されることになる．

法という側面からこの例に光を当ててみると，どのようになるのだろうか．先の体位変換などの看護行為，すなわち看護師の知識・経験・技術に基づき主体的に判断して実施することができる業務は，法律上，**保健師助産師看護師法**（以下，保助看法）第５条が規定する「療養上の世話」業務に当たり，鎮痛薬の使用に関する一連の行為は，同じく保助看法第５条*が規定する「診療の補助」業務に該当することになる．なお，ここで注意しなければならないことは，「診療の補助」業務は，看護師の判断だけで実施することはできない点である．というのも，鎮痛薬を使用するという行為は，その行為の性質上，「医師が行うのでなければ保健衛生上危害を生ずるおそれのある行為」[2]であると解されるからである．このような行為のことを**医行為**という．なお，この医行為という概念は「医師でなければ，医業をなしてはならない」と規定する**医師法**第17条に由来している．

したがって，看護師が「診療の補助」業務を実施しようとするときは，医師

> **plus α**
> **薬と看護**
> 痛みを訴える患者に対処する場面で，何も考えずに安易に医師に判断を求めたり薬剤に頼ったりすることは，看護師が自分の知識・経験・技術に基づいて主体的に判断し実施することができる業務を放棄しているのと変わらないこと，それは結局，自らの存在意義をなくす結果につながることに思い至ってほしい．

> **用語解説 ***
> **保助看法第５条**
> この法律において「看護師」とは，「厚生労働大臣の免許を受けて，傷病者若しくはじよく婦に対する療養上の世話又は診療の補助を行うことを業とする者」をいう．

医行為

医行為は，医師でなければ行うことのできない**絶対的医行為**と，それ以外の**相対的医行為**に分類することができる．絶対的医行為には，例えば，①診断，処方，治療方針の決定等の医学的判断事項，②手術の執刀行為など高度の危険性を伴い，それを行うには高度の知識・技術を要する医行為，③診断書の交付などが該当する．それ以外の医行為は相対的医行為となるが，保助看法第５条の「診療の補助」として看護師が行いうる医行為の範囲は，相対的医行為のすべてではなく，そのうちの看護師の知識・技術で行いうる範囲に限定されると解されている．

の指示が必要であると規定している保助看法第37条*に従って，患者の状態を医師に連絡し，その連絡を受けた医師が個別具体的な指示（処方）を出した場合に初めて，看護師は鎮痛薬を使用して患者の痛みの軽減を図るという処置を施すことができるのである．

関わってくる法律はそれだけではない．そのほかにも，ここで使用する薬剤や補助器具という物に注目した場合，医薬品や医療器具などについて一般的に規定する**医薬品，医療機器等の品質，有効性及び安全性の確保等に関する法律**（**医薬品医療機器等法，薬機法**）が関わってくることになる．もし，この患者が末期がんであり，鎮痛薬としてモルヒネなどのオピオイド系鎮痛薬を使用しなければならないのであれば，**麻薬及び向精神薬取締法**も関わってくることになる．さらに，仕事中に誤って違う薬剤を与薬してしまったことにより患者を死亡させたり後遺症を与えたりしてしまった場合（つまり，医療事故を起こしてしまった場合），**民法**（特に損害賠償責任）や**刑法**（特に業務上過失致死傷罪），**民事訴訟法**や**刑事訴訟法**などという法律も関わってくることになる．それ以外にも，医療を提供する場という観点からみれば**医療法**が，医療費の観点からみれば**健康保険法**や**国民健康保険法**など，さまざまな場面で，さまざまな種類の法律が，その状況に応じて直接的あるいは間接的に関わってくる．

看護師が仕事をする上で，これほどまでに多くの法律が関わってくる理由は，看護師という職業が，まさに人の生命・身体・健康に直接関係する責任ある職業であるからにほかならない．医師はもとより看護師等の医療スタッフが業務として行う行為には，人の身体に対し侵襲を伴う行為が多々あるため，これらの行為は本質的に危険な行為である．したがって，みだりにこれが行われるようになると，人の生命・身体・健康が危険にさらされることになる．そこで国は，医療や看護を一般的に禁止されるべき行為として位置付け，特定の訓練を経て，一定の知識と技能を有していると認められる者だけに解除することにしたのである[3)]．それゆえ，医師・看護師をはじめとする医療に携わるスタッフの資格や業務は，さまざまな事項にわたって法で規制されており，看護師という責任ある職業人として社会的に責任ある業務に従事する限り，看護師は日常的に法を意識し，直接的あるいは間接的に法と向き合わなければならないのである．

用語解説 *

保助看法第37条

「保健師，助産師，看護師又は准看護師は，主治の医師又は歯科医師の指示があつた場合を除くほか，診療機械を使用し，医薬品を授与し，医薬品について指示をしその他医師又は歯科医師が行うのでなければ衛生上危害を生ずるおそれのある行為をしてはならない．ただし，臨時応急の手当をし，又は助産師がへその緒を切り，浣腸を施しその他助産師の業務に当然に付随する行為をする場合は，この限りでない」と定められている．

plus α

医師の指示と看護の専門性

ある患者に対する処置として，医師から事前に鎮痛薬の使用状況等につき具体的な指示が出ており，その患者の現在の状況が，それに合致するのであれば，看護師の判断で鎮痛薬を使用することができる．しかし，そのような場合であっても，まずは看護行為のみで痛みを軽減することを考えなければ，看護の専門性が失われる結果につながることに変わりない．

看護師は，数多くの専門知識や専門技術を身に付けなければならない．そのためには，さまざまな観点からスポットライトを当てて看護を理解していくというプロセスが必要不可欠である．その意味で，看護を法の視点から学ぶことは非常に重要な意義をもっている．また，看護を法の視点から学び理解し実践することによって，看護師は自覚的に自らの社会的責任を果たすことができるようになり，看護のプロフェッショナルとして社会的に信頼される存在にもなるのである．

本章では看護に関わる法律の全体像をみていくことにする．が，その前に，まず法あるいは法律とはどのようなものなのかについて触れておこう．

2 法と規範

コンビニエンスストアで買い物をする際に店員からお釣りを受け取る，近所の人とあいさつを交わす，電車で立っている高齢者に席を譲るなど，私たちは毎日誰かと関係をもちながら暮らしている．つまり，他の人と結びつき，共同した生活を営み，社会の中で暮らしているのである．そしてそれは，誰もがこの世に生を受けてから死に至るまでの間，変わることはない．このことが「人間は社会的動物である」といわれるゆえんである（なお，社会という言葉のもともとの意味は「結合」であるといわれる）．

社会での生活においては，例えば野球をしているときに，ストライクが三つになっても「三振＝アウトではない」と主張するような人がいると野球というスポーツが成立しなくなるように，それぞれの人がわがまま勝手にしたい放題のことをすると，人々の結びつきが乱れるだけではなく，ひいては崩壊する―すなわち，社会が崩壊する―ことになる．

そこで，私たちが社会で生活を円滑に営んでいくためには，どうしてもそこに，その社会のメンバーが守らなければならないきまり，すなわちルールを設けなければならないことになる．しばしば言われる「社会あるところに法あり；Ubi（ウビ） societas（ソシエタス），ibi（イビ） jus（イオス）. *」という諺（ことわざ）は，このことを言い表している．

それでは，法とはどのようなもののことをいうのであろうか．ひと口に法といっても，この言葉はこれまで多くの人々の間で，いろいろな観点からさまざまな理解がなされてきたが，いまだに普遍的な定義は存在しないといわれている．その上であえて意味付けるならば，法とは「人々が社会生活の秩序を維持しつつ社会生活を営んでいくために人々の行為の準則を定めた社会規範である」ということができる[4)]．つまり，人が社会で生活する際に守らなければならない「～してはならない」「～しなければならない」というルールが法なのである．

3 法と道徳

ところで，私たちの社会で「～してはならない」「～しなければならない」

用語解説 *

Ubi societas, ibi jus.

ラテン語の法諺（ほうげん）．法に関する基礎的な格言の一つ．

plus α

法の定義

普遍的な定義が存在しない理由としては，①法の本質や目的について多彩な見解があり統一できないこと，②法の存在基盤である社会それ自体が多層かつ多元的で，さまざまな規範が混在し錯綜していること，③法的考察の対象となる素材はあまりに複雑・膨大であって，そのすべてを矛盾なく包容し，明確に定義付けることは不可能に近いこと，などが挙げられている．

というルール（つまり社会規範）の役割を果たしているものは，法だけなのであろうか．

例えば，借りた傘を返すという行為を考えてみよう．「借りた傘は，持ち主に返さなければならない」と借り主に感じさせているものは，必ずしも法であるとはいえないだろう．傘を返さないと法に触れる，あるいは裁判沙汰になるという意識から傘を返す人は，ほとんどいないのではないだろうか．むしろ，借りた物は返さなければならないという道徳観に基づいて，傘を返す人のほうがほとんどだろう．ここから，「～してはならない」「～しなければならない」というルールの役割を果たしているものは，法だけではないことを理解することができる．道徳もまた重要な社会規範としての役割を果たしているのである．

道徳とは，「人が一定の社会で，その成員相互間の行為を規制するものとして，一般に承認されている規範の総体であり，人に良い行為の基準を与えるものである」[5] と定義付けられている．そこで，この借りた傘を返すという例をイメージしながら，法の定義と道徳の定義を比較対照してみると，法と道徳は同じ内容のものが少なくないことに気付くだろう．借りた物は返さなければならない，他人の物を盗んではならない，人を殺してはならないなどという規範は，法においても道徳においても共通する．とするならば，法と道徳との違いは一体どこにあるのだろうか．

これも，ずっと議論されてきたにもかかわらず，いまだに結論が出ていない問題である．一般的に，①法には強制力，特に国家による物理的な強制力の裏付けがあるが，道徳にはそのような強制力はない，という点と，②法は人の外側からその人の行為や態度を規律しているのに対し，道徳は人の内側からその人の意思や心情を規律している，という点に違いが求められている[6, 7]．個人的な恨みで殺人を犯した場合を考えてみよう．どのような状況であれ，そのこと自体は，一応は法にも道徳にも反するだろう．この場合，道徳によると，殺人を犯した者が自らの良心に苛まれるだけで何ら物理的な罰を受けることはないが，法によると，国の機関である警察に逮捕され，裁判所により勾留され，裁判という手続きを経て刑罰を受けることになる．

要するに，法と道徳は，先に触れたように，いずれも人のあり方・社会のあり方を規律する社会規範であるという点では同じ役割を担うものであるが，規律しようとする対象と範囲，そして規律のしかたが違うのである．

それゆえに，社会のルールに反する行為は，法だけで，あるいは道徳だけで防ぐことはできない．というのも，道徳が本当に実行される力をもつためには，法によって強行されなければならない一面があるからである．借りた物を返すというのは道徳上のルールであるが，法によって強行されなければならない場合もあるだろう．また他面において，法が人々に納得されるような形で行われるためには，道徳的な遵法精神によって裏付けられる必要がある．法は守られなければならないという意識が道徳的なレベルにまで高まったとき，初

plus α

その他の社会規範

法と道徳以外にも，流行や風習，集団内部のしきたり（習俗），宗教などが，今日の代表的な社会規範であると考えられている．

plus α

法と道徳の違い

より正確に言えば，①法が外部的・客観的な行為を律する規範であるのに対し，道徳は内部的・主観的な心情の規範であること，②法は「他律的」で，その効力が強制によって担保されるのに対し，道徳は「自律的」であり，もっぱら自発意思によって遵守されるものであることに，違いを求めている．もっとも，この見解に対しても，現在においては有力な批判が加えられていることに注意したい．

めて法がその社会で生きてくるようになるからである[8)].

このように，法と道徳とは互いに補い合うような協力関係にあるといえよう．両者の協力があって，初めて私たちは社会で生活を円滑に送ることができるようになるのである．

4 法の形からの分類

それでは法は，具体的に，どのような形で社会に存在しているのであろうか．法にはいろいろな形態のものがあり，さまざまな観点からジャンル分けすることができる．ここでは，まず，法の形式という観点から，大きく成文法と不文法に分けて見ていくことにする（図9-1）．

1 成文法

成文法とは，「一定の手続と形式によって内容が決定され，文書に表された『法』」のことをいう（制定法あるいは法規と呼ばれることもある）[9-11)]．成文法に分類される法には，日本国憲法，法律，命令などがある．

|1| 日本国憲法

個人の尊厳*という理念を基軸に，国民の自由*の保障や生存権などの社会権の保障を定め，その実現のために国の統治機構の基本を定めた法である[12)]．

なお，生存権*を規定する憲法第25条は，医療や福祉に関する数多くの法律の根拠規定であると一般に理解されている．

日本国憲法に反する国内法は効力をもたない（憲法第98条第１項）．憲法を改正するためには，国会だけで改正や廃止することができる法律よりも極めて厳重な手続きを必要とする（憲法第96条）．このことからもわかるように，憲法は，形式上，法律とは別のものであって法律ではなく，法律の上位に位置付けられるとされている．

|2| 法律

憲法第59条に定める手続きに基づいて，憲法の範囲内で国会が議決するこ

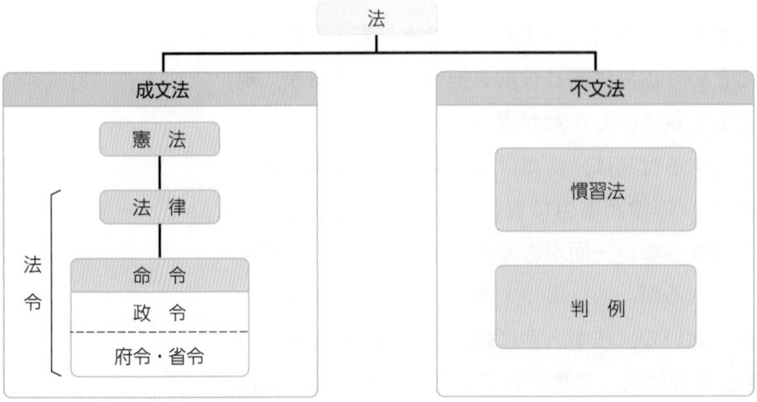

図9-1　法の形からの分類

plus α

法　源

成文法と不文法のような法の具体的な存在形式を「法源」という．

用語解説*

個人の尊厳（憲法第13条）

「すべて国民は，個人として尊重される．生命，自由及び幸福追求に対する国民の権利については，公共の福祉に反しない限り，立法その他の国政の上で，最大の尊重を必要とする」

用語解説*

国民の自由

例えば，思想および良心の自由について定めてある第19条や信教の自由を定めてある第20条，表現の自由を定めてある第21条などがこれにあたるとされる．

用語解説*

生存権（憲法第25条）

「すべて国民は，健康で文化的な最低限度の生活を営む権利を有する．
２．国は，すべての生活部面について，社会福祉，社会保障及び公衆衛生の向上及び増進に努めなければならない」

とにより成立したもののことをいう[13,14]．国の制度の骨格を定めるもの（例えば国会法，内閣法，裁判所法など．看護師の資格・業務などの看護制度を規定する保助看法もここに位置付けられる），あるいは国民の権利・義務など国民の生活のありようの根本を定めるもの（民法，刑法，商法など）がある．法典としての規模はさまざまで，民法のように全体として条文が1,000条を超える大法典もあれば，１条しかない法律もある．先にも触れたが，法律は形式上，憲法の下位にあるものであり，憲法に反することはできない．

3 命令（政令，府令，省令）

国会の議決によらないで，国の行政機関によって制定されるものを**命令**という[15,16]．命令は，これを制定する機関によって，主に，①政令，②府令（内閣府令），③省（しょう）令に大別される．

❶政令　憲法または法律の規定を実施するために，または法律の委任に基づいて内閣が制定するものを政令という（憲法第73条第６号）．行政機関による立法として，憲法上，明文化され認められているのは政令だけである．看護制度との関連でいえば，例えば看護師の免許手続などについて定めている保健師助産師看護師法施行令が政令である．

❷府令　内閣府の長である内閣総理大臣が，自らが主体となって受け持ち管理しなければならない行政上の事務，つまり主管の行政事務に関する法律または政令を実施するために制定するもの，または法律または政令の特別の委任に基づいて制定するものである（内閣府設置法第７条第３項）．

❸省令　内閣府以外の各省の長である各大臣が，府令と同様に制定するものを省令という（国家行政組織法第12条第１項）．例えば国家試験の試験科目や受験手続等について定めてある保健師助産師看護師法施行規則は厚生労働省令である．複数の省で共同で管理しなければならない事項については，共同省令が出されることがある．その典型が，看護師の養成機関について規定している保健師助産師看護師学校養成所指定規則（文部科学省・厚生労働省の共同省令）である．

政令は法形式上，府令と省令の上位に位置付けられ，府令と省令は同格に扱われている．なお，法律と命令をまとめて**法令**という．

このように成文法に分類される法令には，憲法－法律－政令－府令・省令と続く階層的な構造（いわば上下関係）がある．それゆえ，成文法の間で効力の優劣が問題となった場合，上位の法令に抵触する下位の法令は，形式的に劣位にあるために効力をもたないとされる（このことを**法令の形式的効力の原理**という）．

また同様に，同順位の法形式の間でその効力の優劣が問題となったときは，ある事項について適用される範囲が特定されていない法規「**一般法**」であるか，特定されている法規「**特別法**」であるかによって（この場合，特別法は一

plus α

立法の傾向

法律は，立法機関である国会が制定・改廃するものであるため，必要性に応じて迅速に対応できないことが多い．そこで，法律では原則や基本的な骨格のみを定めておき，詳細は政令や省令などの命令に委ねる傾向にある．

plus α

条例とその効力

条例とは，各自治体（都道府県・市町村）が，法律にも命令にも反しない範囲で，その自治体の行政事務を処理するため，または法律の委任に基づいて，その自治体の議会の議決を経て制定する法規のことである（憲法第94条，地方自治法第14条第１項）．条例は効力の及ぶ範囲について注意しなければならない．例えばA自治体で制定されたa条例は，その自治体の地域内で有効な法規である．それゆえ，A自治体の地域外であるB自治体の地域においては，a条例は効力をもたない．

般法に優先して適用されることになる．これを**特別法優先の原理**という），さらに制定または改正された時期によって（後に制定・改正されたものが先に制定・改正されたものに優先する．これを**後法優先の原理**という），優劣が判断されることになる．

なお，政令・府令・省令などの法形式は，その種類ごとにいわゆる所管事項というものがあるため，それぞれの法形式で定めることのできる事柄の範囲が決まっている．したがって，その範囲を逸脱した規定は無効となる（このことを**法令所管事項の原理**という）[17)]．

2 不文法

成文法に対するものに**不文法**がある．これは，「一定の手続により制定されるわけではないが，社会生活の中において現実に行われている『法』」[18)] のことをいい，慣習法，判例が，その代表的なものである．

|1| 慣習法

永年にわたる重要な慣習が，人々の間で法的な規範として意識されるようになったものを**慣習法**という．法令で規定されていなくても，公の秩序または善良の風俗に反しない慣習であるならば，法律と同一の効力が認められている

plus α

その他の不文法

慣習法，判例以外に，具体的な事件について，その事案に即した妥当な解決を考える場合のルールである条理がある．

コラム

通　達

法令ではない文書で，医療の現場に大きな影響を与えるものに**通達**がある．法令の円滑な実施を図るために，上級の行政官庁が，その指揮監督権を有する所管の下級官庁または職員に対して発した文書で，法令の解釈や行政上の取り扱い，運用の方針などについて統一的な見解を示すものである（国家行政組織法第14条第２項）[1)]．通達後は，行政の現場はその内容に従って動くことになる．もっとも，通達は行政組織内部に対するものであって，国民に対して法として直接的に機能するものではないので注意を要する．

保助看法の施行に関して，法令を改正したときの施行の連絡や，業務に関する疑義照会等，厚生労働省の事務次官・局長から都道府県知事などにあてて，数多くの通達が出されている．例えば，「医師又は歯科医師の指示の下に保健師，助産師，看護師及び准看護師が行う静脈注射は，保健師助産師看護師法第５条に規定する診療の補助行為の範疇（はんちゅう）として取り扱うものとする」とした平成14年９月30日厚生労働省医政局長通知医政発第0930002号（**看護師等による静脈注射の実施**について）や，医師および医療関係職と事務職員等との間等での役割分担の推進について厚生労働省の考え方を示した，平成19年12月28日厚生労働省医政局長通知医政発第1228001号〔医師及び医療関係職と事務職員等との間等での役割分担の推進について（保健師助産師看護師法）〕[2,3)]，また，**看護師の特定行為**に関するものである平成27年３月17日厚生労働省医政局長通知医政発0317第１号（保健師助産師看護師法第37条の２第２項第１号に規定する特定行為及び同項第４号に規定する特定行為研修に関する省令の施行等について）などが，その典型例として挙げられる．

なお，通知は，指揮監督権の有無に関係なく，一定の事実を知らせるために発せられるものであり，通達とは指揮監督権の有無，強制力の及ぶ範囲などにおいて違いがある．

引用・参考文献

1) 塩野宏．行政法Ⅰ．第６版，有斐閣，2015，p.114.
2) 平林勝政ほか．看護婦の静脈注射をめぐる問題：国立鯖江病院事件を手がかりに．看護管理．2001，11（6），p.468-473.
3) 平林勝政．「新たな看護のあり方に関する検討会」での議論を終えて：法律的な側面から看護業務を見直す．看護展望．2003，28（8），p.49-57.

（法の適用に関する通則法第３条）．

なお，医療の現場には「悪しき慣習（慣行）」と言うべきものがしばしば存在している．例えば，合理的な理由がないにもかかわらず，医薬品添付文書*の使用上の注意に記載されている事項に従わないで医薬品を用いる慣行や，喀痰吸引にしか用いてはならないとされていた機器を採血に使用する慣行（いわゆる目的外使用）などがある．これらはいずれも過去に裁判で妥当性が問われ，その効力が否定されている．

用語解説*
医薬品添付文書
医薬品の用法，用量その他使用及び取扱い上の必要な注意などが記載された文書で，医薬品に添付されなければならない（医薬品医療機器等法第52条）．一般的に能書（のうしょ）といわれている．

2 判例

裁判では，裁判所が具体的な事件に対して法を適用し，その事件が法的にいかに解決されるべきかを判断する．裁判所が示した判断のうち，法令の解釈に関わる部分（つまり，判決の基礎にある法律的な考え方や原理）が先例となり，後の裁判を拘束する判決のことを**判例**という（通常は，最高裁判所の判決が判例とされる）．そのため判例は成文法ではないが，事実上，大きな力をもっているといえる．

5 法の役割による分類

法は，成文法と不文法という分類以外に，別の基準でジャンル分けすることもできる．

1 公法と私法

公法とは，国と国民との関係や国の機関相互の関係を定めた法のことをいい，国民と国民との間の（つまり個人と個人との間の）生活関係を定めた法のことは**私法**という．

憲法や刑法，裁判の手続を定めている刑事訴訟法や民事訴訟法は公法であり（保助看法も公法である），個人の一般的な生活関係を定めた民法および商行為について定めた商法は私法である．

2 実体法と手続法

例えば，権利や義務の発生・変更・消滅など権利義務が生じる実体関係について直接規定しているのが**実体法**である．実体法を受けて，その権利義務の有無を確認したり実現させたりするための手続を定めているのが**手続法**である．

民法，刑法などは実体法であり，民事訴訟法，刑事訴訟法は手続法である．なお保助看法は実体法であるが，手続規定も含まれているため手続法でもある．

6 看護をめぐる法と制度の枠組み

最後に看護をめぐる法と制度の全体像を大まかにみておこう．

1 衛生法規体系

看護をめぐる法と制度の枠組みは，一般に衛生法規体系といわれている．衛生法規とは，衛生行政*に関する法規を広く総称するものであり，言い換えるならば「国民の健康を回復し，保持し，または増進することを目的とする法

用語解説*
衛生行政
「国および地域社会の医療・保健・衛生の水準の維持・増進を図るとともに，国民の健康の維持・増進を図ることを目的とする行政活動」のことをいう[19]．なお，衛生行政には，学校や会社などの特定の集団者を対象とする特殊衛生行政と，特殊衛生行政の対象に属さない一般国民を対象とした一般衛生行政とがある[20]．

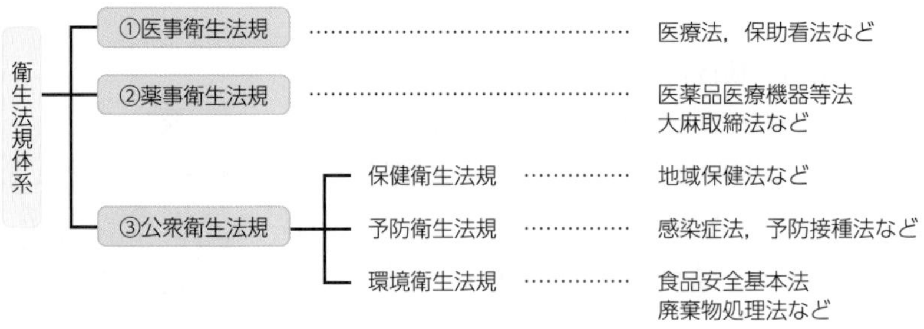

図9-2　衛生法規体系

規」と定義付けられている．

衛生法規は，①「国民の医療を確保するため，医師・看護師などの医療関係者の資格や業務および病院などの医療施設の設備や運営などを規制する」ことを目的とする**医事衛生法規**，②「医薬品・医療機器，その他国民の衛生上規制を必要とする物品の製造・販売などを規制する」ことを目的とする**薬事衛生法規**，③「国民が暮らしていくための諸環境を維持するための制度を規定する」ことを目的とする**公衆衛生法規**の３種類に類型化され，このうち公衆衛生法規は，さらに，「国民に対して一般的にその健康の保持・増進を図ることを目的」とする**保健衛生法規**，「特定の感染症を予防することを目的」とする**予防衛生法規**，「生活環境の維持・改善を目的」とする**環境衛生法規**の三つのジャンルに整理されるのが一般的である[21]（図9-2）.

➡ ナーシング・グラフィカ『看護をめぐる法と制度』MAP③看護をめぐる法体系参照.

この衛生法規体系は，看護をめぐる法と制度をジャンル分けする際，これまで一般的に用いられてきた指標であるが，例えば「臓器の移植に関する法律」（臓器移植法）が医事衛生法規に位置付けられていることからうかがい知ることができるように，必ずしも整合性がとれているとは言い難い．つまり，臓器移植法は，基本的に医療関係者の資格や業務について規定する法律でも，病院などの医療施設の設備や運営などを規制する法律でもない．中心的に扱っているものは，臓器という極めて“特殊な物”であって，医事衛生法規よりも，どちらかといえば医薬品や医療器具のような物を扱っている薬事衛生法規に近いポジションにある法律であるといえる．逆に，薬剤師法は，薬事衛生法規に位置付けられてはいるものの薬剤師の資格や業務について規定する法律であるから，むしろ医事衛生法規に位置付けられるべき法律であるといえる．

このように，それぞれの法律が扱っている内容に注目した場合，これまで一般的に用いられてきた衛生法規体系ではうまくジャンル分けをすることができないため，かえって疑問が生じたり看護をめぐる法と制度の理解の妨げになったりすることもある．

plus α
衛生法規体系の由来
厚生労働省の前身である厚生省の組織構造に由来している．衛生法規体系が成立したころの厚生省の主な組織は，①公衆衛生局（栄養課・保健所課・予防課・防疫課の各課と環境衛生部〔環境衛生課・水道課・食品衛生課〕），②医務局（医務課・歯科衛生課・看護課・国立病院課），③薬務局（薬務課・製薬課・療品課・細菌製剤課・麻薬課）からなっており，各課が扱う法規ごとに分類したものが今日の衛生法規体系の基礎となっているといえよう[22].

➡ 衛生法規は，p.336も参照.

2 各法規の内容に従った枠組み

今度は各法規が主に規定する内容に従ってジャンルを設定し直してみよう．まずは大きく，①人に関する法規，②物・場所等に関する法規，③支えるシ

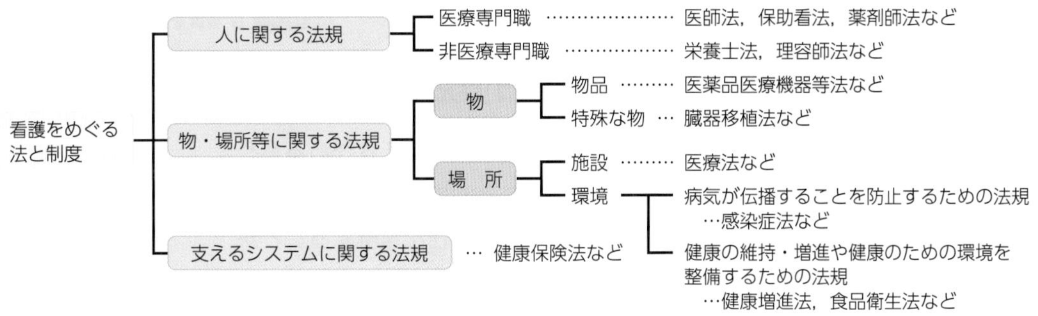

図9-3　看護をめぐる法と制度（各法規の内容に従った枠組み）

ステムに関する法規の三つに分類することができる（図9-3）．

❶人に関する法規　保健医療に関する職種の資格や業務について規定する法規のジャンルである．その中には，医師法，保助看法，薬剤師法など医療スタッフの資格や業務内容について規定するものと，栄養士法や理容師法など医療専門職ではないが保健医療に関わるスタッフの資格や業務に関するものがある．

❷物・場所等に関する法規　**物**に関するグループと**場所**に関するグループとに分かれる．物に関するグループには，医薬品や医療器具などについて規定する医薬品，医療機器等の品質，有効性及び安全性の確保等に関する法律（医薬品医療機器等法，薬機法）や麻薬及び向精神薬取締法などの**物品**を取り扱うものと，臓器や死体などのように，対象物の性質上，特別な注意を必要とする**特殊な物**を扱う法規がある（例えば，臓器移植法や死体解剖保存法など）．場所に関するグループには，保健医療を提供する**施設**について規定するグループと，国民が健康に暮らしていくための**社会環境**を保つことを目的とする法規のグループがある．前者には医療法などが当てはまる．後者には，感染症の予防及び感染症の患者の医療に関する法律（感染症法）などの**病気が伝播することを防止するための法規**，健康増進法や食品衛生法，環境基本法などの**健康の維持・増進や健康のための環境を整備するための法規**がある[23]．

❸支えるシステムに関する法規　主に保健医療に関する職種が提供するサービスの理念や内容・費用等について規定するものである．高齢者の医療の確保に関する法律や介護保険法，健康保険法や国民健康保険法など社会保険制度の基盤となる法律が，このグループに属する．

なお，例えば医療法では，第１条の５において病院や診療所などの医療施設の規格について規定しているだけではなく，第１条の４第１項において医師や看護師などの医療専門職の業務内容についても規定しているように，一つの法律でも，規定する内容が複数のジャンルにまたがっていることが多々あるため注意してほしい．

plus α

医療基本法

看護をめぐる法と制度の中に，各ジャンルをとりまとめる役割を果たし中心に位置付けられるような法規は今のところ存在しない．さしあたり数度の改正によって医療法がその役割を担うようになりつつあるが，それでは不十分であるとし，近年，医療基本法という法律の立法が検討されている．このように，今日，看護をめぐる法と制度の体系化がさまざまに行われており，いろいろな考え方が示されている．いわゆる関係法規という分野を勉強する際には，気を付けてほしい．

2 看護実践の職業的および法的規則

看護師という職業は，人間の生命・身体・健康に直接関係する責任ある業務を行うため，社会的に信頼されるプロフェッショナルとして，専門的知識や技術を身に付けるだけでなく，法を理解し，社会に対する責任を理解することが不可欠であると指摘されている（➡p.206～208参照）．それはなぜか．法律は，個人の尊厳，自由の保障，生存権などを定めた憲法の理念を実現すべく，社会的合意のもとに定められた強制力を伴うルールである．したがって，法律は社会生活の基盤や枠組みとなるものであるため，看護師は，看護および保健医療福祉に関連する法律を理解し，自分が社会的にどのように位置付けられ，どのような役割を遂行することを求められているかを明確に認識することが重要となる．

また，法律を理解することは，保健医療福祉の多様な制度やしくみを理解することであり，これらの知識は社会の人々のニーズに応えうる良質な看護を提供するための基本となる．しかしながら，人々へ良質なケアを提供するには，法律だけでなく，看護の専門職組織である国際看護師協会や日本看護協会等が提示する基準や綱領，指針（➡p.35～42，326参照）を熟知し，活用することも忘れてはならない．

1 保健師助産師看護師法

保健師助産師看護師法（以下，保助看法）は，保健師，助産師，看護師，准看護師の定義と，免許，試験，業務，罰則を含む，看護を実践する上で基本となる法的規定や資格を定めた法律である．看護業務を看護職の**業務独占**とし，業務範囲を遵守する義務規定が定められている．

保助看法は，保健師，助産師，看護師の資質を向上させ，医療や公衆衛生の普及向上を図ることを目的として1948（昭和23）年７月30日に制定された．看護師が行う行為は人々の疾病からの回復や健康の保持などを目的として提供されるが，同時に国民の生命を脅かしうる危険な行為でもあるため，資格制度をつくり，そこで許可された人のみにその行為を解禁する必要があったからである[24]．制定以後，社会の動向の変化に伴い改正を繰り返している．看護教育水準および看護の質向上を背景とする看護の役割拡大に伴い，その責務も厳格化した．近年の主たる改正の例を**表9-1**に示した．

保助看法は，日本の法律体系の中でどのような位置にあるのだろうか．『六法全書』（有斐閣，2021）では，５部門の一つである社会法部門に属している．社会法部門は，さらに「働法編」と「社会保障・厚生法編」に分類され，保助看法は，社会保障・厚生法編を構成する「社会保険」「社会福祉」「少子・高齢社会対策」「医療・公衆衛生」の４グループのうち「医療・公衆衛生」に属している．医療・公衆衛生グループには19本の法律が収められており，保

表9-1　保健師助産師看護師法の近年の主たる改正例

改正年月	改正内容
1993（平成５）年11月	・男性も保健士の免許取得が可能となった.
2001（平成13）年６月	・保健師および看護師の守秘義務が追加された（第42条の２）. ・免許を与えない絶対的欠格事由が削除された（第９条）.
2001（平成13）年12月	・保健婦，助産婦，看護婦から，保健師，助産師，看護師へと名称が改正された*.
2006（平成18）年６月	・助産師，看護師等について，現行の業務独占に加え，名称独占が追加された（第42条の３）. ・保健師および助産師の免許付与は，看護師国家試験の合格が新たな要件として規定された（第７条）. ・行政処分を受けた看護師は再教育を受けることが義務付けられた.
2009（平成21）年７月	・「大学」が新たに看護師国家試験受験資格の第１項に規定された（第21条）. ・保健師および助産師の教育年限が６カ月から１年以上に延長された（第19条，第20条）. ・卒後の臨床研修の努力義務が規定された（第28条の２）.
2014（平成26）年６月	・診療の補助のうちの特定行為を明確化し，それを手順書により行う看護師の研修制度が新設された（第37条の２）.

＊看護婦（男性は看護士）から看護師への名称改正（平成13年）の背景には，性別によって専門職の資格名称が違うことや，当時すでに５％の看護士が存在していたにもかかわらず，法律の名称が「保健婦助産婦看護婦法」であることに対する疑問などがあった[26].

助看法は，医療法，医師法に次いで３番目に収載されている．また，多数の医療関係者のうち，資格法として収載されているのは医師法，保助看法，薬剤師法の三つの職種についてのみであり，保助看法は，日本の医療・公衆衛生の根幹に関わる重要な法律であるといえる[25].

1 定義

保助看法上，保健師は「厚生労働大臣の免許を受けて，保健師の名称を用いて，保健指導に従事することを業とする者」（第２条），助産師は「厚生労働大臣の免許を受けて，助産又は妊婦，じよく婦若しくは新生児の保健指導を行うことを業とする女子」（第３条），看護師は「厚生労働大臣の免許を受けて，傷病者若しくはじよく婦に対する療養上の世話又は診療の補助を行うことを業とする者」（第５条），准看護師は「都道府県知事の免許を受けて，医師，歯科医師又は看護師の指示を受けて，第５条に規定することを行うことを業とする者」（第６条）と，それぞれ定義されている.

2 免許

看護師になろうとする者は看護師国家試験に合格して厚生労働大臣の免許を受け，保健師・助産師になろうとする者は，2006（平成18）年からは看護師の免許を取得した上で各々の国家試験に合格し，厚生労働大臣の免許を受ける（第７条）．准看護師になろうとする者は，准看護師試験に合格し，都道府県知事の免許を受ける（第８条）.

しかし，「（相対的）**欠格事由**」（第９条）に該当する場合は免許が与えられないことがある．これは，「罰金以上の刑に処せられた者」「業務に関し犯罪又は不正行為があった者」「心身の障害により業務を適正に行うことができない者として厚生労働省令で定めるもの」「麻薬，大麻又はあへんの中毒者」に該当する者には裁量*により免許が与えられない規定である.

用語解説*
裁　量
法律で認められた，行政権の一定の範囲内での判断，あるいは行為の選択の自由.

「免許の取り消し，業務停止及び再交付」（第14条）には，保健師，助産師もしくは看護師が第９条各号のいずれかに該当するに至ったとき，または保健師，助産師もしくは看護師としての品位を損するような行為があったときは，厚生労働大臣による処分が行われると規定されている．この行政処分は，「免許取り消し又は業務停止の処分の手続き」（第15条）にのっとった「保健師助産師看護師に対する行政処分の考え方」（医道審議会*保健師助産師看護師分科会看護倫理部会，改正平成28年12月14日）に基づき，事案の悪質性や注意義務の程度等を考慮して判断される．処分の対象となる事案は九つである（表9-2）[27]．この行政処分の考え方は，事案に個別性があることを踏まえ，同部会における公正かつ適切な審議を期すために一定の考え方を示したものであることから，「事案の考え方」に記載されていない違反・不正行為の類型についても，「（相対的）欠格事由」（第９条）または「免許の取り消し，業務停止及び再交付」（第14条）における「行政処分」の考え方を満たすものであれば，当然に保助看法に基づく行政処分の対象とされる[28]．以前の保助看法では，絶対的欠格条項もあったが，2001（平成13）年６月29日保助看法改正（2001年７月16日施行）により，この項目は削除されている（表9-3）．また，免許を受けた後，第９条に定められた項目に該当した場合，罰則規定*第43，44，45条に基づき処分される．

免許を受けた後，免許の取り消し・業務停止・戒告になる場合があり，また，再免許が与えられる場合もある．これらの処分は，保健師・助産師・看護師の場合は厚生労働大臣が，准看護師は都道府県知事が，それぞれ命じることになる（第14条）．

表9-2　行政処分の対象となる事案

①身分法（保健師助産師看護師法，医師法等）違反
②麻薬及び向精神薬取締法違反，覚醒剤取締法違反及び大麻取締法違反
③殺人及び傷害
④業務上過失致死傷（交通事犯）
⑤業務上過失致死傷（医療過誤）
⑥危険運転致死傷
⑦わいせつ行為等（性犯罪）
⑧詐欺・窃盗
⑨診療報酬及び介護報酬の不正請求等

用語解説*
医道審議会
厚生労働省の審議会等の一つで，厚生労働省設置法第６条第１項に基づき設置される．厚生労働大臣の諮問に応じて，医師・歯科医師ほか医療従事者の行為や診療報酬をめぐる不正をチェックし，免許取り消し・業務停止などの行政処分等について審議する．審議会には医道分科会のほか，各職種に応じて医師分科会，歯科医師分科会，保健師・助産師・看護師分科会等がある．

用語解説*
罰則規定
保助看法第５章「罰則」に，第43，44，45条として規定がある．名称独占・業務独占に反して業務を行ったり（第29～32条），保健師助産師看護師国家試験で不正を行ったり（第27条）した者などについて規定している．

3 試験

看護師国家試験（准看護師試験）は，看護師（准看護師）として必要な知識，技能について，厚生労働大臣の定める基準に従い，毎年少なくとも１回

表9-3　欠格条項の変更（平成13年保助看法改正による）

旧保助看法	改正保助看法
〈絶対的欠格条項〉 第９条　目が見えない者，耳が聞こえない者又は口がきけない者には免許を与えない．	削除
〈相対的欠格条項〉 第10条　左の各号の一に該当する者には，免許を与えないことがある． 一　罰金以上の刑に処せられた者 二　前号に該当する者を除く外保健婦，助産婦，看護婦又は准看護婦の業務に関し犯罪又は不正の行為があつた者 三　素行が著しく不良である者 四　精神病者，麻薬，大麻若しくはあへんの中毒者又は伝染病の疾病にかかつている者	第９条　次の各号のいずれかに該当する者には，前２条の規定による免許（以下「免許」という．）を与えないことがある． 一　罰金以上の刑に処せられた者 二　前号に該当する者を除くほか保健師，助産師，看護師又は准看護師の業務に関し犯罪又は不正の行為があつた者 三　心身の障害により保健師，助産師，看護師又は准看護師の業務を適正に行うことができない者として厚生労働省令で定めるもの 四　麻薬，大麻又はあへんの中毒者

行われる（第17条，18条）．看護師の基礎教育は３年以上である．看護師になるためには，看護師教育機関で所定の教科単位を履修して看護師国家試験受験資格を与えられる必要がある．

2009（平成21）年に看護師国家試験受験資格として，第１項に新たに「大学」が規定され（第21条），保健師および助産師の教育年限が６カ月から１年以上に延長された（第19，20条）．この改正で保助看法の規定に初めて「大学」という用語が使われた．

4 業務

保助看法第５条において規定されている看護師の業務は，第31条で，看護師でなければ当該業務を実施してはならないと規定されている．つまり看護業務を看護師に独占させている（このことを**業務独占**という）．同様に，第６条規定の准看護師の業務は第32条において，第３条規定の助産師の業務は第30条において，いずれも准看護師・助産師以外の者が業務に携わることを禁止している．一方，保健師の業務については，第29条で，保健師でない者がその名称またはそれに紛らわしい名称を使用して第２条で規定する保健指導業務をすることを禁止している（このように名称のみを免許者に独占させることを**名称独占**という）．つまり，保健師の免許をもたない看護師であっても保健指導を行うことができるが，保健師という名称を用いてその業務を行ってはならないことになる．

2006（平成18）年の改正で，助産師，看護師および准看護師は業務独占に加え，新たに名称独占も規定された（第42条の3）．また，保健師の名称独占も，保健指導をするときという限定的なものであった（第29条）ため，第42条の３に新たに規定された．

保健師・助産師・看護師・准看護師は特定業務について禁止事項がある．主治の医師または歯科医師の指示がない場合，医師または歯科医師が実施しなければ衛生上危害が生ずるおそれのある行為に関しては，実施することを禁止している．ただし，臨時応急の手当をする場合や助産師がへその緒を切ったり，浣腸を施（ほどこ）したり助産師の業務に当然付随する行為に関しては例外的に医師の指示がなくても実施可能である（第37条）．また，助産師は異常妊産婦等の処置について，臨時応急時以外は医師に診察を求め，自ら処置することは禁じられている（第38条）．

つまり，第５条で規定した診療の補助業務は，医師の指示があって，初めて実施することが可能となるのである．日本看護協会は，「看護実践の基準」の中で，診療の補助について「主治の医師の指示に基づく医療行為を行い，反応を観察し，適切に対応する」と規定し，①医療行為の理論的根拠と倫理性，②ケアの受け手にとっての適切な手順，③医療行為に対する反応の観察と対応，については看護職が各自の免許に応じて判断を行うと明記している．これは，個々の看護師は専門職として，診療の補助という保助看法によって付与された看護を行う権限と，それに付随する責務を引き受けるには，専門的知識と

plus α
業務従事者届

保助看法第33条に基づき，業務に従事する看護職員は２年ごとにその就業状況について，就業地の都道府県知事への届け出が義務付けられている．その趣旨は，就業者の実態を把握し，就業者に対する指導監督や需給バランスなど看護行政の推進に資するためとされている．様式は「業務従事者届」として同法施行規則で定められており，氏名，免許の種別とその登録番号，就業場所などについて記載する．届出違反には，罰則が課せられている．

plus α
看護師の業務独占

保助看法の大きなポイントは，看護師以外の者に第５条に規定する看護業務を禁止すること（業務独占）であり，そのために看護師は何をする人かを規定している．各免許の業務はいろいろな分野に関わるので，それぞれの業務の調整も法律で行われる．例えば，臨床検査技師は，臨床検査の範囲内で看護業務の一部である診療の補助を行うことができ，理学療法士や作業療法士は，理学療法，作業療法の範囲内で看護業務の一部を行うことができると，各資格法に書かれている[29]．

plus α
看護実践の基準

『看護業務基準』（2021年改訂版，日本看護協会）の中で述べられている．すべての看護職が日々の看護実践において立ち返るよりどころとなるよう改訂された．

的確な技術，倫理性を備え，自律的に判断できる能力が必要であるという共通の認識を示したものである．

1 看護師の業務の範囲

前述の条文の関係を踏まえた，医師と看護師との業務の範囲・分担関係は図9-4のようになる．医行為には，医師でなければ行うことのできない絶対的医行為とそれ以外の相対的医行為があるとされ（➡p.207参照），この相対的医行為に該当する医行為の中で看護師の知識・技術で行いうるものについては，医師が直接手を下さずともその指示のもと，看護師が保助看法第５条の「診療の補助」業務内の業務として行うことができる（医師法第17条と保助看法第37条の解釈による）．したがって，主治の医師または歯科医師の指示がなければ，たとえ看護師が行うことのできる相対的医行為であっても実施することはできない．もちろん絶対的医行為は，医師の指示があってもできないことになる．

● 医行為と看護行為〈動画〉

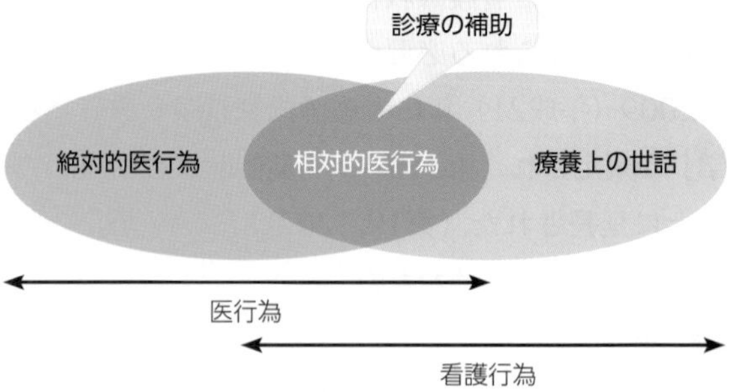

図9-4　医行為と看護行為の関係

これを，かつて大きな問題となった静脈注射を例に考えてみる．厚生労働省医政局長通知医政発第0930002号〔2002（平成14）年９月30日〕は，「新たな看護のあり方に関する検討会」中間まとめの趣旨を踏まえ，「医師又は歯科医師の指示の下に看護師らが行う静脈注射は，保健師助産師看護師法第５条に規定する診療の補助行為の範疇（はんちゅう）として取り扱うものとする」とした．これだけをみれば，すべての静脈注射は医師の指示のもと，看護師が行えそうにみえる．

➡ 静脈注射については，p.56も参照．

では，『抗がん薬の点滴による治療で，主治の医師から看護師に，点滴静脈注射による指示が出された場合』はどうだろうか．

まず先にみたように，ここでの判断は，医師でなければ行うことのできない医行為であるのか，そうでないのか，そうでなければ，指示により診療の補助として行うことができるものであるのか否かの判断である．そうすると，静脈注射が一律に診療の補助行為となったという（単純な）ものではなく，指示の内容（包括的か個別的か），看護師の力量，患者の容態，行為の危険度，薬剤の種類等を考慮に入れ，最終的には，その行為が当該患者にどの程度の危害を及ぼす恐れがあるかを見極める，専門的判断である．したがって，抗がん薬の静脈注射は，一律に診療の補助とするのではなく，場合によっては，看護師ができない行為とされることもある．気管吸引なども同様に考えるべきであろう．

この点は，表9-4の日本看護協会の「静脈注射の実施に関する指針」〔2003（平成15）年４月〕が参考になる．静脈注射の実施に関する指針では，実施範囲を分類し，抗がん薬の静脈注射は，レベル３に該当するとしている．

2 患者の秘密を守る義務

守秘義務は，看護師の行動の規範である「倫理綱領」に規定され，従来，基礎教育においても，実習記録の患者氏名の匿名化など，個人情報を守る指導が重要視されてきた．2001（平成13）年，保助看法に「守秘義務」の規定が新たに加わり，「保健師，看護師又は准看護師は正当な理由がなくその業務上知りえた秘密を漏らしてはならない．保健師，看護師又は准看護師でなくなつた後においても，同様とする」と定められた（第42条の２）．助産師の守秘義務は，刑法第134条において規定されている．

表9-4　看護師による静脈注射の実施範囲

レベル１	臨時応急の手当てとして看護師が実施することができる
レベル２	医師の指示に基づき，看護師が実施することができる
レベル３	医師の指示に基づき，一定以上の臨床経験を有し，かつ，専門の教育を受けた看護師のみが実施することができる
レベル４	看護師は実施しない

日本看護協会．静脈注射の実施に関する指針．2003，p.6.

3 「診療の補助」業務の拡大 ―「特定行為に係る研修制度」―

すでに述べたように，保助看法第５条に定められている業務「療養上の世話又は診療の補助」のうち，医師の指示が必要とされる「**診療の補助**」業務について，看護師が実施しうる行為の範囲を「特定行為」として拡大することを国として制度化した．その背景となるのが2014（平成26）年６月18日に成立した「地域における医療及び介護の総合的な確保を推進するための関係法律の整備等に関する法律」（医療介護総合確保推進法）である．団塊の世代が75歳以上の後期高齢者に達する2025年に向けた医療・介護提供体制改革の一環として，この法律には，保助看法の改正（➡p.217 表9-1）も含まれている．改正のポイントは，①特定行為の明確化，②手順書により特定行為を行う看護師への研修の義務化，である．「**特定行為に係る看護師の研修制度**」（以下，研修制度）が国の制度として創設され，2015（平成27）年10月１日から施行，開始された．

➡ 医療介護総合確保推進法については，p.67コラム参照.

特定行為は診療の補助であり，21の特定行為区分，38の特定行為から構成され，手順書*（医師または歯科医師による指示として作成する文書）により行う．「特定行為研修の受講者」としては，おおむね３～５年以上の実務経験を有する看護師が想定されているが，実績を重ねた認定看護師らが特定研修を追加受講し，さらに実践能力を高めることが期待されている[30]．

➡ 特定行為区分・特定行為については，p.59参照.

用語解説*

手順書

医師・歯科医師が看護師に診療の補助を行わせるために，その指示として作成する文書または電磁的記録のこと．厚生労働省令で内容が定められる（保助看法第37条の２第２項第２号）．

2 主な関連法規

看護実践に関連する法律は，保助看法が基盤であり，保健医療福祉のさまざまな分野で専門分野別に別途法律が定められている．ここでは，主な関連法規について解説する．

1 看護師等の人材確保の促進に関する法律

看護師等の人材確保の促進に関する法律の目的は，看護師等の確保を促進するための措置を講ずることにより，病院等や看護を受ける者の居宅等に高度な専門知識と技術を有する看護師等を確保し，国民の保健医療の向上に資することである．この法律では，看護師等の人材を確保するための基本方針，国および地方公共団体の責務等，ならびにナースセンターの設置とそこで行う業務について定められている．2009（平成21）年には，卒後の臨床研修やその他の

plus α

病院等の開設者等の責務

2009年７月の一部改正において，病院等の責務として，新人研修の実施，看護師等が自ら研修を受ける機会を確保するために必要な配慮が明記された．

研修が，看護師本人・事業主ともに，「努力義務*」として規定され，また，看護師は自ら進んで能力向上を図り，これを看護業務に発揮する等の責任があることを明示している．

2 医療法

医療法は，病院，診療所，助産所の開設及び管理について必要な事項や，これら施設の整備を推進するために必要な事項を定め，医療提供体制の確保を図り，国民の健康保持に寄与することを目的としており，保助看法と同じく1948（昭和23）年に制定された．以後，大きく変化する医療や社会の構造，例えば，高齢化や疾病構造の変化，医療技術の進歩，医療費の増大などに対応するため８回の法改正が行われてきた．

2014（平成26）年の第６次改正は，国が目指す医療提供体制である地域包括ケアシステムの構築の実現に向けたものとなっており，第７次改正（2015年）でも同システムの充実が図られている．第８次改正（2017年）では，安全で適切な医療提供の確保の推進，医療機関のウェブサイト等における虚偽・誇大広告の表現に関する規制の見直しなどに関する改正が行われた[31)]．

医療法では，医療は生命の尊重と個人の尊厳の保持を中心に据え，医師，歯科医師，薬剤師，看護師，その他医療の担い手側と，医療を受ける側との信頼関係を基に，医療を受ける側の状況に応じて，治療および疾病予防，リハビリテーションを含む，良質でかつ適切な医療を行うよう明記している．

また，各職種の責務を示しているが，看護師は医療の担い手として「職種名」が明示されており，医師や歯科医師，薬剤師と同様に医療の担い手の代表的な職種であり，医療法に定められている責務を遂行することが求められている．

さらに，看護師はチームで医療を提供するプロセスの中で適切な説明を行い，医療を受ける側の理解を得るよう明示されており，チーム医療において看護師の果たす役割と責任は重要である．

3 医師法

医師法は，医師の業務，免許，医師国家試験受験資格，臨床研修，業務独占について定義している．医師法は，医師ではない者の医業を禁止している（第17条）．

4 その他の関連法規

❶保健分野　地域保健法，健康増進法，高齢者の医療の確保に関する法律，母子保健法，母体保護法，精神保健及び精神障害者福祉に関する法律，学校保健安全法など．

❷予防分野　感染症の予防及び感染症の患者に対する医療に関する法律（感染症法），予防接種法，検疫法など．

❸医事分野　医師法，医療法に加え，歯科医師法，医薬品医療機器等法（薬機法），薬剤師法，診療放射線技師法，臓器移植法など．

❹保険分野　健康保険法，国民健康保険法，介護保険法など．

❺社会福祉分野　老人福祉法，生活保護法，身体障害者福祉法など．

> **用語解説＊ 努力義務**
> 法律は必ず守らなければならないが，「…しなければならない」ではなく「…するよう努めなければならない」とされている場合，努力義務という．

> **plus α 職種名の明記**
> 医療法第１条の２では「医療は，生命の尊重と個人の尊厳の保持を旨とし，医師，歯科医師，薬剤師，看護師その他の医療の担い手と医療を受ける者との信頼関係に基づき，…」とあり，「看護師」は「その他の医療の担い手」に含めず，医師等と同様に職種名が明記されている．➡p.331参照．

3 医療事故における法的責任

1 法的責任

医療事故，**医療過誤**，**インシデント**，**アクシデント**の定義については，厚生労働省や日本看護協会により表9-5のように示される．厚生労働省では，「医療事故」の被害者には患者だけでなく医療従事者も含まれ，医療事故の中でも医療従事者や医療機関に過失があるものを「医療過誤」としている．日本看護協会では，「医療事故」は過失があるものと不可抗力によるものとに分けて定義している．

看護業務は「保健師助産師看護師法により規定され，看護倫理に基づいて実践される」と日本看護協会看護業務基準により定められており，法的な責任と倫理的な責務がある．

医療事故が発生したとき，事故に関連した看護職者や医療機関の問われる民事上・刑事上の責任と同時に，保助看法による免許に関する行政処分，国家公務員法・地方公務員法などによる懲戒処分がある（図9-5）．

1 医療事故に関する法的責任

民事と刑事を区別する日本の裁判制度の下では，刑法に抵触するとして検察官が起訴し，（刑事）裁判所が刑事訴訟法により刑事責任の有無・量を判定する**刑事裁判**と，民法上の要件に該当するとして被害者（患者やその遺族）が提訴し，（民事）裁判所が民事訴訟法により賠償責任の有無・額を判定する**民事裁判**がある（表9-6）．通常，医療裁判というときには後者の民事裁判を指す．

plus α

医療事故調査制度における医療事故の定義

医療事故とは「当該病院等に勤務する医療従事者が提供した医療に起因し，又は起因すると疑われる死亡又は死産であって，当該管理者が当該死亡又は死産を予期しなかったものとして厚生労働省令で定めるもの」とある（医療法第6条の10）．また，発生した場合は速やかにその原因を明らかにするために必要な調査を行わなければならない（第6条の11）．

表9-5　法的用語の定義

	医療事故	医療過誤	インシデント	アクシデント
厚生労働省	医療に関わる場所で医療の全過程において発生する人身事故一切を包含し，医療従事者が被害者である場合や廊下で転倒した場合なども含む．	医療事故の発生の原因が，医療機関・医療従事者の過失にあるものをいう．	日常診療の場で，誤った医療行為などが患者に実施される前に発見されたもの，あるいは，誤った医療行為などが実施されたが，結果として患者に影響を及ぼすに至らなかったものをいう．同義として「ヒヤリ・ハット」を用いる．	通常，医療事故に相当する用語として用いる．同義として「事故」を用いる．
日本看護協会	医療従事者が行う業務上およびそれに起因する事故の総称．過失が存在するものと，不可抗力（偶然）によるものの両方が含まれる．	医療従事者が行う業務上およびそれに起因する事故のうち，過失の存在を前提としたもの．	思いがけない出来事（偶発事象）で，これに対して適切な処理が行われないと事故になる可能性のある事象．現場ではこれを「ヒヤリ・ハット」と表現することもある．	インシデントに気付かなかったり，適切な処理が行われなかったりすると，傷害を引き起こし，「事故」となる．医療におけるリスクマネジメントで取り扱う「事故」は患者だけでなく，来院者，職員に傷害が発生した場合を含む．

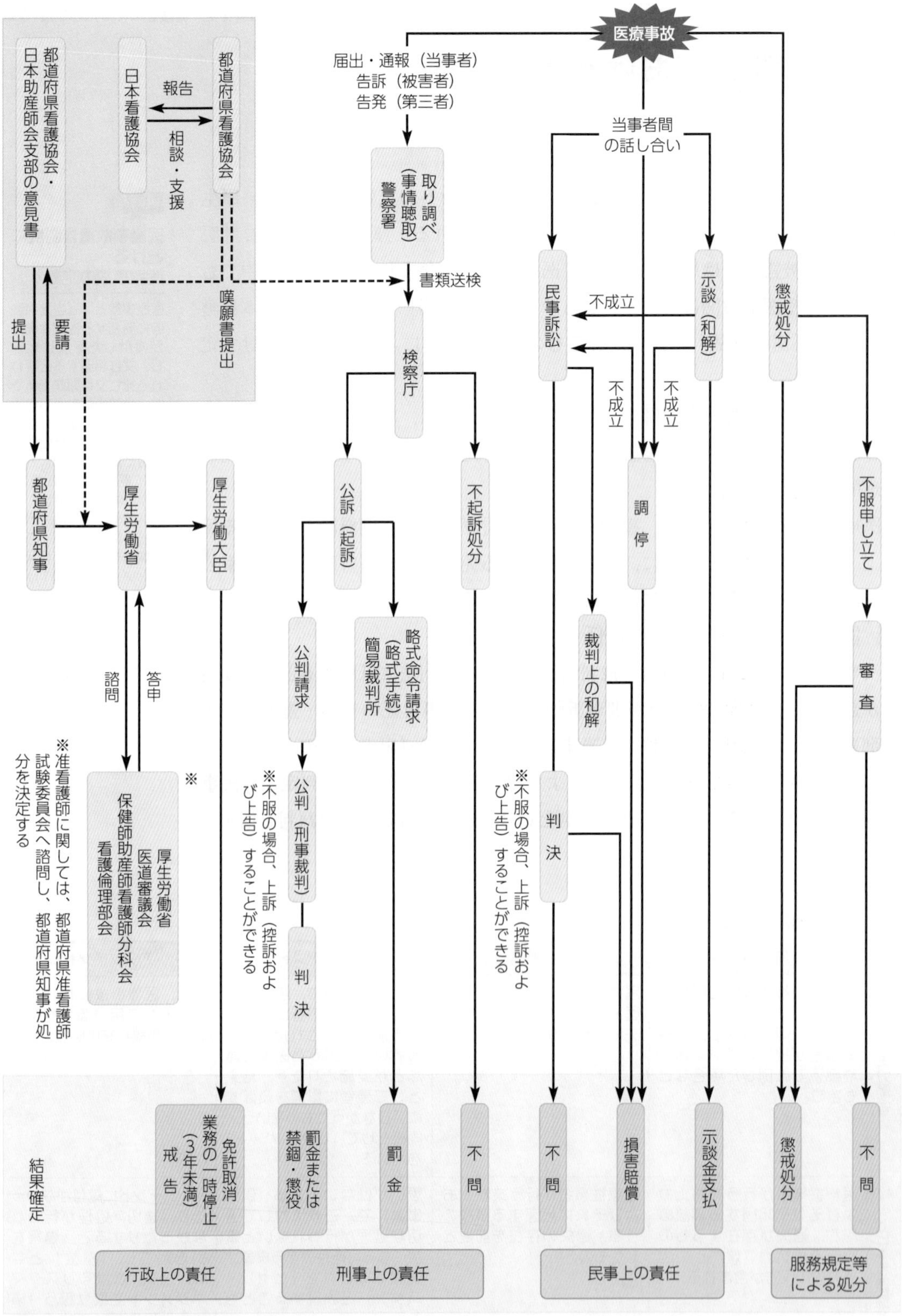

日本看護協会．医療事故発生時の対応．医療安全推進のための標準テキスト．2013，p.43，一部改変．

図9-5　医療事故に伴う法的責任の決定過程

表9-6　医療事故に関する刑事（裁判）責任と民事（裁判）責任の違い

項　目	刑事裁判	民事裁判
起訴を決する者（原告）	検察官	被害者
根拠となる法律（実体法）	刑法など	民法など
手続のルール（手続法）	刑事訴訟法	民事訴訟法
結論の内容	刑罰	金銭賠償

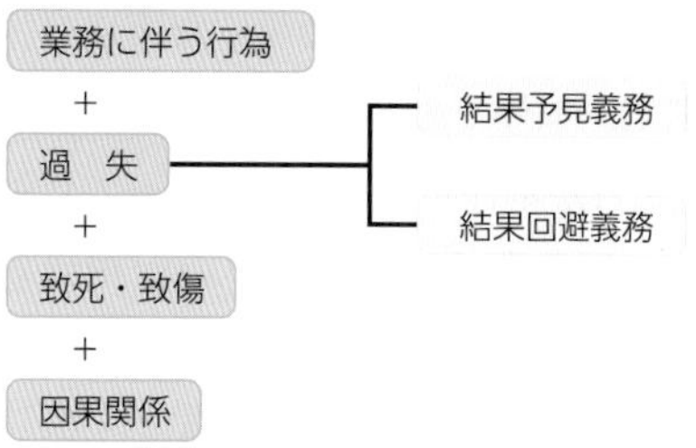

図9-6　業務上過失致死・致傷

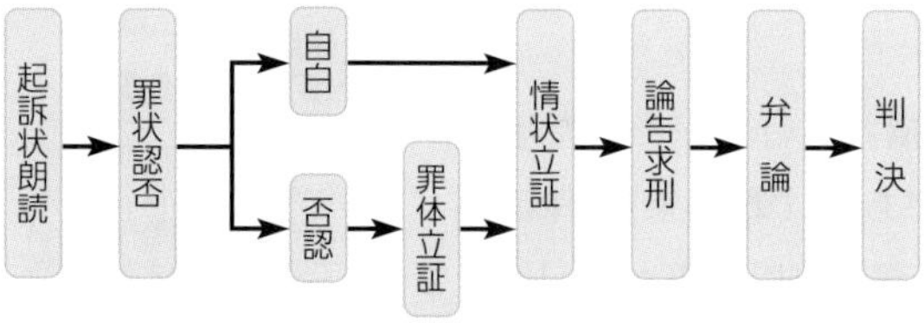

図9-7　刑事裁判（公判）の流れ

1　刑事責任

注意義務を怠った結果，他人を死に至らせた場合は，過失致死となる（刑法第210条，50万円以下の罰金）．しかし，業務上の注意義務を怠った結果，他人を死に至らせたり，傷害を与えた場合は，より重い業務上過失致死傷となる（刑法第211条１項*，５年以下の懲役・禁錮または100万円以下の罰金）．

業務とは，「本来人が社会生活上の地位に基づき反復・継続して行う行為であって，他人の生命・身体等に危害を加えるおそれのあるもの」（最高裁判決昭和33年４月18日・刑集12巻６号1090頁）をいうとされ，広く解されているため，医療過誤は業務上の過失ととらえられ，業務上過失致死傷罪が問われる．

この場合の過失とは，危険な結果を予見する義務（**結果予見義務**）と，危険な結果を回避する義務（**結果回避義務**）で構成されている．これを図示すると図9-6のようになる．また，検察官の起訴から公判請求までの流れは図9-5，刑事裁判（公判）の流れは図9-7のようになる．

2　民事責任

医療事故について，依然民事責任が追及される訴訟数は高い水準を維持しており，2018年773件，2019年805件，2020年739件，2021年750件，2022年647件（速報値）（最高裁判所概数）が新しく提訴されている[34)]．

民事責任は，原告（被害者ら）が，不法行為（民法第709条等）や債務不履行（民法第415条，診療契約違反）を理由として請求を組み立て，審理を行い，金銭賠償の形で解決が図られる．原告は，証拠により過失行為，損害と，その間の因果関係が存在すること，高度な蓋然性*の状態にあることを，裁判官に抱かせること（心証という）が求められる．東大病院ルンバール事件*において，最高裁判所は，訴訟上の因果関係の立証について，「証拠からは，化膿性髄膜炎の再燃する蓋然性は通常低いものとされており，当時これが再燃するような

用語解説＊
刑法第211条１項
「業務上必要な注意を怠り，よって人を死傷させた者は，５年以下の懲役若しくは禁錮又は100万円以下の罰金に処する」（2006年５月から罰金の上限が50万円から100万円に引き上げられた）

用語解説＊
蓋然性
ある事柄が実際に起こるか否かの確実性の度合．probabilityの訳語（広辞苑第７版）．

用語解説＊
東大病院ルンバール事件
医療訴訟史上，最も代表的な判例の一つ．1955（昭和30）年，入院中の３歳児へのルンバール（腰椎穿刺）により右半身不全麻痺や知的障害などを引き起こしたとされる．

事情は認められず，ほかの特別な事情が認められない限り，経験則上，本件での発作とその後の病変の原因は脳出血であり，これが本件ルンバールによって発生したものとして，その間の因果関係を肯定するのが相当である」（最高裁判決昭和50年10月24日・民集29巻９号1417頁）と判示している．この関係を簡略して示すと，図9-8のようになる．

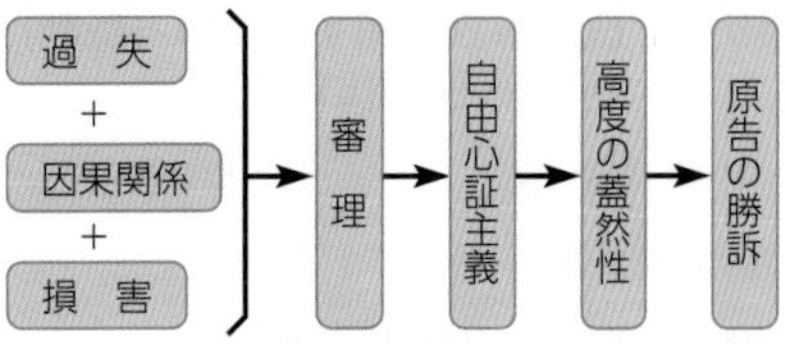

図9-8　民事裁判（審理手続き）の流れ

なお，実際の民事責任は，過失のある医療従事者は病院の被用者であるので，雇用者である病院が使用者責任（民法第715条）*を追及されることが多い．

> 用語解説 *
> **使用者責任（民法第715条）**
> 「ある事業のために他人を使用する者は，被用者がその事業の執行について第三者に加えた損害を賠償する責任を負う．ただし，使用者が被用者の選任及びその事業の監督について相当の注意をしたとき，又は相当の注意をしても損害が生ずべきであったときは，この限りでない」

2 行政処分

保助看法第９条の（相対的）欠格事由や品位を損ねる行為があった場合，免許の取り消し・業務停止および戒告になる場合がある（第14条）．保健師・助産師・看護師の場合は厚生労働大臣，准看護師は都道府県知事が上記処分を命じる．

なお，免許の取り消し処分がなされても再免許を与えることができる（第14条）．2008（平成20）年からは行政処分を受けた保健師・助産師・看護師に対する再教育（第15条の２）が行われるようになった．

3 懲戒処分

国家公務員法・地方公務員法やそれに基づく条例および就業規則に違反した場合，職務を怠った場合などは，内容により**免職**，**停職**，**減給**，**戒告**などの処分がある．

2 看護記録の位置付け

コンテンツが視聴できます（p.2参照）

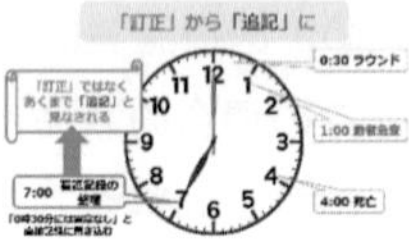

●看護記録の開示と訂正〈動画〉

看護記録とは，看護実践の一連の過程を記録したものであり，看護実践の明示，医療チームにおける情報の共有，ケアの継続性と一貫性，ケアの評価等に寄与することを目的とする．看護記録は，基礎（個人）情報，看護計画（療養生活），経過記録の３要素で成り立っているが，記録の方法は各医療機関で自由に選択できる．

看護記録は，医療法施行規則（第20条，第21条の５，第22条の３）に定める「診療に関する諸記録」の中に含まれ，２年間の保存義務がある．助産師については，保助看法において助産録の記載および保存の義務が明記されているが（第42条 ➡p.330参照），保健師・看護師・准看護師には，看護記録に関する記載の義務は規定されていない．しかし，重大な医療事故が発生した際には，看護記録は訴訟等で重要な証拠となる．したがって，看護記録は，遂行した看護業務の正確かつ客観的な記述および記載者の明記等が必要であり，訂正をする際は，「改ざん」と見なされないよう十分に注意し，ルールにのっとって行う．

> plus α
> **看護記録の訂正**
> 記録の訂正を行う際は，訂正前の字句が読めるように２本線などで消し，訂正の日時，追記・訂正する合理的な理由と，訂正者のサインを記載する．「改ざん」と見なされる恐れがあるので，消しゴムや修正液などは使用しない．記録の改ざんは刑事責任を問われる犯罪行為である．

医療・看護の透明性を確保し，患者や家族が関係する情報に自由にアクセスする権利を擁護する視点から，近年では情報開示が推進されている．望ましい記録のあり方については，2018年に日本看護協会が作成した「**看護記録に関する指針**」が参考になる（➡p.331参照）．

3 看護職の賠償責任保険

医療事故による過失や，患者・家族などからの訴えによる民事責任が生じたとき，損害を賠償しなくてはいけない場合がある．民法第715条の「使用者の責任」により病院などが損害賠償の責任を負う場合もあるが，厳密には個人も法的責任を免れるわけではない（請求を事実上受けないだけである）．

当初は，看護職に特化した賠償責任保険制度は，この使用者責任で対処すべきということから，創設が見送られた．しかし，医療事故の多発，看護職が訪問看護などの事業所を運営するような変化に伴い，2001（平成13）年に日本看護協会において，**看護職賠償責任保険制度**が創設され，病院等で働く看護職も利用できることになった．ただしこの保険は任意保険であり，加入が強制されるわけではない．

4 安全管理に関する厚生労働省等の取り組み

医療における安全管理に関して，厚生労働省等はさまざまな取り組みを行っている．2012～2013年にかけて「医療事故に係る調査の仕組み等のあり方に関する検討部会」の設置ならびにとりまとめが行われ，さらに2014年の「地域における医療及び介護の総合的な確保を推進するための関係法律の整備等に関する法律」の成立を経て，2015年の「医療事故調査制度」施行に至った．

➡ 安全管理については，p.341も参照．

さかのぼって，1999年１月，大学病院において患者を取り違えて手術を行うという医療事故が発生した．その後も患者が死亡する医療事故が続き社会問題となる中，厚生労働省では2001年，医政局総務課に医療安全推進室を設置し，医療安全に総合的に取り組み始めた．医療法の改正により，医療法の目的に「医療の安全を確保する」という文言が新たに加えられた（医療法第１条）．

また，日本医療機能評価機構を中心として，「第三者機関による病院評価」や「医療事故情報収集等事業」が実施され，QA* （quality assurance）の実現に寄与している．

医療の実施プロセスに応じた医療の安全確保・質の向上の方策として，医療の標準化を推進し，組織的な安全管理体制，医薬品・医療用具の改善，ITの活用，医療従事者の資質の向上，チェック機能の拡充の側面から，医療の安全確保と質の向上を目指している．具体的には次に挙げる内容に取り組み，厚生労働省と医療機関，医療関係団体，企業が一体となり，国民参加型の安全な医療のあり方について検討している．

> plus α
> **患者の取り違え**
> 心臓疾患と肺疾患の患者を取り違え，そのまま予定されていた手術が施行された．病棟から手術室への患者引き継ぎの際に取り違え，予定された患者が来ていることを前提に手術が行われてしまった．患者識別の不徹底と病院運営システム上の不備が原因とされる．

> 用語解説 *
> **QA**
> 品質保証，または信頼性の保証．日本医療機能評価機構が行う病院機能評価では一定の水準を満たした病院を認定している．

5 患者・家族支援体制の調整と医療対話推進者

2012（平成24）年４月１日に改定された診療報酬では，患者などからの相談に幅広く対応できる体制をとっている医療機関に対する評価として，「患者サポート体制充実加算」が新設された．さらに厚生労働省研究班の報告書「医療対話推進者の業務指針及び養成のための研修プログラムの作成指針：説明と対話の文化の醸成のために」が提出され，平成25年１月10日厚生労働省医政局総務課長通知，平成25年３月21日厚生労働省保険局医療課通知（疑義照会）でも，この報告書が引用された．そうしたことから，今後，患者サポート体制の確立のための要としての**医療対話推進者**＊の業務のあり方や，どのように人材を育てるかが問題となろう．

用語解説＊
医療対話推進者
厚生労働科学特別研究班の報告での造語で，病院の中で患者家族と医療者の架け橋となる病院職員をいう．相談窓口や地域連携室等に配置され，患者家族からの質問や時にはクレームに対応する．

4 看護実践に影響を及ぼす法律

1 患者を守る医療現場の安全・健康

医療現場は患者の健康を回復する場所であるが，昨今の医療事故・過誤の報道や訴訟などを受けて，健康回復以前に患者が安全に過ごせる医療現場を確保するということが重要な課題とされるようになってきた．このことは，これまで当たり前とされてきた患者の安全が改めて問われていることを示している．

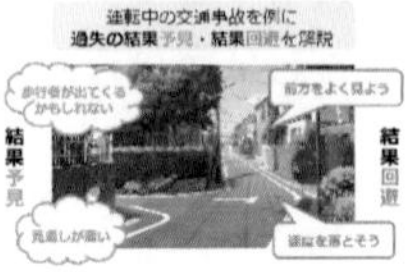

●過失・予見と回避〈動画〉

狭義の医療事故や院内感染は，患者の安全を脅かすものであり，安全対策はまず患者たち受益者に向けて行われる．これが医療事故・過誤を減らすリスクマネジメント（患者・受益者を守る医療現場の安全）である．リスクマネジメントは，ヒヤリ・ハット事例・事故報告書による報告に始まり，事故などの分析から改善策の検討，ガイドラインの作成など，さまざまなレベルで看護実践に影響を及ぼす．訴訟事例の分析による「結果予見可能性を前提とした**結果予見義務**」，「結果回避可能性を前提とした**結果回避義務**」を検討することは，看護師は何を予見し何を回避しなければ，過失と認められ責任を問われるかを知ることであり，リスクマネジメントの重要な一環である〔リーガル（法的）リスクマネジメント〕（図9-9）．

結果予見と結果回避

リーディングケース（先例となる判例）である「弥彦神社事件」は，1956年，新潟県の弥彦神社で参拝客が転倒して多数亡くなったため，神社の職員が業務上過失致死罪に問われた事件である．最高裁判所は「大みそかから元旦にかけて新潟県弥彦神社に参拝することが二年詣りと呼ばれ，これがその地方では神社の著名な行事とされていて，例年多数の参拝者が境内に参集する慣（なら）わしになっている場合において，（中略）その雑踏によって転倒者が続出し，多数の死者を生ずるような事故の発生するおそれのあることを**予見**し，これを未然に防止するため，（中略）その終了後参拝者を安全に分散退出させるべく誘導する等の措置をとるべき注意義務がある」としている．この措置は**回避**措置である．

関係する法律には，何が犯罪かを定める**刑法**，その刑事責任を追及する手続きを規定する**刑事訴訟法**，何が民事上の損害賠償の対象となるかを定める**民法**と，民事責任を追及する手続きを規定する**民事訴訟法**がある．

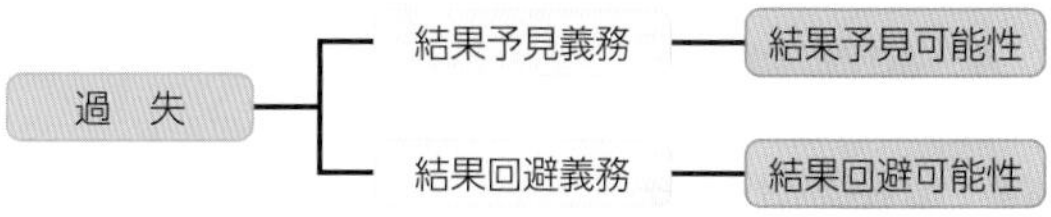

図9-9　**過失の構造**

2 看護師が働く場としての安全・健康

医療現場は，医療行為の担い手である医療者にとってもリスクのある職場である．医療者も労働者であるが，これまではサービスを尽くすという点に重点が置かれ（白衣の天使像），医療を担う労働者としての面が軽視されてきた．例えば医療者の院内感染（職務上の感染），とりわけ針刺し事故の防止は，医療者の安全・健康に関わる典型的な事例といえる．

医療者が質の高い医療・看護サービスを提供するためにも，最低限の医療者の安全・健康を維持できる良好な労働条件を確保することが不可欠であり，医療者の職場環境を整備することも課題となる．働く環境としての労働条件，例えば日勤・夜勤などの交代制もこの対象になる．極端な例では研修医の過労死がある．これは，産業衛生管理としての医療現場の安全・健康として考えるべきであろう（**安全にケアができる権利**）．ここにおいて，労働者としての看護職のQWL*（quality of working life）が注目されるのである．

働く場の安全・健康を規定する法律には，**労働基準法**，**労働安全衛生法**，**労働者災害補償保険法**などがある．

用語解説*

QWL

医療者の働く環境の質を指す．医療者が一人で悩みを抱え込まないために，病院全体で支援をしていく体制が求められる．

3 環境への影響を配慮した医療の安全・健康

医療によって汚染された器材である医療廃棄物は，処理する過程において，狭義の医療者だけでなく，病院清掃職員への受傷の危険性を生じさせる．また，環境に悪影響を及ぼす恐れもある．これは，医療の安全・健康という問題を，単に医療現場で完結させるだけでは解決できないことを示している．したがって，医療における安全は，このような環境への影響も考えていく必要があるといえる（環境に配慮した医療現場の安全）．医療廃棄物の処理を規定する法には，**廃棄物の処理及び清掃に関する法律**がある．

今後，医療現場での安全・健康，そして看護実践を論ずるためには，受益者（患者）・医療者・環境の観点からさまざまな法・倫理のしくみをみていく必要がある（図9-10）．

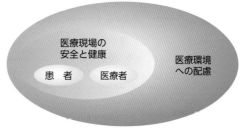

図9-10　**患者・医療者・環境における安全の相互関係図**

4 報告義務

1 事故等の報告

医療上の出来事について報告する義務は，その内容，報告義務者，報告相手などにより，さまざまなレベルで生じる．まず，院内の**事故報告義務**を考えてみよう．

医療従事者は，管理者との間で雇用関係（公務員の場合は服務関係）にある．したがって，上司からの業務命令あるいは，ガイドラインや院内規定によって行う院内での事故やヒヤリ・ハットなどの報告は，職務上の義務となる．正当な理由もなく怠ると，懲戒の対象となることもある．

また，これを受けて，医療者が過酷な労働条件で作業をしていることがわかれば，管理者は労働者に対して安全配慮のための措置をとる必要がある（**安全配慮義務**）．例えば，過重な深夜勤務がヒヤリ・ハットの原因になっている場合，管理者は勤務体制の見直しなどの義務を負うことになる．

医療事故が生じた場合の通常の報告経路は，図9-11のようになる．院内での事故報告は，病院内安全管理委員会に集約され，リスクマネジメントの重要な資料となる．2002（平成14）年の医療法施行規則の改正（厚生労働省令第111号・平成14年８月30日）でも，「医療機関内における事故報告等の医療に係る安全の確保を目的とした改善のための方策を講ずること」（同令第11条４項）と規定されるに至っており，同項の施行に関する説明では，「重大な事故の発生時には，速やかに管理者へ報告すること」を含むとしている（厚生労働省医政局長・医政発第0830001号）．

これに関して医師法は，「医師は，死体又は妊娠４月以上の死産児を検案して異状があると認めたときは，24時間以内に所轄警察署に届け出なければならない」（同法第21条）と規定している．

2 感染症等の報告

「感染症の予防及び感染症の患者に対する医療に関する法律（感染症法）」で

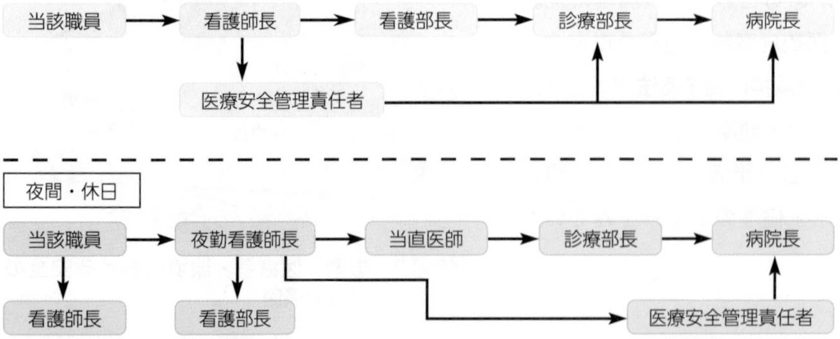

日本看護協会．“重大事故発生時の報告経路の例”．医療安全推進のための標準テキスト．2013，p.33.

図9-11　報告経路の模式図

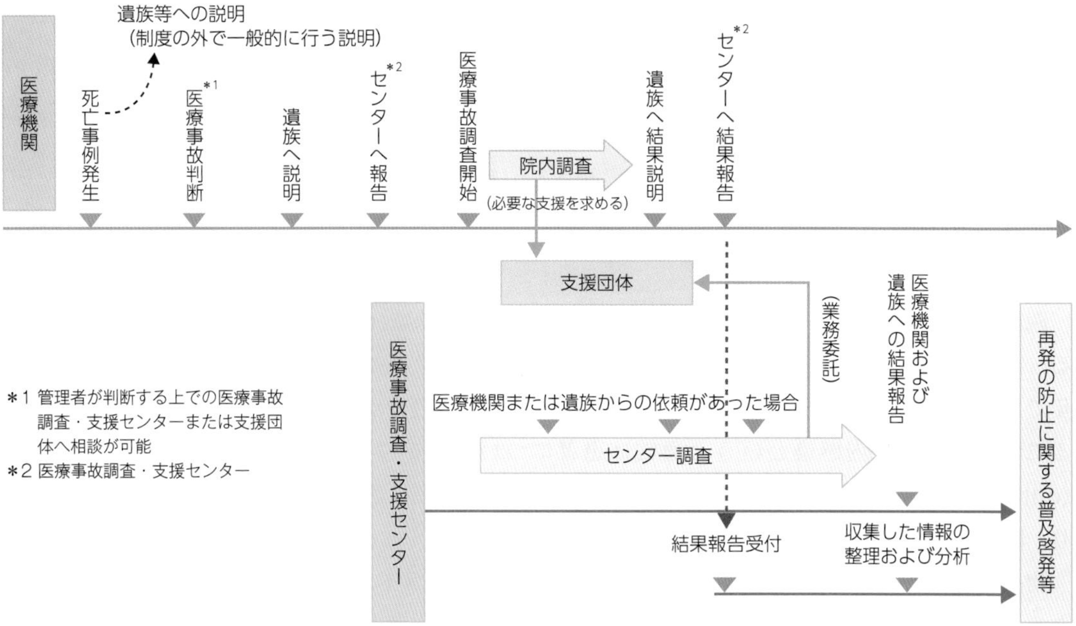

厚生労働省．医療事故調査制度について：概要図．https://www.mhlw.go.jp/file/06-Seisakujouhou-10800000-Iseikyoku/0000099650.pdf，(参照2023-11-21)．

図9-12　医療事故に係る調査の流れ

は，医師が，同法で規定する感染症の診断をした場合には，感染症の一類から五類の分類に従って，氏名・年齢・性別などを最寄りの保健所長を経由して都道府県知事に届ける義務を規定している（同法第12条）．これにより，臨床と公衆衛生が連動し，素早い防疫作業が行われることが期待される．新型インフルエンザの対応は，この法律により行われている．新型コロナウイルス感染症についても，届出基準通知健感発0630第１号（令和４年６月30日）に示されている．

3 医療事故の報告（医療法）

医療事故の報告は**医療事故調査制度**にのっとって行われる．医療事故調査制度は，改正医療法〔2014（平成26）年６月18日〕に盛り込まれた制度で，2015（平成27）年10月１日に施行されている．これは，医療事故が発生した医療機関において院内調査を行い，その調査報告を民間の第三者機関（医療事故調査・支援センター）が収集・分析することで再発防止につなげるといった医療事故に係る調査のしくみなどを，法的に整備し，医療の安全を確保するものである（図9-12）．

➡ 医療事故調査については，p.223プラスαも参照．

5 物品の管理

医療機器・器材など物品の管理の側面から，院内感染と医療廃棄物の問題について検討してみよう．この問題が生じるのは，医療の現場が，血液や体液などによって汚染される危険性が高いことに由来している．

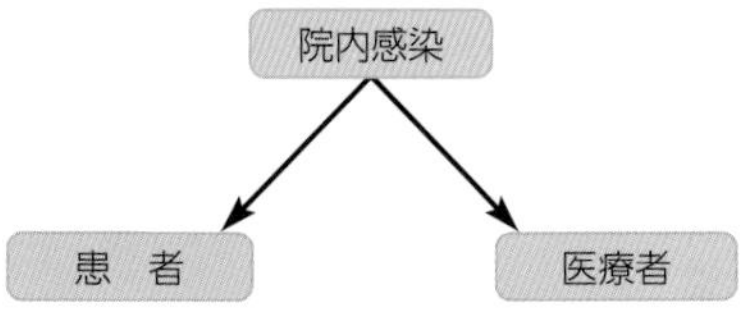

図9-13　**院内感染対策の対象**

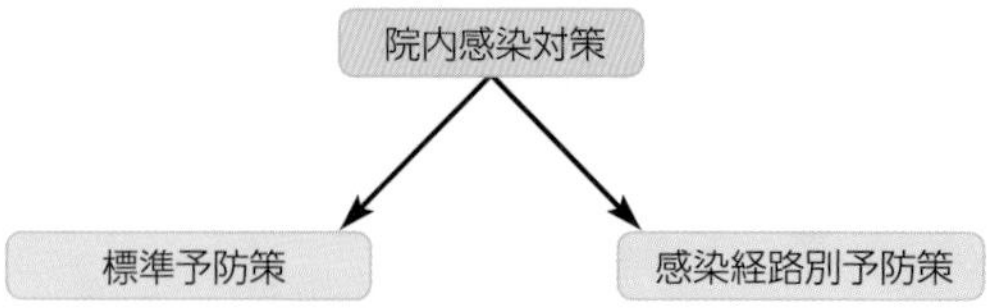

図9-14　**院内感染対策**

1 院内感染（医療関連感染）

院内感染とは，病院内で微生物によって引き起こされた感染症のことである．院内感染は患者だけではなく，医療者，さらには訪問者にも及ぶ[35)]．近年では**医療関連感染**という言い方に変わってきた．患者は免疫力が低下していることもあり，院内感染というと通常は患者についてのアウトブレイク（outbreak，発生）を指すが，医療者も職務上多くの感染物質にさらされており，院内感染対策は医療者も対象となる（図9-13）．

物品管理の観点からは，中央滅菌材料室とセントラルサプライシステム*がある．しかし，ここでの作業も機器・器材の滅菌にすぎず，患者との接点が不可避な病院では，院内感染をこれだけで回避することはできない．そこで「すべての患者の血液，体液，分泌物，排泄物は感染の危険があるとみなす」考えによる院内感染の防止策が検討されるようになった．1996年のアメリカのCDCガイドラインは，院内感染の方策として，**標準予防策***（standard precautions，**スタンダードプリコーション**）と**感染経路別予防策***（transmission-based precautions）を提唱している（図9-14）．

医療者の職務感染予防の観点からは，前者の標準予防策の充実が必要となる．例えば医療に用いる鋭利器材は，患者に使用して汚染されることで，感染性の器材となる．準備段階から廃棄に至るまで，あらゆる局面で針刺しの危険があるといえる．

針刺し事故は，1年間に100実稼動病床当たり4件という報告もある．厚生労働省は2007（平成19）年，看護師の静脈注射を正面から認めるに至った．感染機会の多い医療現場での看護師の安全を守るためには，これまで以上の職務感染予防対策が急務である．

新型コロナウイルス感染症対策に関しては，最新の知見に接することが大切である（➡p.233参照）．

2 医療廃棄物

医療機関から排出される廃棄物の中には，医療行為に伴って排出される注射器やメスなど損傷性の廃棄物，HIV（ヒト免疫不全ウイルス），HBV（B型肝炎ウイルス），HCV（C型肝炎ウイルス）などへ感染する恐れのある，血液や体液などに汚染された器具や医療材料が含まれている．

廃棄物の処理及び清掃に関する法律および同法施行令では，病院・診療所等の施設において生じた感染性病原体が含まれ，もしくは付着している廃棄物，

用語解説*

セントラルサプライシステム

滅菌材料業務の中央管理システムで，治療・看護に必要なすべてのものを管理する概念としくみをいう．

用語解説*

標準予防策

感染症，あるいは推定される病態に関わりなく，すべての患者のケアのために作成された感染対策．

用語解説*

感染経路別予防策

特殊な患者のケアのためにのみ作成された感染対策．疫学的に重要な病原体（空気感染，飛沫感染，あるいは乾燥肌や汚染された表面に接触感染しうるもの）が感染・定着していると考えられる患者に対して用いられる．

表9-7　廃棄物の区別

一般廃棄物	産業廃棄物
• 産業廃棄物以外の廃棄物（廃棄物処理法第２条）． • 一般家庭から発生する廃棄物．	• 事業活動に伴って発生する廃棄物（20種に分類されている）． 1）特定の業種に限定して産業廃棄物となるもの：紙くず，木くず，繊維くず，動植物性残渣　など 2）業種を限定せず産業廃棄物となるもの：燃え殻，汚泥，廃油，廃酸，廃アルカリ，廃プラスチック類，金属くず，ガラスくず，コンクリートくず，陶磁器くず　など

感染性廃棄物	特別管理廃棄物
• 医療関係機関等から生じ，人が感染し，もしくは感染するおそれのある病原体（感染性病原体）が含まれ，もしくは付着している廃棄物またはこれらのおそれのある廃棄物をいう． • 廃棄物処理法施行令第１条第１項第８号に定める**感染性一般廃棄物**と，同法施行令第２条の４第１項第４号に定める**感染性産業廃棄物**を指す．	• 廃棄物処理法では，「爆発性，毒性，感染性その他の人の健康又は生活環境に係る被害を生ずるおそれがある性状を有する廃棄物」を**特別管理一般廃棄物**および**特別管理産業廃棄物**（特別管理廃棄物）として規定する． • 必要な処理基準を設け，通常の廃棄物よりも厳しい規制を行っている．

またはこれらの恐れのある廃棄物を**感染性廃棄物**としており，一般の廃棄物とは区別して扱うことを規定している．また，感染性廃棄物の受託者となるためには，特別な要件が加重されている．これらによって，医療用の物品は，導入から廃棄まで，患者・医療者・環境等に対して安全であることが一貫して担保されるしくみとなっている．

一般廃棄物と産業廃棄物，感染性廃棄物と特別管理廃棄物の区別を表9-7に示す．

新型コロナウイルス感染症に関するWebサイト

◎COVID-19への対応をサポートするエビデンスサービス
https://www.cebm.net/oxford-covid-19-evidence-service/

The Centre for Evidence-Based Medicine (part of the Nuffield Department of Primary Care Health Sciences at the University of Oxford)

感染防御に関する海外のサイトで，個人防護具，緩和ケア，統計，予防，治療法等について，さまざまなエビデンスを紹介している．

◎首相官邸　https://kantei.go.jp/jp/pages/coronavirus_index.html

◎厚生労働省　https://www.mhlw.go.jp/stf/seisakunitsuite/bunya/0000164708_00001.html

国内のサイトでは，首相官邸が健康・医療情報，生活情報を紹介している．厚生労働省は，最新の統計情報やこれまでに得られた科学的知見などを取りまとめている．

◎日本生命倫理学会　https://ja-bioethics.jp/column/ethics-related-resources-on-covid-19/

倫理的な観点から，医療資源（人工呼吸器），心の健康，人権，治療方針の話し合い，アドバンス・ケア・プランニングなどについての資料を紹介している．

（参照2023-11-21）

引用・参考文献

1) 平林勝政．“看護と法：保健師助産師看護師法の今日的課題”．医療と社会．山崎美貴子ほか編．中山書店，2002，p.211-222，（看護のための最新医学講座，35）．
2) 最高裁平成９年９月30日刑事裁判例集51巻８号671頁．
3) 平林勝政．“医療スタッフに対する法的規制：医師に対する法的規制を中心に”．フォーラム医事法学．宇都木伸ほか編．追補版，尚学社，1997，p.201.
4) 浦川章司．“法の概念”．法と現代社会．三室堯麿編．法律文化社，2002，p.8.
5) 前掲書４），p.12.
6) 伊藤正己ほか編．現代法学入門．第３版補訂版，有斐閣，1999，p.14-21.
7) 末川博．法学入門．新版，有斐閣，1967，p.26-29.
8) 伊藤正己．近代法の常識．第３版，有信堂，1992，p.47-49.
9) 田島信威編．法令の仕組みと作り方．ぎょうせい，1988，p.5，（立法技術入門講座，２）．
10) ぎょうせい法制執務研究会編．全訂図説法制執務入門．ぎょうせい，2015，p.3-34.
11) 竹下守夫ほか．法と裁判．財団法人放送大学教育振興会，1996，p.25.
12) 芦部信喜．憲法．新版補訂版，岩波書店，1999，p.4-13.
13) 前掲書９），p.8.
14) 前掲書10），p.7.
15) 塩野宏．行政法Ⅰ．第６版，有斐閣，2015，p.65.
16) 前掲書９），p.12-16.
17) 林修三．法令解釈の常識．第２版，日本評論社，1975，p.136-183.
18) 前掲９），p.5.
19) 金川琢雄．実践 医事法学．増補新訂版，金原出版，2008，p.54.
20) 磯崎辰五郎ほか．医事・衛生法．新版，有斐閣，1979，p.11，（法律学全集16-Ⅱ）．
21) 小島喜夫．社会保障制度と生活者の健康４：関係法規．第38版，医学書院，2006，p.11-12，（系統看護学講座専門基礎10）．
22) 厚生省五十年史：資料篇．厚生省五十年史編集委員会編．厚生問題研究会，1988，p.21.
23) 森元拓．“医療と法”．はじめての医事法．久々湊晴夫ほか編著．第２版，成文堂，2011，p.11.
24) 田村やよひ．私たちの拠りどころ 保健師助産師看護師法．第２版，日本看護協会出版会，2015，p.3.
25) 前掲書24），p.6.
26) 前掲書24），p.15-19.
27) 保健師助産師看護師に対する行政処分の考え方．医道審議会保健師助産師看護師分科会看護倫理部会．改正平成28年12月14日．https://www.mhlw.go.jp/file/05-Shingikai-10803000-Iseikyoku-Ijika/0000146027.pdf，（参照2023-11-21）．
28)「保健師助産師看護師に対する行政処分の考え方」の一部改正について．医道審議会保健師助産師看護師分科会看護倫理部会．改正平成28年12月14日．https://www.mhlw.go.jp/file/05-Shingikai-10803000-Iseikyoku-Ijika/0000146028.pdf，（参照2023-11-21）．
29) 前掲書24），p.45-50.
30) 厚生労働省．特定行為に係る看護師の研修制度．https://www.mhlw.go.jp/stf/seisakunitsuite/bunya/0000077077.html，（参照2023-11-21）．
31) 全日本病院協会．医療行政情報．https://www.ajha.or.jp/topics/admininfo/，（参照2023-11-21）．
32) 竹中浩治ほか．在宅療養を推進するための条件整備に関する研究報告書．社団法人全国訪問看護事業協会，1999.
33) 稲葉一人．医療・看護過誤と訴訟．改訂２版，メディカ出版，2006.
34) 裁判所．医事関係訴訟事件統計．https://www.courts.go.jp/saikosai/vc-files/saikosai/2023/230619-iji-toukei1-heikinshinrikikan.pdf，（参照2023-11-21）．
35) 東京都健康局医療政策部医療安全課．院内感染予防対策マニュアル．
36) 稲葉一人．ナースのためのトラブル法律相談所．メディカ出版，2008.
37) 稲葉一人編．事例でなっとく看護と法．メディカ出版，2006.

重要用語

保健師助産師看護師法	医療過誤	結果回避義務	医療廃棄物
業務独占	刑事責任	安全にケアができる権利	
特定行為	民事責任	事故報告義務	
医療事故	結果予見義務	安全配慮義務	

学習達成チェック

- □ 法の概念を理解できる．
- □ 看護をめぐる法と制度の枠組みを理解できる．
- □ 看護職の社会的責務について，法律および倫理の両面から説明できる．
- □ 保健師助産師看護師法に何が規定されているのか，歴史的変遷を踏まえて説明できる．
- □ 看護実践における法的責任追及手続きを，刑事責任，民事責任に分けて説明できる．
- □ 看護実践における法的責任の基礎として，刑事責任，民事責任共通である予見義務・回避義務について説明できる．
- □ 医療安全の展開や，医療対話推進者の配置，さらに医療事故調査制度の新設について説明できる．

10 保健・医療・福祉システム

学習目標

- 保健・医療・福祉に関係する法律や概念が理解できる.
- 保健・医療・福祉における看護の特徴が理解できる.
- 保健・医療・福祉における看護の役割や多職種の連携（チーム）について理解できる.
- 保健・医療・福祉における地域包括ケアシステムやICT（情報通信技術）が理解できる.
- 保健・医療・福祉における看護の経済的評価が理解できる.

1 保健・医療・福祉の概念

誰もがその人らしく尊厳をもって生活できるように，胎児期から生涯にわたるライフステージで活用できる保健・医療・福祉のシステムとして，**社会保障制度**（social security system）が整えられている（図10-1）．社会保障には公衆衛生，医療，年金，介護，雇用保険，労働災害保険，社会福祉，生活保護などが含まれ，国民の安全で健やかな生活を保障するための制度である．

それらの根拠となる日本国憲法第25条は，「すべて国民は，健康で文化的な最低限度の生活を営む権利を有する．国は，すべての生活部面について，社会福祉，社会保障及び公衆衛生の向上及び増進に努めなければならない」と，国民の権利と国がなすべき保健・医療・福祉のあり方を示している．年金は国，医療は都道府県，保健・福祉・介護は市町村が担当している．

1 保健の概念

保健（health）は，健を保つ（健康の保持）ことであり，健康であることは人々に共通する課題である．保健と健康（health）は同意語として用いら

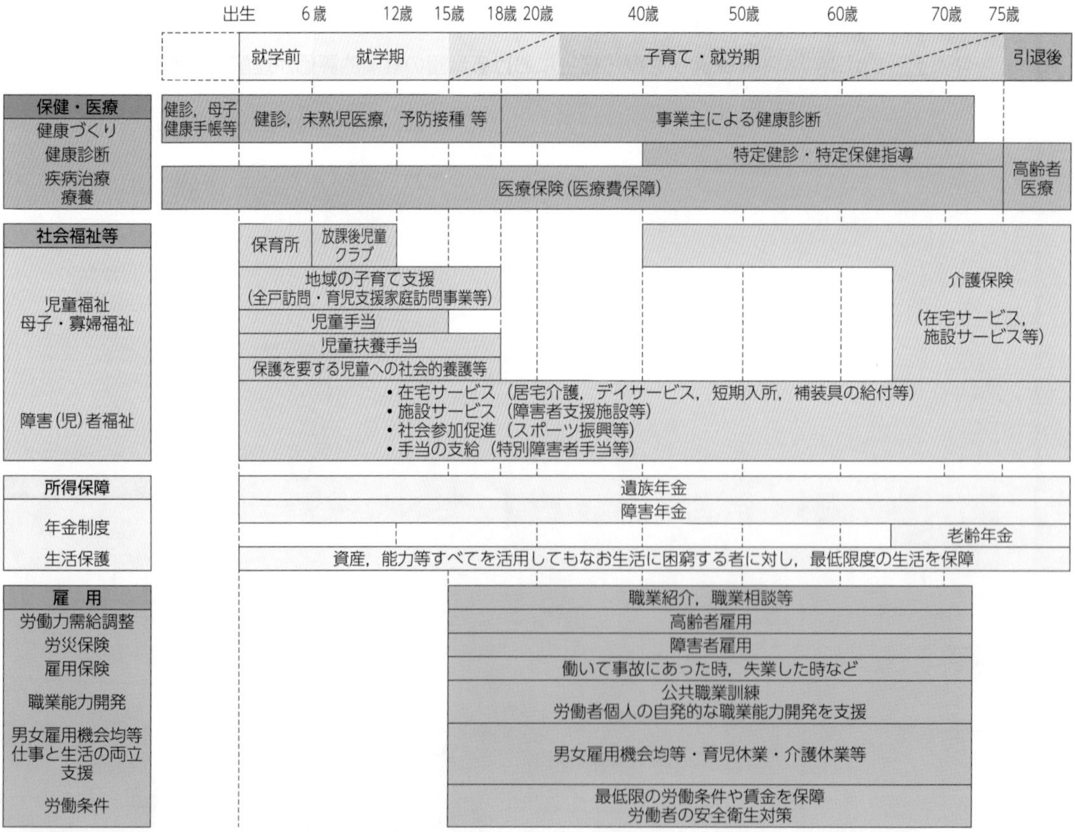

厚生労働省．平成29年版厚生労働白書．社会保障と経済成長．国民生活を生涯にわたって支える社会保障制度．2017，p.8.

図10-1　ライフステージと保健・医療・福祉システム

社会保障の考え方

1950（昭和25）年の社会保障制度審議会「社会保障制度に関する勧告」では，社会保障制度とは，「疾病，負傷，分娩，廃疾，死亡，老齢，失業，多子その他困窮の原因に対し，保険的方法又は直接公の負担において経済保障の途を講じ，生活困窮に陥った者に対しては，国家扶助によって最低限度の生活を保障するとともに，公衆衛生及び社会福祉の向上を図り，もってすべての国民が文化的社会の成員たるに値する生活を営むことができるようにする」と定義している．

1993（平成５）年の社会保障制度審議会「社会保障将来像委員会第一次報告」では，社会保障とは，「国民の生活の安定が損なわれた場合に，国民にすこやかで安心できる生活を保障することを目的として，公的責任で生活を支える給付を行う」としている．

れることが多い．

国々が協力して健康を増進し保護するために，1948年４月７日，**世界保健機関**（world health organization：**WHO**）が設立された．WHO憲章前文（日本批准1951年）で，「健康とは，完全な肉体的，精神的及び社会的福祉の状態であり，単に疾病又は病弱の存在しないことではない．到達しうる最高基準の健康を享有することは，人種，宗教，政治的信念又は経済的若しくは社会的条件の差別なしに万人の有する基本的権利の一つである」と定義している．

この定義を具体化するために，WHOは加盟国に向けて，1978年のアルマアタ宣言，1986年のオタワ憲章をはじめ，表10-1に示す宣言などを提示し，国レベルでの健康政策を推進している．健康は個人の努力だけでなく社会的な要因も影響しているため，健康づくりは社会や生活環境との関係の中で達成するものと位置付けられ，社会全体での取り組みが世界的な動きとなっている．日本においては，WHOの健康の概念と憲法第25条の概念を具体化する法律や制度を整備している．

plus α

健康の社会的な決定要因

人々の健康状態は社会的，経済的，政治的，環境的な条件の影響を受ける．1998年，WHO欧州事務局は健康の社会的決定要因として，①社会格差，②ストレス，③幼少期，④社会的排除，⑤労働，⑥失業，⑦社会的支援，⑧薬物依存，⑨食品，⑩交通を挙げている．

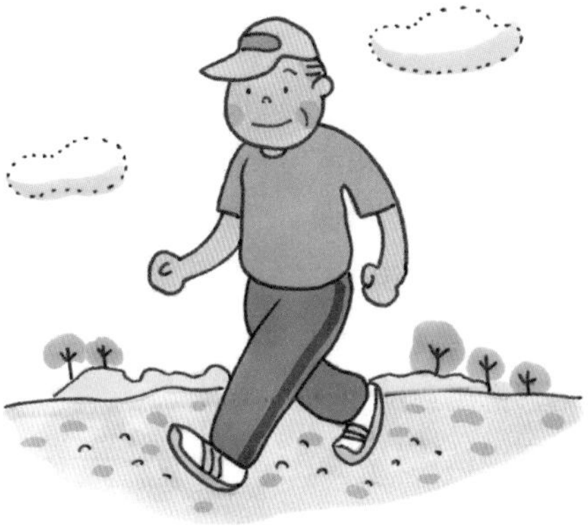

健康づくり

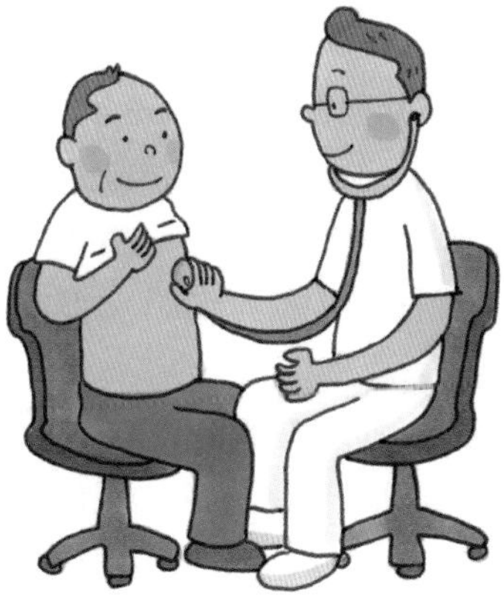

健康診断

表10-1　WHOの健康政策

アルマアタ宣言	1978年	2000年までにすべての人に健康を プライマリーヘルスケア（PHC）
オタワ憲章	1986年	ヘルスプロモーション
アデレード勧告	1988年	健康政策は国から地方自治体までのすべての行政が責任を負う
スンツバル声明	1991年	健康を支援する環境づくりは自然・労働・生活環境を健康に資するように改善する
ジャカルタ宣言	1997年	社会手段のすべての管理レベルで，異部門が平等な健康のための新しいパートナーシップを構築する
メキシコ宣言	2000年	健康の社会的決定要因，健康格差，健康の公平に着目する
バンコク憲章	2005年	健康の社会的決定要因をコントロールする ＷＨＯがオタワ憲章で提唱したヘルスプロモーションは新しい健康観に基づく21世紀の健康戦略であり，「人々が自らの健康とその決定要因をコントロールし，改善することができるようにするプロセス」である．バンコク憲章で再提唱された．
ナイロビ実施要請	2009年	健康と開発の格差是正
アデレード声明	2010年	健康的な公共政策づくりは保健分野に限らず，公共政策のすべての分野で健康を重要な課題として位置付ける
リオデジャネイロ政治宣言	2011年	政策決定と実施への参加促進，健康の不公正の削減の方向付け．すべては公平性のために
ユニバーサル・ヘルス・カバレッジ（UHC）	2012年	すべての人々が基礎的な保健医療サービスを，必要なときに，負担可能な費用で享受できる状態を目指す
ヘルシンキ宣言	2013年	すべての政策に健康の視点を入れる
アスタナ宣言	2018年	PHCの理念に立ち帰って基本的な保健医療サービスの充実を図る

2 医療の概念

医療（health care，medical care）は人のためにあり，看護も然（しか）りである．人類の誕生から現在まで，病（やまい）を治し，病者を世話し，病を防ぐ方法などを蓄積し，医療の発達は医師，助産師，薬剤師，看護師などの専門職を生み出してきた．

医療を提供する環境は，医療技術や治療薬の開発，医療者の派生と細分化などにより整えられ，平均寿命は延伸の一途をたどっている．一方で，医療を受ける側の条件も，医療施設の整備をはじめ，国民皆保険制度*，医療費助成制度*，医療機関へのフリーアクセス*などにより整えられてきた．

リスボン宣言（1981年 第34回世界医師会総会）では，医療提供者の姿勢と医療を受ける側の権利を見直し，良質の医療の提供，選択の自由，自己決定，情報提供，守秘義務，健康教育，医療を受ける側の尊厳，宗教的支援などの保障が示された．宣言内容は「患者の権利宣言」として，医療機関に掲示されている．

看護者も同様に，**ICN看護師の倫理綱領**（2021年版 国際看護師協会）で，「健康の増進，疾病の予防，健康の回復，苦痛の緩和と尊厳ある死の推奨」が看護職の四つの基本的責任であるとしている．それを受けて，日本看護協会の**看護職の倫理綱領**（2021年）では，「看護は，あらゆる年代の個人，家族，集団，

用語解説*
国民皆保険制度
すべての国民が公的な医療保険である国民健康保険，全国健康保険協会管掌健康保険（協会けんぽ），組合管掌健康保険（組合健保），共済組合，後期高齢者医療制度のいずれかに加入している．

用語解説*
医療費助成制度
家庭の経済力が医療を受ける機会を左右することなく必要なときに必要な医療が平等に受けられる制度．難病患者の特定医療費，小児慢性特定疾病医療費，精神通院医療の助成制度，高額療養費制度，子ども医療費助成制度などがある．

用語解説*
フリーアクセス
受診したい医療機関を自由に選べる医療制度．

➡ 倫理綱領は，p.38参照．

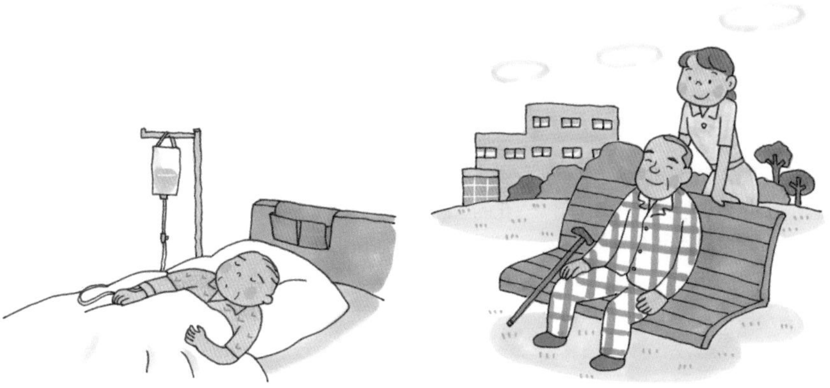

疾病治療　　　　療　養

地域社会を対象とし，健康の保持増進，疾病の予防，健康の回復，苦痛の緩和を行う．生涯を通して最期まで，その人らしく人生を全うできるように，看護を提供する」と明言している．近年は地球規模で高齢化や人口増加，地球環境の変化，新興・再興感染症などの問題を抱え，新たな医療の開発と改良を必要とし，看護も時代と共に変化を求められている．

plus α
地球規模での新興感染症
2019年末に発生した新型コロナウイルス感染症（COVID-19）は世界中に蔓延し，2023年４月16日時点での全世界の累計患者数は７億6,000万人，累計死亡者数は690万人に達した．2023年５月８日から感染症法上の位置付けが五類感染症に移行した．

3 福祉の概念

福祉（welfare）は人特有のものである．野生動物は睡眠する，休養する，体に有害な食料は摂取しないなどの保健行動をとり，傷を負えば自己治癒力で治す．自力で摂取や移動ができなくなれば，生きることは難しくなる．しかし，人は誰もが安心して暮らすことができるように，福祉を発展させてきた．

世界人権宣言（1948年 第３回国連総会）は，「すべての人間は，生れながらにして自由であり，かつ，尊厳と権利とについて平等である」と宣言している．日本国憲法第13条は，「個人として尊重され，生命，自由及び幸福追求を尊重しなければならない」とし，第14条で，「すべて国民は，法の下の平等と人種，信条，性別，社会的身分又は門地により，政治的，経済的又は社会的関係において，差別されない」，第25条で「すべての国民に最低限度の生活を保障する」と明記している．また，成人の人権だけでなく，子どもの権利も保障している．

➡ 世界人権宣言は，p.332参照．

福祉は，国民の人権と生存権に基づき，対象者の状況，生活能力に応じて**自助**，**共助**，**互助**，**公助**（扶助（ふじょ））（➡p.240参照）を組み合わせ，経済的保障や生活支援を行う．福祉を必要としている人は，健康課題や医療に関する悩み，経済問題，生活問題を抱えていることが多く，福祉単独の援助だけでなく，保健・医療・福祉を組み合わせて提供することが多い．福祉サービスの提供者は，必要とする人がどのような状況にあっても，その人権を尊重しなければならない．

plus α
児童の権利に関する条約
国連採択1989年，日本批准1994年．第２条「児童又はその父母若しくは法定保護者の人種，皮膚の色，性，言語，宗教，政治的意見その他の意見，国民的，種族的若しくは社会的出身，財産，心身障害，出生又は他の地位にかかわらず，いかなる差別もなしにこの条約に定める権利を尊重し，及び確保する」

自助，共助，互助，公助

自助：自らの健康を管理し，必要に応じて自力で市場サービスを購入するなど，自分のことを自分で行い，自らの生活を自ら支える．

共助：医療保険，介護保険など加入者が出し合った保険料を財源に，医療や介護の利用者負担分以外の費用を賄う．医療・介護の利用者が増えれば保険料も増える．

互助：当事者同士，住民同士，高齢者同士が互いにボランティア活動や住民組織活動に取り組み，互いに助け合う．

公助（扶助）：必要な費用やサービスを行政機関が提供する．生活保護制度は，生活困窮者に対し健康で文化的な最低限度の生活を保障するため，その困窮の程度に応じて生活保護費として生活扶助，住宅扶助，教育扶助，医療扶助，介護扶助，出産扶助，生業扶助，葬祭扶助を支給するなど必要な保護を行う．

2 保健・医療・福祉サービス提供の場

保健・医療・福祉サービスは，健康と幸福を求める活動である．保健・医療・福祉はそれぞれに目的をもっており，対象となる人にそのサービスが行き届くように，保健・福祉は市町村が管理や監督を担い，医療の監視等は都道府県が担う．保健・医療・福祉のそれぞれの場で，看護サービスを必要とする人にどのような看護サービスを提供するかも判断される．保健・医療・福祉は，必要な人が必要なときに利用できるように，提供する人材や制度を整えておくことが重要である．

➡ 保健・医療・福祉関係職については，p.342参照．

看護者は保健師，助産師，看護師，准看護師の４職種が，疾病や障害をもつ人を対象と限定することなく，健康の保持・増進，福祉分野にも関わる．看護者は保健・医療・福祉の主たる担い手となるが，保健・医療・福祉サービスは多岐にわたるため，他職種との協働や連携によって，重複や空白を生じないように調整する必要がある．

1 保健サービスの場

保健サービスは，健康づくり，疾病からの回復，再発予防，疾病予防のために社会全体の健康レベルを組織的に向上させる活動である．健やかで安全な生活が営めるように，保健の概念を具体化し，公衆衛生・地域保健（保健所・市町村)，学校保健，産業保健などが公私を問わず，公衆衛生を核にして，健康のために取り組んでいる．

1 公衆衛生・地域保健

保健所・市町村が担う**公衆衛生・地域保健**の基本理念は，憲法第25条にある「すべて国民は，健康で文化的な最低限度の生活を営む権利を有する．国は，すべての生活部面について，社会福祉，社会保障及び公衆衛生の向上及び増進に努めなければならない」である．**保健所**は地域保健法に基づき，地域における公衆衛生の向上と推進を目的とし，都道府県・政令指定都市・中核市・特別市等が設置する．保健所設置の目的，設置者，業務内容，配置職種は地域保健法で規定されており，14の業務や医師，保健師など配置すべき職種が示されている．保健所は難病，結核・エイズ・COVID-19等感染症，精神保健，健康危機などに関する事業を担い，管内市町村や医療機関から健康情報を収集し，健康課題を把握し解決する（**表10-2**）．都道府県保健所は広域的，専門的，技術的業務および，市町村の保健サービスが円滑に行われるように支援する．

市町村は，保健サービスと福祉サービスの実施主体であり，住民に対し，ライフステージに応じた保健サービスを提供する．保健サービスを身近で総合的に行う場として**市町村保健センター**を設置し，保健・医療・福祉の連携を図りながら健康診査，健康相談，保健指導などを行う．市町村保健センターには保健師が配置されるが，看護師，助産師，管理栄養士，歯科衛生士などの配置は市町村に任されている．具体的には母子健康手帳の交付，乳幼児健康診査，保健指導，育児支援などの保健サービス，健康増進法に基づいたがん検診や歯周疾患検診，「高齢者の医療の確保に関する法律」に基づく特定健康診査・特定保健指導，一般介護予防事業，健康教室などを実施している（**表10-3**）．

2 学校保健

学校保健は文部科学省の管轄下にある．学校教育法第21条で，「健康，安全で幸福な生活のために必要な習慣を養い，心身の調和的発達を図ること」を目標に示している．児童・生徒は学習指導要領に定められた健康の保持・増進，疾病予防，望ましい生活習慣などを教科で学ぶ．子どもは教育を受ける権利を

plus α

子育て世代包括支援センター

母子保健法に基づき全市町村に設置され，母子健康手帳交付の機会を活用して面談を行うなど，他の育児支援機関がもつ情報を一元的に管理し，妊産婦，乳幼児等に切れ目ない支援を一体的に提供する．

plus α

子ども家庭センター

児童福祉法に基づき，「子ども家庭総合支援拠点」と「子育て世代包括支援センター」を見直し，市町村の努力義務として2024年４月から設置する．
- 児童および妊産婦の福祉や母子保健の相談等
- 把握・情報提供，必要な調査・指導等
- 支援を要する子ども・妊産婦等へのサポートプランの作成，連絡調整
- 保健指導，健康診査等を行う．

表10-2　保健所と市町村保健センター

	保健所	市町村保健センター
地域保健法の規定	第６条　保健所は，次に掲げる事項につき，企画，調整，指導及びこれらに必要な事業を行う． ①地域保健に関する思想の普及及び向上に関する事項 ②人口動態統計その他地域保健に係る統計に関する事項 ③栄養の改善及び食品衛生に関する事項 ④住宅，水道，下水道，廃棄物の処理，清掃その他の環境の衛生に関する事項 ⑤医事及び薬事に関する事項 ⑥保健師に関する事項 ⑦公共医療事業の向上及び増進に関する事項 ⑧母性及び乳幼児並びに老人の保健に関する事項 ⑨歯科保健に関する事項 ⑩精神保健に関する事項 ⑪治療方法が確立していない疾病その他の特殊の疾病により長期に療養を必要とする者の保健に関する事項 ⑫エイズ，結核，性病，伝染病その他の疾病の予防に関する事項 ⑬衛生上の試験及び検査に関する事項 ⑭その他地域住民の健康の保持及び増進に関する事項	市町村保健センターは，身近な対人保健サービスを総合的に行う拠点として整備． 住民に対して，健康相談，保健指導及び健康診査，その他地域保健に関し必要な事業を行うことを目的とする施設． ①母子保健法に基づく乳幼児の健康診査や事後指導 ②予防接種法に基づく予防接種 ③歯科の検診やフッ素塗布などの歯科予防措置 ④高齢者の医療の確保に関する法律に基づく40～74歳を対象にした特定健康診査，特定保健指導 ⑤健康増進法に基づくがん検診などの保健事業，生活習慣相談と保健指導などの健康増進事業 ⑥その他市町村が実施する健康相談，保健指導及び健康診査 ⑦地域保健に関する必要な事業
配置職種	地域保健法に基づき，医師，保健師，歯科医師，看護師，助産師，薬剤師，獣医師，精神衛生相談員，診療放射線技師，管理栄養士・栄養士，歯科衛生士など	主に保健師，その他，管理栄養士・栄養士，歯科衛生士，看護師などであるが，配置職種は市町村の任意
施設数	468カ所（2023年４月１日）	2,419カ所（2023年４月１日）

表10-3　保健事業

根拠法	実施者	事業内容	対象年齢
健康増進法	市町村	①健康手帳の交付	40～64歳：特定健康診査と②～⑤の実施時に交付
		②健康教育	40歳～
		③健康相談	40歳～
		④機能訓練	40歳～
		⑤訪問指導	40歳～
		⑥総合的な保健推進事業	
		⑦歯周疾患検診	40～70歳：10年ごとの節目
		⑧骨粗鬆症検診	40～70歳の女性：５年ごとの節目
		⑨肝炎ウイルス検診	40歳～
		⑩特定健康診査非対象者に対する健康診査（特定健康診査非対象者と75歳以上の生活保護受給者）	40歳～
		⑪特定健康診査非対象者に対する保健指導	40歳未満
		⑫がん検診	子宮癌は20歳～，乳癌，大腸癌，胃癌，肺癌は40歳～，前立腺癌は50歳～
高齢者の医療の確保に関する法律（高齢者医療確保法）	医療保険者	特定健康診査 特定保健指導	40～74歳
	後期高齢者医療広域連合	後期高齢者健康診査	75歳以上 （一定以上の障害のある65～74歳の申請者）

有し，義務教育は無償であり，学ぶべき内容は学習指導要領で一定の水準で教育を受けられるように定められている．学校保健は保健サービスというよりも教育の一環としてとらえられている．幼稚園，小学校，中学校，高等学校，大学などの教育機関において，幼児，児童，生徒，学生，教職員を対象に健康の保持・増進を図る役割をもっている．

学校保健安全法に基づき，学校には校長，保健主事，養護教諭，栄養教諭，学校医，学校歯科医，学校薬剤師などが配置されている．**養護教諭**は主に日々の学校生活における健康管理を担当し，学校保健安全法に基づく健康診断，健康相談，感染症予防，学校環境衛生などの保健管理を担当する．定期健康診断は，毎年決められた検査項目を決められた期間に行わなければならない．学校給食は，学校給食法に基づき，「児童生徒の心身の健全な発達に資し，国民の食生活の改善に寄与すること」を目的にした学校教育の一つである．**栄養教諭**は，健康の保持・増進の基礎になる望ましい食習慣を身に付けるために，学校給食を通じて食育の推進に取り組んでいる．

plus α

義務教育の無償

日本国憲法第26条で，「すべて国民は，法律の定めるところにより，その能力に応じて，ひとしく教育を受ける権利を有する．すべて国民は，法律の定めるところにより，その保護する子女に普通教育を受けさせる義務を負ふ．義務教育は，これを無償とする」とされている．

3 産業保健

産業保健は，働く人の生きがいや労働の生産性の向上に寄与する活動である．事業者は労働安全衛生法に基づき，総括安全衛生管理者，安全管理者，衛生管理者，産業医などを選任し，必要に応じて保健師，看護師を配置する．職場における労働者の安全と健康を確保するための一般健康診断（雇入時，定期健診，海外派遣労働者，給食従業員検便など）や，特殊健康診断，保健指導，ストレスチェックなどの保健サービスを提供する．

健康保険等の医療保険者は「高齢者の医療の確保に関する法律（高齢者医療

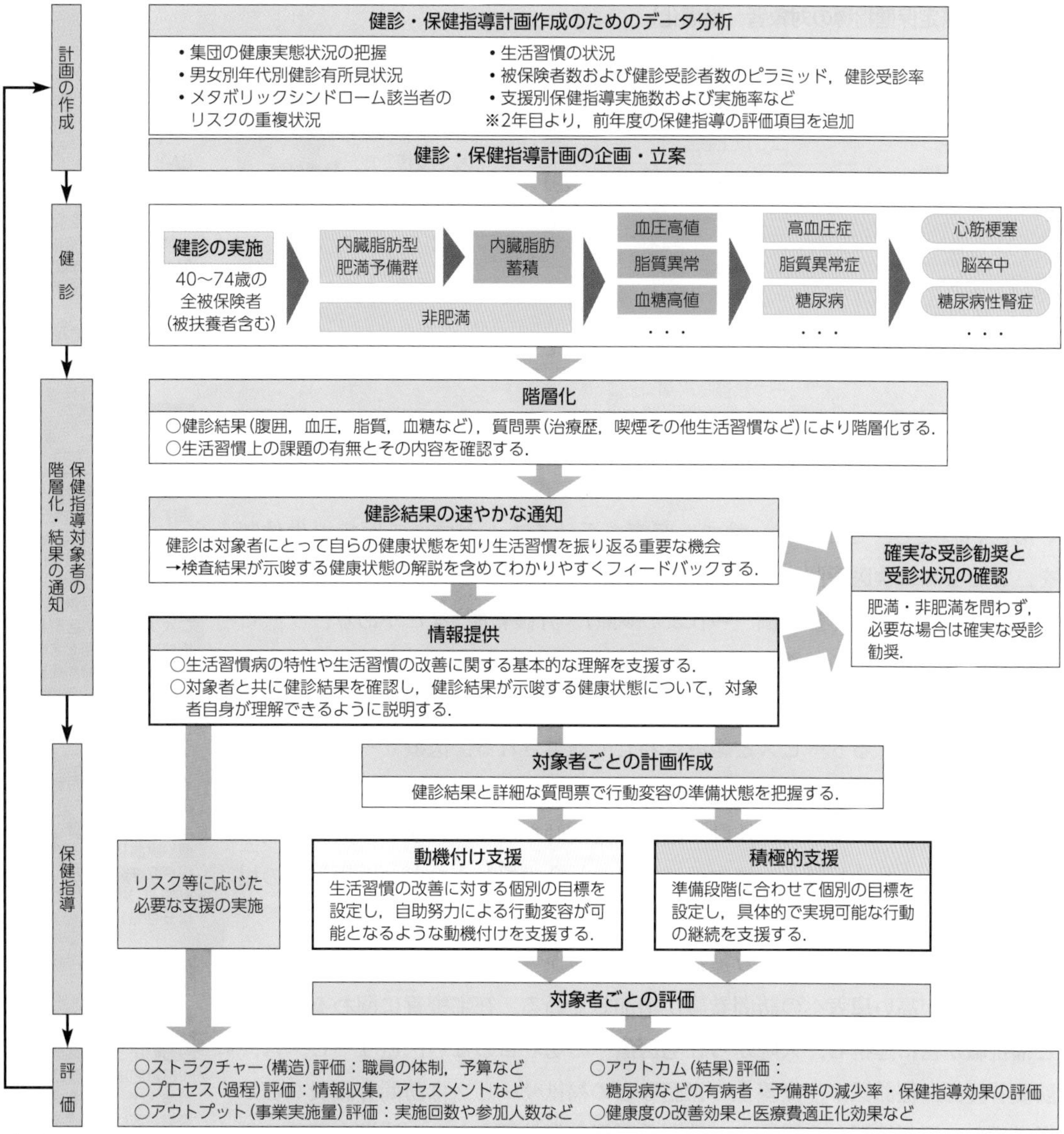

厚生労働省健康局．標準的な健診・保健指導プログラム．2018（平成30）年版．

図10-2　生活習慣病予防のための標準的な健診・保健指導計画の流れ(イメージ)

確保法)」に基づき，40～74歳を対象に，生活習慣病の発症に影響するメタボリックシンドローム*（内臓脂肪症候群）予防の**特定健康診査**を実施し，その結果に基づく**特定保健指導**を保健師等が行う（図10-2，表10-4）．国民健康保険加入の自営業者や第一次産業従事者等は，保険者である市町村が，特定健康診査・特定保健指導を行う．

2 医療サービスの場

医療は，医療法に基づき，医療を受ける者の利益の保護，および良質かつ適切な医療を効率的に提供する体制の確保を図り，国民の健康の保持に寄与して

用語解説*
メタボリックシンドローム
日本人の死因の6割を占めるがん，心臓病，脳血管疾患を引き起こす原疾患として糖尿病，高血圧，脂質異常症（高脂血症）がある．生活習慣によって内臓に脂肪が蓄積して肥満となり，高血糖，高血圧，脂質異常のうち2項目以上該当するとメタボリックシンドロームと診断される．

表10-4　特定保健指導の対象者（階層化）

<table>
<tr><th rowspan="2">腹　囲</th><th>追加リスク</th><th rowspan="2">④喫煙歴</th><th colspan="2">対　象</th></tr>
<tr><th>①血圧　②脂質　③血糖</th><th>40〜64歳</th><th>65〜74歳</th></tr>
<tr><td rowspan="3">≧85cm（男性）
≧90cm（女性）</td><td>二つ以上該当</td><td></td><td rowspan="2">積極的支援</td><td rowspan="3">動機付け支援</td></tr>
<tr><td rowspan="2">一つ該当</td><td>あり</td></tr>
<tr><td>なし</td><td></td></tr>
<tr><td rowspan="4">上記以外で
BMI* (kg/m²) ≧25</td><td>三つ該当</td><td></td><td rowspan="2">積極的支援</td><td rowspan="4">動機付け支援</td></tr>
<tr><td rowspan="2">二つ該当</td><td>あり</td></tr>
<tr><td>なし</td><td rowspan="2"></td></tr>
<tr><td>一つ該当</td><td></td></tr>
</table>

④喫煙歴の斜線欄は，階層化の判定が喫煙歴の有無に関係ないことを意味する.

いる．いつでも，どこでも，誰でも医療を受けることができる医療提供体制を，おおむね二次医療圏*内で完結できるように設定している．

医療サービスには診療報酬（➡p.255参照），介護報酬*などがあり，サービスに対する対価が国の基準で設定されている．病院，診療所，助産所，介護医療院，介護老人保健施設，在宅療養者の居宅などにおいて，保健・福祉サービスその他の関連するサービスと組み合わせて提供される．医療サービスは，医師，看護師，助産師，薬剤師，保健師，理学療法士，作業療法士，言語聴覚士，管理栄養士，診療放射線技師，臨床検査技師などが提供する．医療施設に配置されている社会福祉士，精神保健福祉士，介護福祉士などは医療提供の場における福祉サービスを提供する．

近年，入院期間の短縮により療養の場は施設から在宅に移行し，重症度や処置の難易度が高い患者への訪問看護が増加している．在宅療養に関わる医療職と福祉職が密に連携し，入院から在宅医療への切れ目のない医療サービスは，訪問看護師，往診医が，療養上の世話などの福祉サービスは訪問介護員などが提供する．医療機関の看護職も，訪問看護師や保健師などとの連携を図り，継続したサービスを提供できるよう意識することが重要である（➡11章参照）．在宅での終末期医療は在宅療養支援診療所が担い，地域の病院や診療所と連携をとりながら，24時間往診や訪問看護を提供し，在宅医療を支えている．訪問看護とは，主治医の訪問看護指示書に基づいて，在宅療養者に提供される看護サービスである．

3 福祉サービスの場

福祉は，最低限度の生活を保障することを目的とする生活困窮者救済の福祉（狭義）と，広く住民の生活支援を行う広義の福祉に分かれる．広義の福祉は日本国憲法第13条の「個人の尊重，幸福追求権，公共の福祉」を根拠とし，社会全体が幸福になることを目指している．日本社会の中では，狭義の福祉の

用語解説*

BMI

body mass index.
「体重 (kg) /身長 (m) ²」で算出される体格指数.
BMI 22　標準体重
BMI 18.5〜25未満　普通
BMI 25以上　肥満
BMI 18.5未満　やせ

用語解説*

医療圏

都道府県は医療計画を策定するために一次〜三次の医療圏を設定している.
一次：原則市町村単位．診療所の外来診療など日常的な医療の提供.
二次：複数の市区町村で構成．救急医療を含む一般的な入院治療が完結するように設定した区域．人口や高齢化率，自然条件，日常生活範囲，交通手段などを基に設定する．2021年10月時点で335圏域.
三次：重度のやけどの治療や臓器移植など特殊医療や先進医療の提供．都府県は1圏域，北海道は6圏域.

plus α

基準病床数

一般病床と療養病床は二次医療圏単位で設定し，精神病床・結核病床・感染症病床は三次医療圏単位で設定する.

用語解説*

介護報酬

事業者が利用者に介護保険で受けられるサービスを提供した場合，その対価として事業者に支払われる報酬（1単位10円で計算）．3年ごとに改定され，都道府県の国民健康保険連合会に介護給付費を請求した医療機関，介護保険施設，訪問看護ステーションなどに支払われる．財源は公費（国，都道府県，市町村）5割と，40歳以上の介護保険料5割.

考え方が広義の福祉に比べ深く浸透している．

福祉サービスには行政，事業者によって提供されるものだけでなく，町内会や隣近所で行われる**互助**，**共助**も含まれる．福祉の行政機関として，都道府県および市・特別区には，社会福祉法*に基づき福祉事務所の設置が義務付けられている．福祉サービスの提供施設には，生活保護法に基づく保護施設（救護施設，更生施設，授産施設，医療保護施設など），児童福祉法に基づく児童福祉施設（乳児院，保育所，知的障害児施設，児童養護施設，児童厚生施設など），「母子及び父子並びに寡婦福祉法」に基づく母子福祉施設，母子休養ホームなどがある．障害者の社会参加を促進する施設として，知的障害者更生施設，知的障害者福祉工場，精神障害者生活訓練施設などがある．

➡ 互助，共助は，p.240参照．

用語解説*
社会福祉法
1951（昭和26）年に制定された社会福祉事業法が2000（平成12）年に改正され，社会福祉法に改称された．社会福祉事業の基本理念，種類，施設従事者の確保，社会福祉法人など社会福祉の基本となる事項について定めている．

福祉サービスを担当する職種は，対象となる人に応じて異なる．高齢者や障害者，児童，生活困窮者などの状況に合わせて，社会福祉主事，身体障害者福祉司，知的障害者福祉司，老人福祉指導主事，家庭児童福祉主事など，施設や目的に応じた専門職が福祉サービスを提供する．高齢者の介護保険法に基づく施設（介護老人福祉施設，介護老人保健施設，介護療養型医療施設，介護医療院）には医師，看護師が配置され，医療サービスと福祉サービスを提供する．老人福祉法に基づく施設（特別養護老人ホーム，養護老人ホーム）では，医療依存度の高い入所者には看護サービスが多く提供される．

児童福祉施設の看護職員配置基準は，乳児院では定員10名の場合は看護師２名以上，医療型児童発達支援センター（旧：肢体不自由児通園施設）は１名以上，障害者支援施設は生活介護の単位ごとに１名以上の配置となっている．介護老人福祉施設は入所者30名未満で１名，30～50名未満で２名，50～130名未満で３名の配置となっている．福祉施設は看護サービスよりも福祉サービスが多く提供される．

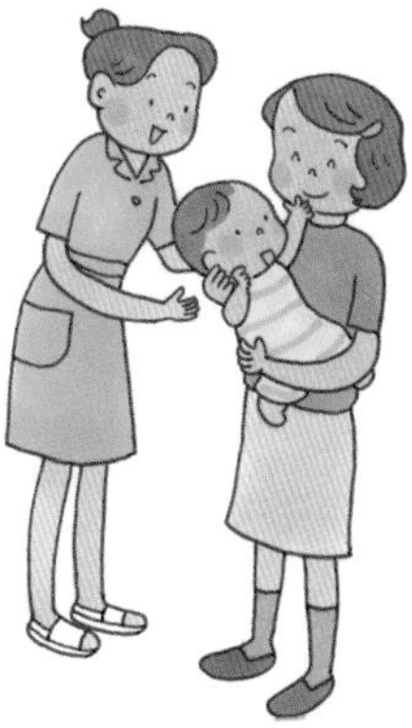

母子福祉

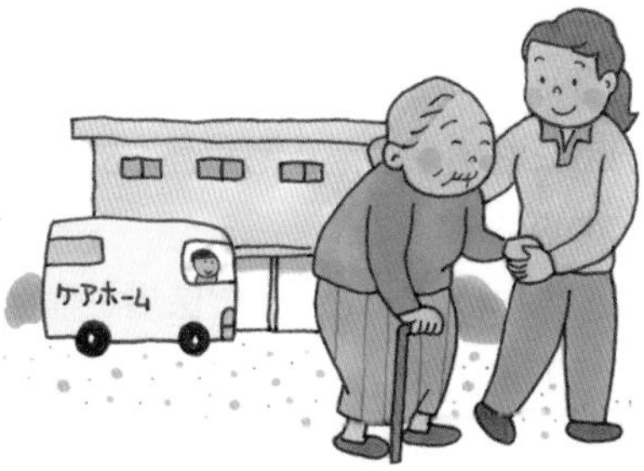

高齢者福祉

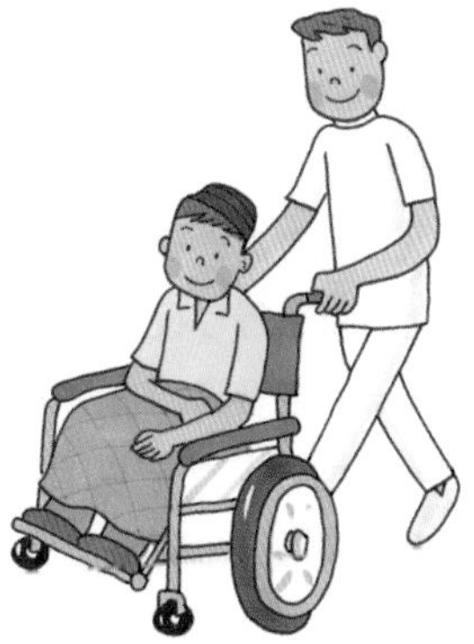

身体障害児・者福祉

3 保健・医療・福祉のチーム

1 保健・医療・福祉チームの必要性

保健・医療・福祉を必要とする人に対し，日常生活は保健・医療・福祉，教育，経済などさまざまなサービスが共存して成り立っているため，一つの分野のサービスだけで課題が解決できることは少ない．そこで，**多職種による連携**が求められるようになった．

多職種でチームを組む際には，それぞれの職種の特徴や役割，サービスの実施における互いの補完部分について理解する必要がある．連携においては，キーパーソンやキーステーションを定め，それぞれがその専門性や特徴を生かして課題解決に当たる．チームの組み方や連携の取り方は，対象となる人のニーズによって臨機応変に対応していくことが重要である．

plus α

キーパーソンとキーステーション

連携・ネットワークの中心となって物事を進めていく役割を担う人間や部署・施設のこと．例えばキーパーソンは患者自身，家族，ケアマネジャー，かかりつけ医，保健師，民生委員など「人」であり，キーステーションは地域包括支援センター，市町村保健センター，社会福祉協議会など部署や施設がそれにあたる．

2 保健・医療・福祉のチームにおける看護職の役割と機能

看護の対象は人である．人が人として健康に生きようとする場に看護は存在する．看護職は，対象となる人の状態に合わせ，保健・医療・福祉サービスを組み合わせた複合的な看護サービスを提供する．

看護職と保健・医療・福祉の多職種からなるチームを運営する場合は，対象となる人の健康問題の解決にいかに役立つ職種を配置するかが，チーム活動の成果を左右する．看護者は調整役として，多職種の登用だけでなくチームが円滑に動くように職種間のコーディネートも行う．コーディネーターには，看護者も含めて，各職種が実施できる範囲と，できない範囲を見極める資質が求められる．

入院期間の短縮や在宅医療と在宅での看取りの推進に伴い，医療依存度の高い住民が在宅の場で療養する期間は長くなっている．患者を見守り支えるには，生活に視点を置いた療養支援が必要である．保健師は地域住民の健康増進や健康づくりを支援し，訪問看護師は介護保険制度や医療制度などの利用者に看護ケアを提供している．福祉施設の看護者は，利用者や入所者の健康管理，医療管理，生活指導を行う役割を担っている．在宅生活，在宅療養を支援する**訪問看護師**による在宅看護の役割は拡大している．

さらに，団塊の世代が75歳以上となる2025年に向けて，在宅医療を推進するには，医師や歯科医師の判断を待たずに手順書により一定の診療の補助を行う看護師が求められている．今後の地域医療を支える人材として，**特定行為研修**を修了した看護師を，在宅医療の中心的な担い手として養成していく研修が始まっている．

➡ 特定行為研修は，p.58参照．

4 多職種で取り組む地域包括ケアシステム

かつては，健康づくりや疾病・介護などの予防活動は保健制度で担い，治療や療養の医療提供は医療制度で，高齢者・障害者・母子への公助は福祉制度でそれぞれを担ってきた．しかし，人口構造が変化し，少子高齢化が進む中で，以前までの別々の制度の組み合わせでは，効率的で切れ目のないサービスの提供が困難になってきた．

そこで，国は住み慣れた地域や生活の場で，保健・医療・福祉のサービスを効率的かつ効果的に利用するために制度を見直し，保健・医療・福祉の連携を支えるしくみの再編を目指した．その方策が，医療介護総合確保推進法に基づく**地域包括ケアシステム**の構築である（図10-3）．

地域包括ケアシステムは，医療と介護を一体的に進め，地域の特性に応じた医療サービスや介護サービス，福祉サービス（生活支援），介護予防サービスなどを高齢者の日常生活の場（**日常生活圏域**）で受けられる提供体制である．医療，住まい，介護，介護予防，生活支援（見守り・配食など）の五つの視点で包括的・継続的に取り組める体制を構築する．

日常生活圏域で提供される医療のうち，通院や入院はかかりつけ医，地域の連携病院，急性期病院などが担い，在宅や入所施設に訪問して提供する医療は，医師，看護師，薬剤師，歯科医師，理学療法士，作業療法士などが担う．

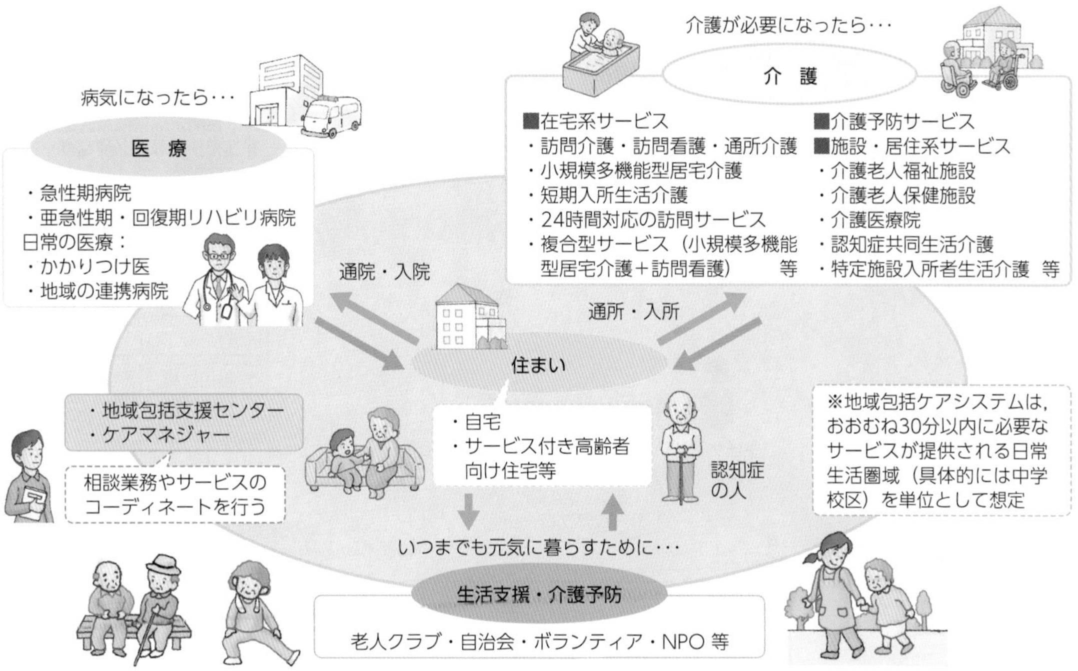

厚生労働省．地域包括ケアシステムについて．一部改変．https://www.mhlw.go.jp/seisakunitsuite/bunya/hukushi_kaigo/kaigo_koureisha/chiiki-houkatsu/dl/link1-4.pdf,（参照2023-11-21）．

図10-3　地域包括ケアシステムのイメージ

介護予防や見守り・配食は，町内会，老人会，ボランティア，NPO等が介護予防教室や健康教室，認知症カフェ，高齢者サロンといった社会参加の機会を設けている．参加が困難な高齢者に対しては，保健師や社会福祉士，管理栄養士が見守りと安否確認を兼ねた配食や買い物代行などを担っている．

1 多職種で取り組む介護保険法に基づくサービス

介護保険制度では，高齢者が住み慣れた地域で介護保険サービスを利用して生活できるように，**地域包括支援センター**の設置が義務付けられている（図10-4）．保健師，主任ケアマネジャー（介護支援専門員），社会福祉士が配置され，①総合相談支援，②高齢者虐待の早期発見・防止などの権利擁護，③包括的・継続的ケアマネジメント支援，④介護予防ケアマネジメントを公正で中立的な立場で行っている．3職種が連携してそれぞれの専門性を発揮しながら，要介護状態になる恐れのある高齢者に対して介護予防教室，介護相談，福祉機器の紹介，課題解決などの業務を実施している．

介護保険サービスを利用するには，65歳以上（第1号被保険者）の人は，要介護認定を受けなければならない．介護保険の申請は市町村の窓口で行い，要介護認定または要支援認定を受けた場合に利用できる（図10-5）．40～64歳（第2号被保険者）の人は医療保険に加入し，加齢に伴う特定疾病の場合に利用できる（表10-5）．介護状態になることを予防する一般介護予防事業は，すべての高齢者が利用できる．

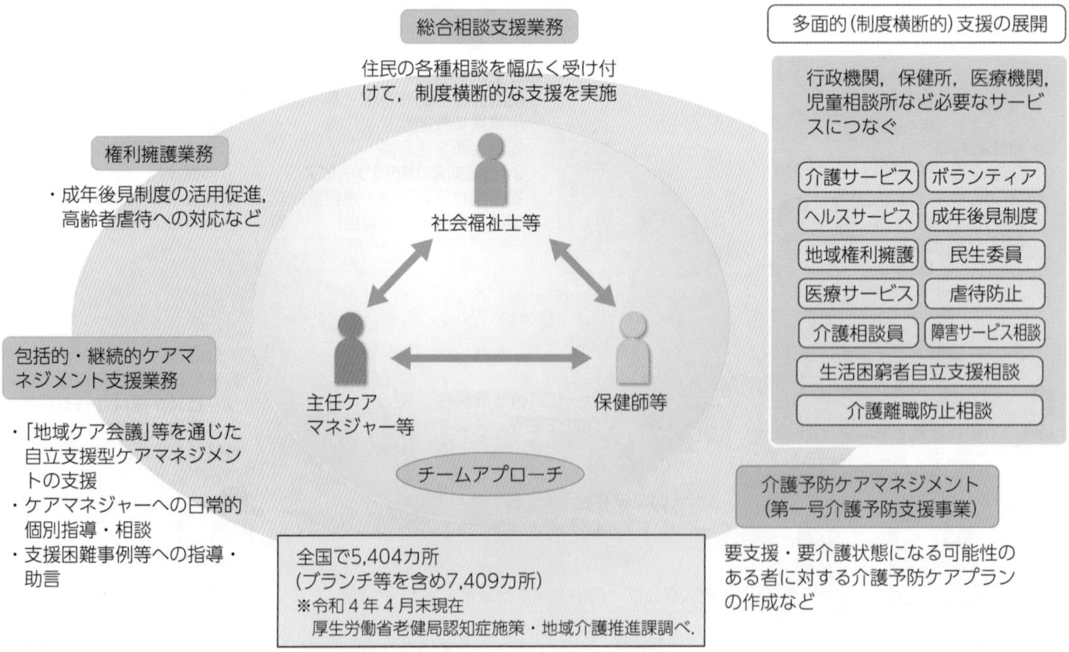

厚生労働省．https://www.mhlw.go.jp/content/12300000/001088939.pdf，（参照2023-11-21）．

図10-4　地域包括支援センターの業務

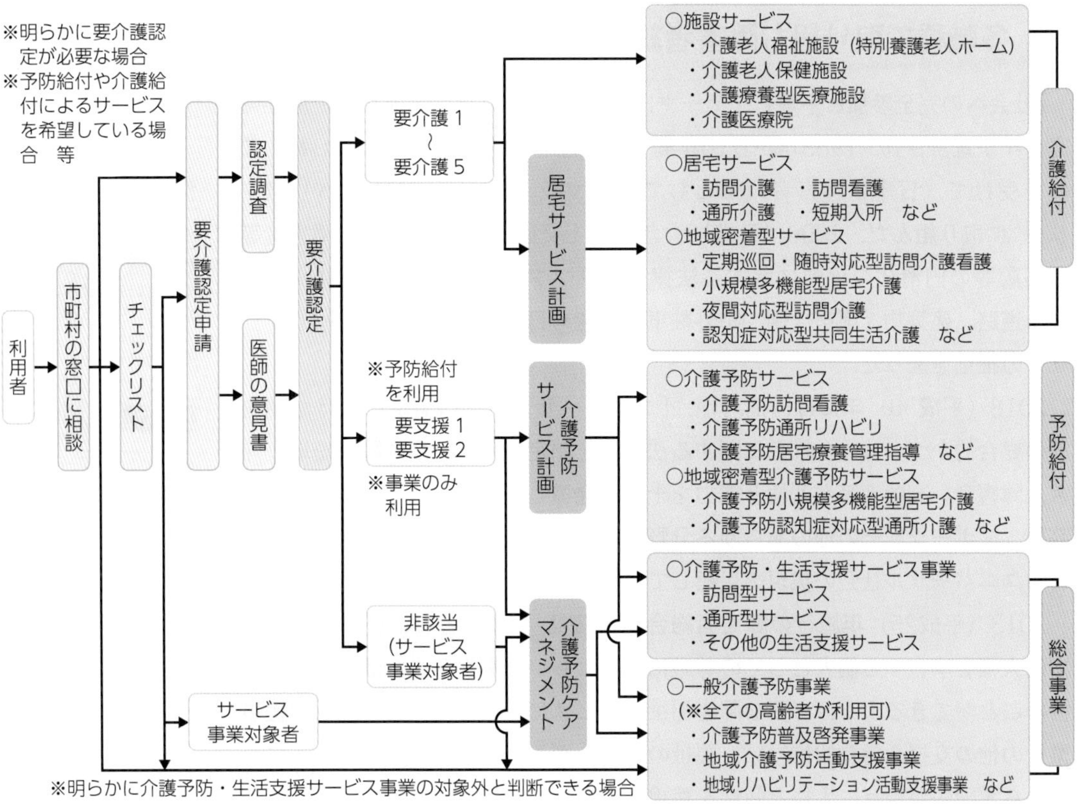

厚生労働省．公的介護保険制度の現状と今後の役割．2018（平成30）年度．一部改変．
https://www.mhlw.go.jp/file/06-Seisakujouhou-12300000-Roukenkyoku/0000213177.pdf，（参照2023-11-21）．

図10-5　介護サービスの利用手続きと受けられるサービス

表10-5　第２号被保険者（40～64歳）の介護保険サービス対象の特定疾病

①初老期における認知症	⑦糖尿病性腎症，網膜症，神経障害	⑫後縦靱帯骨化症
②脳血管疾患	⑧閉塞性動脈硬化症	⑬脊柱管狭窄症
③筋萎縮性側索硬化症	⑨慢性閉塞性肺疾患	⑭骨折を伴う骨粗鬆症
④パーキンソン病関連疾患	⑩両側の膝または股関節の著しい変形を伴う変形性関節症	⑮早老症
⑤脊髄小脳変性症	⑪関節リウマチ	⑯末期がん
⑥多系統萎縮症		

保健・医療・福祉の専門職は，居宅または施設で看護や介護サービスを提供する．居宅で介護が必要な場合には，訪問介護，訪問看護，通所介護，小規模多機能型居宅介護，短期入所生活介護，24時間対応の訪問サービス，複合型サービス（小規模多機能型居宅介護と訪問看護）などを介護状態に応じて提供する．施設での介護は，介護老人福祉施設，介護老人保健施設，介護医療院，認知症共同生活介護，有料老人ホームで，医師，看護師，介護福祉士などが医療サービス，看護サービス，介護サービスを提供する（➡p.247 図10-3参照）．

2 多職種で取り組む障害者総合支援法に基づくサービス

「社会への完全参加と平等」をテーマに開かれた1981年の国連総会で国際障害者年が宣言され，1983年から10年間を「国連・障害者の10年」とした．これを受けて，日本は障害者政策としてノーマライゼーション*とバリアフリー*に取り組んだ．2006（平成18）年に国土交通省は，「高齢者，障害者等の移動等の円滑化の促進に関する法律（バリアフリー法）」で，公共交通機関，道路，建築物，都市公園，路外駐車場を含め日常生活等におけるバリアフリーの推進を図った．

2018（平成30）年には内閣府が，「ユニバーサル社会の実現に向けた諸施策の総合的かつ一体的な推進に関する法律」を制定した．社会的障壁を取り除き，障害者，高齢者等が個性と能力を十分に発揮し，政治，経済，教育，文化芸術，スポーツ，その他のあらゆる分野における活動に参画する機会が確保されるユニバーサル社会の実現を目指している．

2013（平成25）年施行の**障害者総合支援法**は，「障害者および障害児が基本的人権を享有する個人としての尊厳にふさわしい日常生活または社会生活を営むことができるよう，必要な障害福祉サービスに係る給付，地域生活支援事業その他の支援を総合的に行い，福祉の増進を図るとともに，障害の有無にかかわらず国民が相互に人格と個性を尊重し安心して暮らすことのできる地域社会の実現に寄与すること」を目的としている．**図10-6**に示すように，市町村

用語解説* **ノーマライゼーション**
障害のある人もない人も，互いに支え合い，地域で生き生きと明るく豊かに暮らしていける社会を実現する理念．

用語解説* **バリアフリー**
障害者や高齢者，乳幼児の保護者などが社会参加するために，障害となる段差や精神的な障壁を取り除き，完全な参加が可能になる平等な社会を目指す．

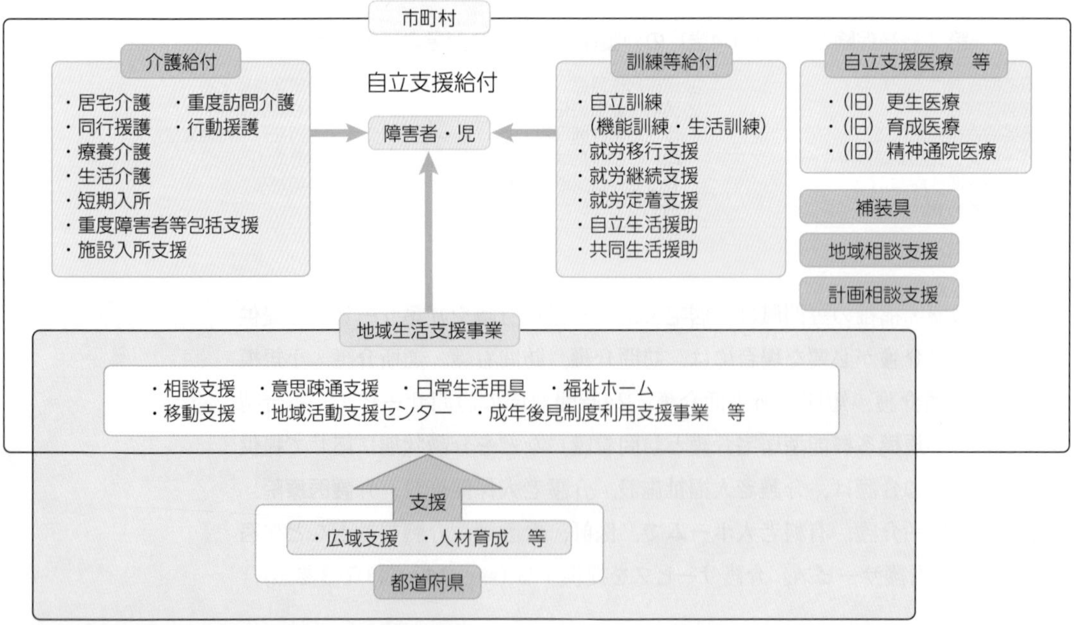

＊自立支援医療のうち旧精神通院医療の実施主体は都道府県等．

厚生労働統計協会編．国民の福祉と介護の動向・厚生の指標．2020/2021．2020，67（10）増刊，p.121．一部改変．

図10-6　障害者総合支援法に基づく給付・事業

は，障害福祉サービスの自立支援給付（介護給付，訓練等給付，自立支援医療，補装具など）と，地域生活支援事業（移動支援，地域活動支援センターなど）の障害福祉計画を策定する．

障害者総合支援法の対象者は，身体障害者，知的障害者，発達障害者を含む精神障害者，難病患者（2021年現在338疾病）である．市町村が実施主体となり，居宅介護，重度訪問介護，同行援護などの介護サービスや，自立訓練，就労移行支援，自立生活援助，共同生活援助などの対象となる人に，自立した日常生活または社会生活を営むために必要な障害福祉サービスを医療，福祉，介護の専門職からなるチームで提供する．

plus α

障害者総合支援法における難病の定義

治療法が確立していない疾病，その他の特殊な疾病であって，政令で定めるものによる障害の程度が厚生労働大臣が定める程度であるもの．

3 遠隔診療：ICT（情報通信技術）の活用

住み慣れた地域で，受診のための移動の負担を軽減して，効率よくどこに住んでいても，質の高い医療を受ける方法の一つとして**ICT**（information and communication technology，**情報通信技術**）を活用した遠隔医療が構築されつつある．**遠隔医療**とは，情報通信機器を活用した健康増進，医療に関する行為である．遠隔診療（オンライン診療*）は，初診は原則対面診療であるが，再診以降は，医療法第１条の２第２項の「病院，診療所，介護老人保健施設，調剤を実施する薬局その他の医療を提供する施設」，老人福祉法に規定する施設（養護老人ホーム，特別養護老人ホーム，軽費老人ホーム，有料老人ホーム）と，医療を受ける者が療養生活を営む居宅等で受けることができる（表10-6）．

用語解説*

オンライン診療

遠隔医療のうち，医師－患者間において情報通信機器を通して患者の診察および診断を行い，診断結果の伝達や処方等の診療行為をリアルタイムで行うものをいう．

表10-6　オンライン診療・オンライン受診勧奨・遠隔健康医療相談で実施可能な行為（対応表）

	オンライン診療	オンライン受診勧奨	遠隔健康医療相談（医師）	遠隔健康医療相談（医師以外）
指針の適用	○	○（一部適用外）	×	×
情報通信機器を通じた診察行為	○	○	×	×
情報通信手段のリアルタイム・同時性（視覚・聴覚情報を含む）	○ （文字等のみ不可）	○ （文字等のみ不可）	－ （必須ではない）	－ （必須ではない）
初診	×（例外あり）	○	－	－
処方	○	×	－	－
受診不要の指示・助言	－	○	○	○
一般的な症状に対する罹患可能性のある疾患名の列挙	－	－	○	○
患者個人の状態に対する罹患可能性のある疾患名の列挙	○	○	×	×
一般用医薬品の使用に関する助言	○	○	○	○
患者個人の心身の状態に応じた医学的助言	○	○	○	×
特定の医療機関の紹介	○	○	○	○

厚生労働省．オンライン診療の適切な実施に関する指針 別紙．2018．

2018（平成30）年に厚生労働省より「オンライン診療の適切な実施に関する指針」が策定された．医療機関がすべきことは，「医療情報システムの安全管理に関するガイドライン」（厚生労働省）に基づき，①セキュリティの責任者を置くこと，②診療記録など集められた医療情報にアクセスできる人の設定，認証をすること，③患者に貸し出される24時間心電図計などのウエアラブル端末や，患者の自宅に設置された医療機器などIoT（モノのインターネット）機器の管理，④パソコンの外部持ち出しに関する方針や規程の整備，⑤スマートフォンなど個人が持ち歩く情報通信機器（bring your own device：BYOD）の医療情報システムアクセスや公衆無線LANの利用などは原則禁止，⑥サイバー攻撃などへの対応，⑦バックアップ，⑧情報処理機器の廃棄（データが読み出せないことを確認）などの危機管理の徹底である．

plus α

オンライン診療支援者

患者が情報通信機器の使用に慣れていない場合，家族，看護師・介護福祉士などの医療・介護従事者が支援できる．遠隔診療の受け手側が機器を操作できるか，医師の指示を理解できるかなどの確認を誰がするか，遠隔診療時の看護者の責任範囲も遠隔診療医と協議する必要がある．

5 保健・医療・福祉における看護サービスの経済的評価

看護サービスを提供することで，サービスの受け手に疾病予防，重症化予防，再発予防，健康づくり，経済的自立，心身の自立を働きかけるが，サービスは無償ではない．保健・医療・福祉サービスの授受には経済が介在している．サービス提供者には給与，報酬が支払われ，サービス受給者は自己負担額を支払う．支払いが困難な場合は医療費補助や負担免除などの制度を利用できる．国・都道府県・市町村からの補助，税金や各保険料などが，日本の社会保障の財源を支えている．

健康の保持・増進，予防を責務とする公衆衛生，母子保健，国民皆保険制度，介護保険制度，障害者自立支援，老人福祉，生活保護などを根拠として，多職種がサービスを提供し，利用者はサービス内容・量，サービスの根拠法に応じて，利用料を応益負担*，応能負担*，公費による補助減額負担などの方法で支払う．

用語解説*

応益負担

受けたサービスの内容や量（受けた益）に応じて利用者が負担する．

用語解説*

応能負担

サービスを受けた利用者の支払い能力（収入，資産額）に応じて，利用者が負担する．

1 保健における看護サービスの経済的評価

健康づくりや疾病予防，重症化軽減の評価を，国や自治体は医療費の動向で，サービス受給者は自己負担額の高低で判断することが多い．保健サービスのうち，保健所・市町村が提供する公衆衛生・保健サービスの妊婦健診，乳幼児健診，歯科検診，定期予防接種，結核検診，保健指導，健康教育，家庭訪問などは無料で提供されている．特定健康診査・特定保健指導，がん検診は低額で受診できるように，市町村が補助を行っている．

定期予防接種は無料であるが，対象年齢外で接種する場合は，１回当たり，はしかワクチンは5,000～10,000円，麻疹・風疹（MR）ワクチンは8,000～12,000円，水痘ワクチンは5,000～8,000円の個人負担になる．毎年流行するインフルエンザワクチンは1,000～5,000円の個人負担であるが，インフルエンザに罹患した場合の医療費は10,000円を超える．このうち３割が自己負担となり，７割は加入する医療保険が負担する．子ども医療費助成制度*では自己負担分の３割を住民票のある市町村が負担する．

予防接種で防げる感染症は，予防接種を受けることで医療費や家族を看護する時間を費やすことをなくせる．特定健康診査・特定保健指導，がん検診で早期発見，早期治療ができれば，受療期間の短縮と医療費の削減，医療保険の保険料減額も可能である．高齢者を対象にした地域支援事業では，要介護状態になる前からの介護予防サービスが，市町村によって取り組まれている．

2 医療における看護サービスの経済的評価

日本は，国民がいずれかの公的医療保険に加入する**国民皆保険制度**を導入している．医療保険加入者は医療費の１～３割を自己負担で支払い，医療を受けることができる．医療保険には雇用されている人が加入する組合健保，協会けんぽ，共済保険などの職域保険がある．そのほかに，自営業者などが加入する国民健康保険，75歳以上が加入する**後期高齢者医療制度***がある．

高齢化の急激な進展に伴い，**国民医療費***に占める高齢者の医療費は年々増加し，医療保険財政は逼迫（ひっぱく）している．国民皆保険制度を維持，継続していくために医療費削減政策が進められている．在院日数の短縮，薬剤使用の適正化，医療機関の機能別分担，在宅医療の推進などの医療提供側の見直しだけでなく，診療報酬や介護報酬の改定，自己負担割合の引き上げ，保険料の増額が図られている．

高齢化だけでなく，医療を必要とする人が多くなれば，医療費は増加する．患者の自己負担が増えれば受診を控える人が多くなり，その間に重症化し，かえって医療費が増額することもある．そこで，保健サービスによる健康増進，疾病予防，疾病の早期発見・早期治療を促進し，医療の必要な人に医療を提供しながら，医療費の削減を目指す保健と医療の連携が進められている．退院時の指導や再発予防の対策は重要な看護サービスである．施設から在宅医療への移行で重要なことは，在宅で看護サービスが受けられる訪問看護提供施設の充実である．

訪問看護ステーションは独立採算が基本であるため，訪問看護による収益で運営しなければならない．看護者が提供する看護サービスに対し，看護者自身が診療報酬や介護報酬の請求事務を行い，利用者から直接，看護サービスを評価される．増加する高齢者の医療費削減対策や在院日数の短縮，在宅療養の希望者の増加から，在宅医療の需要は高くなっている．看護者は，在宅療養者とその家族のQOL（quality of life）の向上に寄与するためにより良い看護サービスを目指している．

用語解説*
子ども医療費助成制度
子どもが安心して受診できるように，都道府県・市町村が条例で対象年齢，助成条件を定め，保護者が健康保険に加入している０～15歳（22歳までを対象にしている市町村もある）の保険診療の自己負担分を補助する制度．

用語解説*
後期高齢者医療制度
高齢者の医療の確保に関する法律（高齢者医療確保法）第48条に基づき，都道府県が後期高齢者医療広域連合の保険者となる強制加入の医療保険制度．被保険者は都道府県に住む75歳以上の者と，65歳以上75歳未満のうち，一定以上の障害状態にあると認められた者で，医療費の自己負担額は原則１割である．

用語解説*
国民医療費
国民がその年度に医療機関や薬局で治療のために要した保険診療による医療費（診療報酬）の総額．健康診断，分娩，予防接種，自費診療，売薬などの自己負担は含まれない．

3 福祉における看護サービスの経済的評価

福祉サービスの自己負担は応能負担が多いが，自己負担のない最大限の福祉サービスは，最低限の生活保障を支えるための**生活保護**である．生活保護法第１条は国の最低限度の保障，第２条は無差別平等，第３条は最低保障，第４条は保護の補足性を基本に，第７条は申請保護，第８条は基準及び程度の原則，第９条は必要即応の原則，第10条は世帯単位の原則で保護する．保護の種類は，生活扶助，教育扶助，住宅扶助，医療扶助，介護扶助，出産扶助，生業扶助，葬祭扶助の八つである．これらを根拠として被保護者に対して，生活の維持，向上その他保護の目的達成に必要な指導または指示を被保護者の自由を尊重して行う．また，要保護者の自立を助長するための助言も行う．被保護者は各扶助の利用時に看護サービス，多職種からのサービスを受けるが，被保護者の自己負担はない．

保健・医療・福祉のチームは，母子家庭，ひとり親家庭，子ども・障害者・高齢者など援助を必要とする人に支援を行う．必要とする人には福祉サービスを提供しながら，経済的な自立を図っていく．

6 看護サービスに対する評価

1 看護サービスの評価の方法

看護の評価方法には，看護師が行っている業務や看護の対象となる人に注目するものと，医療機関全体の質または経済的な評価に注目するものがある．中でもタイムスタディ法*を用いた看護業務の実態調査は，業務改善の基礎資料として活用するためによく用いられている．病院が機能分化し，在院日数の短縮および医療技術の発展により急性期化・複雑化する中で，安全な医療の提供，看護の質を保証していくためには，このような業務量調査をもとに適正配置を行っていくことも必要である．

一方，情報開示，医療事故への対応などで，社会から医療の質が問われ，社会が医療機関を選択する時代となっている現在では，医療機関全体としての質，サービスの保証についての情報を開示できるようにしていく必要がある．その方法の一つとして，財団法人日本医療機能評価機構が行う医療機関の質に関する**病院機能評価**がある．経済的評価としては，病院等での収入に関連した事項であり，看護が病院収入に貢献しているかが評価の一つとなる．公的な評価としては，医療保険での診療報酬や訪問看護療養費，介護保険での訪問看護費がある．

ここでは，経済的評価として診療報酬における看護サービスの評価，質の評価として第三者評価である病院機能評価について述べる．

用語解説 *
タイムスタディ法
限られた時間単位ごとに，どのような業務をしているかを記録する調査法．１分間タイムスタディでは，１分ごとの看護業務データを用いて，業務量の分析などを行う．

2 診療報酬による評価

1 診療報酬とは

|1| 医療機関の収入

病気やけがで病院や診療所を受診し，診療が終了した後に会計でお金を支払った経験は誰にでもあるだろう．そのとき，このお金はいったい何に対するものだろう？　なぜこの金額なのか？　と考えたことはあるだろうか．病院や診療所の会計で支払うお金は，医師や看護師などの医療スタッフが提供した医療サービスに対する費用の一部であり，このお金を「一部負担金」という．一部負担金の割合は，現在，健康保険，国民健康保険ともに３割負担である．2008（平成20）年４月から，乳幼児に対する自己負担軽減（２割負担）の対象年齢が義務教育就学前までに拡大された．また，70～74歳の高齢者は２割負担，75歳以上は１割負担，70歳以上の現役並み所得者は３割負担，75歳以上で一定以上の所得がある者は２割負担となっている．

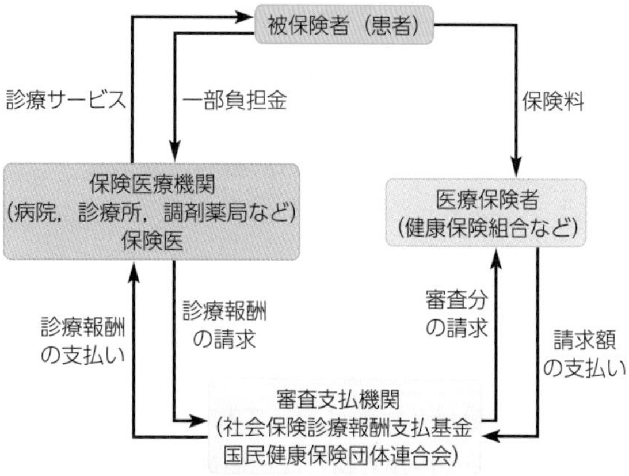

図10-7　診療報酬の流れ

では，残りの７～９割分の費用はどうなるのだろうか．保険医療機関（病院や診療所）は，被保険者（患者）に行った保険医療サービスの内容を診療報酬明細書（レセプト）に記載し，審査支払機関を通して保険者（医療保険者）に請求する．保険者は審査支払機関による診療報酬明細書の審査を経た請求分から一部負担金の額を引いた分の金額を保険医療機関に支払う．これにより，保険医療機関は患者に行った保険医療サービスの報酬を全額受け取ることになる（図10-7）．この，保険者から保険医療機関が受け取るものが**診療報酬**である．診療報酬は点数で示されており，１点が10円となっている．

つまり，診療報酬とは保険医療機関などが行った保険医療サービスの対価として，保険者から保険医療機関が受け取る報酬であり，2023（令和５）年11月の医療経済実態調査によると診療報酬は保険医療機関（病院）の収入の91.2％であった．

|2| 法律と診療報酬

診療報酬については，健康保険法第76条（療養の給付に関する費用）に保険者が保険医療機関または保険薬局に一部負担金を除いた額を支払うことが明記されており，第２項には診療報酬点数を厚生労働大臣が定めることが書かれている．また，第63条には，保険診療における給付の対象となる範囲について記載されており，給付の範囲は診察，薬剤または治療材料の支給，処置，手術その他の治療，看護については「居宅における療養上の管理及びその療養に伴う世話その他の看護」「病院又は診療所への入院及びその療養に伴う世話その他の看護」となっている．つまり，これらについては診療報酬として評価をして支払いを行うということになる．診療報酬のしくみは図10-8に示すように，技術・サービスの評価と物の価格評価とに分かれており，さらに技術・サービスの評価は基本診療料と特掲診療料とに分かれている．

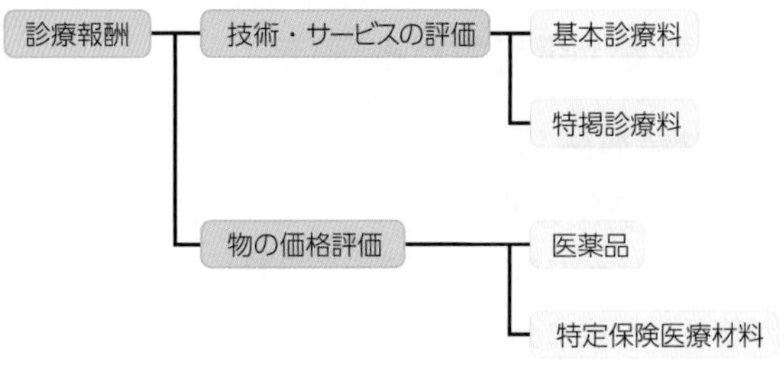

図10-8　診療報酬のしくみ

| 3 | 診療報酬の改定

診療報酬の改定はおおむね2年に1回行われている．厚生労働大臣の諮問(しもん)を受けた中央社会保険医療協議会（事務局は厚生労働省保険局医療課）が診療報酬の改定項目と点数について検討を行い，その結果を厚生労働大臣に答申し，厚生労働大臣から新たな診療報酬の項目と点数が示されることになる．直近では2022（令和４）年４月に診療報酬が改定されたが，改定にあたっての基本認識を，新興感染症等にも対応できる医療提供体制の構築など医療を取り巻く課題への対応，健康寿命の延伸，人生100年時代に向けた「全世代型社会保障」の実現，患者・国民に身近であって，安心・安全で質の高い医療の実現，社会保障制度の安定性・持続可能性の確保，経済・財政との調和とし，基本的な視点を次の四つとした．

①新型コロナウイルス感染症等にも対応できる効率的・効果的で質の高い医療提供体制の構築
②安心・安全で質の高い医療の実現のための医師等の働き方改革等の推進
③患者・国民にとって身近であって，安心・安全で質の高い医療の実現
④効率化・適正化を通じた制度の安定性・持続可能性の向上

診療報酬の改定率は，次年度の予算編成等と合わせて政府与党内で決定する．2022年度改定では，診療報酬本体は＋0.43%（医科＋0.26%）であった．

| 4 | 診療報酬の支払い方式

支払い方式には出来高払いと包括払いがある．出来高払いは入院基本料に検査や処置などの特掲診療料等が積み上げられる方式で，包括払いは入院基本料と注射，検査等がすべてまとめられて点数が設定される方式である．

2003（平成15）年４月以降，特定機能病院などにおいて診断群分類による包括評価*（diagnosis procedure combination：DPC）が導入された．この方法は，診断群分類ごとの点数をもとにした１日当たりの定額払い方式である．

| 5 | 算定要件の届け出制

診療報酬は決められた点数に基づき算定される．各点数に算定要件が定められており，多くの点数については算定要件が満たされていることを示す書類を作成し，地方厚生局に届け出て受理された場合にその点数を算定できる．

用語解説 *

診断群分類による包括評価

病名や診療内容に応じて定められた１日当たりの点数で計算する方式．診断群分類ごとの１日当たり点数×医療機関別係数×入院日数×10円．診断群分類は傷病名により分類し，次に診療行為（手術・処置など）により分類される．診断群分類ごとの１日当たり点数は，診断群ごとの入院日数に応じて３段階に設定されている．診断群分類の入院日数の25パーセンタイル値までは，平均点数に15％加算し，平均在院日数を超えた日から前日の点数の85%で算定する．医療機関別係数は，機能評価係数（医療機関の機能や構造的因子，診療実績や質の向上への貢献など），基礎係数，暫定調整係数からなっている．

例えば，医師・看護師・管理栄養士等が共同して入院患者に必要な栄養管理や診療を行った場合，栄養サポートチーム加算という点数を算定できるが，そのためには，診療体制や栄養サポートチームのスタッフの研修体制などの必要な体制や環境について，決められた様式で書類を作成して届け出る必要がある．

6 第三者評価の導入

2002（平成14）年４月以降，緩和ケア病棟入院料，緩和ケア診療加算について，財団法人日本医療機能評価機構などが行う医療機能評価を受けていること，という要件が含まれている．診療報酬においても病院の質の評価が問われるようになった．

2 看護サービスの評価

診療報酬における看護サービスの評価には，入院患者に対する療養上の世話などの基本的なケアに対するものと，入院および入院外の個々の患者へのケアを評価するものとがある．前者は入院基本料，入院基本料等加算（病院および病棟単位で算定するもの），特定入院料によって，後者は入院基本料等加算（患者単位で算定するもの）と特掲診療料によって，それぞれ評価されている．

1 入院における基本的なケアに対する評価

❶入院基本料

2000（平成12）年４月に看護料，入院時医学管理料，入院環境料を統合し新設した入院料であり，1958年からの基準看護と1994年からの新看護体系は廃止された（表10-7）．

病院の入院基本料には一般病棟，療養病棟，精神病棟，結核病棟の病棟種別があるほか，患者の特殊性や病院の機能により障害者施設等，専門病院，特定機能病院がある．それぞれの入院基本料の特徴を踏まえ，看護職員配置*，看護補助者配置（療養病棟のみ），看護師比率（看護職員数に対する看護師の割合），平均在院日数*（療養病棟，障害者施設等以外）により段階を追い細分化され，診療報酬の点数が決められている．

2006（平成18）年度診療報酬改定により，入院基本料の計算方法および評価基準が変更され，従来の「基準を満たす数の看護要員を配置した体制の評価」から「一定以上の密度で看護が提供されたことへの評価」へと転換された．

病院の入院基本料の施設基準としては，病棟の概念（各病棟における看護体制の１単位をもって病棟として取り扱う），１病棟当たりの病床数（原則として60床以下），看護の勤務体制（病棟ごとに交替制勤務），看護の実施（看護

表10-7　看護料の変遷

年	看護体系・看護料
1950（昭和25）	完全看護
1958（昭和33）	基準看護　〔2000（平成12）年３月まで〕
1994（平成６）	新看護体系〔2000（平成12）年３月まで〕
2000（平成12）年４月～	入院基本料

用語解説*
看護職員配置
「病棟の延べ看護時間数」をもとに「１日平均の病棟で勤務する看護職員数と患者数の比率」を算出する．「月平均１日平均当たり看護配置数〔月延べ勤務時間数÷（月の日数×８）〕」が「１日看護配置数（１日平均患者数÷届出区分の数）」以上を満たすことが必要である．

用語解説*
平均在院日数
入院患者が平均して何日在院したかを示す指標．直近３カ月間の延べ入院患者数を，新入棟患者数と新退棟患者数を足して２で割ったもので割った数である．保険診療にかかる患者をもとにして計算を行うことから，保険診療ではない患者を除く．p.265，286も参照．

plus α
診療報酬における看護職の名称
看護職員：看護師と准看護師
看護要員：看護師，准看護師と看護補助者

は当該保険医療機関の看護要員のみによって行われる）とその内容，看護の記録（看護の１単位記録，看護業務の管理・計画に関する記録がなされている）が定められている．また，入院診療計画，医療安全管理体制，院内感染防止対策，褥瘡対策は，当然行われるものとして入院基本料の算定要件とされている．

７対１入院基本料ならびに10対１入院基本料を算定する病棟は，病棟に入院しているすべての患者の状態を一般病棟用の「重症度，医療・看護必要度」に係る評価票を用いて測定を行い，その結果に基づいて評価を行うことになっている．2016（平成28）年度診療報酬改定では「重症度，医療・看護必要度」の見直しが行われ，手術，救命等に係る内科的治療，認知症・せん妄の症状等について評価がされるようになった．また，これら評価の基準を満たす患者の割合が15％から25％（７対１入院基本料）へと引き上げられた．

❷入院基本料等加算

基本的なケアに対する評価としての入院基本料等加算には，医療機関ごとに算定要件を満たし，すべての患者に算定するもの（医療安全対策加算，地域医療支援病院入院診療加算，臨床研修病院入院診療加算，地域加算など）と，病棟またはユニット単位ごとに算定要件を満たし当該病棟またはユニットの患者に算定するもの（特殊疾患入院施設管理加算，療養環境加算など）がある．

医療安全対策加算は，2006（平成18）年度診療報酬改定により加えられた項目で，専従*の医療安全管理者を置くことが要件であった．2010年度の改定では二つの区分に分かれ，医療安全対策加算１は専従の医療安全管理者を置くことが要件であり，医療安全対策加算２は専任*の医療安全管理者が必要となった．また，院内における感染防止対策の評価を充実させ，院内感染対策に関する取り組みを推進するために，2012年度には感染防止対策加算が独立した点数として設定された．2022（令和４）年度改定において，現状での取り組みをさらに推進する観点から「感染対策向上加算」と名称を改め，要件が見直された．

❸特定入院料

集中治療，救命救急や緩和ケア，回復期リハビリテーションといった治療の特殊性や患者の特殊性に合わせて設定された点数である．特に看護職員配置の算定要件は，その特殊性により決められており，特定集中治療室管理料（届け出のあるICUが算定）では入院患者２名に対し看護師は常時１名いることとされ，手厚いケアが必要な病棟や治療室では，その必要性に応じた十分な看護配置がされている．

2 個々の患者への看護サービスに対する評価

患者個々の必要性に応じた看護サービスの評価には，入院における看護では緩和ケア診療加算，褥瘡ハイリスク患者ケア加算，栄養管理実施加算などがあり，外来においては在宅療養指導料，点滴注射の項目における外来化学療法加算，また移植後患者指導管理料などがある．

plus α

記録の保存

医療法施行規則において，地域支援病院および特定機能病院については，診療に関する諸記録の中に「看護記録」が明記されている（第21条の５，第22条の３）．保険医療機関及び保険医療養担当規則（昭和32年４月 厚生省令第15号）においては，看護記録は第９条の文中「その他の記録」とされ，３年間の保存が義務付けられている．

➡ 重症度，医療・看護必要度は，p.276参照．

用語解説*

専従と専任

専従は「専らその業務に従事している」ということから他の業務との兼務が原則不可（少なくとも80％以上はその業務に従事）であり，専任は「専らその任務に従事している」ということから他の業務との兼任が可能（少なくとも50％以上はその任務に従事）とされている．

❶緩和ケア診療加算

2002（平成14）年に新設された点数である．一般病棟に入院している悪性腫瘍患者や後天性免疫不全症候群または末期心不全の患者のうち，疼痛，倦怠感，呼吸困難等の身体的症状または不安等の精神症状をもつ者に対して，症状緩和に係る専従チームでの診療を評価した．

この点数は，２名の医師（身体症状担当と精神症状担当）と１名の看護師からなる専従チーム（緩和ケアチーム）による活動を評価したもので，看護師は悪性腫瘍患者の看護に５年以上従事した経験と，緩和ケア病棟などにおける研修を修了していることが要件である．このように看護師の要件を明記したのは診療報酬では初めてであり，チームメンバーとしての役割の重要性を意味している．

❷チーム医療の評価

2010（平成22）年度診療報酬改定では，栄養サポートチーム加算および呼吸ケアチーム加算が新設された．栄養サポートチーム加算は，栄養管理に係る所定の研修を修了した常勤医師・看護師・薬剤師・管理栄養士により構成されたチームが設置されており，メンバーのうち１人は専従であることが算定基準となる．

呼吸ケアチーム加算*は，一般病棟における人工呼吸器装着者の呼吸器離脱に向けた総合的な取り組みを評価したもので，人工呼吸器管理等について十分な経験のある医師，人工呼吸器管理等について６カ月以上の専門の研修を受けた看護師，保守点検の経験を３年以上有する臨床工学技士，呼吸器リハビリテーションを含めて５年以上の経験を有する理学療法士によるチームが設置されていることが基準となる．

2012（平成24）年には精神科リエゾンチーム加算が新設された．これは，一般病棟における精神科医療のニーズの高まりを踏まえ，一般病棟に入院する患者に対し，精神科医，専門性の高い看護師，精神保健福祉士，作業療法士などが多職種で連携した場合に算定できる点数で，より質の高い精神医療の推進を図るものである．

2016（平成28）年度の改定では，身体疾患のために入院した認知症患者に対する病棟でのケアや多職種チームの介入についての評価として認知症ケア加算１，２が新設された．認知症ケア加算１では医療機関内でのチームの設置が要件となっており，そのメンバーは，①認知症患者の診療についての十分な経験と知識のある専任の常勤医師，②認知症患者の看護に従事した経験を有し適切な研修を終了した専任の常勤看護師，③認知症患者の退院調整の経験のある専任の常勤社会福祉士または常勤の精神保健福祉士となっている．

2018（平成30）年度の改定では，業務の共同化，移管等による勤務環境の改善という視点で，既存の点数の見直しおよび要件の緩和が行われた．看護においては，看護職員の負担軽減，看護補助者との業務分担・共同を推進し，身体的拘束の低減等，より質の高い療養環境の提供を目指す観点から，看護補助

用語解説*
呼吸ケアチーム加算
急性期入院医療における呼吸器装着患者の管理等について，医師，看護師，臨床工学技士，理学療法士など他職種からなるチームメンバーが共同して診療等を行った場合に評価される．当該患者の状態に応じては，歯科医師または歯科衛生士が参加することが望ましいとされている．施設基準としては体制の整備と診療計画書の作成を行うことがある．

者の配置に関する評価と，看護職員の夜間配置に関する評価を充実させた．具体的には，急性期看護補助体制加算および看護補助加算の評価の充実，障害者施設等入院基本料を算定する病棟における看護補助者の配置および夜間看護体制加算の新設，急性期一般病棟における看護職員の夜間配置の評価の充実と新設，地域包括ケア病棟における夜間の看護職員の配置に関する評価の新設，精神科救急入院料等における夜間看護職員体制の充実が図られた．また，薬剤耐性対策の推進，特に抗菌薬の適正使用推進の観点から，抗菌薬適正使用支援チーム*の組織を含む抗菌薬の適正使用を支援する体制の評価として，抗菌薬適正使用支援加算が新設された．看護師との連携によって行うICTを利用した死亡診断では，「情報通信機器（ICT）を用いた死亡診断等ガイドライン」に基づき，死亡診断加算（在宅患者訪問診療料）の算定要件*が明確にされた．

3 訪問看護サービスの評価

医療機関における訪問看護は，在宅患者訪問看護・指導料，精神科訪問看護・指導料により評価を行っている．なお，訪問看護ステーションにおける看護の評価は「診療報酬」とは別の，「訪問看護療養費」により行われている．

❶在宅患者訪問看護・指導料

在宅で療養中の通院が困難な患者に対して，診療に基づき，訪問看護の計画によって，保健師，助産師，看護師，准看護師が訪問し看護を行った場合の評価である．週３日を限度に算定されるが，厚生労働大臣が定める神経難病などの患者では週４日以上の訪問も算定が可能である．

❷精神科訪問看護・指導料

精神科医の指示のもとに，保健師・看護師などが患者またはその家族が生活する場を訪問し，看護または社会復帰指導を行った場合の評価である．

4 在宅医療推進のための評価

患者が安心・納得して退院し，住み慣れた地域で療養や生活を継続できるように，施設間連携等の推進に対して評価が進められている．退院支援の充実としては，病棟への退院支援職員の配置や，多職種による早期カンファレンスの実施，退院直後の患者宅への看護師等による訪問指導などの評価が行われている．また，在宅医療における医療機関の実績や診療内容の評価を行い，質・量ともに向上を図っている．さらに，認知症に対しては，主治医機能の評価を行い，複数の慢性疾患をもち地域で療養を行う認知症患者に対する適切な医療の確保のために評価を充実させている．精神疾患患者の医療の評価についても，地域移行・地域生活支援に関する評価を進めている．

3 医療機関の第三者評価

人々が適切で質の高い医療を受けるためには，医療機関の機能を中立的な立場で評価し，その結果明らかとなった問題点の改善を支援する組織が必要である．このような評価を行う機関として公益財団法人**日本医療機能評価機構**

用語解説*

抗菌薬適正使用支援チーム

感染防止対策地域連携加算を算定する保険医療機関が，医師・看護師・薬剤師・臨床検査技師などから組織したもので，抗菌薬適正使用支援加算は，抗菌薬の適正な使用の推進を行っている場合に算定する．チームに属する看護師の要件は，５年以上感染管理に従事した経験を有し，感染管理に係る適切な研修を修了した専任の看護師としている．

用語解説*

死亡診断加算の算定要件

正当な理由で医師が直接対面での死亡診断等を行うまでに12時間以上を要すると見込まれる状況であること，離島地域等に居住している患者で，連携する他の保険医療機関において在宅患者訪問看護・指導料の在宅ターミナルケア加算，または連携する訪問看護ステーションにおける訪問看護ターミナルケア療養費を算定しているなどがある．

表10-8　病院機能評価体系（3rdG：Ver.3.0）の評価対象領域（機能種別版評価項目）

第１領域	患者中心の医療の推進	患者の安全確保や倫理面などに向けた組織的な取り組み
第２領域	良質な医療の実践１	病院内の決定事項の実践状況
第３領域	良質な医療の実践２	確実・安全な医療提供に必要な機能の発揮
第４領域	理念達成に向けた組織運営	病院組織の運営・管理状況

（2023年４月運用開始）

（Japan council for quality health care：JCQHC）および**国際的医療機能評価機関**（joint commission international：JCI）がある．JCIはアメリカに本部がある非営利機関であり，認証を受けるには世界水準での質の管理が求められる．また，品質マネジメントシステムとしてISO*9001や，環境マネジメントシステムとしてISO14001を取得する病院も多くなっている．

日本医療機能評価機構の**病院機能評価**は，書面審査と訪問審査によって行われる．書面審査では病院の現況調査と自己評価調査があり，訪問審査では一定の研修を受け，経験を積んだ複数のサーベイヤー（評価調査者）が調査票に基づいて病院に赴き調査を行う．評価の対象領域は４領域である（**表10-8**）．主な評価内容としては，①患者の視点に立った良質な医療に向けての病院組織の基本的な姿勢や，患者の安全確保や倫理面などに向けた病院組織の検討内容，意思決定のあり方はどうか，②病院組織として決定された事項が診療・ケアにおいて確実で安全に実践されているか，③確実で安全な診療・ケアを実践する上で求められる機能が各部門において発揮されているか，④良質な医療を実践する上で基盤となる病院組織の運営・管理状況はどうかなどである．

審査の結果，各評価項目の評点がおおむね標準的な水準以上であれば，認定証が発行される．認定証は５年間有効であり更新審査が必要となる．

用語解説*

ISO

international organization for standardization（国際標準化機構）．規格の概念を製品・サービスから組織・企業体に広げ，その組織が一定水準以上の製品・サービスをつくるかを審査する．システムの確立と有効性の継続的な改善が，組織に対して要求される．

plus α

病院機能評価

機能種別版評価項目として病院の種別ごとに評価項目が設定されている．病院の種別名は，一般病院１，一般病院２，一般病院３，リハビリテーション病院，慢性期病院・精神科病院，緩和ケア病院である．

引用・参考文献

1) 厚生労働省．平成29年版厚生労働白書．社会保障の役割と機能．2017，p.8．https://www.mhlw.go.jp/wp/hakusyo/kousei/17/dl/1-01.pdf，（参照2023-11-21）．
2) 世界医師会．リスボン宣言．日本医師会訳．https://www.med.or.jp/dl-med/wma/lisbon_j.pdf，（参照2023-11-21）．
3) 国際看護師協会．ICN看護師の倫理綱領（2021年版）．https://www.nurse.or.jp/nursing/assets/pdf/icn_document_ethics/icncodejapanese.pdf，（参照2023-11-21）．
4) 日本看護協会．看護職の倫理綱領．2021．https://www.nurse.or.jp/nursing/rinri/rinri_yoko/index.html，（参照2023-11-21）．
5) 標準的な健診・保健指導プログラム（平成30年度版）．https://www.mhlw.go.jp/content/10900000/000496784.pdf，（参照2023-11-21）．
6) 厚生労働省．特定保健指導の対象者（階層化）．特定健康診査・特定保健指導の円滑な実施に向けた手引き（第3.2版），p.15．https://www.mhlw.go.jp/content/12400000/000735512.pdf，（参照2023-11-21）．
7) 厚生労働省．地域包括ケアシステム．https://www.mhlw.go.jp/seisakunitsuite/bunya/hukushi_kaigo/kaigo_koureisha/chiiki-houkatsu/dl/link1-4.pdf，（参照2023-11-21）．
8) 厚生労働省．特定疾病の範囲．https://www.mhlw.go.jp/topics/kaigo/nintei/gaiyo3.html，（参照2023-11-21）．
9) 厚生労働統計協会．介護保険サービスの利用手続きと受けられるサービス．国民衛生の動向2020/2021，2020，p.222．
10) 厚生労働統計協会．地域包括支援センター．国民衛生の動向2020/2021，2020，p.249．
11) 障害者総合支援法の給付・事業．https://www.mhlw.go.jp/file/06-Seisakujouhou-11130500-Shokuhinanzenbu/0000150448.pdf，（参照2023-11-21）．
12) 厚生労働省．オンライン診療の適切な実施に関する指針，別紙．平成30年３月（令和５年３月一部改訂）．https://www.mhlw.go.jp/content/001126064.pdf，（参照2023-11-21）．
13) 厚生労働省保険局医療課．令和４年度診療報酬改定の概要．https://www.mhlw.go.jp/content/12400000/001079187.pdf，（参照2023-11-21）．
14) 厚生労働省．訪問看護ステーションの事業運営に関する調査詳細．https://www.mhlw.go.jp/iken/after-service-vol15/

dl/after-service-vol15_2.pdf,（参照2023-11-21）.
15）厚生労働省．平成27年版厚生労働白書．https://www.mhlw.go.jp/wp/hakusyo/kousei/15/dl/all.pdf,（参照2023-11-21）.
16）内閣府．平成27年版高齢社会白書．https://www8.cao.go.jp/kourei/whitepaper/w-2015/html/zenbun/index.html,（参照2023-11-21）.

重要用語

ライフステージ
健康づくり
健康の社会的決定要因
自助・共助・互助・公助
国民皆保険制度
地域保健法
医療法
保健所
市町村保健センター
健康増進法
生活習慣病
特定健康診査
特定保健指導
保健・医療・福祉チーム
介護保険法
介護予防
地域包括ケアシステム
日常生活圏域
地域包括支援センター
障害者総合支援法
ICT
オンライン診療
国民医療費
病院機能評価
診療報酬
日本医療機能評価機構

学習達成チェック

- [ ] 保健・医療・福祉のそれぞれの制度の中で看護職の役割を理解できる.
- [ ] 健康とはどういう状態かを理解できる.
- [ ] 2025年に向けた医療と介護の一体的な改革の背景を理解できる.
- [ ] 地域包括ケアシステムの中の看護の役割を理解できる.
- [ ] 診療報酬の流れを説明できる.
- [ ] 診療報酬における看護の評価がどのように行われているのかを説明できる.
- [ ] 保健・医療・福祉における課題と診療報酬における評価との関連を説明できる.

11 看護の展開と継続性

学習目標

- 患者からみた看護の継続性（継続看護）について理解できる.
- 病院内外における継続看護のさまざまな実践について理解できる.
- 多職種連携・協働（チーム）における看護について理解できる.

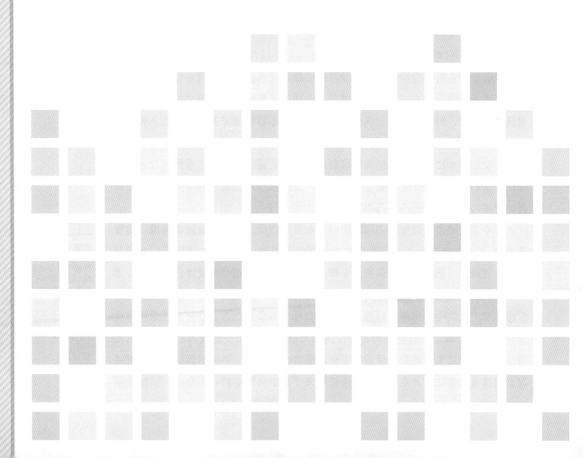

1 看護の継続性と継続看護

1 看護の継続性とは

1 病棟看護の継続性

「病棟の看護師は患者を24時間看ている」と言われる．例えば，３交代制の勤務体制を導入している病棟であれば，各勤務帯１名以上の看護師が次の勤務帯に引き継ぎながら看護を行っている．病棟側からみると，これは「病棟の看護師が患者を24時間看ている」ということになる．では，患者側からみた場合はどうだろう．朝から午後まではA看護師，午後から深夜まではB看護師，深夜から翌朝まではC看護師が自分を看ており，「同じ看護師が自分を24時間続けて看ている」ということではない．決して同じ看護師ではないが，前の勤務帯から次の勤務帯へ，情報を引き継ぎながら看護を行うことによって，24時間継続した看護が展開されているのである．

この例から考えると，**看護の継続性**とは，ある一人の患者に対し，看護が提供されない，あるいは看護の視野にない“空白の時間”が生じることなく看護が続くことであると考えられる．異なる３人の看護師の看護を受けた患者が，看護師が交代しても一貫した看護が自分に実践されていると感じることができれば，継続性が成り立っていると言えるのではないだろうか．

2 患者の居場所の移動に伴う看護の継続性

それでは，患者が居場所を移動することに伴う看護の継続性はどうだろう．例えば，外来受診を続けている患者が入院することになった場合を考えてみよう．患者は，日常生活を送っている場所，すなわち自宅や施設などの「居宅等」にいながら外来受診を続け，受診時には外来看護師の看護を受けていた．入院すると日常生活を送っていた場所を一時的に離れて，病棟で病棟看護師の看護を受ける．外来看護師と病棟看護師は異なる看護師である．また，入院していた患者が退院する場合は，入院前と同じ日常生活に戻るのか，新たな日常生活となるのかによって，病棟看護師から訪問看護師や施設の看護師などのように，関わる看護師が変わることになる．このように患者の居場所が変わる場合の看護の継続性はどうなるのだろう．

入院や退院のように患者の居場所が変わる場合は，**看護と看護の連携**（**看看連携***）によって，前の場所から次の場所の看護師へと看護の情報が引き継がれる．医師が「診療情報提供書」を作成して，患者の紹介や受け入れを行うように，看護師間では**看護サマリー**を作成し共有する（**表11-1**）．例えば，病棟看護師が，入院中の患者の経過や退院に向けて準備したことなどを「退院時サマリー」に記載し，退院後の患者に関わる訪問看護師や施設の看護師に伝える．そのほかにも，外来を受診してきた患者の経過を，外来看護師が直接電話等で病棟看護師に伝えたり，退院後に外来受診が再開される場合は，病棟看護

> **用語解説＊**
> **看看連携**
> 患者の居場所が変わる際，前の場所と次の場所の看護師同士で看護の目標や情報を共有する連携をいう．この連携は，患者の居場所が変わった後も適宜継続される．

表11-1　看護サマリーを構成する情報

1	患者の氏名，年齢，性別，家族構成やキーパーソンなどの基本的情報
2	現病歴や既往歴など治療の経過
3	患者・家族の疾患や治療に対する受け止め
4	家族の状況・介護力
5	社会資源の活用状況
6	実施した看護の概要
7	日常生活動作（ADL）*および手段的日常生活動作（IADL）*の状況やコミュニケーション手段
8	具体的に継続すべき看護内容や継続先へ依頼したい内容

師から外来看護師に入院中の経過を伝えたりする．

このような例から考えると，看護の継続性とは，患者の居場所が変わっても（患者が移動しても，どこにいても），その場所で一貫した看護が続けられることであると考えられる．その際，複数の場所にいる看護師間で看護の情報が共有されていることが大切である．患者からみた場合，自分のことがきちんと伝えられ，理解されている上で，前の場所で提供されていた看護が次の場所でも同じように提供されることが，看護の継続性と言えるのではないだろうか．

3 継続看護

1969（昭和44）年の国際看護師協会（ICN）大会において，**継続看護**は「その人にとって必要なケアを，必要なときに，必要な場所で，適切な人によって受けるシステムである」と定義付けられた．継続看護とは，患者の生活の場がどこに移動しても，その人への看護が途切れることなく継続して受けられるようにすること，すなわち看護の継続性を維持しながら行われる看護実践のことである．近年，在院日数の短縮化（図11-1）により，退院後も治療や処置を在宅で継続したり，急性期病院（急性期病棟）から回復期病院（回復期リハビリテーション病棟）に転院（転棟）して，治療やリハビリテーションを継続したりすることが一般的である．そのように生活の場の移動が生じても，その人に必要な看護がいつでもどこでも一貫して受けられるようにすることで，安心して療養生活を続けていくことができる．

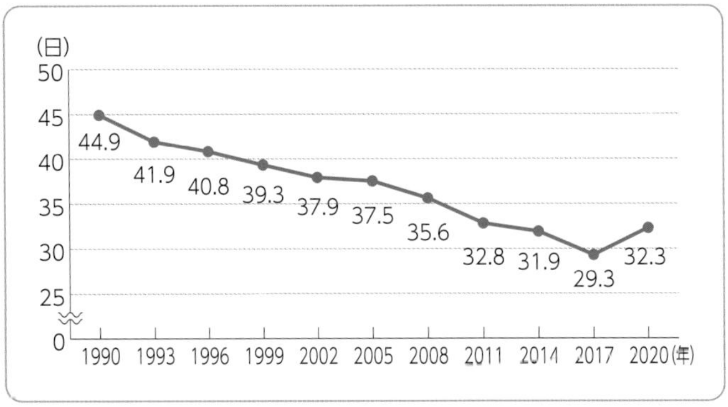

厚生労働省．令和２年（2020）患者調査の概況．統計表６より作成．
https://www.mhlw.go.jp/toukei/saikin/hw/kanja/20/dl/toukei.pdf,（参照2023-11-21）.

図11-1　平均在院日数の推移

用語解説*
日常生活動作（ADL）
activities of daily living．日常生活行動ともいう．生活するために必要で日々行われる基本的な身体動作を指す．食べる，排泄する，清潔にする，移動する，眠るなど．

用語解説*
手段的日常生活動作（IADL）
instrumental activities of daily living．複雑で高度な生活活動を指し，洗濯，掃除，買い物，食事の用意，金銭管理などを含む．

plus α
急性期病院と回復期病院
急性期病院（急性期病棟）は，症状が急激に現われ，迅速な対応・治療が必要な急性期患者を対象とする．回復期病院（回復期リハビリテーション病棟）は，症状がある程度治まり，回復に向けて持続した治療などが必要な回復期（リハビリテーション期）の患者を対象とする．それぞれの患者の病期に応じた医療が行われる．

2 退院支援・退院調整と看護の継続性を担う取り組み

1 退院支援・退院調整が推進される背景

地域包括ケアシステムの構築が推進される中,「時々入院, ほぼ在宅」という暮らし, つまり必要なときには速やかに入院し, 必要がなくなれば速やかに退院して居宅等で生活することが可能な状況の実現が求められている. これは, 限られた医療資源を有効活用するという点から, 社会全体にとっても重要なことといえる. しかし, 少子高齢社会となった日本では高齢者のみの世帯が増加し, 家族内で介護の担い手であった女性の社会進出などによって, 要介護状態の人を支える環境が変化している. さらに, 慢性疾患や後遺症などのために退院後も医療管理やケアを必要とする人が増加し, 退院後に利用する医療制度や福祉制度を調整する必要があるが, 患者や家族だけで制度の選定や手続きを行うのは大変である. 入院期間の短縮化によって, このような調整や準備が整わないまま退院することは, 再入院のリスクにつながる可能性がある[1].

2006（平成18）年度の改正医療法により, 医療機関の責務として,「退院する患者が引き続き療養を必要とする場合には, 保健医療サービス又は福祉サービスを提供する者との連携を図り, 当該患者が適切な環境の下で療養を継続することができるよう配慮しなければならない（第１条の４第４項)」とされた. そのため, 退院後の生活に患者が安心してスムーズに移行できるよう準備することが求められるようになり, 病院に退院支援を専門とする部署が設置され, **退院支援看護師**や**医療ソーシャルワーカー**（MSW）等が配置されるようになった.

また, 2018（平成30）年度の診療報酬改定では, **入退院支援加算***が新設された[2]. これは, 退院支援加算という名称であったものが改称されたもので, 退院支援が入院中だけでなく, 入院前後から退院後の生活にまでも拡大されたことによる. 入院前（例えば外来）から退院まで適切な支援が途切れることなく実施された場合に, 退院時に評価（算定）される（図11-2).

> 用語解説*
> **入退院支援加算**
> 加算の算定対象となる入退院支援は, ①入院後３日以内のスクリーニング, ②入院７日以内に入退院支援を開始, ③退院時カンファレンスの実施, ④退院後フォローという流れで実施される必要がある.

2 退院支援・退院調整とは

1980年代にアメリカで始まったディスチャージプランニング*（discharge planning）が1990年代中ごろに日本に紹介され, 前述のような背景から2000年以降に普及した. 当初は「退院計画」と訳されたが, 現在では「退院支援」「退院調整」といわれている.

> 用語解説*
> **ディスチャージプランニング**
> 退院して在宅に移行する際に生じる治療, 療養, 生活上の問題について, 地域の医療機関と連携しながら具体的な支援方法を考え実施するための計画.

退院支援とは,「退院に向けたケアプランの作成を患者・家族が主体となり多職種が関与して支援すること」と定義される[3,4]. 定義における「患者・家族が主体となる」とは, 患者・家族の退院後の希望や意向が尊重されることを意味している. つまり, 患者・家族の退院先や退院後の暮らし等に関する意思決定が重要であり, それに基づいて支援を進めていくものであると考えられる.

「多職種が関与して支援する」とは, 多職種が連携, 協働して支援するチー

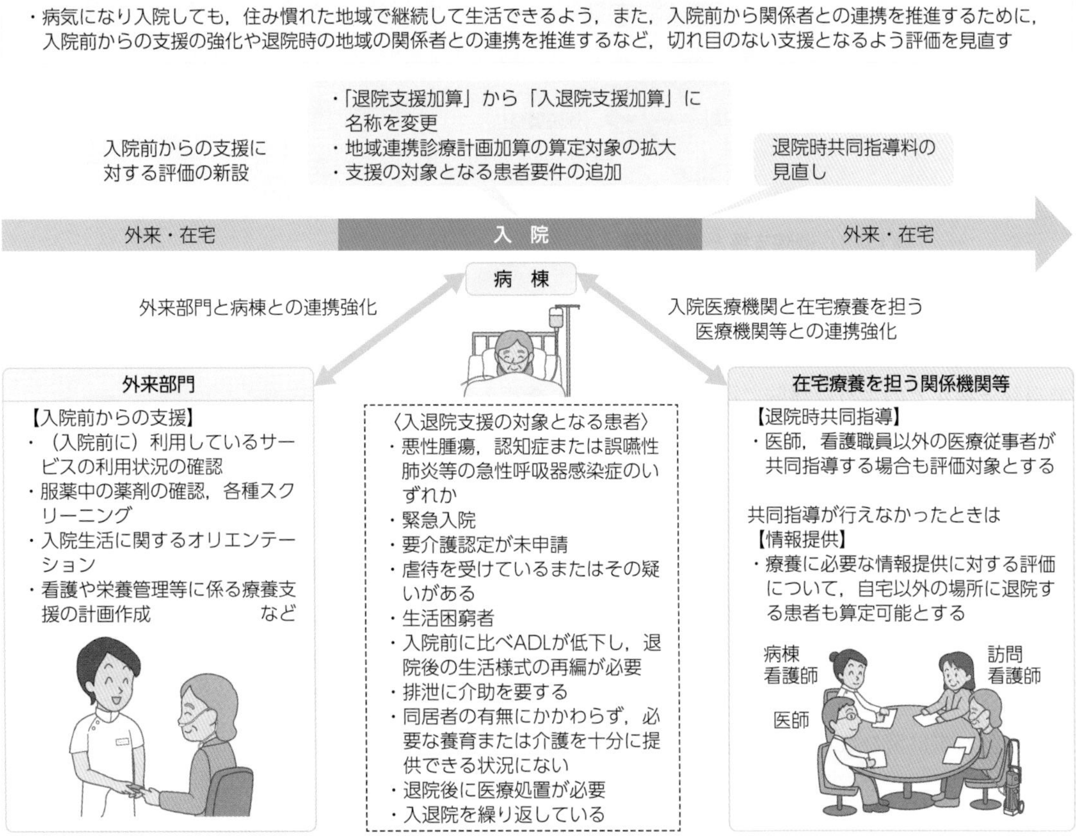
・病気になり入院しても，住み慣れた地域で継続して生活できるよう，また，入院前から関係者との連携を推進するために，入院前からの支援の強化や退院時の地域の関係者との連携を推進するなど，切れ目のない支援となるよう評価を見直す
入院前からの支援に対する評価の新設
・「退院支援加算」から「入退院支援加算」に名称を変更
・地域連携診療計画加算の算定対象の拡大
・支援の対象となる患者要件の追加
退院時共同指導料の見直し
外来・在宅
入 院
外来・在宅
病 棟
外来部門と病棟との連携強化
入院医療機関と在宅療養を担う医療機関等との連携強化
外来部門
【入院前からの支援】
・（入院前に）利用しているサービスの利用状況の確認
・服薬中の薬剤の確認，各種スクリーニング
・入院生活に関するオリエンテーション
・看護や栄養管理等に係る療養支援の計画作成 など
〈入退院支援の対象となる患者〉
・悪性腫瘍，認知症または誤嚥性肺炎等の急性呼吸器感染症のいずれか
・緊急入院
・要介護認定が未申請
・虐待を受けているまたはその疑いがある
・生活困窮者
・入院前に比べADLが低下し，退院後の生活様式の再編が必要
・排泄に介助を要する
・同居者の有無にかかわらず，必要な養育または介護を十分に提供できる状況にない
・退院後に医療処置が必要
・入退院を繰り返している
在宅療養を担う関係機関等
【退院時共同指導】
・医師，看護職員以外の医療従事者が共同指導する場合も評価対象とする
共同指導が行えなかったときは
【情報提供】
・療養に必要な情報提供に対する評価について，自宅以外の場所に退院する患者も算定可能とする
病棟看護師
訪問看護師
医師

厚生労働省．平成30年度診療報酬改定の概要．p.21．Ⅰ-3 入退院支援の推進．

図11-2 入退院支援の評価（イメージ）

ムアプローチということである．ここでの多職種とは，病院内の職種としては主治医，病棟看護師，理学療法士や作業療法士などのリハビリテーションに関する専門職，薬剤師，さらには退院支援を担う地域連携部門などに所属する退院支援看護師*，医療ソーシャルワーカー（MSW）や事務職などである．病院外の職種としては，訪問診療医や訪問看護師，外来看護師[注)]，介護支援専門員（ケアマネジャー），保健師，地域包括支援センターの職員や行政の福祉担当者などである．

注）外来看護師は，病院のスタッフとして病院内で勤務しているが，看護の対象は日常生活の中で外来受診する患者であるため，病院外の職種に分類した．また，クリニックや診療所の看護師も外来看護師に含む．

退院調整とは，患者・家族の退院に関する意思決定に沿って，これらの保健・医療・福祉の各職種が，患者が適切な時期に病院を退院し，円滑に次の居宅等に移行できるように，必要な社会資源の選定や調整を行うことである．

退院支援には，退院調整に先立ってまず行われる**意思決定支援**という狭義の退院支援と，その意思に沿って行われる社会資源の選定・調整という退院調整

用語解説*

退院支援看護師

特に規定された業務や法律的な定義はないが，退院支援部署に専任配属され，退院支援や調整業務を中心に行う看護師[5]．MSWが社会生活の視点を中心に患者に関わるのに対し，退院支援看護師は療養生活の継続という視点を中心に関わる．退院調整看護師という場合もある．

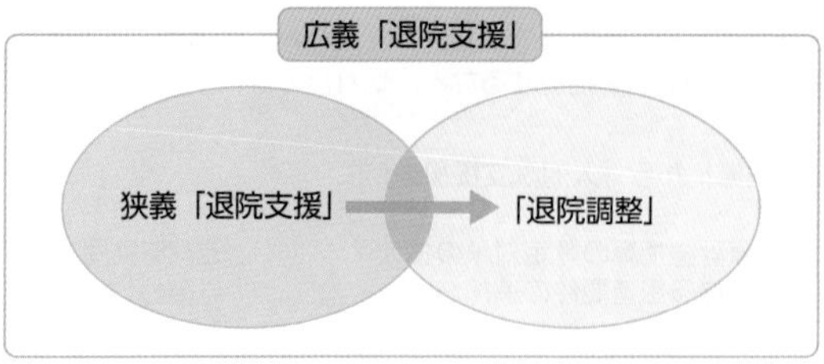

図11-3　退院支援と退院調整

を含めた広義の退院支援の二通りがある（図11-3）．いずれにしても，各場面で退院支援がどのような意味で用いられているかを考える必要がある．

⁚• 地域連携クリティカルパス

地域連携クリティカルパスとは，急性期病院から居宅等に療養の場を移せるような診療計画を作成し，その間に，治療を受けるすべての医療機関で共有して用いられるクリティカルパス*である．診療に当たる複数の医療機関が，役割分担を含め，あらかじめ診療内容を患者に提示して説明することにより，患者は安心して医療を受けることができる．回復期病院では，患者がどのような状態で急性期病院から転院してくるかをあらかじめ把握できるため，重複した検査を行わずに済むなど，転院早々から効果的なリハビリテーションを開始できる．

用語解説 *

クリティカルパス

良質な医療を効率的，かつ安全・適正に提供するための手段として開発された診療計画表．クリニカルパスともいう．➡p.286参照．

クリティカルパスが各施設で使用する診療計画であるのに対し，地域連携クリティカルパスは，地域のさまざまな医療機関で共有する診療計画であり，退院した後も，効率的で質の高い医療を切れ目なく提供するためのものである．2006（平成18）年の診療報酬改定以降，地域連携クリティカルパスの対象疾患が，大腿骨頸部骨折だけでなく脳卒中，がんなどへと拡大している．それまで長期入院を余儀なくされた疾患においても在院日数を短縮し，リハビリテーション病院や老人保健施設などを経て在宅療養を推進することで，医療費の増大を抑制する効果も期待されている．

3 退院支援（広義）における看護師の役割

入院しているすべての患者に退院支援が必要なわけではない．病棟の看護師は，患者が入院したらできるだけ早い時期に入院前の生活状況を知り，退院支援が必要な患者かどうかを把握することが必要である．入院前の日常生活動作の自立度，家族の状況，住宅環境，社会資源の活用状況などを知ることで，今回の疾患や治療によって，退院後の生活にどのような支障が生じるのかを予測することができ，必要な患者に対し，退院までに必要な支援を計画し実施することができる．平均在院日数が短くなっていることから（➡p.265 図11-1参照），入院中に必要な医療を提供しながら，同時に生活の場に帰ることを意識して看護を行うことが重要である．

退院後の生活の自己管理や，継続的な医療処置が必要な場合には，看護師は退院指導を行うことがある．生活上の注意点や処置の方法などを指導することで，退院後の環境に適応できるようにする．退院指導は必要に応じて家族にも行い，患者が家族に支えられながら自立して療養できるように支援する．

また，退院後にどのような生活をどこで送っていきたいと考えているのか，患者・家族の意向やニーズを確認することも，看護師の重要な役割である．退院支援を行う際には，患者や家族の意向を踏まえて，病院内外の他部門，多職種と連携しながら医療・看護・介護サービスなどを調整し，患者が在宅でも安心して安全な療養生活を送れるようにすることが重要である．

4 看護の継続性を担うさまざまな看護師の登場

近年，看護の継続性を担う役割をもった看護師が登場している．先行例として代表的なのは，感染管理の分野において誕生した**リンクナース**である．院内の感染制御チーム（ICT）*と各病棟・部署とをつなぐ橋渡しの役割を果たすことによって，院内の感染管理の効果を高めることに貢献している．現在では，ICTのほかに栄養サポートチーム（NST）*，緩和ケアチームなどといった院内の専門チームや委員会と各病棟・部署とをつなぐリンクナースも登場している．

プライマリーナースも，看護の継続性を担う看護師と考えられる．プライマリーとは「第一の」「基本となる」という意味であり，プライマリーナースは一人の患者を継続的に受け持つ看護師を指し，入院中の患者が退院するまで継続的に受け持つ看護体制をプライマリーナーシングという．プライマリーナーシングを入院患者だけでなく，外来患者に対して行っているHIV/AIDSコーディネーターナース*の例などもみられる．この**コーディネーターナース**は，院内の職種でありながら受け持ち患者がどの場所にいても継続してケアマネジメントを行うため，各場所の保健・医療・福祉の職種やNPO，ボランティア等と連携・協働することによって，受け持ち患者の看護情報が共有され，一貫した看護や支援が継続されることにつながっている．

このように，病院の看護師が院外でも活動する例だけでなく，院外で活動する**コミュニティナース**といった看護師も登場している．これは，病気の有無にかかわらず地域で暮らしている人々の支援を行う看護師である．日ごろの生活の場での見守りなどを通して，疾患の予防や早期発見に貢献する活動をしている．また，**暮らしの保健室**といった活動を始める訪問看護ステーションや看護系大学などの看護師の取り組みも拡大している．これは，学校にある保健室のように，地域住民が健康や暮らしに関する悩みを自由に看護師に相談できるものである（図11-4）．

用語解説*
感染制御チーム（ICT）
infection control team．医療機関において感染管理を担当する専門職によるチーム．

用語解説*
栄養サポートチーム（NST）
nutrition support team．医療機関において患者の栄養をさまざまな職種の視点で管理・支援するチーム．

用語解説*
HIV/AIDSコーディネーターナース
1996（平成８）年薬害エイズ裁判の和解により，患者参加型の医療によるセルフマネジメント支援のため，患者の要望によって誕生したプライマリーナース．五つの役割である①親身な相談対応，②知識・技術の教育，③治療方針の協議，④患者の権利擁護，⑤適切なサービス提供を，五つの活動である①初診時の対応，②患者教育，③服薬支援，④サポート形成支援，⑤他科・他部門との連携・調整で実践している[6]．

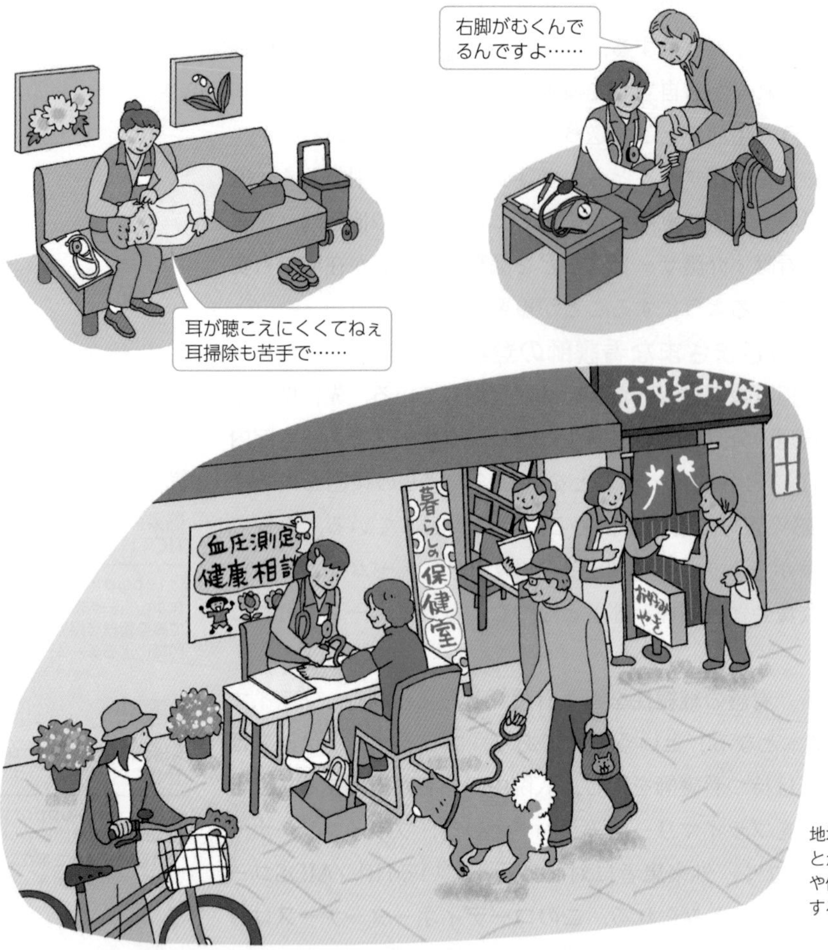
右脚がむくんでるんですよ……
耳が聴こえにくくてねぇ
耳掃除も苦手で……
お好み焼
血圧測定
暮らしの保健室

地域住民が気軽に立ち寄ることができる場所で，血圧測定や健康相談を行い，健康に関する情報等を発信している．

※実際には感染症予防のためのマスクの着用が必要であるが，イラストでは省略している．

図11-4　暮らしの保健室の活動

plus α

暮らしの保健室

2011年，新宿区の戸山ハイツに初めて「暮らしの保健室」が開設された．その活動の中で，①暮らしや健康に関する「相談窓口」，②在宅医療や病気予防についての「市民との学びの場」，③受け入れられる「安心できる場」，④世代を超えてつながる「交流の場」，⑤医療や介護・福祉の「連携の場」，⑥地域ボランティアの「育成の場」の六つの機能が明らかにされた[7]．

2　多職種連携・協働における看護

1　医療ニーズと生活ニーズ

患者の生活や暮らしの営みは，たとえ病気になったからといって途切れるものではない．治療のために入院する場合，患者は日常生活の場を離れて病棟に一時的に移動するが，そこでは医療だけが展開されるのではなく，その患者の生活や暮らしは続いている．日常生活の場でこれまで行ってきたようにはできないまでも，何らかの方法で生活習慣は継続される．継続できない場合はその期間だけ我慢して過ごし，退院後に再開されることになる．このように，患者の生活や暮らしは入院してもなくなるものではない．

患者には**医療ニーズ**だけでなく，常に**生活ニーズ**がある（図11-5）．生活とは，例えば衣・食・住であり，食事と排泄，活動と休息・睡眠であり，喜怒哀楽である．これらは国際生活機能分類（ICF）*でも理解することができる（➡p.100 図3-1参照）．退院して元の日常生活に戻る，あるいは新たな日常生活に戻ることになれば，生活ニーズはさらに拡大し変化すると考えられる．

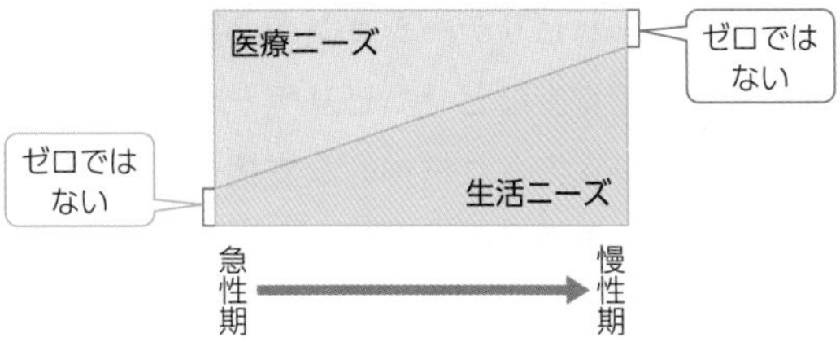

図11-5　**病期による医療ニーズと生活ニーズの構成割合（イメージ）**

2 多職種連携・協働と看護師の役割

1 多職種連携・協働

医療ニーズと生活ニーズの構成割合は病期によって異なるものの，両ニーズは相互に影響し合い，患者の生活や暮らしは続いていく．医療者による支援だけで患者・家族の多彩なニーズ，変化するニーズに対応することはできない．そこで，**多職種による連携・協働**が必須となる．保健医療福祉分野における連携とは，①目標・目的が共有され一致していること，②複数の人や機関が主体となり役割を果たすこと，③役割と責任を相互に確認すること，④情報を共有すること，⑤相互関係の過程が継続することの五つの要素によって構成される[8,9]．共通した目標を共有し，メンバーによる相補的自律性*のある関係によって患者や家族のニーズに対応することが連携であり，協働であるといえる．

2 多職種連携における看護師の役割

多職種での協働については，「看護職の倫理綱領」（日本看護協会，2021年）の本文９で次のように明示されている．

看護職の倫理綱領

9．看護職は，多職種で協働し，よりよい保健・医療・福祉を実現する．

看護職は，多職種で協働し，看護及び医療の受け手である人々に対して最善を尽くすことを共通の価値として行動する．

多職種での協働においては，看護職同士や保健・医療・福祉の関係者が相互理解を深めることを基盤とし，各々が能力を最大限に発揮しながら，より質の高い保健・医療・福祉の提供を目指す．

また，よりよい医療・看護の実現と健康増進のためには，その過程への人々の参画が不可欠である．看護職は，対象となる人々とパートナーシップを結び，対象となる人々の医療・看護への参画のみならず，研究や医療安全などでも協力を得て，ともにより質の高い保健・医療・福祉をつくりあげることを促進する[10]．

多職種からなるチームにおいて，患者と家族以外のメンバーは，対象となる患者・家族のニーズや療養の場によって異なる．例えば，脳卒中を患って後遺

> 用語解説*
> **国際生活機能分類（ICF）**
> 人間の生活機能と障害を相互に関係し合う約1,500項目に分類し，世界共通の基準としてさまざまな専門分野や異なる立場の人々の共通理解に役立つことから，「生きることの全体像を示す共通言語」といわれる．

> 用語解説*
> **相補的自律性**
> メンバーそれぞれが自分の専門分野に責任をもち，互いにその専門性をもって補い合いながら役割を果たし，協力し合うこと．

症が残り，リハビリテーションが必要な患者の場合には，理学療法士や作業療法士，言語聴覚士などリハビリテーションを行う専門職がメンバーとなるが，がんで余命を宣告され精神的な支援を必要とする患者の場合には，臨床心理士や宗教家，精神腫瘍医，ボランティアなどがメンバーとなるかもしれない．

しかし看護師は，あらゆるチーム，あらゆる場において，必ず多職種チームのメンバーとなる．それは，看護師が医療と生活の両面からアセスメントすることができ，患者や家族を総合的に理解する存在だからである．看護師は疾患や病状，生活背景が異なる患者一人ひとりに対し，看護上の問題を挙げ，看護目標・看護計画を立てて，各患者に必要な看護を提供する．まずは医療と生活とを結びつけながら，その人らしい生活を送ることができるように支援するのが，看護師の専門性に基づく第一の役割である．

さらに，看護師のアセスメントをもとに，チームメンバーが各自の専門性を発揮できるようにチーム内の連携，協働を支援する役割もある．多職種の連携によって，医学的な問題や身体的な問題に限らず，患者や家族の精神・心理的，経済的，社会的な問題に対してもさまざまな視点から検討し効率的に解決することができ，患者のQOL（生活の質）の向上を導くことができる．

3 チームカンファレンスを踏まえたチームアプローチ

カンファレンスとは，話し合い，相談，会議という意味であり，**チームカンファレンス**では，多くの分野の専門職が相補的自律性のある関係で，互いの専門的知識をもとに患者の情報交換を行い，患者にとって最善の支援策を検討する．多職種からなるチームは，患者とその家族を支援の対象としながら，同時に患者と家族はチームの一員でもある（図11-6）．

チームの目指す目標や今後の方針を検討する際に，患者や家族の意向を聞き，積極的な参加を促すことが重要である．チームカンファレンスへの患者・家族の参加が難しい場合でも，患者・家族のニーズや思いをチームで共有する必要がある．その場合，看護師は，患者や家族の代弁者としての役割を担うこともある．そうして決定した目標や方針に沿って，各職種が役割を果たしながらチームアプローチを行う．

主なチームカンファレンスには，さまざまな種類がある（表11-2）．地域においては，介護保険制度のケアマネジメントの一環として実施する「サービス担当者会議」や「地域ケア会議」などがある．看護職はさまざまなチームカンファレンスに参加し，対象となる

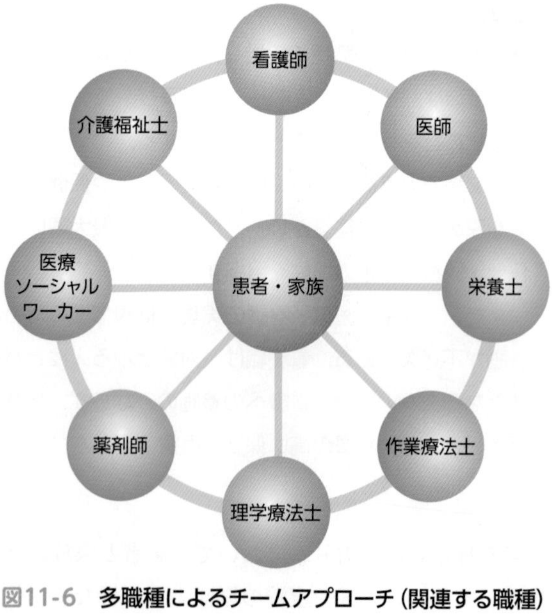

図11-6　多職種によるチームアプローチ（関連する職種）

表11-2　チームカンファレンスの例

	種 類	関わる職種	内 容
病院	入院時カンファレンス	主治医，病棟看護師，薬剤師，管理栄養士，理学療法士，作業療法士，医療ソーシャルワーカーなど	入院後早期に，入院中の治療方針や治療内容，推定される入院期間や看護目標，退院後の方向性を記載した「入院支援計画書」を作成する．
病院	退院時の方針検討のためのカンファレンス	主治医，病棟看護師，退院支援看護師，理学療法士や作業療法士，医療ソーシャルワーカーなど（退院支援チーム）	入院後早期に，入院中の治療方針や推定される入院期間をもとに退院時の方針を検討し，「退院支援計画書」を作成する．
病院	リハビリテーションカンファレンス	理学療法士，作業療法士，言語聴覚士，主治医，病棟看護師，医療ソーシャルワーカーなど	心身機能や日常生活動作など活動の状況を評価し，リハビリテーションの目標や内容を検討し，「リハビリテーション総合実施計画書」を作成する．
病院	栄養カンファレンス	医師や歯科医師，看護師，管理栄養士，薬剤師，作業療法士や理学療法士，臨床検査技師など（栄養サポートチーム）	入院時に栄養状態の評価を行い，医療従事者が共同で，入院患者ごとの栄養状態，摂食機能などを考慮した栄養管理計画を作成する．
病院	緩和ケアカンファレンス	医師，がん看護専門看護師，薬剤師，理学療法士，栄養士，臨床心理士など	緩和ケアの依頼を受けた患者の現状，問題点およびその対策を検討，評価する．
病院	感染管理カンファレンス	感染管理担当医師，感染管理看護師，薬剤師，臨床検査技師，診療放射線技師，栄養士など（感染管理チーム）	院内における感染症の発生状況，各種感染症サーベイランス*，院内検出病原体，抗菌薬使用状況，感染症に関する法令等についての情報を共有・協議する．
病院／地域	退院前合同カンファレンス	主治医，病棟看護師，退院支援看護師，薬剤師，理学療法士や作業療法士，医療ソーシャルワーカー，訪問看護師，介護士，介護支援専門員など	退院予定日より前に，病院チームと在宅チームが共同で開催し，退院に向けた準備の抜けがないかを確認し，緊急時の対応・連携方法などを最終確認する．
地域	サービス担当者会議	介護支援専門員，訪問看護師，介護士，福祉用具担当者，訪問診療医など	介護保険による在宅療養者の状況や意向に合わせたケアプランに変更するため，本人や支援者，介護関係の職種が中心に集まり，情報の確認や共有をする．
地域	地域ケア会議	市区町村担当者（高齢者福祉課など），地域包括支援センター担当者，介護支援専門員，訪問看護師，ヘルパー，訪問診療医，福祉用具担当者など	地域の行政・医療・介護・福祉などの関係者が集まり，個別の課題について支援内容の検討を行う．

*感染症サーベイランス：感染症の発生状況を調査，集計し，感染症の蔓延と予防に役立てるシステム．

患者の治療や生活における課題，患者・家族の意思などの情報を伝えたり，各職種間の調整をしたりする役割を担っている．

多職種によるチームカンファレンスにおいては，各専門職の教育背景や教育方法，価値観，問題解決方法などがそれぞれ異なることから，しばしば職種間で衝突や葛藤（コンフリクト，conflict）を引き起こす場合がある．しかし，そのような衝突や葛藤は悪いことではなく自然な現象であり，専門職同士が互いを深く理解することへと導く可能性をもっている[11]．メンバー同士が密にコミュニケーションを取り議論を重ねる中で，他の職種について何ができて何ができないのかを知り，どのような考え方をもっているのかなどをよく理解して，互いに認め尊重し合うことが大切である．これらによって，チームアプローチがより効果を発揮することにつながる．

引用・参考文献

1) 戸村ひかり監修・著．片桐嘉奈子ほか．学んでおきたい退院支援の視点：患者さんが日常生活に戻るということ．ナーシング・キャンバス．2016，4（7），p.12-41.
2) 関東信越厚生局健康福祉部地域包括ケア推進課．在宅医療・介護連携における診療報酬と介護報酬．平成31年3月．
3) 宇都宮宏子監修．退院支援ガイドブック：「これまでの暮らし」「そしてこれから」をみすえてかかわる．学研メディカル秀潤社，2015.
4) 退院計画研究会編．退院計画：病院と地域を結ぶ新しいシステム．中央法規出版，1996.
5) 石原ゆきえ．"継続看護と退院調整"．地域療養を支えるケア．臺有桂ほか編．第5版，メディカ出版，2016，p.96，（ナーシング・グラフィカ在宅看護論1）．
6) 石原美和編著．渡辺恵ほか．エイズ・クオリティケアガイド．日本看護協会出版会，2001.
7) 暮らしの保健室．6つの機能．https://kuraho.jp/feature.html，（参照2023-11-21）．
8) 山中京子．医療・保健・福祉領域における「連携」概念の検討と再構築．社会問題研究．2003，53（1），p.1-22.
9) 吉池毅志ほか．保健医療福祉領域における「連携」の基本的概念整理．桃山学院大学総合研究所紀要．2009，34（3），p.109-122.
10) 日本看護協会．看護職の倫理綱領（2021）．https://www.nurse.or.jp/nursing/assets/statistics_publication/publication/rinri/code_of_ethics.pdf，（参照2023-11-21）．
11) 篠田道子編．チームの連携力を高めるカンファレンスの進め方．第2版，日本看護協会出版会，2015.

重要用語

看看連携	退院支援	多職種連携
看護サマリー	退院調整	チームカンファレンス
継続看護	意思決定支援	チームアプローチ

学習達成チェック

- ☐ 看護の継続性（継続看護）のために必要な看護師の活動について述べることができる．
- ☐ 多職種連携・協働（チーム）における看護師の役割について，その専門性に基づいて述べることができる．
- ☐ 退院支援と退院調整の定義について述べることができる．

12 看護の統合
―看護管理・医療安全・災害看護・国際看護―

学習目標

- さまざまな看護の提供の場について理解する.
- 看護のマネジメント・プロセスとマネジメントの対象となる資源について理解する.
- 質の高い看護サービスを提供するための取り組みについて理解する.
- 病院組織で働く人たちの協働とリーダーシップについて理解する.
- 医療事故発生状況と医療安全対策の推進について理解する.
- 看護職の労働安全衛生の取り組みについて理解する.
- 災害看護の必要性を理解する.
- 災害看護に必要な基礎知識と技術は何かを述べることができる.
- 災害看護に関わる主な制度の基本を理解する.
- 国際看護とは何かを理解する.
- 在留外国人・訪日外国人への看護について理解する.
- 開発途上国の健康問題にはどのようなものがあるかを理解する.
- 国際機関の役割と国際協力について理解する.

1 看護ケアのマネジメント

ここでは，看護が提供されるさまざまな場について理解し，それぞれの場において，看護師が質の高い看護を提供するためにどのようなマネジメントを行っているかについて考えていきたい．

1 看護の提供の場

1 病院

病院とは，「医師又は歯科医師が，公衆又は特定多数人のために医業又は歯科医業を行う場所であって，20人以上の患者を入院させるための施設を有するもの」と医療法で定められている．

病院は，入院患者を収容する病棟部門と，入院施設のない外来部門とに，その機能を分けている．入院の目的は，主に検査および治療，感染症の隔離であり，それらに伴い一定期間の施設内滞在を必要とする．したがって，病棟で行われる看護は，患者の滞在中に必要な診療の補助と，療養上の世話である．適正な看護人員は，重症度，医療・看護必要度*などを用いた評価から裏付けられる[1)]．

一方，宿泊を必要としない検査および治療は，外来部門で行われる．必要な看護は診療の補助業務であり，入院に比べると検査や治療の時間が比較的短く，侵襲も浅いものであることが多い．

> 用語解説 *
>
> **重症度，医療・看護必要度**
>
> 看護師が入院患者に提供する看護の必要量であり，看護サービスを測定する指標となっている．複数の評価項目があり，どのような医療や看護がどれだけ必要であったのかが，1日ごとの患者の状態から評価される．この評価によって手厚い看護が必要な患者の割合が明らかにされるため，適正な看護職員配置の裏付けとなり，診療報酬に反映される．

2 診療所

診療所とは，「医師又は歯科医師が，公衆又は特定多数人のために医業又は歯科医業を行う場所であって，患者を入院させるための施設を有しないもの，又は19人以下の患者を入院させるための施設を有するもの」と医療法で定められている．診療所で行われる看護は，病院の外来部門と類似しており，慢性疾患の自己管理をする人々や，一時的な症状発現のために受診する人々などに対する診療の補助や教育支援が中心となる．

3 介護老人保健施設

介護老人保健施設とは，「要介護者であって，主としてその心身の機能の維持回復を図り，居宅における生活を営むことができるようにするための支援が必要である者に対し，施設サービス計画に基づいて，看護，医学的管理の下における介護及び機能訓練その他必要な医療並びに日常生活上の世話を行うことを目的とする施設」と介護保険法で定められている．介護老人保健施設で行われる看護は，高齢者がそれぞれの住まいで生活するために必要な，セルフケア能力の回復に向けたリハビリテーションや日常生活の援助，健康管理が中心となる．

4 地域のさまざまな場における看護

地域における看護活動はさまざまであるが，主たる場としては，①保健所や市町村保健センター，地域包括支援センターなど行政による地域住民への健康維持増進活動，②養護教諭等による学校の生徒等を対象とした健康維持増進活動，③企業等に勤務する労働者への健康支援活動，④在宅療養を必要とする人々を対象とした訪問看護やリハビリテーションなどがある．いずれの場においても，看護職は他職種と協働・連携し，対象となる人のニーズに合った支援を行うよう調整する役割が期待されている．

2 看護のマネジメント

1 看護のマネジメントとは

看護を提供するとき，看護師は常に，対象となる人に良質なケアを提供するにはどうしたらよいかを考えている．生命の危険にさらされている人の個別のニーズを把握すると同時に，医療現場における限られた資源を有効に活用し，その人にとって好ましい結果をもたらすことのできる方法を，看護師は考えるのである．

ギリース（Gillies, D.A.）は，患者ケア，治療，そして安楽を与えるための看護スタッフメンバーによる仕事の過程のことを**看護管理**と定義している．看護管理と聞くと，看護師長のような管理職が行うことといったイメージがあるかもしれないが，管理職によるものだけを指しているわけではない．対象となる人に行われている毎日の看護実践は，まさに個々の看護師による資源の適正な運用プロセス，すなわちマネジメントによって提供されているということができる．つまり**看護のマネジメント**とは，資源を効果的・効率的・安全に活用して，理想とする看護ケアを提供するプロセスのことである．

さらに看護師は，専門職として生涯にわたり，自己研鑽し続ける職業と見なされている．看護基礎教育において学んだ基本的な知識や技術は，職業に就いた後は，医療現場の状況に合わせてより一層磨きをかけ，対象となる人のニーズを満たすばかりでなく，各自が理想とする看護ケアを提供できるように努めなければならない．どのようなプロセスで看護が行われるのかを，次に説明する．

2 マネジメントの対象となる資源

1 ひと

良い看護を提供するためには，良い人材が必要であることは言うまでもない．基本的に看護ケアは，看護師と対象となる人の１対１の関係の中で提供される．看護師は，その人の健康上や生活上のニーズを適切に理解し，それを満たすための看護を計画して，最も効果的かつ快適な方法で提供しなければならない．そのためには，一人ひとりの看護師が知識豊かで優れた技術をもっており，対象となる人に満足をもたらすようなコミュニケーションスキルを駆使できなければならないであろう．

看護はサービスであるという観点から考えてみると，サービスのもつ基本的特性が，看護にも当てはまることが理解できる．例えば，製品であれば製造後に不良品を取り除くことも可能であるが，看護のようなサービスの場合は，一度提供されたものを撤回することは不可能である．サービスの品質を事前に確認できないがゆえに，サービスを提供する個々の看護師が，常に研鑽（けんさん）を怠ることなく，良質のサービスを提供できるように準備を整えておくことが求められる．

近年においては，医療の高度化や医療安全に対する国民の意識の高まりなどを背景に，看護基礎教育で修得する看護実践能力と，臨床現場で求められる状況判断能力や看護実践能力との間には，大きな乖離（かいり）が生じている．毎年約６万人の新人看護師が臨床現場へと就職しているが，そのうちの10.3%（2021年度）が１年以内に離職しているという統計データがある[2]．この乖離を解消し，新人看護師が臨床現場で必要とされる能力を修得し定着することを目指して，厚生労働省は「**新人看護職員研修ガイドライン**」を作成した．ガイドラインの基本的な考え方として，全職員が新人看護職員に関心をもち，皆で育てていく組織文化をつくること，および新人看護職員が基礎教育で学んだことを土台に臨床実践能力を高める研修を行うこと，基礎教育で学ぶことが難しい多重課題を経験しながら，安全に看護を提供する力を強化することなどが挙げられている．

看護が24時間切れ目なくチームで提供され，対象となる人の健康状態の変化に適切に対応していくことを考えると，新人看護職員やベテラン看護職員の組み合わせの工夫によって，バランスのとれた看護力を発揮できるような勤務体制を組む必要がある．勤務スケジュールの作成は看護管理者の重要な仕事であり，患者の急激な状態変化などの不測の事態にも，直ちに対応できるように配慮されていなければならない．

また，チームリーダーの存在も重要である．看護師が医療現場で働くとき，どのような看護提供方式を採用しているにしても，そこには仕事の分担や優先順位，人の配置などを決定するリーダーが存在する．リーダーは，患者の重症度，医療・看護必要度などを踏まえ，適切に看護師に仕事を分担したり，看護師からの相談に乗ったりする存在である．リーダーと良好なコミュニケーションをとること，チームの一員としての自覚ある行動をとることが，結果的には対象となる人への良質な看護提供につながるのである．

2 もの

看護師がマネジメントするものには，鑷子（せっし）やドレッシング材などの医療器械や医療材料，呼吸器などの医療機器，薬品などが含まれる．これらの物品管理の原則は，①清潔，②適量，③即時使用可能の３点であり，そのためには，常に使用期限や保管場所，搬送ルートなどを確認し整備しておくことが重要である．

従来，医療器械や医療材料などの滅菌は，病院においては中央滅菌材料室で行われることが多かったが，近年ではこのような作業が外注化されるケースが増えた．**SPD**（supply processing and distribution）**方式**はその一例であり，診療科や看護単位の特徴に応じて必要な医療材料などをあらかじめセット化・定数化し，定期的に供給するシステムである．これによって，物品の発注や受け取りなどの時間が短縮できるようになった．

医療機器の管理の方法は医療機関によって異なっており，MEセンター（medical equipment center）のような中央管理部門がある場合には，臨床工学技士*がメンテナンスを担当することも多い．しかしこのような部門がない場合には，各診療科や看護単位*に機器が配置されるケースもあるため，看護師はその機器の取り扱いや整備に関連する知識を十分に身に付けておかねばならない．

薬品には，注射薬，内服薬，処置薬などが含まれる．これらの薬品の発注方法は主に二通りあり，診療科や看護単位の特徴に応じて定数化されて配置されるものと，個々の患者の治療計画をもとに医師が処方せんを作成するものがある．特に後者は，薬剤部門から，患者一人分の薬品が1回使用分ごとにセットされた形で届くシステムであり，昨今では医療安全の観点からもこれが主流になっている．

用語解説*
臨床工学技士
医師の指示の下に，生命維持管理装置の操作および保守点検を行う技士．厚生労働大臣の免許を受けなければならない．

用語解説*
看護単位
患者もしくは患者のグループに対し，看護サービスを提供する看護師のチーム（看護チーム）や固定的なグループを指す．

3 コスト・時間

毎日の看護実践において，コストを意識することは重要である．看護師は，患者に必要な医療材料や滅菌済みの医療器具，薬品などを無駄なく使用することによって，不要な経費がかからないように心掛けなければならない．医療機関が営利企業ではないことは自明であるが，健全な経営を続け発展していくためには，職員一人ひとりがコスト削減の意識をもつことが重要である．

同様に，時間のマネジメントも看護師に必要な能力である．看護師として働くようになると，一勤務帯に複数の患者を受け持つことになる．したがって，限られた時間の中で，どの患者にどの看護ケアを，どの順番で行うことが最も効果的で効率的なのか，優先順位をつけながら仕事を進めなければならない．患者の訴えの多い時間帯や，看護ケアの複雑さ，看護師が複数いなければ行えない処置など，さまざまな状況をあらかじめ予測した上で，段取りよく進めていく計画性が求められる．

4 情報

看護における情報のマネジメントには，主に患者情報の管理，医療従事者間の情報の共有，病院職員に向けた事務的な情報の伝達などが含まれる．近年ではIT化が進み，病院内の情報伝達はコンピューターやスマートフォンなどを介して行われるようになり，必要な情報が複数の端末から瞬時に入手できるといった機能性が向上した反面，情報漏(ろう)えいを防止するためのパスワード管理や，ログイン・ログアウトの徹底などが求められている．

患者情報の管理については電子カルテ化が急速に進められ，過去には紙面上に記載されていた診療録や看護記録，処方せん，検査指示書，検査データなどの多くがコンピューター入力に変わってきた．このように情報が一つの媒体に統一されることによって（**情報の一元化**），多様な医療職種間の情報共有が促進され，患者を中心としたチームの連携も進めやすくなっている．

患者情報の守秘については，日本看護協会が中心になって看護職の倫理的態度を養うことでその義務を果たしてきたが，2005（平成17）年の個人情報保護法の施行を受け，個人が特定されるような氏名・生年月日・その他の記述などの個人情報を保護する具体的な方策が，病院内で規定されている．

3 看護のマネジメント・プロセス

1 看護基準・手順

看護を行う際に，看護師が行うべき責務が示されているものが**看護基準**である．看護基準は，その病院の看護ケアの質を保証するものであり，例えば疾患別・症状別に看護の内容を明文化したものである．

それに対して**看護手順**は，提供する看護の質を一定にするために，実際に行う看護援助の手順を順序よく記載したものである．看護手順には，一つひとつの看護の目的，必要物品，具体的方法，注意事項などが記載されており，特にその病院で扱っている医療材料や医療機器，薬剤なども含めて記載されていることから，まさに病院のオリジナルの手順書といえる．特に新人看護師は，看護基礎教育で学んできた標準の手順を基本に，就職した病院の看護手順をよく読んで看護を実施することが求められる．

2 看護過程

看護師が看護を行うときには，その場の思いつきによって看護を行っているわけではない．患者の健康状態を改善するためにはどのような方策をもって臨んだらよいのかを事前によく計画し，看護実践後にはその成果を評価する．この一連のプロセスは**看護過程**と呼ばれ，日々の看護実践の基本的なマネジメントである．

➡ 看護過程は，８章参照．

3 看護方式

病院において看護を実践する際には，その時間帯に勤務している複数の看護師が協力して効率的に仕事を進めていく必要がある．対象となる患者の疾患の特性や重症度，看護経験などを総合的に検討した上で，最適な看護の提供方式があらかじめ決められている．以下に代表的な**看護方式**を紹介する．

a チームナーシング

チームナーシングは，看護師のほか准看護師や看護補助者など，教育背景や資格の異なる者から構成されたチームによって，患者に看護を行う方法である．チームにはチームリーダーの役割を担う者がおり，チームメンバーの力量を踏まえた上で業務を分担する．医師からの指示は，リーダー（看護師長がチームリーダーとなる場合もある）が受けてメンバーに連絡し，実施後には，メンバーはその結果をリーダーに報告する．人員の不足を補う看護方式として優れているが，チームメンバーは毎日変更されるため，患者にとっては継続した看護を受けているという実感がもてない（図12-1a）．

b 固定チームナーシング

固定チームナーシングとは，従来のチームナーシングの欠点を補うべく，チームを小型化し，所属するメンバーを一定期間固定することによって，継続した看護を提供する方法である[3)]．チームが固定されることによって患者情報を把握しやすくなり，チームメンバー間の情報交換も促進されるため，看護の継続性は高まる．また，リーダーの役割を担う者も一定期間固定されるため，リーダーを育成しやすくなる．どのチームがどのような患者を担当するのかを決める方法としては，PPC（progressive patient care，看護度別傾斜ケア方式）の考え方に基づいた重症群と軽症群，あるいは建物の構造上の特徴に基づいた病室群などがある．固定チームナーシングでは，チームメンバーの結束が強まるという長所があるが，同じ看護単位の中で，チーム同士が**セクショナリズム***に陥る危険性もあるため，看護師長の統率力が求められる（図12-1b）．

用語解説 *
セクショナリズム
自分が所属する部門や集団の利益に執着し，排他的になること．

c 受け持ち看護方式

受け持ち看護方式は，一人の看護師が複数の特定の患者を受け持ち，その日に患者に必要な看護ケアから診療の補助までのすべてを実施する方法である．患者にとってはその日の担当看護師が明確となり，要望が伝えやすい方式といえる．しかし，看護師の能力差が看護内容に影響することによって，患者にとっての不利益が生じる恐れもある（図12-1c）．

d プライマリーナーシング

プライマリーナーシングは，一人の看護師が特定の患者を入院から退院まで受け持つというプライマリーナースとしての権限と責任を明確にした上で，24時間，主体的に患者の看護を実践する方法である．この方式では，プライマリーナースは直接医師と連絡を取り，意見交換の上で指示を受ける．プライマリーナースが不在の際には，アソシエイトナース*に看護が任される．看護の継続性が高まり患者の満足度も深まるが，このように自律的に看護を行う能力のある看護師は多いとはいえず，その実現は難しい．また昨今では，二交代制勤務が導入された結果，看護師の勤務日数が減少しており，同時に患者の在院日数も短縮しているため，患者の入院から退院までを一人の看護師が継続的に看護することは難しくなっている（図12-1d）．

用語解説 *
アソシエイトナース
プライマリーナースの不在時に患者の看護を担当する．必要があれば，看護ケアの内容を変更することができる．プライマリーナースとアソシエイトナースは，継続した患者ケアの提供のために密接に連絡・協力する．

e モジュール型プライマリーナーシング

プライマリーナーシングを日本の実情に合わせて変化させた方式が，**モジュール型プライマリーナーシング**である．モジュールとはシステムを構成する部分のことであり，一つの病棟（看護単位）を，いくつかのグループ（モジュール）に区分したものと考えるとよい．看護師はいずれかのグループに所

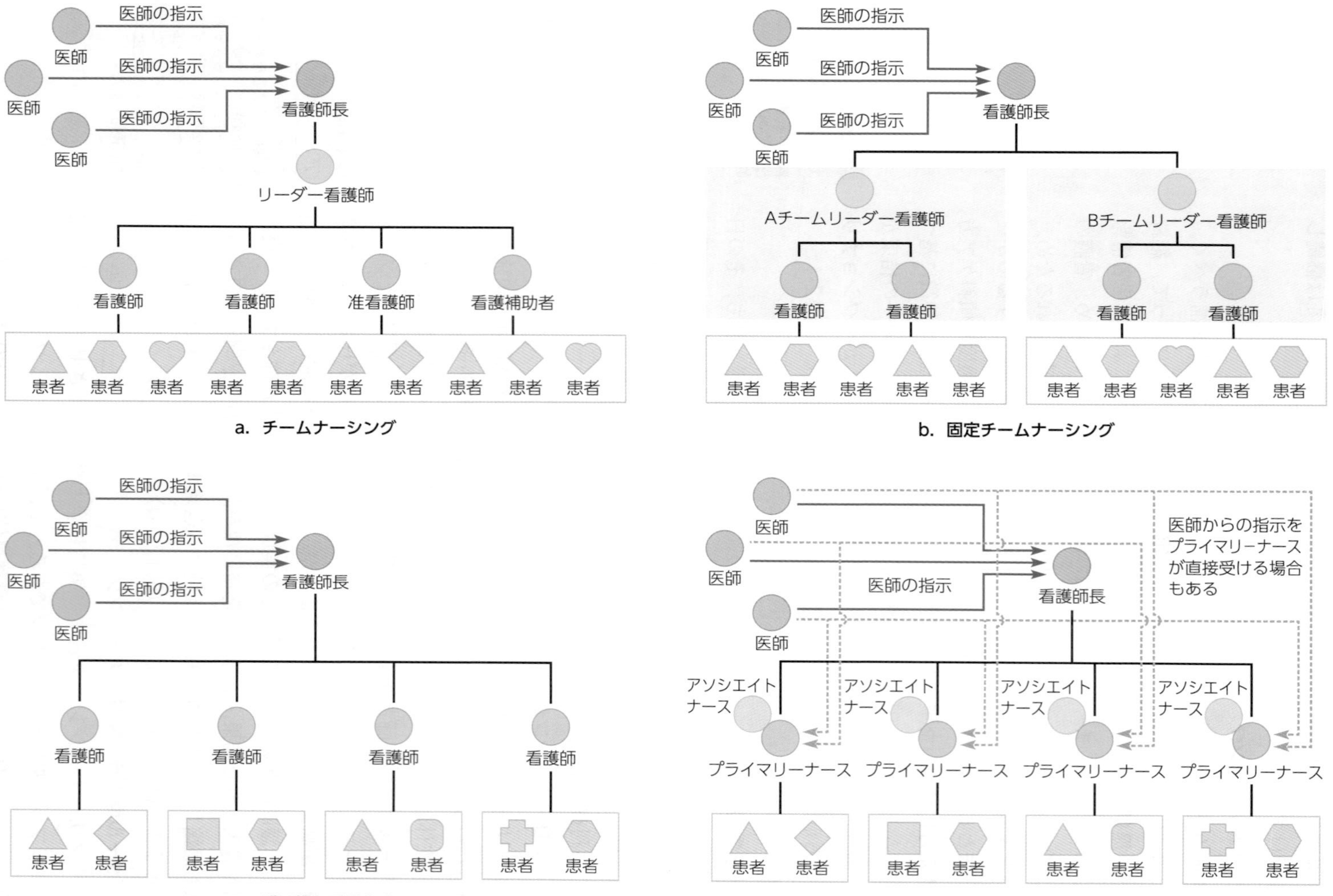

a. チームナーシング

b. 固定チームナーシング

c. 受け持ち看護方式

d. プライマリーナーシング

図12-1　看護方式

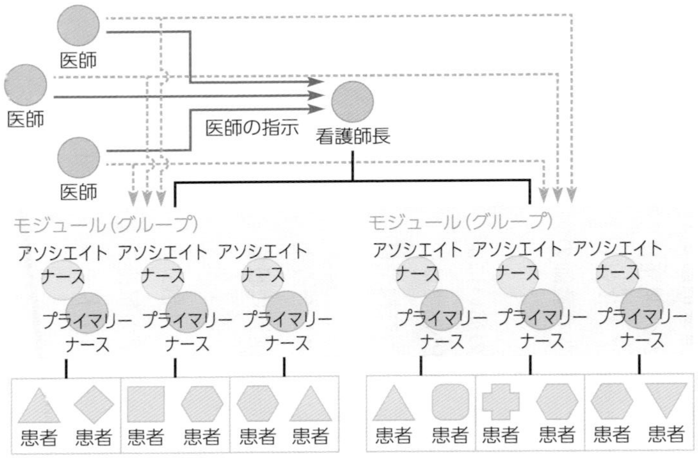

e. モジュール型プライマリーナーシング

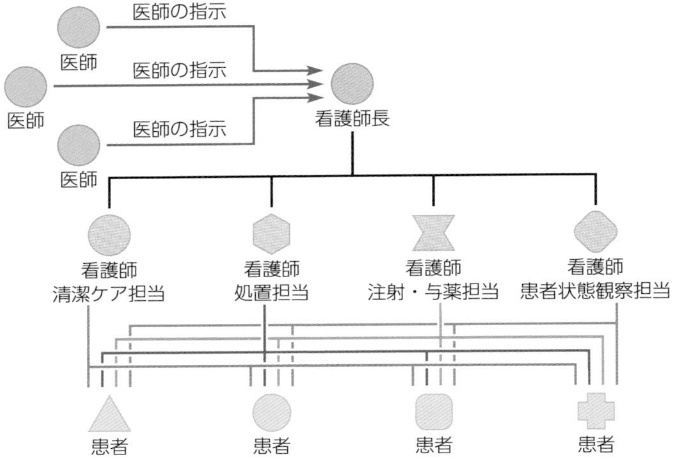

f. 機能別看護方式

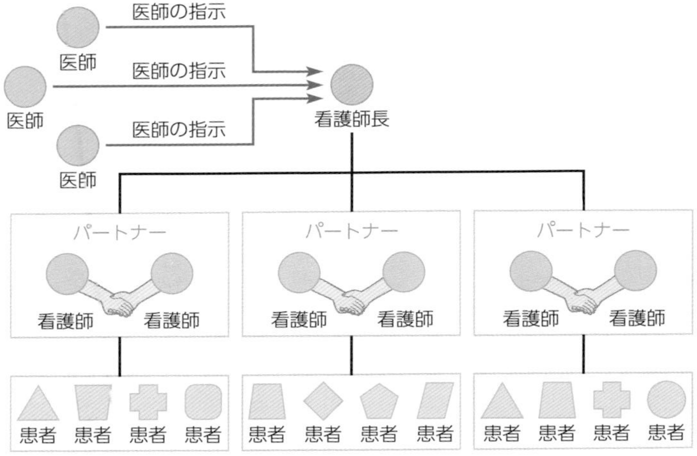

g. パートナーシップ・ナーシング・システム

図12-1 看護方式（つづき）

*リーダー看護師が配置されている看護方式においては，医師からの指示を，リーダー看護師が直接受ける場合もある．

属し，そのグループが担当する患者について受け持ち看護方式をとった上で，24時間の看護計画立案を行う．プライマリーナースは，勤務時には必ず受け持ち患者の看護を担当する．この方式の長所は，グループのメンバーが他のメンバーをサポートすることによって，看護師の経験や能力の差が，直接患者に対する看護の質の差とならないようにカバーできる点である．さらには熟練したプライマリーナースが役割モデルとなって，経験の浅いプライマリーナースを指導することが可能になる（図12-1e）．

f 機能別看護方式

機能別看護方式とは，看護業務を種類別に分類した上で，個々の看護師に割り当てて実施する方法である．具体的には，バイタルサインを測定する担当者，注射や与薬の担当者，清潔援助や排泄介助の担当者，包帯交換の担当者というように，その日に勤務している看護師で業務を分担する方法である．分担された業務を優先的に実施するため，確実性が高い．また，同一業務を一日中行うことによって，経験の浅い看護師にとっては看護技術の経験を積む機会ともなる．一方，患者にとっては，一日に複数の看護師がやってくるため，個別の相談をどの看護師にもちかけてよいのかが不明であり，看護師にとっても患者との深い関わりがもちにくいことから，双方の不満足が生じやすい（図12-1f）．

g PNS（パートナーシップ・ナーシング・システム）®

PNS（partnership nursing system）®は，看護経験の異なる２名の看護師が互いに協力し，年間を通じて毎日の看護実践や病棟内活動，委員会活動を行い，その成果と責任を共有する看護方式である[4]．このシステムの開発には，2006（平成18）年の診療報酬改定で７対１入院基本料（患者７人に対し看護職員が１人の看護配置基準）が新設されたことを契機に，新卒看護師の採用が急増したという社会背景が大きく影響している．

一人の看護師に複数の患者を割り当てる看護方式では，経験年数の違いにより発生する看護実践力の差を解決することは困難である．そのためPNSでは，パートナーとなった二人の看護師が複数の同じ患者を受け持ち，情報交換や確認作業などで互いを補完し合いながら日々の看護を実践することによって，安全で確実な看護が可能となる．相互に業務の進捗を確認し合い補完し合うため，時間のかかる業務を後回しにすることがなくなり，超過勤務の削減に役立つといった成果が期待されている．

PNSの実施に当たっては，自分自身が物事の善悪の判断基準をもつ「自立・自助の心」，自分の知識や技術を無条件で提供する「与える心」，相手の気持ちをおもんぱかり多様な視点で物事を考える「複眼の心」からなるパートナーシップ・マインドの三つの心が重要である（図12-1g）．

3 質の高い看護ケアを行うために

1 インフォームドコンセントの広まり

近代において社会はますます複雑化し，そこに生活する人々の価値観は多様化している．人々は，個人のライフスタイルの構築を重要視するようになり，自分のニーズに適したサービスを選ぶようになった．医療においても，おまかせのパターナリズム*から脱却し，自分が受ける医療は自分で決定したいと考えるように変化したのである．

一例として，1960年代にアメリカで始まった**インフォームドコンセント**の広まりにもこの変化を見ることができる[5]．インフォームドコンセントは早くから日本にも紹介されていたものの，当初は日本文化になじまない考え方であるようにとらえられていた．ところが人々の価値観の変化に伴い，1990年代から日本でも注目を集めるようになり，医療安全の考え方とともにインフォームドコンセントは医療機関に定着した．患者は治療に関わる説明を聞いた上で，自分に適した治療を選択するようになったのである．

2 看護サービスの質保証の考え方

ドナベディアン（Donabedian, A.）によると，医療サービスの質は，構造・過程・結果の三つの指標により評価される[6]．次に述べる病院機能評価にもこの枠組みが活用されており，**看護サービスの質評価**についても同様である．

看護の質評価において留意すべき点は，結果の評価である．結果には多数の要因が働くため，一概に看護の質が低いために悪い結果をもたらしたとは言いきれない．例えば，結果指標である院内感染発生率について考えてみると，看護師が手洗い・含嗽（がんそう）・マスク装着を励行し，完璧な清潔操作で術創部のドレッシング交換を行ったとしても，その他の複合的な要因によって院内感染は発生し得る．医療器具や衛生材料のもともとの汚染や，面会者や外来患者と易感染状態の入院患者が交差するような建築構造などがその例である．

このように，医療において結果を評価するとき，単純にそれをもたらした原因を特定することは容易ではない．しかし，構造・過程・結果がどのように関連し合っているのかを分析することによって，看護のどの部分を強化していったらよいのか，改善の手掛かりとすることは可能である．

3 病院機能評価

日本医療機能評価機構は非営利機関として発足し，医療機関の機能性や専門性の向上と患者のQOLの充実をねらいとして，1997（平成９）年以来，申し込みのあった病院の審査を行っている．具体的には，医師，看護師，病院管理者などの専門家が，サーベイヤー（評価調査者）として病院を訪問し実地指導する方法をとり，問題が確認されれば改善に向けた指導がなされるしくみである．実際には，医療機関の職員は，訪問審査を受ける前に調査票を作成し，評価項目に沿って自己評価した上で，可能な限り問題を解決・改善するよう努力

用語解説*

パターナリズム

父親的温情主義．家長主義．封建時代の一家の長老が家族と家を守っているように，家長の自分に一切をまかせておけば何も心配することはないといった考え方．また，強い立場にある者が弱い立場にある者の利益になるように，本人の意思にかかわらず行動に介入・干渉すること．医療においては主に医師まかせで進めることを意味する．

plus α

医療サービスの構造と過程，結果

医療サービスの構造とは，病院の建物の構造や設備，看護師の人数，業務マニュアルの整備などを指す．過程は，リスクマネジメントや患者へのインフォームドコンセント，患者とのコミュニケーション，看護ケアの提供そのものである．結果は，術後合併症や事故の発生率，患者の満足度，平均在院日数などである．

plus α

労働と看護の質評価指標

日本看護協会は「労働と看護の質向上のためのデータベース事業」において，ドナベディアンの医療の質評価の枠組みを活用した評価指標を整理している．

構造（ストラクチャー）：人員配置や労働状況，患者情報など．

過程（プロセス）：看護実践の内容．

結果（アウトカム）：褥瘡，感染，転倒・転落，誤薬の発生率など．

し審査に臨む.

2013（平成25）年４月からは，病院の特性に応じた評価体系（３rdG：第三世代）が運用されており，病院の役割や機能に応じた評価項目を設定し，診療・ケアにおけるプロセスが重視されるようになった．評価項目の設定は，ドナベディアンの三つの指標が土台となっている．３rdGの開始によって「患者の視点に立った良質な医療の実践」を評価する姿勢が一層明確になった.

➡ 評価体系3rdG：Ver.3.0については，p.261 表10-8参照.

2023（令和５）年11月10日時点で，日本全国の2,000病院が認定を受けており，全病院8,139の24.6％に当たる[7)]．認定を受けた病院は，シンボルマークの使用によって，質保証に積極的に取り組んでいることを広く社会に周知することが可能である．また，この第三者による評価システムは，同じ医療機関に所属する職員に，問題の共通認識をもたらす点でも非常に効果的といえる.

4 クリニカルパス

日本の病院の平均在院日数は先進諸国の中でもとりわけ長く，厚生労働省の「病院報告」によれば，2022（令和４）年は一般病床で16.2日であった．過去には，検査の都合により手術予定日よりも早く患者を入院させたり，高齢者の社会的入院や，仏滅・大安などの暦注についての患者の希望も取り入れたりしていたため，結果的に入院の長期化を招いていた．昨今では，医療の効率的な供給の必要性が強く認識されるようになり，日帰り手術の導入や外来化学療法の実施など外来機能を充実させるような医療提供体制の見直しに加え，入院期間短縮化に貢献する経営手法の一つとして，医学診断名や治療法ごとに作成された**クリニカルパス**と呼ばれる治療計画の活用が進んだ結果，年々わずかながら平均在院日数は短縮化の傾向を示している.

クリニカルパスを使用するメリットとしては，①治療や看護プロセスの標準化，②在院日数の短縮化，③多職種からなるチームメンバーによる患者情報の共有，などが挙げられるほか，患者へのインフォームドコンセントの一助ともなっている．クリニカルパスの作成に当たっては，患者中心の表現や，５Ｗ２Ｈ*を取り入れた具体的な記述を心掛け，患者の治療への参加意欲を促進するように働きかけることが大切である.

plus α

平均在院日数の国際比較

OECD Health Statistics 2023によると，諸外国の平均在院日数（急性期病床）は，
フランス（2021）5.6
イギリス（2021）7.1
アメリカ（2021）5.9
ドイツ　（2021）7.4
日本　　（2021）16.0
で，日本の長さが際立っている[8)].

用語解説 *

５Ｗ２Ｈ

プロセスをわかりやすく明確にするための手法で，基本的な５Ｗ１Ｈ（Who 誰が，When いつ，Where どこで，What 何を，Why なぜ，How どのように）に，How much（コスト）を加えたもの．最も安い費用で，同じあるいはそれ以上の効果を上げる方法を考えてプロセスに取り入れることが大切である.

4 病院組織とリーダーシップ

1 病院組織の成り立ちと専門職の協働

病院では，多数の医療専門職が協力しながら医療サービスを提供している．医療サービスは，そのままでは広範であまりにも複雑な仕事であるため，各専門職の特徴に即して，仕事をより小さな範囲に分割した上で，それぞれの職種に割り当てている（部門化）．また，同じ種類の仕事を行う部門の中でも，第一線に立って患者に対し直接仕事を行う人々と，これらの人々を管理・監督する人々，病院組織の経営を担当する人々というように役割の違いによって序列をつけている（階層化）.

組織運営には，**組織図**が必要であり，これにより各部門のつながりや，部門の責任の範疇（はんちゅう），誰が誰を監督するのかなどが明らかになる．その上で，病院職員全員が足並みをそろえて仕事に専念できるように，共通の規則を定めている．患者のニーズが多様化している現在では，多数の専門職が協力し，一人ひとりの患者に対応したチーム医療を行う動きが活発である．組織を整備することは，各専門職のもつ特性や能力を効果的に発揮させる基盤を整えることにつながる．

2 リーダーシップとそのスタイル

リーダーシップとは，その人が置かれた状況において，目標達成に向けて個人あるいは集団に影響を及ぼすプロセスである．**チーム医療**を例に考えてみれば，考え方の違うさまざまな専門職に対し，患者のニーズを満足させ，かつ安全な医療を提供するための最適な方法を見つけるという共通目標を示し，参加している人々を動機付け，一致団結させるためのプロセスのことである．リーダーシップの考え方に基づくと，必ずしも職位の上位者が適切なリーダーシップを発揮するとは限らない．その集団が求めている方向や価値に適した者が，自ずと集団の所属メンバーから受け入れられ，影響力を行使することもある．

リーダーシップにはいくつかのスタイルがある．すべての決定をリーダーが行う独裁型リーダーシップや，リーダーに従うフォロワーが目標設定することを奨励する民主的リーダーシップ，リーダー自身が意思決定を放棄した自由放任型リーダーシップなどが代表的なものである．もともと教育背景も仕事の内容も異なる専門職集団を一致団結させるためには，各職種の考えを十分に聴き肯定的に受け止めた上で，患者にとって最良の方法をメンバー間で協議し決定していく方法が望ましい．メンバーの成熟度や問題の緊急性に応じてリーダーシップスタイルを変化させながら，問題把握と解決の能力を向上させ，満足感とともにメンバー相互の信頼感を増していくことが期待される．

3 組織文化とマグネット・ホスピタル

組織運営において，組織文化の醸成は重要である．**組織文化**とはその組織のアイデンティティーであり，組織のあらゆる部門に浸透し，所属する人々のものの考え方や態度，言動に大きく影響を与える．組織としての信念や使命を，組織理念として明文化している医療機関も多い．

数ある病院の中でも，看護師を磁石のように引き付ける，魅力ある病院のことを**マグネット・ホスピタル**と呼んでいる[9]．魅力ある組織文化を醸成している病院は，そこで働く看護師の職務満足度を向上させ，定着率を高め，質の高いケアの提供を容易にする．健全な組織風土*が，意欲ある看護師をその病院にとどめていることを忘れてはいけない．

用語解説*

組織風土

組織理念が明文化されていないにもかかわらず，職員に広く浸透して暗黙的に仕事の進め方や考え方に影響する要因．主な構成要素に，①方向の明確性，②意思決定，③組織の統合度，④マネジメント・スタイル，⑤業績志向性，⑥組織のバイタリティー，⑦処遇，⑧人的資源の開発，⑨ホスピタル・アイデンティティーがある．

マグネット・ホスピタル

1980年代，アメリカでは深刻な看護師不足に直面していたが，特定の病院に限り，すぐれた看護師が定着し，質の高い看護を提供していることに注目が集まっていた．このような病院は，のちにマグネット・ホスピタルと呼称されるようになり，看護師の職務満足感や定着率を高める病院組織や看護体制のあり方について，アメリカ看護アカデミー（American Academy of Nursing）が全米163カ所の病院を対象に調査を行った．この調査結果は，マグネット・ホスピタルを認定するための評価項目作成の基盤となり，現在ではアメリカ看護認定センター（American Nurses Credentialing Center）が，マグネット認定プログラムを実施している[9]．

5 統合していく力

看護ケアのマネジメントには，その対象となる資源や，さまざまな側面，プロセスがあることは，これまで述べてきた通りである．マネジメントは，必ずしもマネジャーすなわち看護管理者によってのみ行われるものではなく，日々の看護実践においては，個々の看護師が自分の提供する看護ケアをマネジメントすることになる．

新人として職業に就いたばかりの時期，看護師は一つひとつの看護技術を駆使することはできるかもしれないが，一定の時間内に仕事を終了できるように優先順位を決め，時間配分し，かつ患者の満足を得られるような丁寧な看護を実施していくことは容易ではないだろう．まさしく看護ケアのマネジメントとは，断片的な看護ケアを統合していく力であり，看護師本人がモチベーションを高めてその能力を身に付けようとしない限り，自然に獲得できるものではない．良質な看護を提供する責任が，個々の看護師に課せられていることを理解し，日々研鑽することが期待されている．

リンク G 医療安全２・３章

2 医療安全への取り組みと働く人の労働安全

1 人は間違いを避けられない

“To Err is Human”『人は誰でも間違える』というタイトルの本が2000（平成12）年に出版され，医療界のみならず社会に大きな反響を呼んだ[10]．医療過誤の発生率があまりにも高いことが指摘され，医療過誤による死亡者数は死亡順位の８番目に位置し，年間死亡者数は自動車事故よりも多いとの報告は人々を驚愕（きょうがく）させた．著者らは，「人間は誰でも間違えるが，間違いの分析から多くを学び，間違いを防ぐことはできる」と述べている．

日本医療機能評価機構では，医療事故情報収集等事業を行っている．2022年

plus α

To Err is Human

米国医療の質委員会が1999年に医療事故の現状をまとめて発表した報告書．

表12-1　事故の概要および各事故の内容

	1位	件数	%	2位	件数	%	3位	件数	%	4位	件数	%
事故の概要	治療・処置	1,724	32.4	療養上の世話	1,653	31.1	ドレーン・チューブ	417	7.8	薬剤	410	7.7
事故の内容	治療・処置の管理が不適切	205	11.9	転倒	962	58.2	自己抜去	58	13.9	過剰投与	52	12.7
	方法（手技）の誤り	151	8.8	転落	101	6.1	自然抜去	35	8.4	処方量間違い	27	6.6
	異物の体内残存	76	4.4	誤嚥	55	3.3	切断・破損	35	8.4	薬剤間違い	24	5.9

※事故の概要は，事故件数合計5,313件（100%）のうち，「その他」を除く上位４位の件数と割合を示す．事故の内容の「その他」の項目は除外した．

日本医療機能評価機構．医療事故情報収集等事業2022年年報及び集計表．事故の概要（YA-35-C），事故の内容×事故の程度（YA-65-C）から，発生件数の多い事故の概要第４位までを抜粋して筆者が作成．

年報[11]によれば，事故の概要は「治療・処置」が最も多く，次いで「療養上の世話」「ドレーン・チューブ」「薬剤」「検査」「医療機器等」「輸血」の順に高かった（「その他」は除く）．さらに，事故の概要の上位４位について，頻度の高い事故内容に注目して整理したものが**表12-1**である．まず「治療・処置」では，治療・処置の管理が11.9%，方法（手技）の誤りが8.8%を占める．次に「療養上の世話」では，転倒が58.2%と過半数を占めている．「ドレーン・チューブ」では，自己抜去が13.9%，自然抜去と切断・破損が8.4%を占め，また「薬剤」では，過剰投与が12.7%を占めている．

これらの結果からは，ベッドサイドで患者に直接的な看護を提供する看護師が関与する事故の割合が高いことが示唆され，看護師が各医療機関で定められている医療安全のガイドラインおよび看護基準，看護手順を確実に守ることが，医療安全への第一歩であるといえる．また，患者の転倒やドレーン・チューブの自己抜去を防ぐためには，患者の行動を予測することも重要であり，看護師は患者の病態や治療の影響，薬効の理解を深め，アセスメント能力を磨くことが求められる．

2 医療事故発生への危機感と医療安全対策の推進

日本では，1999（平成11）年１月から２月にかけて二つの大きな医療事故の発生が報じられ，国民は医療の安全に大きな不信を抱くことになった．同時に，医師と看護師がこれらの事故に深く関わっていたことが明白となり，医療界には大きな衝撃が走ったのである．これらの事故を契機として，国は医療安全対策の推進に力を注いできた．

2001（平成13）年３月から，国は「患者の安全を守るための医療関係者の共同行動（patient safety action）」として総合的な医療安全対策の推進に取り組み，2001年を「患者安全推進年」と位置付けた．2002（平成14）年には**医療安全推進総合対策**が策定され，医療安全を確保するための関係者（国，

plus α

1999年二つの医療事故

１月に手術患者の取り違え事故が発生，２月には消毒液を血液凝固阻止薬と取り違えて点滴し患者を死亡させる事故が起きた．

地方自治体，医療機関等，医療従事者個人，患者）の責務等が示されるとともに，医療機関内の適正な安全管理体制の整備や，医薬品・医療用具等に関わる安全性の向上，医療安全に関する教育研修，医療安全推進に向けた環境整備等の必要性が示された．

2006（平成18）年には「良質な医療を提供する体制の確立を図るための医療法等の一部を改正する法律案」が成立し，医療を受ける者の利益の保護，および医療機関の管理者の義務，都道府県による医療安全支援センターの設置が医療法に定められた．

その後も，ヒヤリ・ハット事例の収集や，医療事故による死亡の原因究明・再発防止等のあり方に関する検討などが精力的に進められ，2015（平成27）年には医療事故調査制度が施行され，医療事故が発生した医療機関における院内調査に基づいた再発防止のしくみが整えられた．2018（平成30）年には第3回閣僚級世界患者安全サミットが東京で開催され，患者安全の問題に注目し科学的根拠に基づく制度を構築していく「東京宣言」が提言された．

3 ヒヤリ・ハットレポートおよび医療事故報告の重要性

日々の看護実践において，「**ヒヤリ・ハット**＊」を体験したことのある看護師は数多い．ハインリッヒ（Heinrich, H.W.）は労働災害事故の研究を通じて，１件の重大な傷害事故（死亡など）の背景には，同種の軽い傷害事故（負傷生存）29件，その背景には傷害には至らなかった同種の事故（ニアミス）が300件あると述べている[12)]．

傷害を伴う事故になるか，ニアミスの段階で未然に防げるかは，職場における防御メカニズムが機能するか否かにかかっている．また，マスコミ報道等を聞いたときに，他人ごとではなく自分の職場でも起こり得ることとして，危機意識を伴って職場の事故防止システムを再点検できるかどうかで，同種の事故発生率は異なってくる．

ヒューマンエラー分析の専門家であるリーズン（Reason, J.）は，エラーを２種類に分けている[13)]．一つ目は，計画通りに正しい行動をとらなかったことによる**実行のエラー**であり，二つ目は当初の行動計画に間違いがあったことによる**計画のエラー**である．人がエラーを犯した際の発生要因を分析すると，その状況や背景は非常に類似していることが確認されている．実際に患者に傷害が生じた事故と，幸いにも患者に傷害が生じなかった事故の発生要因には大きな差はなく，何重にも張り巡らされたはずの防護バリアの小さな穴を，数百分の１の確率で不幸にもすり抜けてしまったときに，傷害を伴う事故になると考えられている．

この共通認識のもと，医療機関においては，何らかのエラーがあったが傷害には至らなかったケースについてはインシデントレポートに，有害事象（事故）が起こった場合はアクシデントレポートにその詳細を記し，事故原因を分

用語解説＊
ヒヤリ・ハット
医療サービスを提供した際に，正しく実施されなかったものの，対象者に被害を及ぼすことはなかった事例．エラーを起こした際に「ヒヤリ」「ハッ」としたもの．

➡ インシデント，アクシデントは，p.223参照．

析している．これらのレポートは当該職員を責めたり処罰したりするものではなく，再発防止を目的とするものである．また，前述したように，日本医療機能評価機構は，厚生労働省からの委託事業として医療事故情報収集等事業を実施しており，医療機関から提供されたヒヤリ・ハット事例や医療事故情報を収集・分析した上で，安全な医療の実現に向けて医療機関および国民に向けた情報提供をしている．

さらに2015年，医療事故調査制度のスタートにより「医療事故調査・支援センター」に指定されている日本医療安全調査機構では，医療事故調査の相談・支援，院内調査結果の整理・分析を行うとともに，集積された報告書からの提言をまとめて医療機関に提供し，医療事故の再発防止に取り組んでいる．

4 事故防止に役立つチェックシステム

看護師は，処置にせよ与薬にせよ，患者に対する医療サービスの最終行為者となるケースが多く，事故を起こす危険性は医療従事者の中でも高いと考えられている．このことを個々の看護師がしっかりと自覚した上で，日々の事故防止と**セーフティマネジメント***に努めていく必要がある．

1 セルフチェック

まずは，自分自身にどのような思考や行動上の特徴があるのかを，一人ひとり確認することが大切である．看護師として仕事をし，エラーを一度も体験することがなければ，その人は非常に幸運であるといえるが，そのような看護師は数少ないであろう．エラーを犯したとき，毎回必ず報告書に記入することによって，自分のエラーの発生パターンを発見することができる．人は，思考のしかたや物事への注意の向け方が決まっているため，同じようなエラーを繰り返す傾向がある．自分自身の傾向を把握することによって，自分の行動を変容させることも可能である．

また，人間の注意力には共通した特性があることを知っておく必要がある．第一に，人の注意力は体調や緊張によって変化するため，常に明晰（めいせき）な注意力を持続するのは難しいということ，第二に，関心が強ければ注意を向けることが可能であるということ，第三に，一つの事項に強い注意を向けたときには，注意の範囲は自ずと狭まること，第四には，強い注意のあとに弛緩が生じるため，エラーが発生しやすいということである．このような人の注意力の特性をあらかじめ理解しておけば，自分の行動の**セルフチェック**に大いに役立つ．

さらに，事故防止において一人ひとりの看護師に求められることは，医療安全に関わる原則や各医療機関で決められたルールを確実に守るという姿勢の維持である．例えば，薬剤の誤認事故防止のために「３回確認」のルールがある．薬剤を所定の場所から取り出すとき，１回分の薬剤を準備するとき，薬剤を所定の場所に戻すときに，必ず処方せんと薬剤を照合する．また，患者への輸液が問題なく行われているかどうかを確認するためには，点検すべきポイ

用語解説*
セーフティマネジメント
患者に起こる事故やヒヤリ・ハットなどの事項を防ぐことに重点を置く，患者中心の考え方．リスクマネジメントが組織を守る意味があるのに対して，患者の安全確保に目的を限定している．

ントをあらかじめ書き出したチェックリストを活用すれば，一定時間ごとにそのリストに沿って，漏れなく確認することができる．このような原則やルール，チェックリストといったツールは，人の行動特性を踏まえた上で作成されている．看護師は，人それぞれの傾向や共通の特性を認識し，一つひとつの技術を安全に実施することを常に念頭において，業務に従事することが大切である．

2 チームによるチェック

看護はチームメンバーの連携・協力によって提供されており，事故防止においてもチームによるチェックシステムは効力を発揮する．最もよく行われるのは，２人で確認し合う**ダブルチェック**である．例えば，輸液ボトルを患者のベッドサイドに準備した際に，実施に当たり別の看護師にも患者名や処方せんの内容を確認してもらうといったシステムである．これによって，患者の取り違えや，輸液の内容・順番の間違いを発見する確率は高くなる．

患者や家族に協力してもらう方法もある．患者に注射や処置を行う際に，毎回，患者名を尋ねて，患者本人にフルネームで答えてもらう．一人の患者の入院期間が大幅に短縮し，一方で，看護師の二交代制勤務が取り入れられて出勤日数が減っている病棟においては，患者の取り違えを防ぐ方法として有効である．そして「今から○○の注射を行いますが，医師から説明を聞いていらっしゃいますか？」といった具合に，患者が自分に行われる治療の内容を把握しているか問いかけてみるのである．事故が未然に防止されたケースにおいて，患者から間違いを指摘されてエラーを発見できた例は少なくない．

さらに，業務開始時に，リーダー看護師とメンバーとの業務の打ち合わせを工夫する方法がある．昨今では，電子カルテシステムや記録システムの整備が進み，前勤務帯の看護師からの申し送りを中止，あるいは大幅に時間を短縮している病院が増えている．受け持ち患者の情報収集は，出勤後，個々の看護師が主体的に行っている．しかし，経験の浅い看護師には，患者の経過を記録物から把握することはできても，その患者に行われる検査や処置，また，薬剤を投与する手順の中に，エラーに結び付く要素があるかどうかは予測がつかない．業務の開始時に経験の豊富な看護師が，エラー防止についての具体的なアドバイスをすることによって，経験の浅い看護師に注意を喚起することが可能となる．

3 医療機器の安全システムの整備

フールプルーフ（fool proof）と**フェールセーフ**（fail safe）は，人が万一エラーを犯しても，機械や設備で補って事故に至らしめないような機能のことを指し，このようなシステムを医療器具・器械に導入することは事故防止に大いに役立つ．フールプルーフとは，機械・器具の操作中に人がたとえ手順を誤っても，正しい手順でなければ運転ができないように設計されたものである．例えば酸素供給口と思い込んで，吸引用の差し込み口に誤ってバルブを接続しようとしても，バルブと差し込み口の形状が異なれば接続できず事故にはつながらない．また病室で電子カルテを使用している場合は，患者のリストバンドのバーコードを読み取ることで，患者誤認や薬剤間違いを回避するシステムも導入されている．

一方，フェールセーフとは，機械やその部品に故障が生じても，常に安全なほうに作動する構造や機能のことをいい，多くの場合，機械を停止させることによって安全を保障するものである．このようなシステムは，昨今，医療器具や器械に積極的に採用されており，医療事故防止に貢献している．

5 チームSTEPPS

医療事故原因の分析が進むにつれ，安全な医療提供のためには個々の医療従事者が優れているだけでは十分ではなく，チームとして優れた機能が発揮できることが重要であるという認識が深まってきた．**チームSTEPPS（ステップス）**とは，2005年にアメリカ国防総省が医療研究品質局（AHRQ）と共に開発した「医療のパフォーマンスと患者安全をより高めるためのチームとしての戦略とツール」（Team Strategies and Tools to Enhance Performance and Patient Safety：TeamSTEPPS®）であり，効果的にチームワークを発揮するためのトレーニングプログラムである[14]．

このプログラムでは，チーム医療に必要なコンピテンシー（実践能力）である「リーダーシップ」「状況モニター」「相互支援」「コミュニケーション」の四つについてトレーニングし，チームパフォーマンスの向上と患者の治療効果の最適化，安全文化の醸成を目指している．

チームSTEPPSは日本の医療機関にも導入され，成果を上げている．例えば手術室においては，執刀前にチーム全員で患者情報を共有する時間が設けられ，チームSTEPPSの考え方が生かされたチーム作りの場となっている．患者の手術リスクの確認や，リスクのモニタリング方法，発生時の対応などを決めた上で執刀することにより，エラー回避のみならず，術前処置や投薬の正確な実施率の上昇や，手術室で働く職員の満足度の向上にもつながっている．また，医療機関内の有害事象の減少や損害賠償件数の減少も報告されている[15]．

6 看護職の労働安全衛生

1 看護職が働き続けられる環境の整備

医療や看護の高度化に伴い，看護職員の労働環境も大きく変化している．患者に良い医療を提供するためには，医療機関の経営者や看護管理者が職務上の責務として，労働者である看護職員を業務上の危険（ハザード）から守る対策を立てると同時に，看護職員自身も自らの健康を守るという認識をもつことが重要である[16]．

看護職の働く場は，病院や診療所だけではなく，訪問看護ステーション，介護老人保健施設，保健所や地域包括支援センター，企業など多岐に及んでおり，人々の健康を支えるために，長い年月にわたり社会に貢献することが期待されている．看護職は，長時間労働や夜勤・交代制による不規則な勤務に加え，患者（利用者）の生命に関わるような事態への緊急対応，また期待通りの治療結果が得られない不満やいら立ちから患者に暴言を浴びせられることもあり，緊張やストレスの多い職業といえる．

労働者の安全と健康を守るための法律として**労働安全衛生法**があり，経営者には，快適な職場環境を整える体制づくりが求められている．同時に，看護職の一人ひとりが職場の就業規則を確認し，適切に休養をとり，心身ともに健康に過ごせるよう努めることが大切である．

1 経営者および看護管理者の役割

経営者と管理者は，労働者と共同で職場環境を確認し，労働者の健康と安全に配慮した取り組みを行う必要がある．まず組織全体では，衛生委員会や相談窓口の設置，保安体制の整備，有害要因の除去，健康診断やストレスチェックの実施など，産業医や人事部門と連携しながら職場環境の改善に努める．安全対策マニュアルを作成し，職員研修により労働者に浸透を図ることも大切である．看護管理者には，看護部門の責任者として，業務上の危険を把握した上でさまざまな対策を立てる役割がある．特に看護職の労働時間管理や人員配置が適切に行われるように監督し，労働安全に関する職場研修を推進する．

2 看護職個々による取り組み

さまざまな業務上の危険が存在する医療の現場においては，看護職一人ひとりが，学生のうちから危険要因やその対処法を知り，自分自身の健康管理に努め，心身が安定した状態で患者（利用者）に看護を行うことが求められる．就業規則や安全対策マニュアルを十分に理解した上で業務に携わることは，専門職としての義務である．さらに近年では，労働者の仕事と職場外の生活の調和が重要視されるようになり，**ワーク・ライフ・バランス**（work life balance：WLB）という考え方が浸透してきた．看護職についても，日本看護協会と都道府県看護協会が協働してワーク・ライフ・バランスを推進し，長時間労働や夜勤・交代制による不規則な勤務等の見直しを図っている．

2 看護業務上の危険と防止策

1 職場内感染

看護職が働く場所には，ウイルス，細菌などの生物学的危険要因が存在しており，空気，飛沫，接触，経口，血液・体液媒介などの感染経路によって看護職が感染する危険性がある．

❶空気，飛沫，接触，経口による感染

ウイルスによる小児感染症には，麻疹，水痘，風疹，流行性耳下腺炎などがあり，感染予防には十分な抗体価をもっている必要があるため，個々の看護職の過去の感染歴やワクチン接種歴の確認は重要である．また，結核は結核菌の空気感染により病院内の集団感染発生につながる恐れがあり，感染の診断には，胸部X線撮影やツベルクリン反応検査，インターフェロンγ遊離試験*（IGRA）などを実施する．近年，パンデミック（世界的大流行）となった新型インフルエンザや**新型コロナウイルス感染症**については，市中感染と病院内感染の両方の感染経路が考えられ，看護職は職場における集団感染の危険に常にさらされている．自分や家族，また入院患者などへの感染・伝播を避けるためにも，感染予防策として，適切な薬品を用いた手指消毒のほか，マスク，ガウン，フェイスシールドなどの個人用防護具（PPE）の使用を徹底しなければならない．

❷血液・体液媒介による感染

B型肝炎，C型肝炎，HIV/AIDSなどの感染症は，ウイルス保有患者に使用した注射針を看護職が不注意により自分に刺したり，血液や体液を自分の傷口や粘膜に曝露したりすることによって罹患することがある．日ごろから標準予防策（スタンダードプリコーション）の実施に加え，職場の看護手順や医療安全マニュアルを遵守（じゅんしゅ）し正しい手技で操作を行うことが大切である．

2 放射線被曝

看護職に健康被害を与える物理的要因には，放射線，音，光などがある．放射線については，検査や治療の目的でX線撮影やCT検査，核医学検査（RI），放射線療法などが日常的に実施されており，看護職が検査や治療の介助に立ち会う機会も増えているため，**放射線被曝**による健康被害を回避する知識をもたなければならない．外部被曝防護の３原則である「時間」「距離」「遮蔽（しゃへい）」について理解し，確実に実行する．また，放射線業務に従事する者は，個人線量計を装着し被曝線量を測定する必要がある．

3 ラテックスアレルギー

看護職の健康に影響を与える化学的要因の一つに，**ラテックス**（天然ゴムに含まれる成分）がある．ラテックスは，医療用手袋やカテーテルなどの看護職が日常的に使用する医療材料に原料として含まれており，重篤なアレルギー症状を起こす場合がある．ゴム製品に触れた後に皮膚のかゆみや蕁麻疹を生じたことがある人，またはフルーツアレルギー（キウイ，アボカドなど）がある人は，ラテックスアレルギーのリスクが高いと考え，十分に注意する．

4 抗がん薬曝露

その他の化学的要因には，医療器具の滅菌消毒に使用されるエチレンオキサイドガスやグルタルアルデヒドなどの消毒薬のほか，抗がん薬などの薬剤があり，人体への影響が大きい．抗がん薬には急性中毒症状や発がん性などの恐れがあり，取り扱う際には，エアロゾルの吸入や経皮的・経口的に曝露することが考えられ，これらを防ぐために安全キャビネットの使用やガウンテクニック*を徹底する．看護職は，抗がん薬取り扱い時の作業手順や廃棄方法を遵守し，自らの健康を守らなければならない．

用語解説*
インターフェロンγ遊離試験

IGRA検査は，血液中のリンパ球を結核菌特異的抗原で刺激したときのリンパ球からのインターフェロンγの産生量を測定し結核感染を診断する方法．結核症の補助診断や潜在性結核感染症の診断目的で用いられる．従来のツベルクリン反応では，陽性がBCG接種によるものか，真に結核感染によるものか鑑別困難であったが，IGRAにより鑑別可能である．

plus α
新型コロナウイルス感染症のワクチン

政府は重症者や死亡者を減らし医療機関の負担を減らす目的で，医療従事者や高齢者に対し，優先的にワクチン接種を進め，次に基礎疾患のある人や高齢者施設等の従事者，その後は接種の加速化を図るため，企業や大学等において職域単位でワクチン接種を行った．

用語解説*
ガウンテクニック

個人防護具を正しく着脱する技術．

|5| 院内暴力，ハラスメント

医療現場に業務上の危険をもたらす心理社会的な要因には，患者や家族から受ける暴言，暴力，セクシュアルハラスメントなどの院内暴力や，同僚などから受けるハラスメントが挙げられる．

院内暴力を受けた経験のある看護職は少なくなく，2011年に都内私立大学附属病院本院11施設に勤務する全職員を対象とした調査では，過去１年間に何らかの院内暴力を受けた者は44.3％にも及んでおり，医療者側の誘因として「説明や確認不足」「待ち時間の長さ」などが挙げられている[17]．医療者側による改善は必須であるが，暴力行為は許されるものではない．日本看護協会では「保健医療福祉施設における暴力対策指針－看護者のために－」を発刊し，看護職への被害を最小限にするように取り組んでいる．医療機関は，暴力対策マニュアルの作成や警察への通報などの体制を整える必要がある．

職場の同僚からのハラスメントには，職務上の地位や人間関係を背景に，精神的な苦痛を与える**パワーハラスメント**や，妊娠・出産・育児休業の取得などに関連して不利益な扱いをする**マタニティーハラスメント**などがある．これらは，職場における上下関係や優位性により発生することが多く，そこで働く人々の労働意欲や生産性に悪影響を及ぼす．相談窓口を利用し，早期に問題を解決することが大切である．

リンク G 災害看護

3 災害看護の基礎

1 災害看護の必要性

世界の至る所で，地震をはじめ，気候変動による洪水や海面上昇，高潮，熱波，寒波，干ばつなどのために，人々の健康と暮らしが脅かされている．気候変動が引き起こす問題や水不足，飢饉（ききん）や紛争により移住を余儀なくされる人々の数は，2050年までに50億人にのぼると予測されている[18]．

日本は，2011（平成23）年３月に発生した東日本大震災などにみられるように，世界のマグニチュード6.0以上の地震の約２割が起こっている地震多発国であり，南海トラフ地震や首都直下地震*などの大規模地震発生の切迫性が指摘されている（図12-2）．さらに，平成30年７月豪雨や令和元年東日本台風などの激甚（げきじん）な洪水氾濫や土砂災害を引き起こす気象災害が頻発している．私たちは，今後もこれまでの想定を超える災害が，各地で頻繁に生じる時代に生きていることを認識しておく必要がある．

災害が発生すると，災害発生時の外傷などによる直接的な健康被害だけでなく，災害発生後の劣悪（れつあく）な生活環境やストレスから体調を崩したり，感染症や低栄養などの健康障害を来したりすることが知られている．また多くの被災者

> 用語解説*
> **首都直下地震**
> 東京に大きな被害を及ぼすことが想定される東京湾北部地震および多摩直下地震．規模はマグニチュード6.9～7.3クラス．発災時には，被災地域内での避難所不足，必要物資の供給支障，避難者が必要とする情報不足，応急住宅不足，発災直後の一斉帰宅による混乱，都心部での大量停留者の発生，駅周辺での混乱，トイレや休憩場所の不足，避難所の運営の混乱といった状況が想定され，対策が講じられている．

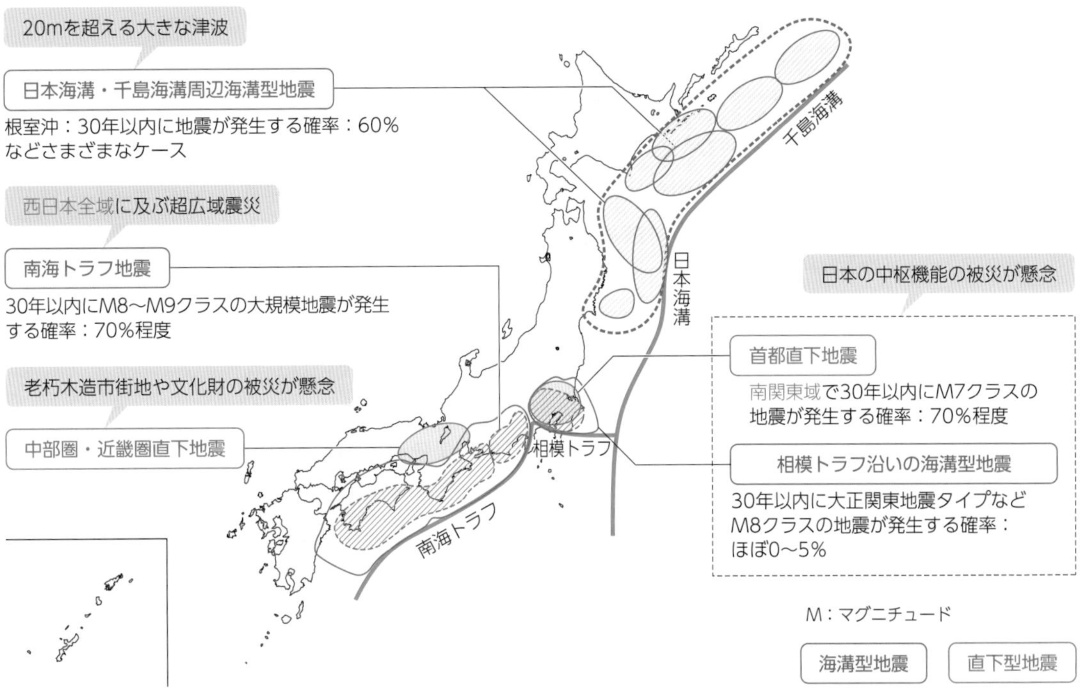

内閣府．地震災害．防災情報のページ．http://www.bousai.go.jp/kyoiku/hokenkyousai/jishin.html，（参照2023-11-21）．

図12-2　想定される大規模地震

は，避難所生活を送ることになる．

2016年４月に発生した熊本地震では，熊本県や大分県などで避難所生活を送る被災者は，発生後５日で９万人を超えた．車中で寝泊まりしていた被災者に肺塞栓症の発症が相次いだことから，政府の非常災害対策本部は，被災者の住環境整備とともに，エコノミークラス症候群*の予防法の周知徹底を指示した．被災地で健康管理を行っていた看護職は巡回時に予防を啓発し，医療救護班と協力して，装着方法を指導しながら弾性ストッキングを配布する取り組みを行った．

避難所は，さまざまなニーズをもつ被災者が共同生活を送る場であり，日常生活への支援，特に排泄のニードへの対応，プライバシーへの配慮や人間関係の調整が必要となる．また，避難所での密集した集団生活では感染症が流行しやすく，汚水・汚泥・土ぼこりを原因とする感染症に罹患するリスクもある．被災地における看護職は，自宅の片付けで負傷した人の創傷処置や，避難所の環境整備，手洗いの指導などの感染症対策をはじめ，被災者を災害関連死から守り，心身の健康状態を維持できるよう適切な看護を提供する役割を担っている．

平常時においても，在宅で医療支援を受けている小児や高齢者，障害者，妊産褥婦が災害時に適切なケアを受けられるよう，他職種と連携・協働しながら地域の減災・防災のしくみを構築する上で，看護職が果たす役割は非常に大きいといえる．

コンテンツが視聴できます（p.2参照）

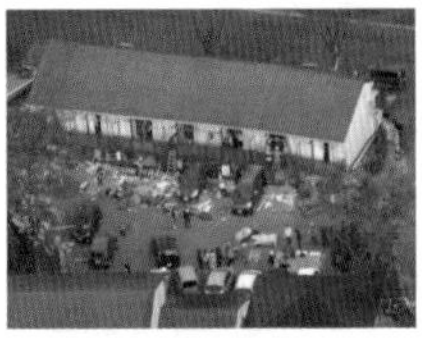

●平成28年熊本地震〈動画〉
写真提供：朝日新聞社

用語解説 *

エコノミークラス症候群

深部静脈血栓症に伴った急性肺動脈血栓症．妊産褥婦，高齢者，喫煙者，下肢手術経験者，がん患者などに発症しやすい．車中や避難所での生活を余儀なくされる避難生活で，歩行時の呼吸困難，胸の痛み，一時的な意識消失，片方の足の浮腫が出現した場合に疑われる．長時間の同一体位やトイレを我慢しての水分制限は発症リスクを高めるため，プライバシーに配慮した環境管理と保健指導が必要となる．

2 災害の定義

ガン（Gunn, S.W.A.）は，「災害とは，重大かつ急激な出来事による，人間とそれを取り巻く環境の広範囲な破壊の結果，被災地域がその対応に非常な努力を必要とし，時には外部や国際的な援助を必要とするほどの大規模な非常事態」と定義している[19]．また，災害対策基本法第二条では，災害を「暴風，竜巻，豪雨，豪雪，洪水，崖崩れ，土石流，高潮，地震，津波，噴火，地滑りその他の異常な自然現象又は大規模な火事若しくは爆発その他その及ぼす被害の程度においてこれらに類する政令で定める原因により生ずる被害をいう」と定めている．

災害は，自然現象などにより引き起こされるが，自然現象そのものが災害というわけではない．災害とは，発生原因，規模や期間により決まるのではなく，人々の生命や健康，社会生活環境が被害を受けるかどうかで決まるものである．

3 災害の分類

災害には多くの分類方法がある．ここでは，災害の原因となる現象や状況であるハザード（hazard）に基づく分類を示す．

ハザードに基づく分類

- 自然災害：暴風，豪雨，豪雪，崖崩れ，土石流，地震などの自然現象によるもの
- 人為災害：大型交通事故，CBRNE（シーバーン）災害*，テロや戦争などの局所的なもの
- 特殊災害：CBRNE災害，海上災害などの広域化した人為災害

4 災害医療と3T's

救急医療は個人を対象とするが，**災害医療**は多くの傷病者を対象とする医療である．救急医療施設や設備も何らかの被害を受け，医療資器材の不足，医療従事者の不足などが生じた災害現場において，トリアージ（triage），治療（treatment），搬送（transportation）の**3T's**が行われる．

トリアージとは，一人でも多くの傷病者を助けることを目標に，傷病者を緊急度別に選別するもので，二つの例外（気道障害，致命的な出血）を除いて治療は行わないのが原則である．治療は，各種外傷，低体温，脱水，感染予防，クラッシュシンドローム*（挫滅（ざめつ）症候群）などの傷病者に対して，応急処置を行う．気道確保，止血，骨折部位の固定，開胸ドレナージ，ショック症例への輸液処置などがある．搬送は，傷病者を被災地以外の医療機関に移送することであり，搬送時間や受け入れ体制に応じて，バスやドクターヘリなどによる広域搬送が行われる．

plus α 早めの避難のために

自治体からの避難情報発令時に慌てず避難するためには，自宅，学校，実習施設等のある市町村が作成したハザードマップをみて，どのような危険があるか，また命に危険が及ぶタイミングやエリアを事前に把握しておくことが大切である．ハザードマップは，各自治体のホームページなどで確認できる．

plus α 災害時要援護者

CWAP（children, women, aged people, poor or patients）．一般的に，子ども，女性，高齢者，貧困者や病人，慢性疾患患者，障害者のような災害発生時に支援優先度の高い人々を指す．当初は「災害弱者」という言葉が多く使われた．災害発生時，安全な場所への避難ができなかったり，治療や必要なケアを十分に受けられず，虐待されたりすることもあるため，特別な配慮が必要になる．

用語解説* CBRNE災害

化学，生物，放射性物質，核，爆発物による災害．

用語解説* クラッシュシンドローム

災害時に手足や腹部が長時間圧迫されることで，筋肉細胞が傷害や壊死を起こし，高カリウム血症や急性腎不全などを生じる病態．クラッシュ症候群，圧挫症候群ともいう．

5 災害看護とは

看護は，人間の普遍的なニーズに応え，人々の生涯にわたり健康な生活を実現するために貢献することを使命としている．災害時においても，看護の対象となるのは，あらゆる年代の個人，家族，集団，地域社会である．

日本看護協会「看護職の倫理綱領」（2021年）の本文16には，災害支援における看護職の行動指針と，自己の実践を振り返る際の基盤を次のように示している．

看護職の倫理綱領

16．看護職は，様々な災害支援の担い手と協働し，災害によって影響を受けたすべての人々の生命，健康，生活をまもることに最善を尽くす．

災害は，人々の生命，健康，生活の損失につながり，個人や地域社会，国，さらには地球環境に深刻な影響を及ぼす．看護職は，人々の生命，健康，生活をまもる専門職として災害に対する意識を高め，専門的知識と技術に基づき保健・医療・福祉を提供する．

看護職は，災害から人々の生命，健康，生活をまもるため，平常時から政策策定に関与し災害リスクの低減に努め，災害時は，災害の種類や規模，被災状況，初動から復旧・復興までの局面等に応じた支援を行う．また，災害時は，資源が乏しく，平常時とは異なる環境下で活動する．看護職は，自身の安全を確保するとともに刻々と変化する状況とニーズに応じた保健・医療・福祉を提供する．

さらに，多種多様な災害支援の担い手とともに各々の機能と能力を最大限に発揮するよう努める[20]．

6 災害サイクルと必要とされる看護

災害はその発生直後から，被災者によっては数年から生涯にわたり，社会生活への影響だけでなく健康障害をもたらす．災害という非日常的な事態においては，災害発生からの時期（phase）によって変化する被災者と地域のニーズに応じた支援と対策が重要である．

一般に，**災害サイクル**とは，平常時から災害発生，復興までをいい，準備期，急性期，亜急性期，復旧・復興期と，災害発生を含む一連の流れを指す（図12-3）．災害看護においては，応急処置や救命救急，内科的疾患の悪化予防，生活不活発病（廃用症候群）の予防と改善，地域における災害への備えや減災・防災教育活動といった災害サイクルに応じた看護実践および，心のケアが求められる．

plus α
災害サイクル

各期の名称は，他にも，日本看護協会の災害救護対策委員会による災害発生期，災害急性期，亜急性期，慢性期，静穏期，前兆期や，日本赤十字社によるphase（フェーズ）０から５（超急性期～急性期，亜急性期，慢性期，静穏期～準備期）などがあるが，各期における活動や平時の備えのあり方を示していることに変わりはない．

1 災害サイクルに応じた看護実践

|1| 急性期

災害発生から１週間程度．人命救助は72時間以内に行うことが重要である．

❶災害発生直後　この時期は，一人ひとりが自分の命は自分で守るという自助を行い，家族や地域住民による被災者の捜索と救助，次いで，傷病者の緊急度と重症度に応じたトリアージが開始される．外部からの系統的救出・救助の時期でもある．

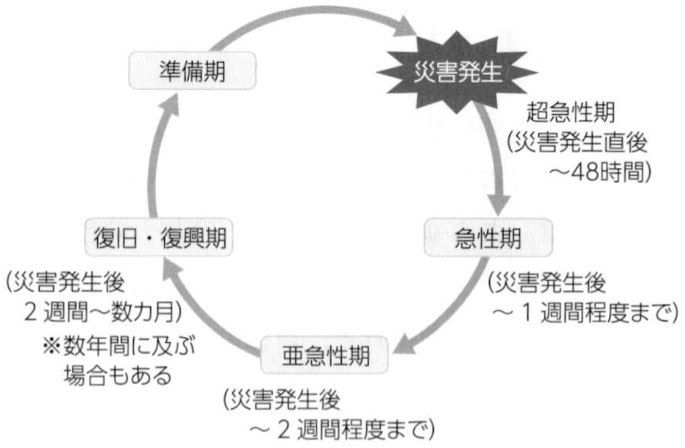

図12-3　災害サイクル

❷災害発生から１週間程度　限られた人的・物的資源の中で，自身の身を守ると同時に一人でも多くの人を助けることを目標に，災害時の３T'sの原則を守り，効果的な医療を行う時期．災害発生から48時間以内に活動する災害派遣医療チーム（disaster medical assistance team：DMAT（ディーマット）*）による「がれきの下の医療」も行われる．救助活動などによる二次被害で負傷した人々の手当てや被災者の避難，避難生活による健康問題への対応などを行う時期である．

|2| 亜急性期

災害発生から２～３週間程度．救急体制や避難所設営はほぼ確立し，外傷による救急治療から，慢性疾患の急性増悪のような内科治療に移行する．救護活動に当たる医療従事者の疲労も蓄積してくる時期である．被災地や避難所での集団感染予防対策が重要となってくる．

|3| 復旧・復興期

災害発生後２週間から数カ月，場合によっては数年を要する．個人，事業者，行政機関が災害前の機能を取り戻し，コミュニティー全体の再生に取り組む時期である．救援活動当初から，救助だけでなく復旧・復興を視野に入れた支援を並行することが重要である．災害前と同じ状態に戻ることが目的ではなく，災害の経験を生かして，より強靱（きょうじん）で魅力的な地域に回復することを目指すことになる．

|4| 準備期

災害の発生に対して備え，準備を行う時期を指す．災害により引き起こされる被害を最小限に食い止める減災・防災対策を行う．医療機関では，迅速に対応するために被害状況やライフラインのチェック，指揮命令系統，連絡体制の確立，DMATの参集，地域の医療救護活動の統括などに関するマニュアルに沿って訓練を行い，マニュアルの見直しを図っていく．地域での大規模広域災害対策では，自助，共助，公助の連携が必要である．災害時に一人でできることには限界があり，行政がすぐ助けに来てくれるとは限らない．地域コミュニティーにおける共助の力を生かすための地区防災計画を立て，日ごろから地区

plus α

災害医療七つの要素CSCATTT（スキャット）

災害サイクルの急性期においては，災害現場の指揮（command），安全性（safety），情報の共有化（communication），状況判断（assessment）と，トリアージ（triage），応急処置（treatment），搬送（transportation）がポイントとなる．

用語解説*

DMAT

阪神・淡路大震災後，preventable disaster death（避け得た災害死）をなくすことを目的に発足した医療救護班．機能・任務は，①被災地域内での医療情報収集と伝達，②被災地域内でのトリアージ，応急処置，搬送，③被災地域内の医療機関，特に災害拠点病院の支援・強化，④広域搬送拠点医療施設における医療支援，⑤広域航空搬送におけるヘリコプターや固定翼機への搭乗医療チーム，⑥災害現場でのメディカルコントロールと多岐にわたる．2021年３月時点で1,747チーム，15,645名の日本DMAT隊員が登録されている．

住民らが力を合わせて計画に基づく減災・防災活動を実践し，定期的に評価や見直しを行いながら活動を継続する．

看護職は，災害時にまず自身の安全を確保しながら，刻々と変化する状況とニーズに応じた保健・医療・福祉を提供する．そのためには，自身に求められる機能と能力を最大限に発揮できるよう，平常時から組織の減災・防災対策に参画し，正しい知識と技術を身に付けておく必要がある．また，日ごろから，災害を“過去の出来事”ととらえるのではなく，被災地の復旧・復興，被災者の心身の回復の現状や課題を知り，関心をもち続け，解決に向けて努力する姿勢が何より大切といえよう．

2 災害における心のケア

1 被災者への心のケア

災害によって危機的状況に遭遇した人々が一過性のストレス反応を示すのは正常な反応であり，安心感や安全，安眠を確保することで，時間の経過とともに回復していくといわれている．その一方で，災害そのものによるストレス，大切な人や場所の喪失によるストレス，生活環境の変化によるストレスが増大した場合，**心的外傷後ストレス障害**（post-traumatic stress disorder：**PTSD**）を生じることがある．PTSDの主な症状には，トラウマ体験がよみがえったり悪夢をみたりするフラッシュバックや，トラウマを思い出させるものを避けるなどの回避，興味や関心の喪失，周囲からの孤立感，不眠や過剰な警戒心などがある．看護職は長期にわたって，被災者がその時々に必要とする援助のニーズを見極めて支援し，必要時は専門家のサポートにつなげられるよう他機関と連携しながらアプローチすることが求められる．

2 救援者への心のケア

被災地では，被災者だけでなく救援者への心のケアも必要となる．災害医療活動中の救援者は，感情の麻痺など，さまざまなストレス反応を体験しやすい．救援者が無力感や疎外感，薬物やアルコール依存，あえてリスクのある行為をするなどの過剰なストレス反応を示している場合は，専門家のサポートが必要となる．救援者自身がストレスを軽減するための適切なセルフケアを行う

> **plus α**
> **サバイバー・ギルト**
> survivor guilt．生存者の罪悪感ともいう．生存者が体験する心的外傷反応（トラウマ）の一部．「なぜ私は生き残ったのか？」「私はもっとこうすべきだった」と考え，罪悪感をもち，自分を追い詰めてしまうこと．生存者が自分の思いを語ったり，ほとんどの災害は予測不能で自分を罰する必要はないことを伝える環境づくりや，日常生活に復帰できる支援が必要である．

> **plus α**
> **サイコロジカル・ファーストエイド**
> psychological first aid．災害やテロに遭った子ども，大人，家族のニーズに対する「最適の緊急的介入」とされる心理的支援方法．八つの活動内容として，①被災者に近づき，活動を始める，②安全と安心感，③安定化，④情報を集める（今必要なこと，困っていること），⑤現実的な問題の解決を助ける，⑥周囲の人々との関わりを促進する，⑦対処に役立つ情報，⑧紹介と引き継ぎ，がある．

被災者支援

災害発生という非日常下では，余震や二次災害への不安から不眠になる人，ストレスで母乳が出なくなってしまう母親，断水で沐浴できず皮膚がかぶれる乳児，いい子になろうと無理をしてしまう子ども，家や家族を失って生きる希望を失ってしまう人，日本語が話せず情報が得られない外国人など，被災者の様相は十人十色である．

被災地に入った看護職にまず求められる役割は，外傷処置や慢性疾患の把握，服薬確認である．同時に，支援が必要な人々に寄り添い，その支援を継続させる調整，プライバシーと感染症予防に配慮した環境づくり，そして，避難している被災者が主体的に避難所を運営していけるよう支えることが大切である．

と同時に，救援者を統括する組織でも，過剰なストレスがかからないよう組織的なストレス対策に取り組むことが重要である．

7 災害時に必要な知識と技術

ここでは，トリアージと一次救命処置の基礎的知識ならびに技術の概要，応急処置の例を述べる．

1 トリアージ

トリアージは災害時の3T'sの入り口にあたり，人的・物的資源に制限がある環境において多数の傷病者が同時に発生した場合に，傷病者の緊急度や重症度に応じて治療や搬送に優先順位をつける行為である．トリアージは災害現場をはじめ，救護所，搬送時，医療機関などで繰り返し行われる．トリアージでは，医療機器（モニターなど）がない中で正確かつ迅速にバイタルサインを測定することが求められる．トリアージ実施者は，トリアージに関する知識と経験がある医師や看護師，救急救命士が望ましい．平常時には救命の可能性がある瀕死の重傷者であっても，災害時は傷病者数，重症度，緊急度，医療資源やマンパワーとの均衡により，「現状での救命不可能」と判断を下す場合もあり得るため，トリアージ実施者には非常に大きな精神的負担がかかる．

|1| トリアージ判定基準

一次トリアージ法である**START**（スタート）(simple triage and rapid treatment) **方式**＊について述べる．多数の傷病者を短時間にトリアージするには，START方式の歩行，呼吸，循環，意識状態で判断し，傷病者の評価と治療は一人当たり30秒以内が目安といわれている．治療は，気道確保や止血など簡単な手技で実施可能なことに限って行う．トリアージ判定結果であるトリアージタグ（図12-4）は，原則として傷病者の右手首関節部に装着する．負傷等で右手首に装着できなければ左手首，右足首，左足首，首の順に選択する．

|2| トリアージ区分

❶区分Ⅰ　緊急治療群（赤） 生命の危機的状態で，直ちに処置を要するもの．

例）気道閉塞，呼吸困難，出血，ショック，意識障害，広範囲熱傷，多発骨折

❷区分Ⅱ　非緊急治療群（黄） 2～3時間処置を遅らせても生命に危険がなく，バイタルサインは安定しているもの．

例）中等度熱傷，脱臼

❸区分Ⅲ　治療不要もしくは軽処置群（緑） 軽微な傷病であるもの．

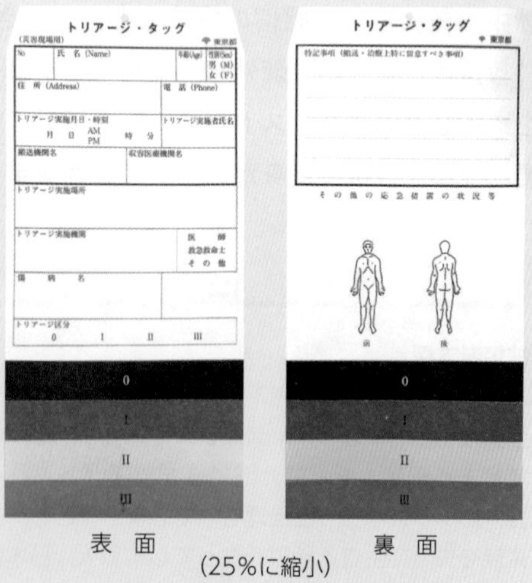

図12-4　トリアージタグ

plus α

トリアージ

フランス語の動詞trier（選り抜く，抜粋する）に由来し，収穫されたコーヒー豆やぶどうを選別する際や，繊維職人が羊毛を品質別に選り分ける際に使用した言葉といわれる．

用語解説＊

START方式

血圧計などの医療機器を用いず，歩行，呼吸，循環，意識状態を簡便に評価する．歩行可能な場合は「緑」，歩行不能な場合で，呼吸数が30回/分以上もしくは10回/分未満は「赤」，自発呼吸がない場合は「黒」のタグをつける．循環は，ブランチテスト（毛細血管再還流時間）で評価する．爪床の5秒間圧迫後の再充血時間が2秒以上の場合は「赤」をつける．上記以外の人には，単純な指示で意識状態を評価する．声掛けに応じない場合は「赤」，応じる場合は「黄」をつける．治療ゾーン移動後には，より厳密な評価を行う必要があることはいうまでもない．

例）軽度熱傷，通院治療が可能な程度の外傷，小骨折，打撲，捻挫，過換気症候群

❹区分０　死亡もしくは救命困難群（黒）　死亡している，明らかに生存の可能性がないもの．

2 一次救命処置

一次救命処置とは，心室細動または呼吸停止した傷病者を発見した場合の迅速な通報，気道確保，胸骨圧迫と人工呼吸，自動体外式除細動器（automated external defibrillator：AED）を用いた対応をいう．救命の可能性は時間の経過とともに低下するため，いかに早期に救命を行えるかが重要となる．

主な項目を以下に示す．

❶安全確認　自身と周囲が安全かどうかを確認する．

❷意識・反応の確認　呼びかけに対して返事があるか，目的のある手足の動きがあるかを確認する．

❸応援依頼　大きな声で周囲に応援を呼び，119番通報とAEDを依頼する．

❹呼吸確認　気道を確保し，胸腹部の動きをみる．心停止後の場合は死戦期呼吸がみられる．

❺胸骨圧迫と人工呼吸　呼吸がない場合に実施する．胸骨圧迫は，強く（成人は約５cm，小児は胸の厚さの約１/３），速く（100～120回/分），絶え間なく行う．圧迫を緩めている間は，圧迫した胸郭が元の高さに戻るように十分に圧迫を解除する．胸骨圧迫と人工呼吸は30対２．

❻AEDによる電気ショック　電極パッドを装着し，機器が電気的除細動が必要と判断した場合に，心臓に電気ショックを与え正常なリズムに戻す．

3 応急処置の例

a 出血に対する処置

活動性の出血を認めた場合は，清潔なガーゼなどで直接圧迫止血を行う．直接圧迫で止血しない場合は，間接圧迫法による止血を試みる．

b 骨折に対する処置

骨幹部の骨折が疑われる場合は，１関節のみでは固定にならないため，原則として上下２関節をシーネなどの副木で固定する．

c 熱傷に対する処置

熱傷面積が身体の10％未満の場合は，迅速に，そのまま衣類の上から流水で15分以上冷やす．このとき身体が冷えたり，形成した水疱が破れたりしないよう留意する．広範囲に及ぶ場合は人工呼吸器管理となる可能性もあるため，地域医療救護所へ搬送する．

8 災害看護に関わる主な法と制度

日本は，大規模地震発生の切迫性が指摘されていると同時に，人口減少や少子高齢化による支援世代減少などにより，これまで当たり前とされてきた被災

plus α
トリアージタグ
傷病者医療の優先順位を示すとともに，簡易カルテとしても利用されるが，その様式は各国の機関によって異なる．トリアージタッグともいう．

➡ 一次救命処置は，ナーシング・グラフィカ『基礎看護技術Ⅱ』15章参照．

plus α
新型コロナウイルス感染症と救急蘇生
新型コロナウイルス感染症が流行している状況下での市民による救急蘇生法については，厚生労働省は2020年５月，胸骨圧迫のみの場合を含め心肺蘇生はエアロゾル（ウイルスなどを含む微粒子が浮遊した空気）を発生させる可能性があるため，すべての心停止傷病者に感染の疑いがあるものとして対応するよう指針を定めている[21]．

地支援や復旧・復興水準の維持が困難となることも懸念されている．

今後，これまでの想定を超える災害が各地で頻繁に生じる時代を生きていく上で，災害に関する主な法を理解しておくことは大切である．医師法，医療法，保健師助産師看護師法などはもちろん関連してくるが，ここでは，災害対策基本法，災害救助法，被災者生活再建支援法を取り上げる．

1 災害対策基本法

災害対策基本法は，1959（昭和34）年の伊勢湾台風を契機として1961年に制定された．この法律は，災害対策全体を体系化し，総合的かつ計画的な防災行政の整備および推進を図ることを目的としている．国土ならびに国民の生命，身体および財産を災害から守り，社会秩序の維持と公共の福祉の確保に役立つさまざまな規定を定めている．

法律の概要

❶大規模広域な災害に対する即応力の強化等　災害緊急事態の布告があったときは，災害応急対策，国民生活や経済活動の維持・安定を図るための措置等の政府の方針を閣議決定し，これに基づき，内閣総理大臣の指揮監督の下，政府が一体となって対処するなど．

❷住民等の円滑かつ安全な避難の確保　市町村長は，学校等の一定期間滞在するための避難所と区別して，安全性等の一定の基準を満たす施設または場所を，緊急時の避難場所としてあらかじめ指定するなど．

❸被災者保護対策の改善　市町村長は，緊急時の避難場所と区別して，被災者が一定期間滞在する避難所について，その生活環境等を確保するための一定の基準を満たす施設を，あらかじめ指定するなど．

❹平常時からの防災への取り組みの強化　災害応急対策等に関する事業者について，災害時に必要な事業活動の継続に努めることを責務とするとともに，国および地方公共団体と民間事業者との協定締結を促進するなど．

減災・防災のためのさまざまな対策

災害対策基本法では，治山・治水，交通，情報通信などの減災・防災対策，地域での自主的な防災組織の育成，ボランティアによる防災活動，減災・防災上必要な教育および訓練など，国，都道府県，市町村，公共機関，住民等の責務について触れている．自分の命は自分で守る**自助**，地域や身近にいる人同士が助け合う**共助**，国や地方公共団体が行う救助・援助・支援の**公助**という考えがある．2013（平成25）年には，地区住民による自発的な防災活動推進の観点から自助および共助に関する規定が追加され，地区防災計画制度が新たに創設された．

なお，災害対策基本法に基づき，都道府県には都道府県防災会議の設置により地域防災計画が，市町村には市町村防災会議の設置により地域防災計画が作成される．都道府県は医療計画等に基づき，災害時の医療救護活動の拠点となる災害拠点病院を選定・設置し，災害時医療体制の整備に努め，日本赤十字社

plus α

メディアと人権

災害現場では，被災者のプライバシー保護の重要性がいわれる一方で，国民の知る権利（憲法第21条）に奉仕し，災害のあった事実を風化させないことを目的に報道が行われる．医療機関にはメディアとの連携をうまく図ることが求められるが，悪質なメディアには厳重に対処せねばならない．

plus α

トイレの衛生管理

排泄は人間の生理現象であり，災害用トイレの整備・確保とその衛生管理は非常に重要である．避難所のトイレは，避難所の被災者だけでなく，在宅避難者や災害対応従事者なども利用する．過去に，上下水道が復旧していない避難所において，尿はトイレで排泄し，便は新聞紙に包んでごみとして処理したことが原因とみられる急性下痢症の発生が報告された．衛生環境の保持，においや環境汚染への配慮，人間の尊厳の尊重に配慮した衛生管理が求められる．

と連携した日赤救護班の運用やDMATとの協働に関わる体制の整備が取り決められている.

2 災害救助法

1946（昭和21）年の南海地震を契機に，翌1947年に**災害救助法**（厚生省所管）が制定された．2011（平成23）年３月の東日本大震災を受けて，発災後により，迅速な対応を行うため，災害救助法の所管は，厚生労働省から，防災や発災後の応急期対策および復旧・復興を一元的に担う内閣府に移管されている.

法律の概要

災害発生時，市町村等の人口に応じた一定数以上の住家の滅失（全壊）がある場合，あるいは多数の者が生命または身体に危害を受け，または受けるおそれが生じ避難して継続的に救助を必要とする場合等においては，災害救助法に基づき，都道府県が主体となって救助を行い，市町村は補助を担う．災害救助法による救助は，主に都道府県知事が行う.

活動の種類には，①避難所の設置，②応急仮設住宅の供与，③食品の給与，④飲料水の供給，⑤被服・寝具等の給与または貸与，⑥医療・助産，⑦被災者の救出，⑧被災住宅の応急修理，⑨学用品の給与，⑩埋葬，⑪死体の捜索・処理，⑫住居またはその周辺の土石等の障害物の除去などがある.

3 被災者生活再建支援法

阪神・淡路大震災を契機として，1998（平成10）年に参議院の議員立法により制定された．自然災害により生活基盤に著しい被害を受けた者に対し，被災者生活再建支援金を支給することで，生活の再建を支援する.

法律の概要

10世帯以上の住宅全壊被害が生じた自然災害が発生した市町村等において，住宅が一定規模の被害を受けた世帯を対象に，住宅の被害程度に応じて最大300万円まで支給できることとしている.

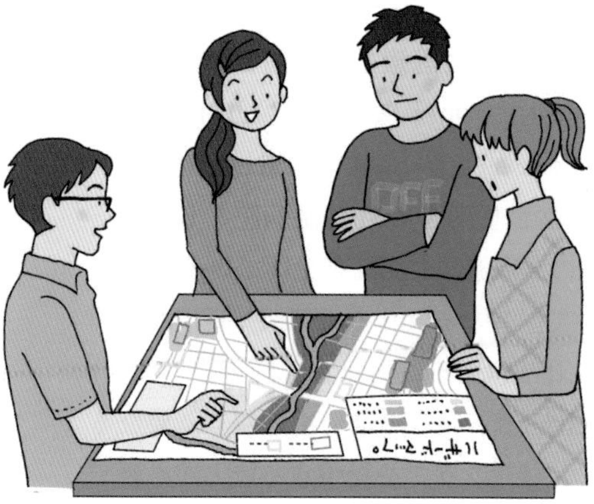

4 国際看護

1 国際保健・看護とは何か

1 国際保健　international healthからglobal healthへ

国際保健学とは，健康や保健医療に関する国際的な指標の開発や基準の設定と，特に開発途上国における健康の向上のための手法の開発を核とする学問といえる．

国際保健学の始まりは19世紀であり，熱帯病学として発展した．当時はヨーロッパ諸国が植民地の獲得を競い合っていた時代で，植民地に赴く自国の国民の健康管理と植民地の生産性の向上を目的として，風土病制圧のための研究が行われた．

20世紀後半には，第二次世界大戦後に独立した開発途上国の開発の基盤として保健衛生と教育が重視される中，先進諸国の責務として保健衛生分野への国際協力が進められた．先進国から開発途上国への国際協力の基盤となる学問分野を**international health**と名付け，健康状況や保健医療サービスの格差を是正するための手法の開発が行われた．21世紀に入り，**global health**という考え方が導入された．global healthとは，国境を超えた対策が必要とされる健康問題を解決するための学問分野である．例えば，パンデミック（世界的大流行）の制圧には，公衆衛生学や疫学，医学，政治経済学，人類学，社会学などの視点が不可欠であり，global healthとは，これらを統合して解決の道筋を探求していく活動とその基盤となる学問体系を指す．

2 国際看護

それでは，**国際看護**とは何であろうか．かつては，国際保健学の一部としての看護学，つまり国際協力や災害支援に必要な知識や技術と考えられてきた．しかし，人々の国際移動に伴い，日本とは異なる医療制度の中で育ち，異文化を背景にもつ人々が日本で医療を受ける機会は増加している．また，片親もしくは両親が日本出身ではない児の出生も増加している．このような状況の中で，厚生労働省は2012年から**外国人患者受入れ医療機関認証制度**（Japan Medical Service Accreditation for International Patients：**JMIP**（ジェイミップ））推進事業を開始した．多言語による診療案内や，異文化・宗教に配慮した対応等，外国人患者の受入れ体制を整備している医療機関をJMIP認証病院として第三者機関が認証し，2023年９月現在，68の医療機関が認証を受けている[22]．

人々の多様性が急速に進む社会において，異なる文化や価値観，習慣を理解することは看護ケアの提供において必須といえる．国際看護師協会（ICN）は，「看護師は対象者と医療者の間の文化・価値観等の違いを理解し，異なる文化を尊重して対象者の価値観を受容し，最適なケアを提供する能力が必要である」と述べている[23]．国際看護とは，国内外において多様な背景をもつ人々を対象とし，健康の向上を目指して最適な看護を提供するための国境を超えた看護学の一分野といえる．具体的には，①在留外国人・訪日外国人等の異文化を背景にもつ人々を対象とした看護，②災害緊急援助を含めた国際協力活動に必要な知識とスキルの体系を指す．

2 在留外国人・訪日外国人への看護

在留外国人・訪日外国人に看護を提供する際には，①医療提供体制や医療サービスは国ごとに異なり，在留外国人・訪日外国人が医療者に期待する内容もさまざまであること，②言語の障壁，③文化・習慣・価値観の違いなどを認識しておく必要がある．

1 異なる医療提供システムと医療サービス

在留外国人の多くは職場・地域で公的医療保険に加入しているが，さまざまな理由で被保険者でない場合は，費用負担のために治療の選択肢が制限されることがある．訪日外国人の中には旅行保険に加入しておらず，治療を受ける前に医療費について知りたいと思う人がいるかも知れない．

予防接種システムは国によって異なるため，成人でも風疹や水痘等のワクチン接種歴がなく，来日後にこれらの感染症を発症する者もいる．また，第1子を母国で育てた在留外国人が日本で出産した場合，ワクチンの接種方法の違いに戸惑うこともある．同じ疾患の治療でも日本と母国では治療方法が異なる場合もあることから，日本の医療サービスを基準に考えるのではなく，対象となる人の疑問の背景を理解し，不安を解消するために十分な説明を行うことが必要である．

2 言語の障壁

在留外国人や訪日外国人が医療を受ける際に障壁となるのが言語である．訪日外国人の場合は英語が共通語となることが多く，看護師が日常会話に加え，基本的な医療行為についても英語で説明できれば外国人患者の不安は大きく軽減される．在留外国人は簡単な日本語を理解することが多いが，重要な事項や日付はメモに書いて渡す，正確に理解しているか確認するなどの配慮が必要である．日本語も英語も話さない在留外国人・訪日外国人に対しては，モバイル端末を用いた多言語医療翻訳アプリが利用されている．しかし，すべてが正確に翻訳されていると過信することは避けたほうがよい．医療通訳者の養成も進められているが，地域により有償・無償で利用可能な人材に限りがある．

現在，母子健康手帳は英語，ハングル，中国語，タイ語，タガログ語，ポルトガル語など10カ国語に翻訳されている[27]．配布状況は自治体によって異なるが，このような在留外国人を対象としたサービスに関する情報や，地域で利用可能なサービスを把握しておくことも国際看護の一つといえる．

3 異文化看護

文化・習慣・価値観の違いを考慮した看護を**異文化看護**という．異文化看護

plus α

在留外国人の数

2021年末の在留外国人は約276万人であり，人口の約2.2％を占めている[24]．年間に訪日する外国人は2018年に3,000万人を超えていたが，2021年は新型コロナウイルス感染症の影響により，約395万人と2年連続で減少した[25]．在留外国人の出身国で最も多いのは中国であり，ベトナム，韓国，フィリピン，ブラジルと続く[24]．在留資格別にみると永住者，技能実習，技術・人文知識・国際業務，留学の順で，特に近年は技能実習生が増加している．2021年の出生児のうち4.2％は片親もしくは両親が日本人ではない[26]．

は，1960年代にレイニンガー（Leininger, M.M.）によって確立された看護論である．レイニンガーは，「人間の営むすべての文化が安寧，健康，病気の状態を知り，説明し，そして予測するために，何らかのケアの形態，パターン，表現，構造をもっている」と説明している[28]．例えば，中国では体を冷やす食物と温める食物があり，出産後に体を冷やす食べ物を口にすることは産後の回復を妨げると考えられている．

宗教への理解も不可欠である．イスラム教では豚肉やアルコールを摂取することを禁じているため，食事への配慮が必要となる．宗教は人々の健康観や死生観に大きな影響を与えているが，教義の解釈は宗派，地域，個人により多様であることを理解する必要がある．同じ宗教の人々が同じ保健医療行動をとるわけではない．

ジェンダーの役割や関係性は文化や社会規範により多様であり，女性が男性の医療従事者に肌を見せることを拒否する場合もあるし，家族以外から身体的ケアを受けることを望まない場合もある．対象となる人の文化を尊重し価値観を受容した上で最適なケアを提供するためには，ニーズを把握するコミュニケーションスキルだけでなく，その人の育った社会の歴史や政治的背景を理解することが必要である．

3 国際保健協力活動

1 なぜ国際保健協力が必要か

国際保健協力は，第二次世界大戦後に先進国の責務として実施されてきた．報道で国際保健協力活動を目にするとき，人道的援助としての側面が強調して伝えられることが多い．しかし国際保健協力活動は，もっと多くの意味をもっている．

一つ目には，私たちの生きる社会は決して一国だけで成り立っているわけではないということである．先進国の発展は，開発途上国の自然資源や人的資源を基盤として成り立っている．開発途上国の発展は，貧困と関係の深い戦争やテロといった紛争を減少させ，先進国を含めた世界的な安全保障や資源の供給につながると考えられている．特に，2001（平成13）年の９.11アメリカ同時多発テロ以降は，この認識が高まっている．開発の基盤になるのは健康と教育であり，国際保健協力は重点分野である．

二つ目に，国際保健協力の意義として，予防や治療体制があれば助けられるであろう命が日々失われている現実に対し，同じ時を生きる人間として，できることを行うという人道的見地がある．先進国では，遺伝子治療や再生医療などの先端医療に莫大な医療費を費やしているが，開発途上国では，安全な水がないために下痢で亡くなる子どもが数知れない．HIV/AIDSは，先進国では，もはや慢性疾患の一つとしてさまざまな社会保障制度を利用することができるが，開発途上国のHIV感染者は治療にアクセスできず，差別・偏見と闘い死んでいくことが多い．このような格差を何とかしたいと感じるのは看護職として当然のことであろう．

三つ目には，人々の移動に伴う感染症の世界的流行が普遍的なものとなり，一国の対策では解決できないものとなってきたことである．先進国，開発途上国を問わず多国の協働によるサーベイランス（発生動向の予測等を目的とした発生状況の調査・分析）や研究，治療，予防が実施され，感染症の迅速な制圧につながるということが，SARSの経験を通じて認識され，**COVID-19**（新型コロナウイルス感染症）の対策に生かされている．

最後に，重要な側面として，先進国は国際保健協力を通じて開発途上国から学ぶことが多分にあるということである．開発途上国では医療従事者の数が少ないため，地区ごとにヘルスワーカーという一定の訓練を受けた住民が健康教育や母子保健活動を担っている．また，健康保険制度や行政による保健サービスが脆弱なため，住民自身が互助制度をつくり医療費の負担を分け合ったり，簡易な医薬品を管理・販売するなど，地域保健における住民のイニシアチブが進んでいる．先進国では，医療の高度化による医療のパターナリズムが進んだ結果，患者による選択や自己決定の必要性が見直されている．住民主体という開発途上国の取り組みから先進国が学ぶものは大きい．

2 看護職による国際保健協力

看護職が行う国際保健協力には，災害時緊急援助をはじめ，地域住民の健康の向上を目的とした公衆衛生活動や母子保健ケア，医療機関における技術協力，看護教育への支援，医療・看護政策へのアドバイスなど，幅広い活動がある．

1 災害時緊急援助における看護

看護師は，被災国に派遣される**国際緊急援助隊医療チーム**（Japan Medical Team for Disaster Relief：**JMTDR***）の一員である．救急医療・看護の提供の際に，看護師は社会文化的背景を理解し活動する必要がある．例えば，イスラム圏では宗教上の理由から，女性が男性医師の診察を受けることができなかったり，カースト制度のある国では，低い階級に属する被災者が医療サービスにアクセスできなかったりすることがある．開発途上国の被災国の看護協会から各国の看護協会に支援が要請され，災害医療活動への資金協力が行われることもある．

2 公衆衛生活動・母子保健ケア

地域保健・母子保健への国際協力は，地域住民の健康の向上を目的としたプロジェクトとして実施される．開発途上国の地域アセスメントに基づく保健計画の策定や評価，ヘルスポスト*（簡易保健センター）におけるHIV/AIDSの予防教育や家族計画の普及，安全なお産のための伝統的産婆への教育，予防接種活動，乳幼児や病人の看護方法への指導など，さまざまな場面で技術移転*を行う．

用語解説 * JMTDR

「国際緊急援助隊の派遣に関する法律」に基づき日本政府が被災国に派遣する緊急援助のための医療チーム．隊員は登録している医師，看護師等から選ばれ，外務省，JICA職員とチームを編成する．これまでにネパール地震やフィリピン台風への派遣実績がある．

用語解説 * ヘルスポスト（簡易保健センター）

看護師または助産師が駐在し，予防接種，結核患者の管理，家族計画サービス，分娩介助などを行う行政機関．

用語解説 * 技術移転

本来は，ある技術が企業から別の企業へ，あるいはある地域から別の地域，ある国から別の国へ移転・伝播することをいう．国際協力では，先進国の専門職者がもつ技術を開発途上国の専門職者に伝えていくことを指す．

3 医療機関における技術協力

医療機関における技術協力は，開発途上国の基幹病院で手術室や集中治療室（ICU）を整備し，新たな看護技術を導入する際に技術指導として行われることが多い．看護管理分野では，病院の効率的な運営のために，看護部長や看護師長を対象としてマネジメントの技術移転を行うこともある．研修生として開発途上国の看護師を受け入れ，日本の病院で研修を行う際の指導も含まれる．

4 看護教育への支援

看護教育への支援は，医療人材養成プロジェクトとして看護教員を派遣する形で実施されることが多い．開発途上国の看護大学や看護専門学校の教員を対象として，カリキュラム作成や学校運営に関する技術移転が行われる．

5 看護・医療制度構築のための連携

看護・医療制度構築のための連携は，**世界保健機関**（WHO），日本の政府開発援助，**国際看護師協会**（ICN）などによって行われる．WHOにはHuman Resources for Healthという部門があり，加盟国と連携して医療の質の向上，医療従事者の労働環境の向上のための活動を行っている．

日本政府による支援としては，開発途上国の保健省などに行政経験のある看護師を派遣し，看護・医療制度設計へのアドバイスを行うものがある．ICNは隔年に世界各地で会議を開催し，加盟国の代表者が看護政策や看護師の労働環境・国家移動（国境を超えた他国での就労など）に関する課題の解決に向けて検討を行っている．

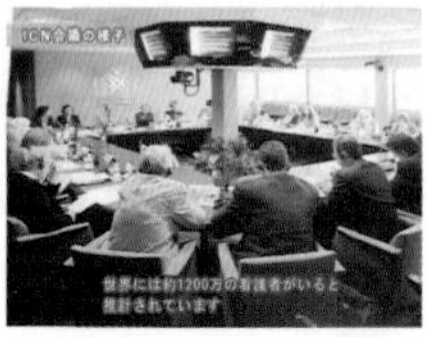

●世界の健康問題と看護者の役割〈動画〉

4 開発途上国の健康問題

開発途上国と先進国では，医療政策において重点とする健康問題が異なる．日本でも第二次世界大戦前の重点課題は，結核をはじめとする感染症であった．近年，開発途上国の主要な健康問題は，マラリアやHIV/AIDS，結核をはじめとする感染症，母子保健，紛争・災害などに関連した飢餓や公衆衛生の悪化である．

1 健康状態の格差

WHOは，健康水準を示す指標として乳児死亡率，５歳未満児死亡率，妊産婦死亡率，平均寿命，HIVや結核感染率などを挙げている．**表12-2**に示すように，中央アフリカ共和国では出生千人に対して110人の子どもが５歳未満で亡くなっている．およそ10人に１人の子どもは５歳まで生き延びられないということである．アフガニスタンでは，2001年の９.11アメリカ同時多発テロ後の戦争により，健康指標が著しく低下した．中央アフリカ共和国の平均寿命（出生時平均余命）はおよそ53歳であるが，アフリカ諸国で平均寿命を大きく引き下げている原因はHIV/AIDSとその合併症である．

2 社会経済状況の格差

世界の社会経済状況の格差を**表12-3**に示す．日本，アメリカ，イギリスの

表12-2　健康状態の格差

国	5歳未満児の死亡率（出生千対）	妊産婦死亡率（出生10万対）	平均寿命（年）		18歳以上の肥満者の割合（年齢調整後）（%）	結核新規感染率（人口10万対）
			男	女		
日　本	2	5	81.5	86.9	4.3	13
アメリカ	6	19	76.3	80.7	36.2	3
イギリス	4	7	79.8	83.0	27.8	8
中　国	8	29	74.7	80.5	6.2	58
インドネシア	24	177	69.4	73.3	6.9	312
アフガニスタン	60	638	63.3	63.2	5.5	189
ペルー	13	88	78.5	81.3	19.7	119
中央アフリカ共和国	110	829	50.2	56.3	7.5	540

WHO. World Health Statistics 2021.

表12-3　社会経済状況の格差

国	人　口[a]（千人）	1人当たりPPP*1によるGNI*2,b（国際＄）	安全な水の利用[c]（%）	1日1.9ドル未満で生活する人の割合*3,d（%）	平均就学年数[e]	
					男	女
日　本	126,860	43,760	>99	0.7	12.6	13.1
アメリカ	329,065	66,060	>99	1.0	13.4	13.5
イギリス	67,530	47,620	>99	0.3	13.2	13.2
中　国	1,441,860	17,200	NA	0.5	8.4	7.7
インドネシア	270,626	11,750	NA	2.7	8.6	7.8
アフガニスタン	38,042	2,110	28	NA	6.0	1.9
ペルー	32,510	11,490	51	2.2	10.3	9.1
中央アフリカ共和国	4,745	1,040	29	65.9	5.6	3.0

NA：not abailable

＊1　PPP：purchasing power parity（購買力平価）　＊2　GNI：gross national income（国民総所得）　＊3　2011年のPPPに基づく

a：WHO. World Health Statistics 2021.

b：World Bankによる2020年の直近データ．https://data.worldbank.org/indicator/NY.GNP.PCAP.PP.CD,（参照2023-11-21）.

c：WHO/UNICEF Joint Monitoring Programme for Water Supply, Sanitation and Hygiene 2021.

d：World Bankによる2020年の直近データ．https://data.worldbank.org/indicator/SI.POV.DDAY,（参照2023-11-21）.

e：United Nations Development Programme: Human Development Report 2020.

1人当たりのGNI（gross national income，国民総所得）は，中央アフリカ共和国の42～63倍に上る．貧困の指標として挙げられる「1日1.9ドル未満で生活する人々」は世界で9億人に迫ろうとしている．教育環境を示す就学率ではこの10年間に大きな改善がみられたが，サハラ以南のアフリカや南アジアでは依然として男女格差がある．読み書きができないことは，健康や疾病に関する情報の理解に大きな弊害となる．戦争や女性の社会的活動を抑圧する施策，子どもが働かなければ生活できない社会構造が人々の健康に与える影響は大きい．

5 国際機関の動き

1 保健医療に関わる国際機関

国際連合のうち国際保健協力に大きく関与している機関としてはWHO，UNFPA（United Nations Population Fund，国連人口基金），UNICEF（United Nations Children's Fund，国連児童基金／ユニセフ），UNAIDS（Joint United Nations Programme on HIV/AIDS，国連合同エイズ計画）などがある．

2 アルマアタ宣言

1978年，カザフスタン（旧ソビエト連邦）のアルマアタで開催されたWHOとユニセフの合同会議は，「西暦2000年までにすべての人に健康を（Health for All：HFA）」という目標を定め，そのための世界的な戦略として**プライマリーヘルスケア**（PHC）という理念を打ち出した．PHCは，健康の向上には医師や医療の専門家による高度で高額な治療よりも，地域住民の自立・自己決定に基づく公衆衛生の改善や疾病の予防普及が効果的であるとした．その活動を推進していくための戦略であるプライマリーヘルスケアの５原則と，基本的活動項目を表12-4に示す．日本の医療制度改革においても国民・患者の自己決定が重視されているが，プライマリーヘルスケアの概念はこれに先行していたものといえる．

表12-4　PHCの５原則と基本的活動項目

５原則
1．公平／平等性…ヘルスケアはそれを必要とするすべての人間にとって入手可能かつ適正であり，無視される集団があってはならない．
2．地域共同体／住民の主体的参加…受益者としての存在だけではなく，計画・意思決定者として，また実施過程においても地域共同体の主体的参画が不可欠．
3．予防重視…治療より予防普及・健康促進活動を重視．経済性の観点からも重要
4．適正技術…ヘルスケアに用いられる資機材及び手法，技術はひろく受容された適正なものでなければならない（例：ORS：Oral Rehydration Solution 経口補水液）．
5．複数の分野からの複合的／多角的アプローチの必要性…人間の衛生状態は水供給，教育等多岐にわたる要因と複合的に関係しているため，それら保健以外の社会的側面からのアプローチも必要である．
基本的活動項目
1．教育
2．風土病の対策
3．公衆衛生の向上と安全な水の供給
4．母子保健活動の推進と家族計画の普及
5．予防接種
6．栄養
7．一般的な病気の治療
8．必須医薬品の供給

不破直子．"プライマリ・ヘルスケアとソーシャル・キャピタル"．国際協力事業団／国際協力総合研修所編．ソーシャル・キャピタルと国際協力：持続する成果を目指して．事例分析編．2002，p.197-200.

3 ミレニアム開発目標（MDGs）から持続可能な開発目標（SDGs）へ

2000年にニューヨークで開催された国連ミレニアムサミットにおいて，189の加盟国が21世紀の国際社会の目標として，**国連ミレニアム宣言**を採択した．この宣言では平和と安全，開発と貧困，環境，人権とグッドガバナンス（良い統治），アフリカの特別なニーズを課題として挙げ，自由，平等，団結，寛容，自然の尊重，責任の共有が，国際機関の基本的価値であることを確認した．

ミレニアム開発目標（millennium development goals：**MDGs**（エムディージーズ））では，八つの大目標について2015年までの数値目標が示され，貧困対策として史上最大の成果を上げた．

➡ MDGsは，p.344参照．

ミレニアム開発目標の成果を踏まえ，国連は2015年に**持続可能な開発目標**

(sustainable development goals：SDGs（エスディージーズ））を決議した．貧困撲滅を中心課題として，経済成長，教育，保健医療，環境保護に関する2030年までの17項目の行動目標が掲げられている．

➡ SDGsは，p.343参照．

4 WHOの役割

WHOの役割としては，①国際保健事業の指導的かつ調整機関としての活動，②保健事業の強化についての世界各国への技術協力，③感染症およびその他の疾病の撲滅事業の推進，④医学情報の総合調整，⑤保健分野における研究の促進・指導，⑥生物学的製剤および類似の医薬品，食品に関する国際的基準の発展，向上，⑦健康関連SDGs目標に到達するための各国への支援，が挙げられる．

誰もが必要なときに適切な医療を受けられるようなしくみづくり（**ユニバーサル・ヘルス・カバレッジ：UHC***）の達成はWHOが提言し，すべての国連加盟国がSDGsの一つとして2030年までの実現達成を努力目標としている．

WHO，UNICEF，世界銀行，市民団体，製薬会社，研究機関等で形成されるGAVI（the global alliance for vaccines and immunization）は，2020年に**COVAX**（コバックス）（COVID-19 vaccines global access）を立ち上げた．COVAXは，COVID-19のワクチンの公平な普及を図る国際的な枠組みであり，高所得国，中所得国が資金を拠出して一定数のワクチンを購入するしくみと，低所得国が無償でワクチンを受け取るしくみが組み合わされている．低所得国は人口の20％のワクチンを受け取ることができ，ワクチンが高齢者等に接種されることでパンデミックのより早い収束を期待するものである．2021年１月現在，日本を含めた190カ国がCOVAXに参加している．

> 用語解説*
> **UHC**
> 医療を受けることにより，人々が貧困に陥ることがないようなシステムを各国が構築することを目指した取り組み．医療保険制度の導入や，公衆衛生の向上のための経済的基盤の構築，医療従事者の育成等が含まれ，先進国は開発途上国への経済的・技術的支援が求められている．

6 日本の実施する国際協力活動

日本政府が行う国際協力を**政府開発援助**（official development assistance：**ODA**）といい，これには**多国間援助**（マルチ）と**二国間援助**（バイ）の二種類がある．多国間援助とはWHO，UNICEF，UNFPA，UNAIDSなどの国連機関を通じた援助であり，日本は国際機関に対する主要な出資国となっている．二国間援助とは，開発途上国を直接援助するもので，無償資金協力，有償資金協力，技術協力がある．無償資金協力とは，返済義務を課さずに開発資金を供与する贈与である．一方，有償資金協力とは円借款ともいい，長期返済，低金利の緩やかな条件で開発資金を貸し付ける貸与である．技術協力は贈与の一つの形態で，開発途上国の国づくりと自立のために，将来を担う「人づくり」を行う．技術協力専門家や青年海外協力隊を派遣したり，開発途上国から研修員を受け入れたりすることにより，技術移転を行っている．政府開発援助の実施機関は**国際協力機構**（Japan international cooperation agency：**JICA**（ジャイカ）*）である．

国際保健協力を行う看護職には，当該国の保健医療の課題と医療政策を理解

> 用語解説*
> **JICA**
> 政府開発援助の実施機関であり，開発途上国の要請に応じて専門家の派遣や研修生の受け入れを行う技術協力，学校，病院，道路等の整備のための資金協力，大規模災害への国際緊急援助隊の派遣等を行っている．

することや，改善のための各方面との交渉能力・マネジメント能力が必要とされる．また，住民ニーズの分析と介入には宗教・文化を踏まえた健康観・健康行動を受容することが重要である．

引用・参考文献

1) 筒井孝子監修．看護必要度．第8版，日本看護協会出版会，2020.
2) 日本看護協会広報部．News Release．「2022年病院看護実態調査」結果．2023年3月31日．
3) 西元勝子ほか．固定チームナーシング：責任と継続性のある看護のために．第4版，医学書院，2019，p.9.
4) 福井大学医学部附属病院看護部編．橘幸子監修．新看護方式PNS導入・運営テキスト．日総研，2014，p.7-23.
5) 星野一正．インフォームド・コンセント：日本に馴染む六つの提言．丸善，1997，p.36-38，（丸善ライブラリー，232）．
6) Donabedian, A. Evaluating the Quality of Medical Care. Milbank Q. 2005, 83 (4), p.691-729. (Reprinted from the Milbank Memorial Fund Quarterly. 1966, 44 (3), p.166-203.
7) 日本医療機能評価機構．病院機能評価結果の情報提供．https://www.report.jcqhc.or.jp，（参照2023-11-21）．
8) OECD Health Statistics 2023. https://data.oecd.org/healthcare/length-of-hospital-stay.htm，（参照2023-11-21）．
9) 桑原美弥子．マグネット・ホスピタル入門：磁石のように看護師をひきつける病院づくり．ライフサポート社，2008.
10) Committee on Quality of Health Care in America, Institute of Medicine. To Err is Human：Building a Safer Health System. Kohn, L.T. et al. (ed.) National Academy Press, 2000.
米国医療の質委員会／医学研究所．人は誰でも間違える：より安全な医療システムを目指して．L・コーンほか編．医学ジャーナリスト協会訳．日本評論社，2000，p.1-2.
11) 日本医療機能評価機構．医療事故情報収集等事業2022年年報．https://www.med-safe.jp/pdf/year_report_2022.pdf，（参照2023-11-21）．
12) Heinrich, H.W.et al. Industrial Accident Prevention. 5thed. McGraw-Hill, 1980.
H・W・ハインリッヒほか．ハインリッヒ産業災害防止論．井上威恭監修．総合安全工学研究所訳．海文堂，1982，p.59-60.
13) Reason, J. Managing the Risks of Organizational accidents. Ashgate Publishing, 1997.
ジェームズ・リーズン．組織事故：起こるべくして起こる事故からの脱出．塩見弘監訳．高野研一ほか訳．日科技連出版社，1999，p.104.
14) 鈴木明ほか．チームSTEPPS（チームステップス）：チーム医療と患者の安全を推進するツール．日本臨床麻酔学会誌．2013，33（7），p.999-1005.
15) 種田憲一郎．診療の安全と質を向上させるツール．日本内科学会雑誌．2011，100（1），p.226-235.
16) 日本看護協会編．看護職の健康と安全に配慮した労働安全衛生ガイドライン：ヘルシーワークプレイス（健康で安全な職場）を目指して．日本看護協会出版会，2018.
17) 岩尾亜希子ほか．都内私立大学病院本院の職員が患者・患者家族などから受ける院内暴力の実態：私大病院医療安全推進連絡会議共同研究．日本医療・病院管理学会誌．2013，50（3），p.219-227.
18) Rebecca, C.K.et al. Global modeling of nature's contributions to people. Science, 366 (6462), 2019, p.255-258.
19) Gunn, S.W.A. Multilingual dictionary of disaster medicine and international relief. Kluwer Academic Publishers, Dordrecht, 1990.
20) 日本看護協会．看護職の倫理綱領（2021）．https://www.nurse.or.jp/nursing/assets/statistics_publication/publication/rinri/code_of_ethics.pdf，（参照2023-11-21）．
21) 厚生労働省．新型コロナウイルス感染症の流行を踏まえた市民による救急蘇生法について（指針）．2020.
22) 日本医療教育財団．外国人患者受入れ医療機関認証制度．http://jmip.jme.or.jp/index.php，（参照2023-11-21）．
23) ICN：Position Statement Cultural and linguistic competence（2013）．https://www.icn.ch/nursing-policy/position-statements，（参照2023-11-21）．
24) e-Stat．在留外国人統計2021年12月．https://www.e-stat.go.jp/，（参照2023-11-21）．
25) 出入国在留管理庁．2022年版出入国在留管理．https://www.moj.go.jp/isa/policies/policies/03_00031.html，（参照2023-11-21）．
26) 国立社会保障・人口問題研究所．人口統計資料集（2022）．父母の国籍別出生数．https://www.ipss.go.jp/syoushika/tohkei/Popular/P_Detail2023.asp?fname=T04-02.htm，（参照2023-11-21）．
27) 母子衛生研究会．https://hanbai.mcfh.or.jp/material/detail/27，（参照2023-11-21）．
28) マデリン・M・レイニンガー．看護論：文化ケアの多様性と普遍性．医学書院，1995.

重要用語

看護のマネジメント
看護管理
SPD方式
情報の一元化
看護基準
看護手順
看護過程
看護方式
固定チームナーシング
プライマリーナーシング
機能別看護方式
パートナーシップ・ナーシング・システム
インフォームドコンセント
看護サービスの質
病院機能評価

クリニカルパス
組織図
リーダーシップ
チーム医療
組織文化
マグネット・ホスピタル
ヒヤリ・ハット
実行のエラー
計画のエラー
セーフティマネジメント
セルフチェック
ダブルチェック
フールプルーフ
フェールセーフ
チームSTEPPS
労働安全衛生

災害看護
災害時要援護者
災害医療
災害サイクル
トリアージ
心のケア
災害対策基本法
災害救助法
国際看護
国際保健協力
アルマアタ宣言
プライマリーヘルスケア（PHC）
ユニバーサル・ヘルス・カバレッジ（UHC）
ミレニアム開発目標（MDGs）
持続可能な開発目標（SDGs）

学習達成チェック

- [ ] 看護のマネジメントの対象となる四つの資源について説明できる．
- [ ] 代表的な看護方式の特徴を説明できる．
- [ ] 発生頻度の高い医療事故について説明できる．
- [ ] 安全な医療の提供に向けて，看護師が日常業務において実施できる方策を説明できる．
- [ ] 看護業務上の危険と防止策について具体例を挙げることができる．
- [ ] 災害医療と救急医療の違いについて説明できる．
- [ ] 災害看護とその対象について説明できる．
- [ ] 災害の分類，災害サイクルと各期の看護支援について説明できる．
- [ ] トリアージ，治療，搬送（3T's）について説明できる．
- [ ] 災害における心のケアの必要性について説明できる．
- [ ] 異文化を背景にもつ人々の看護に必要な要素を述べることができる．
- [ ] グローバルな健康問題とその要因について述べることができる．
- [ ] 保健医療に関わる国際機関の活動と日本の国際保健協力について述べることができる．

コラム　災害と看護 ― 未来の看護師たちへ

　突然，何らかの災害に見舞われて避難生活を送ることは，決して他人事ではない．私たちは生きている限り，誰もが被災者になり得る．そのとき，一家族員として，一地域住民として，また一看護専門職として，備えと心構えをもって対応できるよう，日ごろから身近な人たちと災害や減災について話し合っているだろうか．近年，海外ではサイクロン*や大地震などの自然災害だけでなく，戦火や迫害から逃れた難民への国際的な緊急・長期支援が行われている．日本でも台風，地震や津波といった自然災害，東日本大震災の二次災害である原子力発電所事故による被災者への支援が今も行われている．そうしたなか，内閣府は，2008（平成20）年以降，家庭や企業向け防災・減災啓発ツールとしてさまざまなパンフレットをホームページ上で紹介し，防災情報の普及・啓発に取り組んでいる．また，国内の災害看護教育では，2013年に日本赤十字社が，災害サイクルの全サイクルで対応できる看護師養成カリキュラムを検討したり，2014年に国内初の国公私立による共同大学院での「災害看護グローバルリーダー養成プログラム」を開講したりと，過去の教訓を生かして発展させていくための取り組みが始まっている．災害看護に関する基礎的知識を学んだ学生の皆さんが，これから看護専門職としての正しい知識と確実な看護技術を身に付けることこそ，何よりの備えになると理解してくれることを強く願う．

*サイクロン：ベンガル湾やアラビア海などの北インド洋に存在する熱帯低気圧のうち，最大風速が約17m/s以上になったもの．熱帯低気圧と温帯低気圧の区別をせず，広く低気圧一般を指すこともある．

引用・参考文献

1) 世界の医療団（認定NPO法人）．特定非営利活動法人メドゥサン・デュ・モンド・ジャポン．2015年度活動報告書．2016．
2) 内閣府．減災啓発ツール．防災情報のページ．https://www.bousai.go.jp/kyoiku/keigen/gensai/index.html,（参照2023-11-21）．
3) 浦田喜久子．日本赤十字社における災害看護の人材育成：災害看護教育の強化．日本赤十字看護学会誌．2014，14（1），p.79-81．
4) DNGL管理センター．プログラムの意図と運営体制．災害看護グローバルリーダー養成プログラム．https://www.u-kochi.ac.jp/site/dngl/,（参照2023-11-21）．

13 これからの看護の課題と展望

学習目標

- これからの看護に求められる役割を理解できる.
- 専門職としての組織および看護実践の基準について理解できる.

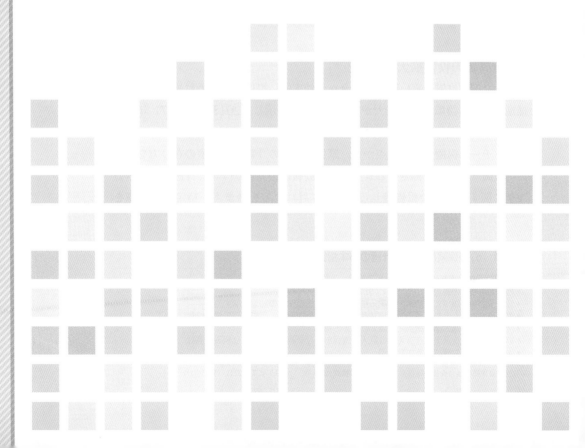

1 看護に求められる教育

1 社会のニーズに応える看護学教育

1 変化し続ける社会のニーズ

少子高齢化が一層進む中で，地域医療構想の実現や地域包括ケアシステム構築の推進に向け，人口および疾病構造の変化に応じた適切な医療提供体制の整備が必要である（➡p.62参照）．国は，介護保険法第116条に基づき，2021（令和３）～2023（令和５）年度にあたる第８期の**介護保険事業支援計画の基本指針**を打ち出した[1]．これは，国が定める介護保険事業の基本指針であり，介護保険事業を策定する際のガイドラインである．介護保険者である市町村は，この基本指針に基づいて，地域の被保険者や要介護者の人数を把握し，サービスの種類や必要量を確保するために「介護保険事業計画」を策定する．基本指針は，「2025・2040年を見据えたサービス基盤，人的基盤の整備」「介護予防・健康づくり施策の充実・推進」などを含む七つの事項を掲げ，充実を図っている（表13-1）．2025年には団塊の世代800万人が75歳以上となり，2040年は現役世代*が急速に減少する境目の年となる（➡p.56参照）．

このような人口構成の変化と慢性疾患の増加を背景とし，看護職の就業場所は，医療機関に限らず，訪問看護ステーション，介護老人保健施設といった介護保険が適用される施設，および企業（産業保健師）などへと拡大している．今後さらに，病院を退院した後も人々が在宅で継続して必要な医療およびケアを受けられるよう多職種と連携し，人々の多様なニーズに応えていくことが求められる．

用語解説*
現役世代
厚生労働省の用語集によると，主に20歳から60歳までの保険料を納めて公的年金制度を支えている世代をいう．

2 看護職の役割拡大

国は，国民に質の高い医療を安全かつ効率的に提供するためにチーム医療の推進，特に看護職の役割拡大が重要との認識を示し，2015（平成27）年，**特定行為に係る看護師の研修制度**を創設した（➡p.58，221参照）．その後，さらなるチーム医療推進の観点から，厚生労働省の「新たな医療の在り方を踏まえた医師・看護師の働き方ビジョン検討会報告書」（2017年），「医師の働き方改革に関する検討会報告書」（2019年３月）などを踏まえ，特定行為研修を

表13-1　介護保険事業支援計画の基本指針（第８期）

- 2025・2040年を見据えたサービス基盤，人的基盤の整備
- 地域共生社会の実現
- 介護予防・健康づくり施策の充実・推進（地域支援事業等の効果的な実施）
- 有料老人ホームとサービス付き高齢者住宅に係る都道府県・市町村間の情報連携の強化
- 認知症施策推進大綱を踏まえた認知症施策の推進
- 地域包括ケアシステムを支える介護人材確保および業務効率化の取り組みの強化
- 災害や感染症対策に係る体制整備

第91回社会保障審議会介護保険部会．基本指針の構成について．令和２年７月27日（資料2-1）．

修了した看護職の活用等によるタスク・シフティング*やタスク・シェアリング（医療従事者の合意形成のもとでの業務の移管や共同化）の推進等が求められている．日本看護協会は，「医師の働き方改革を進めるためのタスク・シフティングに関するヒアリング」（厚生労働省，2019年7月）の中で，「医師の労働時間が短縮される中でも，国民に必要な医療が安全かつタイムリーに提供されることが不可欠である」と述べている．また，そのために，特定行為研修制度の活用の推進および，看護師が判断可能な範囲の拡大を目指した**ナース・プラクティショナー**（仮称）による医療提供，看護師から他職種へのタスク・シフティングを提言している．

日本看護協会は，2015年に看護の将来ビジョンを明示している．「看護は，あらゆる年代の個人，家族，集団，地域社会を対象とし，健康の保持増進，疾病の予防，健康の回復，苦痛の緩和等を行い，生涯を通してその最期まで，その人らしく生を全うできるように援助を行うこと」を目的とし，ビジョン達成に向けた日本看護協会の活動の方向性を，「地域において人々が安全に安心して療養できることを目指し，**医療的な判断や実施における裁量の拡大**を進める」としている．

3 看護の専門性を高める教育

このような要望に応え，看護の専門性を高めるには，それに応じた教育が不可欠である．これからの看護を担う専門職として社会のニーズに応える人材を育成するためにも，次のような教育を進めていく必要があると考えられる．

①看護基礎教育の充実によるゼネラリストのレベル向上（臨床判断能力の向上など）
②高等教育（大学院課程）による専門看護師・ナースプラクティショナーの育成（➡日本看護系大学協議会の認定制度 p.324参照）
③卒後教育・継続教育による認定看護師育成
④人権，倫理感覚の醸成としての説明責任能力，倫理的意思決定能力の向上
⑤組織経営能力の育成（法的根拠，医療経済のしくみ，マネジメント能力），訪問看護ステーション・保健施設・福祉施設におけるトップマネジメント
⑥他職種との連携，医療チームおよび医療福祉チームのコーディネーターとなれる能力の育成（治験コーディネーター*，HIV/AIDSコーディネーター*，臓器移植コーディネーター，災害医療コーディネーター）
⑦EBNの実践（研究の成果を活用できる能力）

こうした教育は，医療事故が大きな問題となり，人口の高齢化が急速に進んでいる今日，早急に，かつ確実に行われていかなければならない．

2 カリキュラム改正

総体としてみれば，日本における看護学教育は，「看護師等の人材確保の促進に関する法律」の施行等を契機とし，看護系大学が急激に増加してきている

用語解説*
タスク・シフティング
医行為の一部を他の職種に委譲することを意味する．医師免許を保有していなくとも実施可能な業務を他職種に移管する場合や，看護師から他職種へ業務の一部を移管する場合などがある．前者については，WHOが医療人材不足を部分的に解決する手段として提唱した．世界的に注目されるようになった一つの要因は，アフリカにおけるHIV/AIDSの流行である．多くの医療従事者自身もAIDSで死亡したため，医師だけによる診断や治療が困難になり，看護師等に医療行為を任せざるを得なくなった[2]．

用語解説*
治験コーディネーター
治験とは，動物実験などで十分に安全性が確認された薬を実際にヒトに投与し，効き目や有効な使い方を調べる臨床試験．薬として薬機法上の承認を得るためには治験が必要である．
治験コーディネーター（clinical research coordinator：CRC）は，治験を受ける人の対応や心理的ケアのほか，医療従事者や製薬会社の職員など関係者間の調整をし，治験が適切に行われるよう進める役割を担う．

用語解説*
HIV/AIDSコーディネーター
HIV感染者やエイズ患者の自己管理のサポート，療養支援などを行う．

(➡p.53参照)．その結果，看護系人材の供給を増大させ，2021年３月に発表された看護師国家試験合格者に占める学士課程修了者の割合は４割近くに至っている[3)]．一方で，看護系大学の急増に伴い，教育水準の維持向上が課題となってきており，地域包括ケアシステムの構築，多職種連携・チーム医療の推進，さらなる医療安全の要請等の社会の変化に対応し，看護師として必要となる能力を備えた質の高い人材養成が必要との考えに基づき，文部科学省より「看護学教育モデル・コア・カリキュラム」(文部科学省，2017年10月）が発表された．

さらに，看護基礎教育で修得する看護技術と，臨床現場で求められるものとの間にギャップがあることや，地域包括ケアシステムの推進に向けて，医療を担う人材の確保と資質の向上を図る必要があるといった観点から，**看護基礎教育検討会報告書**〔厚生労働省，2019（令和元）年10月〕が発表された．検討会では，看護をめぐる現状と課題および保健師教育・助産師教育・看護師教育それぞれの現状と課題が検討され，カリキュラム改正案が作成された．このカリキュラム改正は，前回のカリキュラム改正（2007年）から10年以上が経過しており，看護を取り巻く環境の変化に伴い，より重要さが増していると考えられる教育内容の充実，および学生の看護実践能力の強化を目指したものである．３年課程は2022年度から，２年課程は2023年度から改正カリキュラムが適用されている．

今回の改正のポイントは，①総単位数が97単位から102単位へ増加，②情報通信技術（ICT）を活用するための基礎的能力やコミュニケーション能力の強化に関する内容の充実，③臨床判断能力等に必要な基礎的能力の強化のための解剖生理学等の内容の充実，④対象や療養の場の多様化に対応できるよう「在宅看護論」を「地域・在宅看護論」に名称変更および内容を充実，⑤各養成機関の裁量で領域ごとの実習単位数をある程度自由に設定できるようになったこと，の五つである．報告書には，検討会が作成した「看護師に求められる実践能力と卒業時の到達目標（改正案)」(**表13-2**）が提示されており，それぞれの教育機関は，社会のニーズに応え得る実践能力を備えた看護職者を育成することが求められている．

表13-2　看護師に求められる実践能力と卒業時の到達目標（改正案）

看護師の実践能力	構成要素		卒業時の到達目標
Ⅰ群 ヒューマンケアの基本的な能力	A. 対象の理解	1	対象者の状態を理解するのに必要な人体の構造と機能について理解する
		2	胎生期から死までの生涯各期の成長・発達・加齢の特徴に関する知識をもとに対象者を理解する
		3	対象者を身体的・心理的・社会的・文化的側面から総合的に理解する
	B. 実施する看護についての説明責任	4	実施する看護の根拠・目的・方法について対象者の理解度を確認しながら説明する
	C. 倫理的な看護実践	5	看護職としての倫理観を持ち，法令を遵守して行動する
		6	対象者の尊厳を守る意義を理解し，価値観，生活習慣，慣習，信条等を尊重した行動をとる
		7	対象者の情報の取扱い及び共有の方法を理解し，適切な行動をとる
		8	対象者の選択権及び自己決定権を尊重し，対象者及び家族の意思決定を支援する
	D. 援助的関係の形成	9	対象者と自分の境界を尊重しながら関係を構築する
		10	対人技法を用いて，信頼関係の形成に必要なコミュニケーションをとる
		11	必要な情報を対象者の状況に合わせた方法で提供する
Ⅱ群 根拠に基づき，看護を計画的に実践する能力	E. アセスメント	12	健康状態のアセスメントに必要な客観的・主観的情報を系統的に収集する
		13	情報を整理し，分析・解釈・統合し，看護課題の優先順位を判断する
	F. 計画	14	根拠に基づき対象者の状況に応じた看護を計画する
		15	看護計画の立案にあたって，対象者を含むチームメンバーと連携・協働する必要性を理解する
	G. 実施	16	計画に基づき看護を実施する
		17	対象者の状態に合わせて，安全・安楽・自立／自律に留意しながら看護を実施する
	H. 評価	18	実施した看護の結果を評価し，必要な報告を行い記録に残す
		19	評価に基づいて計画の修正をする
Ⅲ群 健康の保持増進，疾病の予防，健康の回復にかかわる実践能力	I. 健康の保持・増進，疾病の予防	20	生涯各期における健康の保持増進や疾病予防における看護の役割を説明する
		21	環境が健康に及ぼす影響と予防策について理解する
		22	対象者及び家族に必要な資源を理解し，健康の保持・増進に向けた生活に関する支援を行う
	J. 急速に健康状態が変化する対象への看護	23	急速に健康状態が変化する（周術期や急激な病状の変化，救命救急処置を必要としている等）対象の病態や，治療とその影響について理解する
		24	基本的な救命救急処置の方法を理解し，模擬的に実践する
		25	健康状態の急速な変化に気付き，迅速に報告する
		26	合併症予防のために必要な看護を理解し，回復過程を支援する
		27	日常生活の自立／自律に向けた回復過程を支援する
	K. 慢性的な変化にある対象への看護	28	慢性的経過をたどる人の病態や，治療とその影響について説明する
		29	対象者及び家族が健康課題に向き合う過程を支援する
		30	健康課題を持ちながらもその人らしく過ごせるよう，生活の質（QOL）の維持・向上に向けて支援する
		31	急性増悪の予防・早期発見・早期対応に向けて継続的に観察する

	L. 終末期にある対象への看護	32	終末期にある対象者の治療と苦痛を理解し，緩和に向けて支援する
		33	終末期にある対象者の意思を尊重し，その人らしく過ごせるよう支援する
		34	終末期にある対象者及び家族を多様な場においてチームで支援することの重要性を理解する
Ⅳ群 ケア環境とチーム体制を理解し活用する能力	M. 看護専門職の役割と責務	35	看護職の業務を法令に基づいて理解するとともに，その役割と機能を説明する
		36	看護チーム内における看護師の役割と責任を理解する
	N. 安全なケア環境の確保	37	リスク・マネジメントを含む医療安全の基本的な考え方と看護師の役割について説明する
		38	感染防止策の目的と根拠を理解し，適切な方法で実施する
		39	関係法規及び各種ガイドラインに従って行動する
	O. 保健・医療・福祉チームにおける多職種との協働	40	保健・医療・福祉チームにおける看護師及び他職種の機能・役割を理解する
		41	対象者をとりまく保健・医療・福祉関係者間の協働の必要性について理解する
		42	対象者を含むチームメンバーと連携・共有・再検討しながら看護を実践する
	P. 地域包括ケアシステムにおける看護の役割	43	地域包括ケアシステムの観点から多様な場における看護の機能と役割について理解する
		44	日本における保健・医療・福祉の動向と課題を理解する
		45	諸外国における保健・医療・福祉の動向と課題を理解する
Ⅴ群 専門職者として研鑽し続ける基本能力	Q. 継続的な学習	46	看護実践における自らの課題に取り組み，継続的に専門職としての能力の維持・向上に努める必要性と方法を理解する
	R. 看護の質の改善に向けた活動	47	看護の質の向上に努める必要性を理解する
		48	看護実践に新たな技術やエビデンスに基づいた知見を活用し，批判的吟味をすることの重要性を理解する

厚生労働省．看護基礎教育検討会報告書．令和元年10月15日．

2 専門職としての看護組織

社会の変化に伴い，職業に期待されるものも一様ではなくなってきている．看護職は，変化する社会的・経済的事情，それによって影響を受ける国民の健康ニーズに迅速に対応していく必要がある．看護という専門職の基本的アイデンティティーを確固たるものに発展させるために，看護実践，看護教育・研究を支える専門職団体の取り組みがある．ここでは代表的な国内の看護組織である「日本看護協会」「日本看護学校協議会」「日本看護系大学協議会」と，国際的組織として「国際看護師協会」の活動について述べる．

1 日本看護協会

日本看護協会（Japanese Nursing Association：JNA）は，1946（昭和21）年に保健婦，助産婦，看護婦，准看護婦によって設立された職能団体である．47都道府県の看護協会が各地方において会員組織をもち，連携活動を行っている．設立以来，日本の看護水準向上のために，保健医療福祉の抱える課題に取り組みながら，人々の健康生活の実現に向け貢献を続けている．

➡ 看護職の名称変更については，p.52参照．

表13-3　19分野の新たな認定看護分野

●クリティカルケア（救急看護と集中ケアを統合）	●心不全看護（旧：慢性心不全看護）
●緩和ケア（緩和ケアとがん性疼痛看護を統合）	●皮膚・排泄ケア
●がん薬物療法看護（旧：がん化学療法看護）	●感染管理
●在宅ケア（旧：訪問看護）	●糖尿病看護
●生殖看護（旧：不妊症看護）	●新生児集中ケア
●腎不全看護（旧：透析看護）	●手術看護
●摂食嚥下障害看護（旧：摂食・嚥下障害看護）	●乳がん看護
●小児プライマリケア（旧：小児救急看護）	●認知症看護
●脳卒中看護（旧：脳卒中リハビリテーション看護）	●がん放射線療法看護
●呼吸器疾患看護（旧：慢性呼吸器疾患看護）	

（2019年２月）

2023年３月末現在，全国で76万1,443人の会員をもつ日本最大の職能団体といわれている．

事業内容は，看護の質の向上に向けた医療安全対策や，専門看護師・認定看護師*・認定看護管理者の認定，研修や学会の開催，看護職の再就業支援，労働と看護の質向上のためのデータベース事業，看護職賠償責任保険制度の運営，看護領域の開発・展開として，政策の提言と実現に向けた活動，在宅医療・訪問看護の推進，災害看護と東日本大震災復興支援事業，国際交流・協力広報活動などである．

用語解説*

認定看護師

certified nurse：CN．日本看護協会認定審査に合格し，ある特定の認定看護分野において，熟練した看護技術と知識を有すると認められた者をいう．５年以上の実務経験があり，うち３年以上，特定分野の実務研修が必要．2019年２月の認定看護師規程の改正によって認定看護分野が再編された（表13-3）．

2 日本看護学校協議会

日本看護学校協議会（Japan Nursing School Association：JNSA）は，1970（昭和45）年に発足し，質の高い看護サービスを提供できる看護職養成のために追求し続ける団体として活動している．看護教育を行う専門学校や養成所を主な会員として組織し，2023年７月現在の会員数は449校である．本協議会での事業は，看護教育の質の向上を目指した自己評価の継続的支援と実務者団体としての提案，地域共生社会における多職種連携教育の推進などである．

3 日本看護系大学協議会

日本看護系大学協議会（Japan Association of Nursing Programs in Universities：JANPU）は，「看護学高等教育機関相互の連携と協力によって，看護学教育の充実・発展及び学術研究の水準の向上を図り，もって人々の健康と福祉へ貢献すること」を目的に，1975（昭和50）年に発足した．国・公・私立の４年制大学において看護学教育を行っている大学を会員とし，2023年９月現在の会員校は大学299校，大学院225校である．本協議会の事業内容は，看護学教育における調査研究，看護学教育の質保証・向上，高度実践看護師教育課程の推進，看護学教育に関する政策提言，看護学の社会への啓発活動，看護学関連諸団体ならびに国内外の諸機関との相互連携および協力などである．

1 看護学教育の調査や質向上のための活動

看護系大学における教育カリキュラムの実態調査をもとに，看護学教育の基準に関する検討を行ったり，看護系大学の学士課程・大学院教育の質を保証するために，カリキュラムの見直しや，第三者評価など評価組織の構築についての検討も行っている．

2 高度実践看護師教育課程の認定と推進

国内外における看護の専門分化を考慮し，特定の専門分野において卓越した看護実践能力を有する者を**専門看護師**（certified nurse specialist：**CNS**）と認める制度が1994（平成６）年に設立された．専門看護師の教育課程は大学院に置かれるのが望ましいとされ，大学院修士課程での２年間の教育課程を修了した者に認定試験を受ける資格が与えられている．専門看護師教育課程は14分野で特定され，日本看護協会が資格認定を行っており，2022年12月25日現在，3,155名の専門看護師が登録されている（**表13-4**）．

表13-4　専門看護師認定分野と登録者数

分野名	登録者数
がん看護	1,054
慢性疾患看護	262
母性看護	93
小児看護	300
老人看護	248
精神看護	411
家族支援	89
感染症看護	100
地域看護	31
急性・重症患者看護	387
在宅看護	119
遺伝看護	21
災害看護	37
放射線看護	3

（2022年12月25日現在）

2015（平成27）年には，２年間の修士課程において，ナースプラクティショナー（nurse practitioner：NP）教育課程を認定する制度が加わった．2019（令和元）年より本協議会による資格認定が開始され，NP教育課程を修了し資格を得た者には，「JANPUナースプラクティショナー：JANPU-NP」という資格名称が与えられることになった．2023年６月現在，８名が登録されている．

> **plus α**
> **専門性の広告**
> 2007年４月施行の改正医療法で，看護師も医療に関する専門性の広告ができるようになった．一般市民が医療施設を選択する際の情報提供として，2023年２月時点で，専門看護師は９分野，認定看護師は18分野で名称の広告が可能である．

4 国際看護師協会

国際看護師協会（International Council of Nurses：**ICN**）は，各国の看護師協会からなる組織で，130以上の国々の看護師が会員となっている．1899（明治32）年に設立された世界最大の国際的保健医療専門職団体である．世界各国の看護師が集まるICN大会が２年ごとに開催され，世界最大規模の看護学会となっている．看護師により看護師のために運営される組織として，質の高い看護，世界的な保健政策，看護知識の発展，有能な人材の充足を保証する努力を続けている．

5 看護行政の組織

日本看護協会の目指す施策・制度・法律を実現するために，1959（昭和34）年に**日本看護連盟**（Japanese Nursing Federation）が設立された．日本看護協会は政策提言をする活動を行い，日本看護連盟は日本看護協会の提言する看護政策を実現するため，政策決定の場である国政や地方議会に代表を送る活動をしている．これらの組織は看護師不足問題，労働環境などの改善に取り組み，2009（平成21）年７月には改正看護師等人材確保促進法*の成立に

> **用語解説＊**
> **改正看護師等人材確保促進法**
> 国の責務として看護師等の研修等について明記されるとともに，病院の開設者等の責務として，看護師等に対して臨床研修・その他の研修の実施，また研修を受ける機会を確保できるようにするために必要な配慮が明記された．

至った．2020（令和２）年には看護業務の効率化を先進する施設を表彰するなど，看護ケアサービスの充実を実現する取り組みを行っている．

3 今後の課題

今後ますます加速する少子化・高齢化社会において増加する医療ニーズを抱える人々に対して，質の高いケアを安全に効率的に提供していくには，チーム医療が重要である．チーム医療とは，「医療に従事する多種多様な医療スタッフが，各々の高い専門性を前提に，目的と情報を共有し，業務を分担しつつも互いに連携・補完し合い，患者の状況に的確に対応した医療を提供すること」と一般的に理解されている[9]．この目的を達成するためには，それぞれのスタッフがエビデンスに基づく的確な判断力と安全かつ効果的に技術を実践する力，そして患者の尊厳や権利を尊重するケアについて率先して考えられる倫理的意思決定能力を身に付けることが求められる．

引用・参考文献

1) 第91回社会保障審議会介護保険部会．基本指針の構成について．(資料2-1)．2020．https://www.mhlw.go.jp/content/12300000/000651884.pdf，(参照2023-11-21)．
2) 第29回チーム医療推進のための看護業務検討ワーキンググループ資料（藤川参考人提出資料）．
3) 厚生労働省．Press Release．第110回看護師国家試験合格状況．2021年３月26日．
4) 厚生労働省．看護基礎教育検討会報告書．令和元年10月15日．
5) 日本看護協会．https://www.nurse.or.jp/，(参照2023-11-21)．
6) 日本看護学校協議会．http://www.nihonkango.org/，(参照2023-11-21)．
7) 日本看護系大学協議会．https://www.janpu.or.jp/，(参照2023-11-21)．
8) 日本看護連盟．https://kango-renmei.gr.jp/，(参照2023-11-21)．
9) 厚生労働省．チーム医療の推進について．チーム医療の推進に関する検討会報告書．2010．https://www.mhlw.go.jp/shingi/2010/03/dl/s0319-9a.pdf，(参照2023-11-21)．

重要用語

看護学教育
介護保険事業支援計画の基本指針
特定行為に係る看護師の研修制度
タスク・シフティング
日本看護協会
認定看護師
日本看護学校協議会
日本看護系大学協議会
専門看護師
国際看護師協会（ICN）
日本看護連盟

学習達成チェック

- [ ] 少子超高齢社会の日本が2025年に抱える問題について，保健医療福祉の視点から説明し，国民に期待される看護職者の役割について述べることができる．
- [ ] 日本および世界の現状と変化を予測し，看護が専門職として備えるべき力を身に付けるためにはどのような教育が求められるか説明できる．
- [ ] 看護職としての看護組織にはどのようなものがあるか説明できる．
- [ ] 日本看護協会の役割について説明できる．

資料

◎看護職の倫理綱領（日本看護協会，2021年）

前　文

人々は，人間としての尊厳を保持し，健康で幸福であることを願っている．看護は，このような人間の普遍的なニーズに応え，人々の生涯にわたり健康な生活の実現に貢献することを使命としている．

看護は，あらゆる年代の個人，家族，集団，地域社会を対象としている．さらに，健康の保持増進，疾病の予防，健康の回復，苦痛の緩和を行い，生涯を通して最期まで，その人らしく人生を全うできるようその人のもつ力に働きかけながら支援することを目的としている．

看護職は，免許によって看護を実践する権限を与えられた者である．看護の実践にあたっては，人々の生きる権利，尊厳を保持される権利，敬意のこもった看護を受ける権利，平等な看護を受ける権利などの人権を尊重することが求められる．同時に，専門職としての誇りと自覚をもって看護を実践する．

日本看護協会の『看護職の倫理綱領』は，あらゆる場で実践を行う看護職を対象とした行動指針であり，自己の実践を振り返る際の基盤を提供するものである．また，看護の実践について専門職として引き受ける責任の範囲を，社会に対して明示するものである．

本　文

1　看護職は，人間の生命，人間としての尊厳及び権利を尊重する．

すべての人々は，その国籍，人種，民族，宗教，信条，年齢，性別，性的指向，性自認，社会的地位，経済的状態，ライフスタイル，健康問題の性質によって制約を受けることなく，到達可能な最高水準の健康を享受するという権利を有している．看護職は，あらゆる場において，人々の健康と生活を支援する専門職であり，常に高い倫理観をもって，人間の生命と尊厳及び権利を尊重し行動する．

看護職は，いかなる場でも人間の生命，人間としての尊厳及び権利を尊重し，常に温かな人間的配慮をもってその人らしい健康な生活の実現に貢献するよう努める．

2　看護職は，対象となる人々に平等に看護を提供する．

看護における平等とは，単に等しく同じ看護を提供することではなく，その人の個別的特性やニーズに応じた看護を提供することである．社会の変化とともに健康や生き方への意識も変化し，人々の看護へのニーズは多様化・複雑化している．人々の多様で複雑なニーズに対応するため，看護職は豊かな感性をもって健康問題の性質や人々を取り巻く環境等に応じた看護を提供し，人々の健康と幸福に寄与するよう努める．

また，看護職は，個人の習慣，態度，文化的背景，思想についてもこれを尊重し，受けとめる姿勢をもって対応する．

3　看護職は，対象となる人々との間に信頼関係を築き，その信頼関係に基づいて看護を提供する．

看護は，高度な知識や技術のみならず，対象となる人々との間に築かれる信頼関係を基盤として成立する．

よりよい健康のために看護職が人々と協調すること，信頼に誠実に応えること，自らの実践について十分な説明を行い理解と同意を得ること，実施結果に責任をもつことを通して，信頼関係を築き発展させるよう努める．

また，看護職は自己の実施する看護が専門職としての支援であることを自覚し，支援上の関係を越えた個人的関係に発展するような行動はとらない．

さらに，看護職は対象となる人々に保健・医療・福祉が提供される過程においては，対象となる人々の考えや意向が反映されるように，積極的な参加を促す．また，人々の顕在的潜在的能力に着目し，その能力を最大限生かすことができるよう支援する．

4　看護職は，人々の権利を尊重し，人々が自らの意向や価値観にそった選択ができるよう支援する．

人々は，知る権利及び自己決定の権利を有している．看護職は，これらの権利を尊重し，十分な情報を提供した上で，保健・医療・福祉，生き方などに対する一人ひとりの価値観や意向を尊重した意思決定を支援する．意思決定支援においては，情報を提供・共有し，その人にとって最善の選択について合意形成するまでのプロセスをともに歩む姿勢で臨む．

保健・医療・福祉においては，十分な情報に基づいて自分自身で選択する場合だけでなく，知らないでいるという選択をする場合や，決定を他者に委ねるという選択をする場合もある．また，自らの意思を適切に表明することが難しい場合には，対象となる人々に合わせて情報提供を行い，理解を得たうえで，本人の意向を汲み取り，その人にとって最善な合意形成となるよう関係者皆で協働する．さらに，看護職は，人々が自身の価値観や意向に沿った保健・医療・福祉を受け，その人の望む生活が実現できるよう，必要に応じて代弁者として機能するなど，人々の権利の擁護者として行動する．そして，個人の判断や選択が，そのとき，その人にとって最良のものとなるよう支援する．

5　看護職は，対象となる人々の秘密を保持し，取得した個人情報は適正に取り扱う．

看護職は，個別性のある適切な看護を実践するために，対象となる人々の秘密に触れる機会が多い．看護職は正当な理由なく，業務上知り得た秘密を口外してはならない．

また，対象となる人々の健康レベルの向上を図るためには個人情報が必要であり，さらに，多職種と緊密で正確な情報共有も必要である．個人情報には氏名や生年月日といった情報のみならず，画像や音声によるものや遺伝情報も含まれる．看護職は，個人情報の取得・共有の際には，対象となる人々にその必要性を説明し同意を得るよう努めるなど適正に取り扱う．家族等との情報共有に際しても，本人の承諾を得るよう最大限の努力を払う．

また，今日のICT（Information and Communication Technology：情報通信技術）の発展に伴い，さまざまなソーシャルメディアが普及している．これらを適切に利用することにより，看護職だけでなく，人々にとっても健康に関する有用な情報をもたらすなどの恩恵がある．看護職は，業務上の利用と私的な利用を区別し，その利用に伴う恩恵のみならず，リスクも認識する．また，情報の正確性の確認や対象となる人々と看護職自身のプライバシー権の保護など，細心の注意を払ったうえで情報を発信・共有する．

6　看護職は，対象となる人々に不利益や危害が生じているときは，人々を保護し安全を確保する．

看護職は，常に，人々の健康と幸福の実現のために行動する．看護職は，人々の生命や人権を脅かす行動や不適切な行為を発見する立場にある．看護職がこれらの行為に気づいたときは，その事実に目を背けることなく，人々を保護し安全を確保するよう行動する．その際には，多職種で情報を共有し熟慮したうえで対応する．

また，保健・医療・福祉の提供においては，関係者による不適切な判断や行為がなされる可能性や，看護職の行為が対象となる人々を傷つける可能性があることを含めて，いかなる害の可能性にも注意を払い，人々の生命と人権をまもるために働きかける．非倫理的な実践や状況に気づいた場合には疑義を唱え，適切な保健・医療・福祉が提供されるよう働きかける．

7　看護職は，自己の責任と能力を的確に把握し，実施した看護について個人としての責任をもつ．

看護職は，自己の責任と能力を常に的確に把握し，それらに応じた看護実践を行う．看護職は自己の実施する看護について，説明を行う責任と判断及び実施した行為とその結果についての責任を負う．

看護職の業務は保健師助産師看護師法に規定されている．看護職は関連する法令を遵守し，自己の責任と能力の範囲内で看護を実践する．また，自己の能力を超えた看護が求められる場合には，支援や指導を自ら得たり，業務の変更を求めたりして，安全で質の高い看護を提供するよう努める．さらに，他の看護職などに業務を委譲する場合は自己及び相手の能力を正しく判断し，対象となる人々の不利益とならないよう留意する．

8　看護職は，常に，個人の責任として継続学習による能力の開発・維持・向上に努める．

看護職には，科学や医療の進歩ならびに社会的価値の変化にともない多様化する人々の健康上のニーズに対応していくために，高い教養とともに高度な専門的能力が求められる．高度な専門的能力をもち，より質の高い看護を提供するために，免許を受けた後も自ら進んでさまざまな機会を活用し，能力の開発・維持・向上に努めることは，看護職自らの責任ならびに責務である．

継続学習には，雑誌や図書などの情報や自施設の現任教育のプログラムの他に，学会・研修への参加など施設外の学習，eラーニング等さまざまな機会がある．看護職はあらゆる機会を積極的に活用し，専門職としての研鑽を重ねる．

また，自己の能力の開発・維持・向上のみならず，質の高い看護の提供を保障するために，後進の育成に努めることも看護職の責務である．

9　看護職は，多職種で協働し，よりよい保健・医療・福祉を実現する．

看護職は，多職種で協働し，看護及び医療の受け手である人々に対して最善を尽くすことを共通の価値として行動する．

多職種での協働においては，看護職同士や保健・医療・福祉の関係者が相互理解を深めることを基盤とし，各々が能力を最大限に発揮しながら，より質の高い保健・医療・福祉の提供を目指す．

また，よりよい医療・看護の実現と健康増進のためには，その過程への人々の参画が不可欠である．看護職は，対象となる人々とパートナーシップを結び，対象となる人々の医療・看護への参画のみならず，研究や医療安全などでも協力を得て，ともにより質の高い保健・医療・福祉をつくりあげることを促進する．

10　看護職は，より質の高い看護を行うために，自らの職務に関する行動基準を設定し，それに基づき行動する．

自らの職務に関する行動基準を設定し，それに基づき行動することを通して自主規制を行うことは，専門職としての必須の要件である．この行動基準は，各々の職務に求められる水準やその責務を規定したものであり，看護職の専門的価値を支持するものである．

このような基準の作成は組織的に行い，個人としてあるいは組織としてその基準を満たすよう努め，評価基準としても活用する．また，社会の変化や人々のニーズの変化に対応させて，適宜改訂する．

看護職は，看護職能団体が示す各種の基準や指針に則り活動する．また，各施設では，施設や看護の特徴に応じたより具体的・実践的な基準等を作成することにより，より質の高い看護を保障するように努める．

11　看護職は，研究や実践を通して，専門的知識・技術の創造と開発に努め，看護学の発展に寄与する．

看護職は，常に，科学的知見並びに指針などを用いて看護を実践するとともに，新たな専門的知識・技術の開発に最善を尽くす．開発された専門的知識・技術は蓄積され，将来のより質の高い看護の提供に貢献する．すなわち，看護職は，研究や実践に基づき，看護の中核となる専門的知識・技術の創造と開発，看護政策の立案に努めることで看護学の発展及び人々の健康と福祉に寄与する責任を担っている．

また，看護職は，保健・医療・福祉のあらゆる研究参加に対する人々の意向を尊重し，いかなる場合でも人々の生命，健康，プライバシーをまもり，尊厳及び権利を尊重するとともに，適切な保健・医療・福祉の提供を保障する．

12　看護職は，より質の高い看護を行うため，看護職自身のウェルビーイングの向上に努める．

看護職がより質の高い看護を提供するためには，自らのウェルビーイングをまもることが不可欠である．看護職が健康で幸福であることが，よりよい看護の提供へとつながり，対象となる人々の健康と幸福にも良好な結果をもたらす．

看護職は，自身のウェルビーイングの向上のために，仕事と生活の調和（ワーク・ライフ・バランス）をとることやメンタルヘルスケアに努める．

さらに，看護職の実践の場には，被曝，感染，ハラスメント，暴力などの危険が伴う．そのため，すべての看護職が健全で安全な環境で働くことができるよう，個人と組織の両方の側面から取り組む．

13　看護職は，常に品位を保持し，看護職に対する社会の人々の信頼を高めるよう努める．

看護は，看護を必要とする人々からの信頼なくしては存在しない．常に，看護職は，この職業の社会的使命・社会的責任を自覚し，専門職としての誇りを持ち，品位を高く維持するように努める．

看護に対する信頼は，専門的な知識や技術のみならず，誠実さ，礼節，品性，清潔さ，謙虚さなどに支えられた行動によるところが大きい．また，社会からの信頼が不可欠であり，専門領域以外の教養を深めるにとどまらず，社会的常識などをも充分に培う必要がある．

さらに，看護職は，その立場を利用して看護職の信頼を損なうような行為及び不正行為はしない．

14　看護職は，人々の生命と健康をまもるため，さまざまな問題について，社会正義の考え方をもって社会と責任を共有する．

看護職は，人々の生命，尊厳及び権利をまもり尊重する立場から，生命と健康に深く関わるあらゆる差別，貧困，さまざまな格差，気候変動，虐待，人身売買，紛争，暴力などについて，地球規模の観点から社会正義の考え方をもって社会と責任を共有する．常に，わが国や世界で起きているこれらの問題についての知識を更新し，意識を高め，それらについて社会に発信するよう努める．また，これらの問題の潜在的な状況から予防的に関わり，多職種や関係機関で連携し看護職として適切な対応をとる．

さらに，看護職は保健・医療・福祉活動による環境破壊を防止する責務を果たすとともに，清浄な空気と水・安全な食物の確保，騒音対策など，人々の健康を保持増進するための環境保護に積極的に取り組む．そして，人々の生命の安全と健康がまもられ平和で包摂的な社会の実現を目指す．

15　看護職は，専門職組織に所属し，看護の質を高めるための活動に参画し，よりよい社会づくりに貢献する．

看護職は，いつの時代においても質の高い看護の提供を通して社会の福祉に貢献するために，専門職としての質の向上を図る使命を担っている．保健・医療・福祉及び看護にかかわる政策や制度が社会の変化と人々のニーズに沿ったものとなるよう，看護職は制度の改善や政策決定，新たな社会資源の創出に積極的に取り組む．

看護職は看護職能団体に所属し，これらの取り組みをはじめとする看護の質を高めるための活動に参加することを通してよりよい社会づくりに貢献する．

16　看護職は，様々な災害支援の担い手と協働し，災害によって影響を受けたすべての人々の生命，健康，生活をまもることに最善を尽くす．

災害は，人々の生命，健康，生活の損失につながり，個人や地域社会，国，さらには地球環境に深刻な影響を及ぼす．看護職は，人々の生命，健康，生活をまもる専門職として災害に対する意識を高め，専門的知識と技術に基づき保健・医療・福祉を提供する．

看護職は，災害から人々の生命，健康，生活をまもるため，平常時から政策策定に関与し災害リスクの低減に努め，災害時は，災害の種類や規模，被災状況，初動から復旧・復興までの局面等に応じた支援を行う．また，災害時は，資源が乏しく，平常時とは異なる環境下で活動する．看護職は，自身の安全を確保するとともに刻々と変化する状況とニーズに応じた保健・医療・福祉を提供する．

さらに，多種多様な災害支援の担い手とともに各々の機能と能力を最大限に発揮するよう努める．

◎保健師助産師看護師法（抜粋）（昭和23年７月30日法律第203号，最終改正平成30年６月27日法律第66号）

〔国家試験の受験資格〕2009（平成21）年改正〔2015（平成27）年一部改正〕

第19条　保健師国家試験は，次の各号のいずれかに該当する者でなければ，これを受けることができない．

1　文部科学省令・厚生労働省令で定める基準に適合するものとして，文部科学大臣の指定した学校において１年以上保健師になるのに必要な学科を修めた者

2　文部科学省令・厚生労働省令で定める基準に適合するものとして，都道府県知事の指定した保健師養成所を卒業した者

3　外国の第２条に規定する業務に関する学校若しくは養成所を卒業し，又は外国において保健師免許に相当する免許を受けた者で，厚生労働大臣が前２号に掲げる者と同等以上の知識及び技能を有すると認めたもの

第20条　助産師国家試験は，次の各号のいずれかに該当する者でなければ，これを受けることができない．

1　文部科学省令・厚生労働省令で定める基準に適合するものとして，文部科学大臣の指定した学校において１年以上助産に関する学科を修めた者

2　文部科学省令・厚生労働省令で定める基準に適合するものとして，都道府県知事の指定した助産師養成所を卒業した者

3　外国の第３条に規定する業務に関する学校若しくは養成所を卒業し，又は外国において助産師免許に相当する免許を受けた者で，厚生労働大臣が前２号に掲げる者と同等以上の知識及び技能を有すると認めたもの

第21条　看護師国家試験は，次の各号のいずれかに該当する者でなければ，これを受けることができない．

1　文部科学省令・厚生労働省令で定める基準に適合するものとして，文部科学大臣の指定した学校教育法（昭和22年法律第26号）に基づく大学（短期大学を除く．第４号において同じ）において看護師になるのに必要な学科を修めて卒業した者

2　文部科学省令・厚生労働省令で定める基準に適合するものとして，文部科学大臣の指定した学校において３年以上看護師になるのに必要な学科を修めた者

3　文部科学省令・厚生労働省令で定める基準に適合するものとして，都道府県知事の指定した看護師養成所を卒業した者
4　免許を得た後3年以上業務に従事している准看護師又は学校教育法に基づく高等学校若しくは中等教育学校を卒業している准看護師で前3号に規定する大学，学校又は養成所において2年以上修業したもの
5　外国の第5条に規定する業務に関する学校若しくは養成所を卒業し，又は外国において看護師免許に相当する免許を受けた者で，厚生労働大臣が第1号から第3号までに掲げる者と同等以上の知識及び技能を有すると認めたもの

〔特定行為〕 2015（平成27）年改正
第37条　保健師，助産師，看護師又は准看護師は，主治の医師又は歯科医師の指示があつた場合を除くほか，診療機械を使用し，医薬品を授与し，医薬品について指示をしその他医師又は歯科医師が行うのでなければ衛生上危害を生ずるおそれのある行為をしてはならない．ただし，臨時応急の手当をし，又は助産師がへその緒を切り，浣腸を施しその他助産師の業務に当然に付随する行為をする場合は，この限りでない．
第37条の二　特定行為を手順書により行う看護師は，指定研修機関において，当該特定行為の特定行為区分に係る特定行為研修を受けなければならない．
2　この条，次条及び第42条の4において，次の各号に掲げる用語の意義は，当該各号に定めるところによる．
一　特定行為　診療の補助であつて，看護師が手順書により行う場合には，実践的な理解力，思考力及び判断力並びに高度かつ専門的な知識及び技能が特に必要とされるものとして厚生労働省令で定めるものをいう．
二　手順書　医師又は歯科医師が看護師に診療の補助を行わせるためにその指示として厚生労働省令で定めるところにより作成する文書又は電磁的記録（電子的方式，磁気的方式その他人の知覚によつては認識することができない方式で作られる記録であつて，電子計算機による情報処理の用に供されるものをいう．）であつて，看護師に診療の補助を行わせる患者の病状の範囲及び診療の補助の内容その他の厚生労働省令で定める事項が定められているものをいう．
三　特定行為区分　特定行為の区分であつて，厚生労働省令で定めるものをいう．
四　特定行為研修　看護師が手順書により特定行為を行う場合に特に必要とされる実践的な理解力，思考力及び判断力並びに高度かつ専門的な知識及び技能の向上を図るための研修であつて，特定行為区分ごとに厚生労働省令で定める基準に適合するものをいう．
五　指定研修機関　一又は二以上の特定行為区分に係る特定行為研修を行う学校，病院その他の者であつて，厚生労働大臣が指定するものをいう．
3　厚生労働大臣は，前項第一号及び第四号の厚生労働省令を定め，又はこれを変更しようとするときは，あらかじめ，医道審議会の意見を聴かなければならない．
第37条の三　前条第2項第五号の規定による指定（以下この条及び次条において単に「指定」という．）は，特定行為研修を行おうとする者の申請により行う．
2　厚生労働大臣は，前項の申請が，特定行為研修の業務を適正かつ確実に実施するために必要なものとして厚生労働省令で定める基準に適合していると認めるときでなければ，指定をしてはならない．
3　厚生労働大臣は，指定研修機関が前項の厚生労働省令で定める基準に適合しなくなつたと認めるとき，その他の厚生労働省令で定める場合に該当するときは，指定を取り消すことができる．
4　厚生労働大臣は，指定又は前項の規定による指定の取消しをしようとするときは，あらかじめ，医道審議会の意見を聴かなければならない．
第37条の四　前二条に規定するもののほか，指定に関して必要な事項は，厚生労働省令で定める．

〔助産録の記載及び保存〕
第42条　助産師が分べんの介助をしたときは，助産に関する事項を遅滞なく助産録に記載しなければなら

ない．

2　前項の助産録であつて病院，診療所又は助産所に勤務する助産師が行つた助産に関するものは，その病院，診療所又は助産所の管理者において，その他の助産に関するものは，その助産師において，五年間これを保存しなければならない．

3　第１項の規定による助産録の記載事項に関しては，厚生労働省令でこれを定める．

◎医療法（抜粋）（昭和23年７月30日法律第205号，最終改正令和元年12月11日法律第71号）

第１条　この法律は，医療を受ける者による医療に関する適切な選択を支援するために必要な事項，医療の安全を確保するために必要な事項，病院，診療所及び助産所の開設及び管理に関し必要な事項並びにこれらの施設の整備並びに医療提供施設相互間の機能の分担及び業務の連携を推進するために必要な事項を定めること等により，医療を受ける者の利益の保護及び良質かつ適切な医療を効率的に提供する体制の確保を図り，もつて国民の健康の保持に寄与することを目的とする．

第１条の２　医療は，生命の尊重と個人の尊厳の保持を旨とし，医師，歯科医師，薬剤師，看護師その他の医療の担い手と医療を受ける者との信頼関係に基づき，及び医療を受ける者の心身の状況に応じて行われるとともに，その内容は，単に治療のみならず，疾病の予防のための措置及びリハビリテーションを含む良質かつ適切なものでなければならない．

2　医療は，国民自らの健康の保持増進のための努力を基礎として，医療を受ける者の意向を十分に尊重し，病院，診療所，介護老人保健施設，介護医療院，調剤を実施する薬局その他の医療を提供する施設（以下「医療提供施設」という．），医療を受ける者の居宅等（居宅その他厚生労働省令で定める場所をいう．以下同じ．）において，医療提供施設の機能に応じ効率的に，かつ，福祉サービスその他の関連するサービスとの有機的な連携を図りつつ提供されなければならない．

第６条の10　病院，診療所又は助産所（以下この章において「病院等」という．）の管理者は，医療事故（当該病院等に勤務する医療従事者が提供した医療に起因し，又は起因すると疑われる死亡又は死産であつて，当該管理者が当該死亡又は死産を予期しなかつたものとして厚生労働省令で定めるものをいう．以下この章において同じ．）が発生した場合には，厚生労働省令で定めるところにより，遅滞なく，当該医療事故の日時，場所及び状況その他厚生労働省令で定める事項を第６条の15第１項の医療事故調査・支援センターに報告しなければならない．

2　病院等の管理者は，前項の規定による報告をするに当たつては，あらかじめ，医療事故に係る死亡した者の遺族又は医療事故に係る死産した胎児の父母その他厚生労働省令で定める者（以下この章において単に「遺族」という．）に対し，厚生労働省令で定める事項を説明しなければならない．ただし，遺族がないとき，又は遺族の所在が不明であるときは，この限りでない．

◎日本看護協会「看護記録に関する指針」（抜粋）（2018年）

〔看護記録とは何か〕

看護記録とは，あらゆる場で看護実践を行うすべての看護職の看護実践の一連の過程を記録したものである．

〔看護記録の目的〕

1）看護実践を証明する

看護実践の一連の過程を記録することにより，専門的な判断をもとに行われた看護実践を明示する．

2）看護実践の継続性と一貫性を担保する

看護職の間で，看護記録を通じて看護実践の内容を共有することにより，継続性と一貫性のある看護実践を提供する．

3）看護実践の評価及び質の向上を図る

看護記録に書かれた看護実践を振り返り，評価することで，次により質の高い看護実践を提供することにつながる．また，看護研究等で看護記録に書かれた看護実践の内容を蓄積，分析し，新しい知見を得ることで，より質の高い看護実践の提供につながる．

◎世界人権宣言（仮訳）

前　文　人類社会のすべての構成員の固有の尊厳と平等で譲ることのできない権利とを承認することは，世界における自由，正義及び平和の基礎であるので，

人権の無視及び軽侮が，人類の良心を踏みにじった野蛮行為をもたらし，言論及び信仰の自由が受けられ，恐怖及び欠乏のない世界の到来が，一般の人々の最高の願望として宣言されたので，

人間が専制と圧迫とに対する最後の手段として反逆に訴えることがないようにするためには，法の支配によって人権保護することが肝要であるので，

諸国間の友好関係の発展を促進することが，肝要であるので，

国際連合の諸国民は，国際連合憲章において，基本的人権，人間の尊厳及び価値並びに男女の同権についての信念を再確認し，かつ，一層大きな自由のうちで社会的進歩と生活水準の向上とを促進することを決意したので，

加盟国は，国際連合と協力して，人権及び基本的自由の普遍的な尊重及び遵守の促進を達成することを誓約したので，

これらの権利及び自由に対する共通の理解は，この誓約を完全にするためにもっとも重要であるので，

よって，ここに，国際連合総会は，

社会の各個人及び各機関が，この世界人権宣言を常に念頭に置きながら，加盟国自身の人民の間にも，また，加盟国の管轄下にある地域の人民の間にも，これらの権利と自由との尊重を指導及び教育によって促進すること並びにそれらの普遍的かつ効果的な承認と遵守とを国内的及び国際的な漸進的措置によって確保することに努力するように，すべての人民とすべての国とが達成すべき共通の基準として，この世界人権宣言を公布する．

第一条　すべての人間は，生れながらにして自由であり，かつ，尊厳と権利とについて平等である．人間は，理性と良心とを授けられており，互いに同胞の精神をもって行動しなければならない．

第二条

1　すべて人は，人種，皮膚の色，性，言語，宗教，政治上その他の意見，国民的若しくは社会的出身，財産，門地その他の地位又はこれに類するいかなる事由による差別をも受けることなく，この宣言に掲げるすべての権利と自由とを享有することができる．

2　さらに，個人の属する国又は地域が独立国であると，信託統治地域であると，非自治地域であると，又は他のなんらかの主権制限の下にあるとを問わず，その国又は地域の政治上，管轄上又は国際上の地位に基づくいかなる差別もしてはならない．

第三条　すべて人は，生命，自由及び身体の安全に対する権利を有する．

第四条　何人も，奴隷にされ，又は苦役に服することはない．奴隷制度及び奴隷売買は，いかなる形においても禁止する．

第五条　何人も，拷問又は残虐な，非人道的な若しくは屈辱的な取扱若しくは刑罰を受けることはない．

第六条　すべて人は，いかなる場所においても，法の下において，人として認められる権利を有する．

第七条　すべての人は，法の下において平等であり，また，いかなる差別もなしに法の平等な保護を受ける権利を有する．すべての人は，この宣言に違反するいかなる差別に対しても，また，そのような差別をそそのかすいかなる行為に対しても，平等な保護を受ける権利を有する．

第八条　すべて人は，憲法又は法律によって与えられた基本的権利を侵害する行為に対し，権限を有する国内裁判所による効果的な救済を受ける権利を有する．

第九条　何人も，ほしいままに逮捕，拘禁，又は追放されることはない．

第十条　すべて人は，自己の権利及び義務並びに自己に対する刑事責任が決定されるに当っては，独立の公平な裁判所による公正な公開の審理を受けることについて完全に平等の権利を有する．

第十一条

1　犯罪の訴追を受けた者は，すべて，自己の弁護に必要なすべての保障を与えられた公開の裁判において法律に従って有罪の立証があるまでは，無罪と推定される権利を有する．

2　何人も，実行の時に国内法又は国際法により犯罪を構成しなかった作為又は不作為のために有罪とされることはない．また，犯罪が行われた時に適用される刑罰より重い刑罰を課せられない．

第十二条　何人も，自己の私事，家族，家庭若しくは通信に対して，ほしいままに干渉され，又は名誉及び信用に対して攻撃を受けることはない．人はすべて，このような干渉又は攻撃に対して法の保護を受ける権利を有する．

第十三条

1　すべて人は，各国の境界内において自由に移転及び居住する権利を有する．

2　すべて人は，自国その他いずれの国をも立ち去り，Å及び自国に帰る権利を有する．

第十四条

1　すべて人は，迫害を免れるため，他国に避難することを求め，かつ，避難する権利を有する．

2　この権利は，もっぱら非政治犯罪又は国際連合の目的及び原則に反する行為を原因とする訴追の場合には，援用することはできない．

第十五条

1　すべて人は，国籍をもつ権利を有する．

2　何人も，ほしいままにその国籍を奪われ，又はその国籍を変更する権利を否認されることはない．

第十六条

1　成年の男女は，人種，国籍又は宗教によるいかなる制限をも受けることなく，婚姻し，かつ家庭をつくる権利を有する．成年の男女は，婚姻中及びその解消に際し，婚姻に関し平等の権利を有する．

2　婚姻は，両当事者の自由かつ完全な合意によってのみ成立する．

3　家庭は，社会の自然かつ基礎的な集団単位であって，社会及び国の保護を受ける権利を有する．

第十七条

1　すべて人は，単独で又は他の者と共同して財産を所有する権利を有する．

2　何人も，ほしいままに自己の財産を奪われることはない．

第十八条　すべて人は，思想，良心及び宗教の自由に対する権利を有する．この権利は，宗教又は信念を変更する自由並びに単独で又は他の者と共同して，公的に又は私的に，布教，行事，礼拝及び儀式によって宗教又は信念を表明する自由を含む．

第十九条　すべて人は，意見及び表現の自由に対する権利を有する．この権利は，干渉を受けることなく自己の意見をもつ自由並びにあらゆる手段により，また，国境を越えると否とにかかわりなく，情報及び思想を求め，受け，及び伝える自由を含む．

第二十条

1　すべての人は，平和的集会及び結社の自由に対する権利を有する．

2　何人も，結社に属することを強制されない．

第二十一条

1　すべて人は，直接に又は自由に選出された代表者を通じて，自国の政治に参与する権利を有する．

2　すべて人は，自国においてひとしく公務につく権利を有する．

3　人民の意思は，統治の権力を基礎とならなければならない．この意思は，定期のかつ真正な選挙によって表明されなければならない．この選挙は，平等の普通選挙によるものでなければならず，また，秘密投票又はこれと同等の自由が保障される投票手続によって行われなければならない．

第二十二条　すべて人は，社会の一員として，社会保障を受ける権利を有し，かつ，国家的努力及び国際的協力により，また，各国の組織及び資源に応じて，自己の尊厳と自己の人格の自由な発展とに欠くことのできない経済的，社会的及び文化的権利を実現する権利を有する．

第二十三条

1　すべて人は，勤労し，職業を自由に選択し，公正かつ有利な勤労条件を確保し，及び失業に対する保護を受ける権利を有する．

2　すべて人は，いかなる差別をも受けることなく，同等の勤労に対し，同等の報酬を受ける権利を有する．

3　勤労する者は，すべて，自己及び家族に対して人間の尊厳にふさわしい生活を保障する公正かつ有利な報酬を受け，かつ，必要な場合には，他の社会的保護手段によって補充を受けることができる．

4　すべて人は，自己の利益を保護するために労働組合を組織し，及びこれに参加する権利を有する．

第二十四条　すべて人は，労働時間の合理的な制限及び定期的な有給休暇を含む休息及び余暇をもつ権利を有する．

第二十五条

1　すべて人は，衣食住，医療及び必要な社会的施設等により，自己及び家族の健康及び福祉に十分な生活水準を保持する権利並びに失業，疾病，心身障害，配偶者の死亡，老齢その他不可抗力による生活不能の場合は，保障を受ける権利を有する．

2　母と子とは，特別の保護及び援助を受ける権利を有する．すべての児童は，嫡出であると否とを問わず，同じ社会的保護を受ける．

第二十六条

1　すべて人は，教育を受ける権利を有する．教育は，少なくとも初等の及び基礎的の段階においては，無償でなければならない．初等教育は，義務的でなければならない．技術教育及び職業教育は，一般に利用できるものでなければならず，また，高等教育は，能力に応じ，すべての者にひとしく開放されていなければならない．

2　教育は，人格の完全な発展並びに人権及び基本的自由の尊重の強化を目的としなければならない．教育は，すべての国又は人種的若しくは宗教的集団の相互間の理解，寛容及び友好関係を増進し，かつ，平和の維持のため，国際連合の活動を促進するものでなければならない．

3　親は，子に与える教育の種類を選択する優先的権利を有する．

第二十七条

1　すべて人は，自由に社会の文化生活に参加し，芸術を鑑賞し，及び科学の進歩とその恩恵とにあずかる権利を有する．

2　すべて人は，その創作した科学的，文学的又は美術的作品から生ずる精神的及び物質的利益を保護される権利を有する．

第二十八条　すべて人は，この宣言に掲げる権利及び自由が完全に実現される社会的及び国際的秩序に対する権利を有する．

第二十九条

1　すべて人は，その人格の自由かつ完全な発展がその中にあってのみ可能である社会に対して義務を負う．

2　すべて人は，自己の権利及び自由を行使するに当っては，他人の権利及び自由の正当な承認及び尊重を保障すること並びに民主的社会における道徳，公の秩序及び一般の福祉の正当な要求を満たすことをもっぱら目的として法律によって定められた制限にのみ服する．

3　これらの権利及び自由は，いかなる場合にも，国際連合の目的及び原則に反して行使してはならない．

第三十条　この宣言のいかなる規定も，いずれかの国，集団又は個人に対して，この宣言に掲げる権利及び自由の破壊を目的とする活動に従事し，又はそのような目的を有する行為を行う権利を認めるものと解釈してはならない．

外務省．人権・人道．世界人権宣言．https://www.mofa.go.jp/mofaj/gaiko/udhr/1b_001.html，（参照2023-11-21）．

◎**患者の権利章典（アメリカ病院協会，1973年）**

1．患者は，思いやりのある［人格を］尊重したケアを受ける権利がある．
2．患者は，自分の診断・治療・予後について完全な新しい情報を，自分に充分理解できる言葉で伝えられる権利がある．そのような情報を〈直接〉患者に与えることが医学的見地から適当でないと思われる場合は，その利益を代行する適当な人に伝えられねばならない．患者は，自分に対するケアをコーディネートする責任をもつ医者はだれであるか，その名前を知る権利がある．
3．患者は，何かの処置や治療を始めるまえに，インフォームドコンセントを与えるのに必要な情報を医者から受け取る権利がある．緊急時を除いて，そのような知らされたうえでの同意のための情報は特定の処置や治療についてだけではなく，医学上重大なリスクや予想される障害が続く期間にも及ばなくてはならない．ケアや治療について医学的にみて有力な代替の方策がある場合，あるいは患者が医学的に他にも方法があるなら教えてほしいといった場合には，そのような情報を受け取る権利を患者はもっている．
4．患者は，法律が許す範囲で治療を拒絶する権利があり，またその場合には医学的にどういう結果になるかを教えてもらう権利がある．
5．患者は，自分の医療のプログラムに関連して，プライバシーについてあらゆる配慮を求める権利がある．症例検討や専門医の意見を求める際，検査や治療に際しては秘密を守って慎重に行なわれなくてはならない．ケアに直接かかわる医者以外の者は，患者の許可なしにその場に居合わせてはならない．
6．患者は，自分のケアに関係するすべての通信や記録が守秘されることを期待する権利がある．
7．患者は，病院がそれをすることが不可能でないかぎり，患者のサービス要求に正しく応えることを期待する権利がある．病院は症例の緊急度に応じて評価やサービスや他医への紹介などをしなくてはならない．転院が医学的に可能な場合でも，転院がなぜ必要かということと転院しない場合どういう代案があるかということについて完全な情報と説明とを受けた後でなければ，他施設への移送が行なわれてはならない．転院を頼まれた側の施設は，ひとまずそれを受け入れなくてはならない．
8．患者は，かかっている病院が自分のケアに関してどのような保健施設や教育機関と連絡がついているかに関する情報を受け取る権利を持っている．患者は，自分を治療している人たちの間にどのような専門職種としての［相互の］関わり合いが存在するかについての情報をうる権利がある．
9．病院側がケアや治療に影響を与える人体実験を企てる意図がある場合は，患者はそれを通報される権利があるし，その種の研究プロジェクトへの参加を拒否する権利をもっている．
10．患者は，ケアの合理的な連続性を期待する権利がある．患者は，予約時間は何時で医者は誰で診療がどこで行なわれるかを予め知る権利がある．患者は，退院後の継続的な健康ケアの必要性について，医者またはその代理者から知らされる仕組みを病院が備えていることを期待する権利をもつ．
11．患者は，どこが医療費を支払うにしても請求書を点検し説明を受ける権利がある．
12．患者は，自分の患者としての行動に適用される病院の規定・規則を知る権利がある．

◎衛生法規体系

衛生法規体系				
医事衛生法規	薬事衛生法規	公衆衛生法規		
		保健衛生法規	予防衛生法規	環境衛生法規
医療法	医薬品，医療機器等の品質，有効性及び安全性の確保等に関する法律	地域保健法 精神保健及び精神障害者福祉に関する法律 学校保健安全法 母子保健法 高齢者の医療の確保に関する法律 健康増進法	感染症の予防及び感染症の患者の医療に関する法律 新型インフルエンザ等対策特別措置法 予防接種法	食品安全基本法 食品衛生法 製菓衛生師法
医師法 保健師助産師看護師法 診療放射線技師法 臨床検査技師等に関する法律 理学療法士及び作業療法士法 視能訓練士法 臨床工学技士法 義肢装具士法 救急救命士法 言語聴覚士法 歯科医師法 歯科衛生士法 歯科技工士法 あん摩マッサージ指圧師，はり師，きゆう師等に関する法律 柔道整復師法	薬剤師法	栄養士法 調理師法 精神保健福祉士法	検疫法	生活衛生関係営業の運営の適正化及び振興に関する法律 理容師法 美容師法 興行場法 旅館業法 公衆浴場法 クリーニング業法
独立行政法人国立病院機構法 高度専門医療に関する研究等を行う独立行政法人に関する法律	独立行政法人医薬品医療機器総合機構法	がん対策基本法 自殺対策基本法 ハンセン病問題の解決の促進に関する法律 肝炎対策基本法		水道法 下水道法 建築物における衛生的環境の確保に関する法律 有害物質を含有する家庭用品の規制に関する法律
死産の届出に関する規程 死体解剖保存法 医学及び歯学の教育のための献体に関する法律 臓器の移植に関する法律	大麻取締法 毒物及び劇物取締法 覚醒剤取締法 麻薬及び向精神薬取締法 あへん法 安全な血液製剤の安定供給の確保等に関する法律	母体保護法 原子爆弾被爆者に対する援護に関する法律 など		環境基本法 大気汚染防止法 騒音規制法 水質汚濁防止法 悪臭防止法 振動規制法 土壌汚染対策法 公害紛争処理法 公害健康被害の補償等に関する法律 廃棄物の処理及び清掃に関する法律 墓地，埋葬等に関する法律
看護師等の人材確保の促進に関する法律 など	特定フィブリノゲン製剤及び特定血液凝固第Ⅸ因子製剤によるC型肝炎感染被害者を救済するための給付金の支給に関する特別措置法			自然環境保全法 自然公園法 温泉法 鳥獣の保護及び狩猟の適正化に関する法律
	再生医療等の安全性の確保等に関する法律 再生医療を国民が迅速かつ安全に受けられるようにするための施策の総合的な推進に関する法律 など			化製場等に関する法律 と畜場法 狂犬病予防法 など

第二次世界大戦後の日本の看護の歴史（看護制度の変遷）

年	看護のあゆみ	関連する動き
1945 (昭和20)	・連合軍総司令部（GHQ）公衆衛生福祉局に看護課設置	・第二次世界大戦終結
1946 (昭和21)	・日本産婆会，日本帝国看護婦協会，日本保健婦会を統合，日本産婆看護婦保健婦協会結成 ・聖路加女子専門学校と日赤女子専門学校が合併，看護教育模範学院設立	・第１回医師国家試験
1947 (昭和22)	・保健婦助産婦看護婦令公布，看護婦に甲・乙二種 ・保健婦助産婦看護婦養成所指定規則公布 ・日本産婆看護婦保健婦協会が改称，日本助産婦看護婦保健婦協会となる	・保健所法改正公布 ・日本医師会，日本歯科医師会発足 ・児童福祉法公布
1948 (昭和23)	・厚生省医務局に看護課設置 ・保健婦助産婦看護婦令を廃し保健婦助産婦看護婦法公布	・WHO発足 ・医療法，医師法，歯科医師法公布 ・優生保護法施行 ・社会保障制度審議会を内閣に設置
1949 (昭和24)	・保健婦助産婦看護婦学校養成所指定規則公布 ・国立病院に総看護婦長制 ・日本助産婦看護婦保健婦協会，ICNへ再加盟	・「看護」創刊
1950 (昭和25)	・完全看護制度実施 ・保健婦助産婦看護婦審議会設置 ・第１回甲種看護婦国家試験	・精神衛生法公布 ・生活保護法公布
1951 (昭和26)	・保助看法改正，看護婦の甲・乙種別を廃し，准看護婦制度創設 ・日本助産婦看護婦保健婦協会が改称，日本看護協会となる ・国立鯖江病院誤薬注射事件	・サンフランシスコ講和条約調印，翌年発効 ・WHOに加盟 ・結核予防法施行
1952 (昭和27)	・高知女子大学家政学部衛生看護学科発足（初の４年制大学） ・第１回保健婦助産婦国家試験	
1953 (昭和28)	・東京大学医学部に衛生看護学科設置 ・看護教育模範学院解散	
1954 (昭和29)	・日本赤十字女子短期大学設立 ・聖路加短期大学（３年制）発足	
1955 (昭和30)	・日本助産婦会創立	
1956 (昭和31)	・厚生省，看護課廃止 ・日本医師会，看護制度改正案 ・日本看護協会，看護制度改悪反対運動	・医薬分業制度実施
1957 (昭和32)	・准看護婦進学コース（二年課程）開設	
1958 (昭和33)	・基準看護制度実施	・学校保健法公布 ・国民健康保険法成立
1959 (昭和34)	・日本看護連盟設立	・国民年金法公布
1960 (昭和35)		・精神薄弱者福祉法施行 ・身体障害者雇用促進法施行
1961 (昭和36)	・看護婦等勤務時間，週48時間から44時間に	・国民皆保険が実現 ・児童扶養手当法
1962 (昭和37)	・進学コース定時制発足	
1963 (昭和38)	・厚生省に再度看護課設置	・老人福祉法公布
1964 (昭和39)	・聖路加看護大学発足 ・高等学校衛生看護科開設（神奈川県立二俣川高校）	・東京オリンピック ・母子福祉法公布

年	看護のあゆみ	関連する動き
1965 (昭和40)	• 人事院が看護婦の夜勤を月８日以内，複数と判定 • 東京大学医学部衛生看護学科を保健学科に改称	• 母子保健法公布 • 理学療法士及び作業療法士法制定
1966 (昭和41)	• 熊本大学に看護教員養成課程	
1967 (昭和42)	• 日本看護学会創立 • 大阪大学に国立初の医療技術短期大学部設置	• 公害対策基本法公布
1968 (昭和43)	• 看護人，准看護人を看護士，准看護士と改称 • 看護婦学校養成所指定規則改正 • ニッパチ闘争	• 札幌医大で初の心臓移植 • イタイイタイ病・水俣病を公害と認定
1969 (昭和44)		• 公害健康被害救済措置法公布
1970 (昭和45)	• 全国看護教育研究会発足	• 臨床検査技師誕生 • 心身障害者対策基本法公布
1971 (昭和46)	• 保健婦助産婦学校養成所カリキュラム改正	• 環境庁設置 • 国連総会にて「精神薄弱者の権利宣言」
1972 (昭和47)	• 診療報酬改定で特類看護（のちに特一類看護）を新設	• 労働安全衛生法公布
1973 (昭和48)		• 老人福祉法改正，老人医療費無料化
1974 (昭和49)	• ナースバンク制度発足 • 診療報酬改定，特二類看護を新設 • 第一次看護婦需給５カ年計画	
1975 (昭和50)	• 千葉大学看護学部発足 • 日本看護協会，准看廃止を決める	• 国連総会にて「障害者の権利宣言」
1976 (昭和51)	• 専修学校制度発足	
1977 (昭和52)	• 厚生省看護研修研究センター設立	• ICN第16回大会，東京で開催
1978 (昭和53)	• 国保保健婦を市町村に移管 • 日本看護研究学会発足	• イギリスで世界初の体外受精児 • アメリカでエイズ患者
1979 (昭和54)	• 千葉大学に大学院看護学研究科設置（修士課程） • 第二次看護婦需給７カ年計画	
1980 (昭和55)	• 聖路加看護大学に大学院看護学研究科設置（修士課程）	• WHOが天然痘絶滅宣言
1981 (昭和56)	• 日本看護科学学会発足 • 重症者看護特別加算を新設	
1983 (昭和58)		• 老人保健法施行
1984 (昭和59)	• 厚生省「看護体制の改善に関する報告」	• 厚生省健康政策局に看護課設置 • 改正健康保険法施行，本人負担１割に
1985 (昭和60)		• 「脳死の判定指針及び判定基準」 • 第一次医療法改正
1986 (昭和61)	• 日本赤十字看護大学発足 • 診療報酬改定で精神科訪問看護・指導料を新設 • 北里大学に看護学部	• 老人保健法改正，老人保健施設創設
1987 (昭和62)		• 社会福祉士・介護福祉士法成立
1988 (昭和63)	• 特三類看護，在宅患者訪問看護・指導料を新設 • 聖路加看護大学に大学院看護学博士課程	• 精神保健法施行 • エイズ予防法

年	看護のあゆみ	関連する動き
1989 (平成元)		・第１回介護福祉士国家試験 ・脳死臨調設置法案可決 ・日本初の生体部分肝移植手術
1990 (平成２)	・看護学教育カリキュラム改正 ・看護婦国家試験，年１回に ・看護の日（５月12日）制定	
1991 (平成３)	・厚生省，看護業務検討委員会設置 ・日本看護学教育学会発足 ・日本看護教育学学会発足 ・初の看護学博士誕生	・日本移植コーディネーター協議会設立 ・育児休業法成立 ・老人保健法改正，訪問看護ステーション制度創設
1992 (平成４)	・看護婦等人材確保法施行	・救急救命士制度発足 ・脳死臨調最終答申（脳死を人の死と認める） ・厚生省に老人保健福祉局設置 ・第二次医療法改正，特定機能病院，療養型病床群誕生，訪問看護制度発足
1993 (平成５)	・日本赤十字看護大学に大学院看護学研究科（修士課程）設置	・障害者基本法成立
1994 (平成６)	・初の保健士（男性）誕生	・地域保健法成立（保健所法改題）
1995 (平成７)	・日本看護診断学会設立 ・日本リハビリテーション看護学会設立 ・日本老年看護学会設立	・日本医療機能評価機構設立 ・阪神・淡路大震災 ・地下鉄サリン事件
1996 (平成８)	・初の専門看護師誕生 ・厚生省「准看護婦問題調査検討委員会報告」 ・日本赤十字看護大学看護学部を共学とする ・国立病院二交替制導入 ・日本看護管理学会設立 ・労働安全衛生法の一部改正により産業保健婦誕生	・らい予防法廃止 ・優生保護法を母体保護法に ・O157食中毒
1997 (平成９)	・初の認定看護師誕生	・臓器移植法施行 ・精神保健福祉法公布 ・第三次医療法改正，インフォームドコンセント規定など
1998 (平成10)	・「准看護婦問題調査検討委員会報告」に基づき，准看護婦の移行教育に関する検討会，准看護婦の資質向上に関する検討会が発足 ・日本災害看護学会設立 ・日本地域看護学会設立	
1999 (平成11)	・准看護婦の資質の向上に関する検討会，准看護婦の移行教育に関する検討会報告書 ・日本母性看護学会設立	・精神保健福祉法改正 ・初の脳死臓器移植 ・男女共同参画基本法成立
2000 (平成12)		・介護保険法施行 ・第四次医療法改正
2001 (平成13)	・第四次改正医療法施行，看護職員の配置基準を４：１から３：１に ・保助看法に守秘義務が規定された	・省庁再編成
2002 (平成14)	・改正保助看法施行，看護職の名称を看護師，助産師，保健師とする ・看護師５年一貫教育開始	
2003 (平成15)	・厚生労働省「新たな看護のあり方に関する検討会」報告 ・「看護者の倫理綱領」一部改定	・健康保険法改正により本人負担３割に ・個人情報保護法成立
2004 (平成16)	・日本循環器看護学会設立	

年	看護のあゆみ	関連する動き
2005 (平成17)	●日本人初のICN会長に南裕子氏選出	●日本人の人口が初の減少 ●個人情報保護法施行 ●医療制度改革大綱（政府・与党医療改革協議会）
2006 (平成18)	●保健師助産師看護師法一部改正 ●診療報酬改定，７対１入院基本料の創設	●医療制度改革関連法の成立 ●がん対策基本法成立 ●第五次医療法改正
2007 (平成19)	●看護基礎教育の充実に関する検討会報告書（厚生労働省）	
2008 (平成20)	●初めてEPA（経済連携協定）によるインドネシア人看護師・介護福祉士候補者が来日 ●保健師助産師看護師学校養成所指定規則の一部改正（これにより，2009年度看護学教育カリキュラム改正）	●後期高齢者医療制度開始
2009 (平成21)	●日・フィリピン経済連携協定に基づくフィリピン人看護師・介護福祉士候補者が来日 ●保健師助産師看護師法及び看護師等の人材確保の促進に関する法律の一部改正	
2010 (平成22)	●第99回看護師国家試験では，EPAに基づき来日し研修していたインドネシア人２人，フィリピン人女性１人の計３人が合格 ●チーム医療の推進に関する検討会報告書（厚生労働省）	●臓器移植法改正施行
2011 (平成23)	●「看護教育の内容と方法に関する検討会報告書」（厚生労働省） ●「大学における看護系人材養成の在り方に関する検討会最終報告」（文部科学省）	●東日本大震災発生
2014 (平成26)	●日・ベトナム経済連携協定に基づくベトナム人看護師・介護福祉士候補者が来日	●第六次医療法改正 ●医療介護総合確保推進法成立
2015 (平成27)	●保助看法改正 ●特定行為に係る看護師の研修制度が創設され，研修が始まる	●第七次医療法改正
2017 (平成29)		●第八次医療法改正
2018 (平成30)	●認定看護師制度の再構築（日本看護協会）	●働き方改革関連法成立
2019 (平成31・令和元)	●看護基礎教育検討会報告書（厚生労働省）	●新型コロナウイルス感染症（COVID-19）発生

医療安全関連の主な取り組みと経緯

年 月	関連事項
2000年 9月	特定機能病院や医療関係団体への大臣メッセージ
2001年 3月 4月 5月 6月 10月	「患者安全推進年」とし，「患者の安全を守るための医療関係者の共同行動（PSA）」を推進 医療安全推進室設置 医療安全対策検討会議の発足 ヒューマンエラー部会および医薬品・医療用具等対策部会の設置 医療安全対策ネットワーク整備事業（ヒヤリ・ハット事例収集等事業）開始
2002年 4月 7月	「医療安全推進総合対策」の策定 ヒヤリ・ハット事例検討作業部会設置（至2004年３月），医療に係る事故事例情報の取扱いに関する検討部会設置
2003年 4月 7月 12月	特定機能病院及び臨床研修病院における安全管理体制の強化（医療法施行規則改正平成15年４月１日施行） 「医療安全支援センター」の設置開始 医療に係る事故事例情報の取扱いに関する検討部会の下に「医療に係る事故報告範囲検討委員会」設置 「厚生労働大臣医療事故対策緊急アピール」の発出
2004年 4月 10月	事例検討作業部会の設置（ヒヤリ・ハット事例検討作業部会の改組），ヒヤリ・ハット事例収集の全国展開等 医療事故事例等の収集を開始（日本医療機能評価機構）
2005年 4月 6月 9月	ヒューマンエラー部会の改組（事例検討作業部会との再編），ヒヤリ・ハット事例の収集方法等の改善・定点化等 医療安全対策検討会議から厚生労働省に「今後の医療安全対策について」（ワーキンググループ報告書）提出 診療行為に関連した死亡の調査分析モデル事業 周産期医療施設オープン病院化モデル事業開始（2007年度まで実施）
2006年 1月 6月 8月 9月	「集中治療室（ICU）における安全管理指針検討作業部会」設置（至2007年１月） 第164回通常国会での医療制度改革成立（事故原因を究明する第三者機関の創設が求められた） 「新医師確保総合対策」の策定 「医療安全管理者の質の向上に関する検討作業部会」設置（至2007年３月）
2007年 2月 3月 4月 5月 6月 8月 10月	「産科医療補償制度運営組織準備委員会」発足（日本医療機能評価機構） 「集中治療室（ICU）における安全管理指針検討作業部会」より報告書提出 「医療安全管理者の質の向上に関する検討作業部会」より報告書提出 厚労省試案「診療行為に関連した死亡に係る死因究明等のあり方に関する課題と検討の方向性」公表 「診療行為に関連した死亡に係る死因究明等の在り方に関する検討会」設置 医療機関における安全管理体制の確保（医療法施行規則改正平成19年４月１日施行） 「緊急医師確保対策について」（政府・与党決定） 「経済財政改革の基本方針2007」（閣議決定） 厚労省検討会「これまでの議論の整理」取りまとめ 「診療行為に関連した死亡の死因究明等の在り方に関する試案 －第二次試案－」
2008年 3月 4月 6月 10月	「周産期医療施設オープン病院化モデル事業の３年間の取組」取りまとめ 「医療の安全の確保に向けた医療事故による死亡の原因究明・再発防止等の在り方に関する試案－第三次試案－」 「医療安全調査委員会設置法案（仮称）大綱案」 「第三次試案及び大綱案に寄せられた主な御意見と現時点における厚生労働省の考え」取りまとめ
2009年 1月	「産科医療補償制度」運用開始
2010年 1月 3月 6月	「内服薬処方せんの記載方法の在り方に関する検討会」より報告書提出 「医療裁判外紛争解決（ADR）機関連絡調整会議」設置 「死因究明に資する死亡時画像診断の活用に関する検討会」設置
2011年 7月 8月	「死因究明に資する死亡時画像診断の活用に関する検討会」より報告書提出 「医療の質の向上に資する無過失補償制度等のあり方に関する検討会」設置
2012年 2月	「医療事故に係る調査の仕組み等のあり方に関する検討部会」設置
2013年 5月	「医療事故に係る調査の仕組み等のあり方に関する検討部会」取りまとめ
2014年 6月	第186回通常国会において「医療事故調査制度」の創設を含む医療法の改正を盛り込んだ「地域における医療及び介護の総合的な確保を推進するための関係法律の整備等に関する法律」成立
2015年 5月	医療事故調査制度に係る医療法施行規則の一部改正（10月１日施行）
2016年 6月	特定機能病院の承認要件の見直し，「医療事故調査制度」の見直し
2018年 4月	東京にて第３回閣僚級世界患者サミット開催
2019年 5月	WHO総会にて「世界患者安全の日（９月17日）」制定

資料：厚生労働省．主な医療安全関連の経緯．https://www.mhlw.go.jp/stf/seisakunitsuite/bunya/kenkou_iryou/iryou/i-anzen/keii/index.html,（参照2023-11-21）

◎連携対象となる保健・医療・福祉関係職

職種と制度化年	免許等	職種の任務・定義
医師・1874（明治７）	厚生労働大臣免許	医療及び保健指導をつかさどることによって，公衆衛生の向上及び増進に寄与し，もって国民の健康な生活を確保する．
歯科医師・1906（明治39）	厚生労働大臣免許	歯科医療及び保健指導をつかさどることによって，公衆衛生の向上及び増進に寄与し，もって国民の健康な生活を確保する．
薬剤師・1889（明治22）	厚生労働大臣免許	調剤，医薬品の供給その他薬事衛生をつかさどることによって，公衆衛生の向上及び増進に寄与し，もって国民の健康な生活を確保する．
保健師・1941（昭和16）	厚生労働大臣免許	保健師の名称を用いて保健指導に従事する．
助産師・1899（明治32）	厚生労働大臣免許	助産または妊婦，褥婦（じょくふ）もしくは新生児の保健指導をなす．
看護師・1915（大正４）	厚生労働大臣免許	傷病者もしくは褥婦に対する療養上の世話または診療の補助をなす．
准看護師・1951（昭和26）	知事免許	医師，歯科医師，または看護師の指示を受けて，傷病者もしくは褥婦に対する療養上の世話または診療の補助をなす．
管理栄養士・1947（昭和22）	厚生労働大臣免許	高度の専門的知識及び技術を要する健康の保持増進のための栄養指導や病院・各種施設などの特定多数に対する施設の給食管理と栄養改善上必要な指導等を行う．
栄養士・1947（昭和22）	知事免許	栄養の指導に従事する．
歯科衛生士・1948（昭和23）	厚生労働大臣免許	歯科医師の直接の指導の下に，歯牙及び口腔の疾患の予防処置として，歯牙露出面及び正常な歯茎の遊離縁下の付着物及び沈着物を機械的操作によって除去する行為，歯牙及び口腔に対して薬物を塗布する行為など歯科診療補助を業とする．歯科保健指導を業とする．
理学療法士・1965（昭和40）	厚生労働大臣免許	医師の指示の下に，身体の障害がある者に対し，主としてその基本的動作能力の回復を図るため，治療体操その他の運動を指導する．また，電気刺激，マッサージ，温熱その他の物理的手段を加える．
作業療法士・1965（昭和40）	厚生労働大臣免許	医師の指示の下に，身体または精神の障害がある者に対し，主としてその応用的動作能力または社会的適応能力の回復を図るため，手芸，工作その他の作業を行わせる．
視能訓練士・1971（昭和46）	厚生労働大臣免許	視能訓練士の名称を用いて，医師の指示の下に，両眼視機能に障害のある者に対し，両眼視機能の回復のための矯正訓練及びこれに必要な検査を行う．
言語聴覚士・1997（平成９）	厚生労働大臣免許	音声機能，言語機能または聴覚に障害のある者についてその機能の維持向上を図るため，言語訓練その他の訓練，これに必要な検査及び助言，指導その他の援助を行う．
社会福祉士・1987（昭和62）	厚生労働大臣免許	専門的知識及び技術をもって，身体上もしくは精神上の障害があることまたは環境上の理由により日常生活を営むのに支障がある者の福祉に関する相談に応じ，助言，指導，福祉サービス提供者，保健医療サービス提供者，福祉サービス関係者等との連絡および調整，相談援助を業とする者．
介護福祉士・1988（昭和63）	厚生労働大臣免許	専門的知識及び技術をもって，身体上または精神上の障害があることにより日常生活を営むのに支障がある者につき心身の状況に応じた介護を行い，並びにその者およびその介護者に対して介護に関する指導を行う介護等を業とする者．
精神保健福祉士・1997（平成９）	厚生労働大臣免許	精神科病院その他の医療施設において，精神障害者の保健及び福祉に関する専門的知識及び技術をもって，精神障害者が医療を受けることに関する相談，または精神障害者の社会復帰の促進を図ることを目的とする施設を利用している者の社会復帰に関する相談に応じ，助言，指導，日常生活への適応のために必要な訓練その他の援助を行う．
介護支援専門員・1999（平成11）（通称：ケアマネジャー）	介護保険における厚生労働省令による資格	要介護者などからの相談に応じ，心身の状況などに応じて適切な居宅サービスや施設サービスを利用できるよう，市町村，居宅サービス事業者，介護保険施設などとの連絡調整を行う者であって，要介護者などが自立して日常生活を営むのに必要な援助に関する専門的知識や技術を有する者．2007年から介護支援専門員の登録は，５年ごとに所定の研修を受け登録を更新する．

訪問介護員１級・1963（昭和38）	養成研修課程修了者	利用者への介助サービス提供，事業所の「サービス提供責任者」として，後輩の育成指導や，利用者とヘルパーとのホームヘルプサービス事業のコーディネートを行う．
訪問介護員２級・1963	養成研修課程修了者	訪問介護において身体介護・家事援助を行う．
公認心理師・2017（平成29）	文部科学大臣・厚生労働大臣免許	心理に関する支援を要する者の心理状態の観察・分析，心理に関する支援を要する者との心理相談による助言・指導，心理に関する支援を要する者の関係者との心理相談による助言・指導，メンタルヘルスの知識普及のための教育・情報提供を行う．
臨床心理士・1988（昭和63）	日本臨床心理士資格認定協会認定	臨床心理学の知識や技術を用いて心理的な問題を取り扱うカウンセラー，心理相談員．
民生委員・1948（昭和23）	民生委員法	社会奉仕の精神をもって，常に住民の立場に立って相談に応じ，及び必要な援助を行い，もって社会福祉の増進に努めるものとする．都道府県知事が推薦し，厚生労働大臣が委嘱する．
児童委員・1947（昭和22）	児童福祉法	民生委員は児童委員を兼ねる．児童委員は児童及び妊産婦の生活及び取り巻く環境の状況を把握し，保護，保健その他福祉のサービスを適切に利用するために必要な情報提供，援助，指導を行う．

資料

◎持続可能な開発目標（SDGs）

	目　標	内　容
1	貧困をなくそう	あらゆる場所あらゆる形態の貧困を終わらせる
2	飢餓をゼロに	飢餓を終わらせ，食料安全保障および栄養の改善を実現し，持続可能な農業を促進する
3	すべての人に健康と福祉を	あらゆる年齢のすべての人々の健康的な生活を確保し，福祉を促進する
4	質の高い教育をみんなに	すべての人に包摂的かつ公正な質の高い教育を確保し，生涯学習の機会を促進する
5	ジェンダー平等を実現しよう	ジェンダー平等を達成し，すべての女性および女児のエンパワーメントを行う
6	安全な水とトイレを世界中に	すべての人々の水と衛生の利用可能性と持続可能な管理を確保する
7	エネルギーをみんなにそしてクリーンに	すべての人々の，安価かつ信頼できる持続可能な近代的なエネルギーへのアクセスを確保する
8	働きがいも 経済成長も	包摂的かつ持続可能な経済成長およびすべての人々の完全かつ生産的な雇用と働きがいのある人間らしい雇用（ディーセント・ワーク）を促進する
9	産業と技術革新の基盤をつくろう	強靱（レジリエント）なインフラ構築，包摂的かつ持続可能な産業化の促進およびイノベーションの推進を図る
10	人や国の不平等をなくそう	国内および各国家間の不平等を是正する
11	住み続けられるまちづくりを	包摂的で安全かつ強靱（レジリエント）で持続可能な都市および人間居住を実現する
12	つくる責任 つかう責任	持続可能な消費生産形態を確保する
13	気候変動に具体的な対策を	気候変動およびその影響を軽減するための緊急対策を講じる
14	海の豊かさを守ろう	持続可能な開発のために，海洋・海洋資源を保全し，持続可能な形で利用する
15	陸の豊かさも守ろう	陸域生態系の保護，回復，持続可能な利用の推進，持続可能な森林の経営，砂漠化への対処ならびに土地の劣化の阻止・回復および生物多様性の損失を阻止する
16	平和と公正をすべての人に	持続可能な開発のための平和で包摂的な社会を促進し，すべての人々に司法へのアクセスを提供し，あらゆるレベルにおいて効果的で説明責任のある包摂的な制度を構築する
17	パートナーシップで目標を達成しよう	持続可能な開発のための実施手段を強化し，グローバル・パートナーシップを活性化する

外務省．持続可能な開発目標（SDGs）と日本の取組．p.3．https://www.mofa.go.jp/mofaj/gaiko/oda/sdgs/pdf/SDGs_pamphlet.pdf,（参照2023-11-21）．

◎ミレニアム開発目標（MDGs）の達成状況

目　標	ターゲット	達成状況（抜粋）
1．極度の貧困および飢餓の撲滅	2015年までに１日1.25ドル未満で生活する人口の割合を1990年の水準の半数に減少させる． 2015年までに飢餓に苦しむ人口の割合を1990年の水準の半数に減少させる．	・極度の貧困は過去20年にわたり大幅に減少した．1990年には開発途上国の人口の半数近くが１日1.25ドル未満で生活していたが，2015年にはその割合が14％まで低下した． ・開発途上地域における栄養不良の人々の割合は1990年からほぼ半減した．
2．普遍的初等教育の達成	2015年までにすべての子どもが男女の区別なく初等教育の全課程を修了できるようにする．	・開発途上地域における初等教育純就学率は2000年の83％から2015年には91％まで達している． ・すべての地域の中で初等教育に関して最大の改善がみられたのはサハラ以南アフリカである．
3．ジェンダーの平等の推進と女性の地位向上	可能な限り初等・中等教育における男女格差の解消を2005年までには達成し，2015年までにすべての教育レベルにおける男女格差を解消する．	・開発途上地域全体では，初等，中等および高等教育においてジェンダー格差を解消するという目標は達成された． ・南アジアでは，1990年に小学校に通う女子は男子100人に対し74人に過ぎなかった．今日，小学校に通う女子は男子100人に対し103人である．
4．乳幼児死亡の削減	2015年までに５歳未満児の死亡率を1990年の水準の１/３に削限する．	・世界全体で５歳未満の幼児死亡率は1990年から2015年の間に生児出生1,000人当たり90人から43人へと半分以下に減少した． ・世界全体の５歳未満幼児死亡数は1990年の1,270万人から2015年にはほぼ６百万人まで減少している．
5．妊産婦の健康の改善	2015年までに妊産婦の死亡率を1990年の水準の１/４に削減する． 2015年までにリプロダクティブ・ヘルスへの普遍的アクセスを実現する．	・1990年以降，世界中で妊産婦の死亡率は45％減少し，減少は主に2000年以降にみられる． ・2014年には，世界の71％以上の出産は熟練医療従事者の立会いの下に行われた．これは1990年の59％から上昇である．
6．HIV/AIDS，マラリア，その他の疾病の蔓延防止	HIV/AIDSの蔓延を2015年までに阻止し，その後減少させる． マラリアおよびその他の主要な疾病の発生を2015年までに阻止し，その後発生率を下げる．	・HIVへの新たな感染は2000年から2013年の間に約40％低下し，推定350万人から210万人まで減少した． ・2000年から2015年の間に620万人以上の人々がマラリアによる死を免れた．その多くはサハラ以南アフリカに住む５歳未満の子どもたちである．世界のマラリア発生率は推定で37％低下し，死亡率は58％低下した．
7．環境の持続可能性の確保	持続可能な開発の原則を各国の政策やプログラムに反映させ，環境資源の喪失を阻止し，回復を図る． 2015年までに，安全な飲料水および衛生施設を継続的に利用できない人々の割合を半減させる． 2020年までに少なくとも１億人のスラム居住者の生活を改善する．	・オゾン層破壊物質は1990年以来実質的には除去されてきており，オゾン層は今世紀半ばまでには回復すると見込まれている． ・2015年には世界人口の91％が改良された飲料水源を使用している．それに対し1990年は76％だった． ・開発途上地域で都市部のスラムに住む人口の割合は2000年の約39.4％から2014年には29.7％まで低下した．
8．開発のためのグローバル・パートナーシップの推進	さらに開放的で，ルールに基づいた，予測可能でかつ差別のない貿易および金融システムを構築する． 後発開発途上国の特別なニーズに取り組む． 内陸国および小島嶼開発途上国の特別なニーズに取り組む． 国内および国際的な措置を通じて，開発途上国の債務問題に包括的に取り組み，債務を長期的に持続可能なものとする． 製薬会社と協力し，開発途上国において，人々が安価で必要不可欠な医薬品を入手・利用できるようにする． 民間部門と協力し，特に情報・通信分野の新技術による利益が得られるようにする．	・先進国からの政府開発援助（ODA）は2000年から2014年の間に実質66％増加し，1,352億ドルに達した． ・2014年には，先進国の開発途上国からの輸入のうち79％に非課税輸入が認められ，2000年の65％から上昇した． ・携帯電話加入契約数はこの15年でほぼ10倍に増加し，2000年の７億3,800万件から2015年には70億件を超えた． ・インターネットの普及率は2000年に世界の人口のわずか６％余だったものが2015年には43％まで増加し，その結果，32億人がグローバル・ネットワークのコンテンツとアプリケーションにつながっている．

外務省．ミレニアム開発目標（MDGs）とは．国際連合広報センター．国連ミレニアム開発目標報告2015要約版．より作成．
https://www.mofa.go.jp/mofaj/gaiko/oda/doukou/mdgs.html，（参照2023-11-21）．
https://www.unic.or.jp/news_press/features_backgrounders/15009/，（参照2023-11-21）．

看護理論の要約（主要な看護理論）

理論家	看護とは	強調点
ナイチンゲール (1860) 近代看護	新鮮な空気，陽光，暖かさ，静けさを適切に保ち，食事を適切に選択し管理すること－－すなわち，患者の生命力の消耗を最小限にするようすべてを整えることである[17, 18]．	どのような病気でもその経過のどの時期かは，程度の差こそあれ回復過程であって，必ずしも苦痛を伴うものではない． 人間に備わっている自然の力が最大になるよう患者を取り巻く環境を整えることで，回復過程を促す[17, 18]．
ペプロウ (1952) 人間関係の看護論	有意義で治療的な対人関係的プロセスである．看護は，創造的・建設的・生産的な個人生活や社会生活を目指す，パーソナリティの成長を助けることを目的とした教育手だてであり，成熟を促す力である[29]．	看護師と患者の対人関係には，「方向付け」「同一化」「開拓利用」「問題解決」という四つの局面があり，対人関係は健康上の問題に関連したニードを確認することから始まる．これらの局面において，看護師はさまざまな役割を果たす[29]．
ヘンダーソン (1955) 看護の定義	病人であれ，健康人であれ各人が，健康あるいは健康の回復（あるいは平和な死）の一助となるような生活行動を行うのを援助することである[19]．	14の基本的看護の構成要素に基づいて，人間の基本的ニードを満たす．できるだけ早く自立できるようにしむけるやり方で，この援助を行う[19]．
オーランド (1961) 看護過程理論	看護の目的は，患者のニードを満たすために，患者が求める助けを与えることである．看護師は患者の当面のニードを知り，そのニードを直接，間接に満たす活動に携わることにより，その目的を達することができる[30]．	看護は，三つの基本的要素－－患者の言動，看護師の反応，看護師の活動からなり，これらの要素がお互いにからみ合っている関係が，看護の過程である[30]．
ウィーデンバック (1964) 臨床看護における援助技術	ある個人が「援助へのニード」として体験しているニードを満たすことにある． 臨床看護は「熟慮して行う行為」によって初めて一つの援助技術となる．「熟慮して行う行為」にとって欠くことのできないものは看護師の思考と感情とであり，それは看護に対する患者の「行動」（ことば，表情，行い）などによって引き起こされるものである[22]．	臨床看護の本質は，「哲学」「目的」「実践」「技術」の四つの構成要素からなる． 効果的な実践に必要な特性は，「知識」「判断」「技能」である． 熟慮された看護行為のために，三つの援助の原理－一致・不一致，目的にかなった忍耐，自己拡張の原理を用いる[22]．
ジョンソン (1968) 行動システムモデル	看護固有の責任は，健康状態が変化していく過程の中で，動的な状態の平衡状態を維持し，あるいは回復することである．個人または集団が平衡状態を見いだし，緊張を生じるような病的なストレスを受けているときに助力する[31]．	人間は一つの行動システムとみなされ，七つのサブシステム－愛着・所属，依存，摂取，排泄，性，攻撃（・保護），達成システムの集合からなる．行動サブシステムの中でのいずれの不均衡も全体の不均衡をもたらす[31]．
M. ロジャーズ (1970) ユニタリ・ヒューマン・ビーイングズ	看護は学問的専門職業であるので，科学であると同時に技芸（アート）である．看護師が関心を寄せてきた現象は，人間と人間が住む世界であり，この関心が人間とその環境を包括する看護という系統的な抽象的システムの前提をなす[13]．	ユニタリ・ヒューマン・ビーイングズとは，部分に還元不能な全体的存在としての人間である．個別的な部分に還元したのでは全体は理解できない． 基本概念は，エネルギーの場，開放性，パターン，汎次元性の四つである．生命過程はホメオダイナミックであり，ホメオダイナミクスの原理には，共鳴性，らせん運動性，統合性の原理の三つがある[13]．
キング (1971) 目標達成理論	看護師とクライアントの人間的な相互行為のプロセスであり，そのプロセスによって，各人は他者とその置かれている状況を知覚し，コミュニケーションを通じて目標を設定し，手段を探究し，目標達成のための手段に合意することである[32]．	看護師－クライアントの相互行為における知覚の正確さ，役割期待と役割遂行の一致は，相互浸透行為を生み出す．この相互浸透行為は目標達成や成長と発達をもたらす．目標達成は，両者に満足感をもたらし，その結果，効果的な看護が展開される[32]．
オレム (1971) 看護のセルフケア不足理論	セルフケアの遂行上の制限を補完ないし克服することによって，健康の維持，疾患および廃疾の予防，生命過程の回復または維持することである． 看護は，日々の生活の中で生じる男性，女性，子どもの特定の要求を充足するものであるという点で，社会におけるヒューマンサービスである． 患者のセルフケア能力の中で，健康に関連する不足を補完すること，また治療的理由から患者の能力の行使を抑えたり，人間としての機能を維持し保護し増進するためにセルフケア能力の維持もしくは増大を図ったりするために必要な条件を患者に提供することである[21]．	セルフケアとは，個人が自らの機能と発達を調整するために毎日必要とする個人的ケアである． セルフケアは，普遍的，発達的，健康逸脱に対するセルフケア要件の三つに分類される． セルフケア・エージェンシー（セルフケアの能力）がセルフケア要件を満たすことができなくなったときに，看護エージェンシーが必要となる[21]．

理論家	看護とは	強調点
トラベルビー (1971) 人間対人間の関係モデル	対人関係のプロセスであり，それによって専門実務看護師は，病気と苦難の体験を予防したり，あるいはそれに立ち向かうように，そして必要なときにはいつでもそれらの体験に意味を見いだすように，個人や家族，あるいは地域社会を援助する[23].	患者と看護師の関係は，「患者」「看護師」というステレオタイプではなく，独自性を備えた人間対人間の関係である．この関係は，看護師と看護を受ける人とが，初期の出会い，同一性の出現，共感，同感という段階を経た後，ラポールの段階に達したとき確立される[23].
B. ニューマン (1972) システムモデル	看護の目的は，クライアントシステムの安定性の保持，獲得，あるいは維持のどれかによって，クライアントのために適切な健康状態を促進することである[33].	クライアントを環境に属するストレッサーに対して反応する開放システムととらえ，ストレッサーが柔軟な防御ラインを破ると，システムは不健康へと向かう．システムバランスの保持，獲得，維持のために，第一次予防，第二次予防，第三次予防が介入方法として用いられる[33].
レイニンガー (1978) 文化的ケア理論	ケアは看護の本質であり，看護の中心的・優先的・統合的焦点である． 看護の判断，意思決定，行為を導く三つの主要な様式－文化ケアの保持もしくは維持，文化ケアの調整もしくは取り引き，文化ケアの再パターン化もしくは再構成である[34].	文化は，生命，健康，死に対する青写真である．文化ケアとは，安寧や健康を維持し，人間の条件や生活様式を高め，病気や障害や死に対処しようとする個人または集団を援助し，支持し，能力を与えるような主観的および客観的に学習され伝承された価値観，信念，パターン化された生活様式を意味する[34].
ロイ (1979) 適応モデル	看護は人と環境との相互作用を促進するように，言い換えれば適応を促進するように働く．刺激を操作することによって適応と介入に影響を与える[24, 25].	人間は適応システムである．人に対するインプットを刺激といい，それは外的刺激と内的刺激とがある．刺激とは反応を引き起こすものである．個人の行動は，人間というシステムのアウトプットであり，適応的な反応や非効果的な反応の形をとる．これらの反応は，そのシステムにフィードバックとして作用し，さらにインプットとして作用する[24, 25].
ワトソン (1979) ケアリングの哲学と科学	患者である人間が，不健康や，心の悩み，痛み，実存の意味を見つけ出せるように手伝うことによって，人間性を守り，高め，維持しようとすることである．看護師はヒューマニティと道徳の担い手になることが求められ，人間としての看護師は，ヒューマンなケアに「ともに参与する者」として組み込まれ，ヒューマンケアを積極的に推進していく[14, 35].	10のケア因子は，ヒューマンケアが患者との間で実際に進められていく，その時その時に要因として具体的に働く． トランスパーソナルなケアを行っていく中で，看護師は相手の経験の中に入り込めると同時に，相手である患者は看護師の経験の中に入り込める． 実際にケアが行われている「時」は，ある一瞬の中の実際の場面を越えて，看護師と患者の双方の生の中にその姿を現す[14, 35].
パースィ (1981) 健康を－生きる－人間 (人間生成理論)	人間科学を基盤とする看護は，生きている統一体としての人間に，そして人間の健康体験への質的な関与に焦点を当てる． 看護実践は，ともに創造された関係づくりのパターンの中で，言語化されたこととしての健康や，その可能性に与えられる意味に照らして，家族の相互関係を明らかにし結集するように方向付ける[36].	「健康を－生きる－人間」とは，可能性とともに相互に超越しながら，リズミカルな関係づくりのパターンを相互に創造する中で，多次元的に意味を構成することである．前提には，意味付けること，リズム性，相互超越という三つの主要な主題がある[36].
M. ニューマン (1986) 拡張する意識としての健康	看護とは，人間の健康経験におけるケアリングである． 看護師は，個人や家族，あるいは地域社会が自分のパターンに焦点を合わせられるように援助していく推進者である． 看護師はクライアントに十分付き添い，そのパターンの意味が洞察できるのを待つべきである[26].	健康は疾病と非疾病とを包含し，人間－環境の基底をなすパターンの解明とみることができる．パターンの特徴は，運動，多様性，およびリズムである． パターンの過程は，人間のエネルギーの場の相互浸透の中で，変容が起こるのに伴って生じる． 人間－環境の進化するパターンは，拡張する意識の過程とみることができる．人間が意識をもつのではなく，人間が意識なのである[26].
ベナー＆ルーベル (1989) 気づかい ケアリングの第一義性	看護は，人を気づかい世話をする実践の一つであり，そこで用いられる科学は人を気づかい責任を引き受けるという道徳的技能とその倫理とによって統制される[16].	気づかいとは，人が何らかの出来事や他者，計画，物事を大事に思うということを意味する．何をストレスと受け止めるか，それに対してどのような対処の選択肢をもち合わせているかは，人の気づかいのありようによって決まる．気づかいは人に体験と行為の可能性を作り出す[15].

※　（　　）内の年代は理論，もしくはその理論が掲載された書籍の発表年.

※　文献番号は５章引用・参考文献（p.150）参照.

◎看護理論の系譜

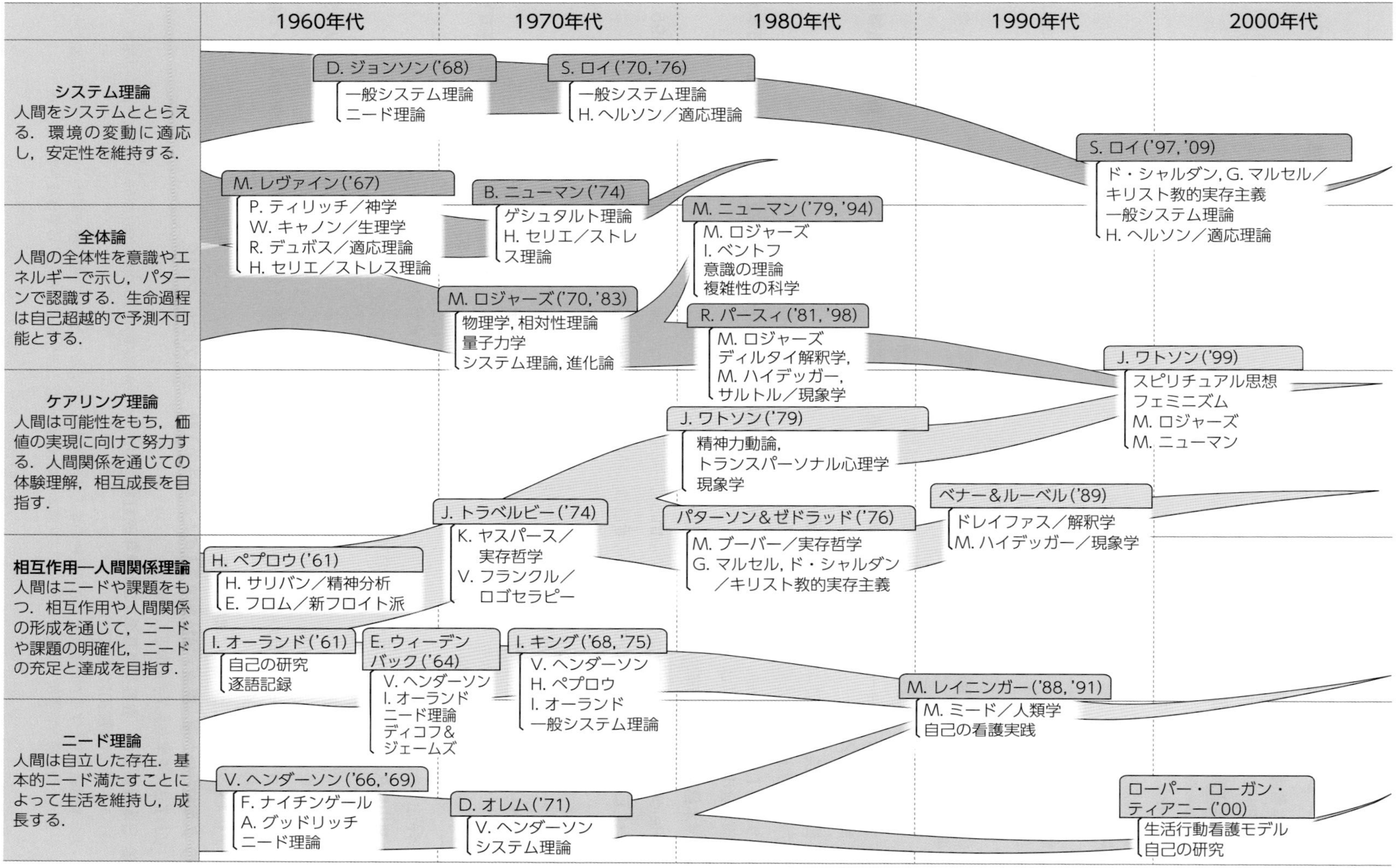

中西睦子．アメリカ看護理論の系譜．看護と教育．ゆみる出版，1985，p.29の図を参考に作成．

◆ 学習参考文献

❶ Nightingale, F. Notes on Hospitals. 3rd ed. London, 1863.
フローレンス・ナイチンゲール．“病院覚え書”．ナイチンゲール著作集．第２巻．湯槇ます監修．現代社，1974.

❷ 日本看護協会編．看護白書．日本看護協会出版会.
毎年刊行される．最新版に目を通すとよい.

❸ 堀洋道監修．心理測定尺度集Ⅲ：心の健康をはかる（適応・臨床）．サイエンス社，2001.
人間の心理状態を探ることは興味深いが難しい．本書は人間の心理的側面を推し量る方法を研究的に解説している.

❹ O. サックス．吉田利子訳．火星の人類学者：脳神経科医と７人の奇妙な患者．早川書房，1997.
脳神経疾患による症状に悩まされつつも，困難をきっかけに独自の能力を発展させていく患者たちの物語である．一般人の病気観をくつがえす，著名な脳神経科医サックス博士のベストセラー.

❺ A.クラインマン．江口重幸ほか訳．病いの語り：慢性の病いをめぐる臨床人類学．誠信書房，2009.
慢性の病をかかえた患者や家族の語りによって構成されている．今日の生物医学（バイオメディシン）によって軽視されがちな病の経験，語りこそが，医療やケアの中心にすえられるべきとの主張が展開されている.

❻ 舟島なをみ．看護のための人間発達学．第５版，医学書院，2017.
統一体としての人間の発達を看護の視点から詳細に示している．「人間発達学の概説」「人間のライフサイクルと発達」から構成されている.

❼ 黒田裕子監修．やさしく学ぶ看護理論：ケースを通して．改訂３版，日総研出版，2008.

❽ ジュリア・B・ジョージ編．南裕子ほか訳．看護理論集：より高度な看護実践のために．第３版，日本看護協会出版会，2013.

❾ 筒井真優美．看護理論家の業績と理論評価．医学書院，2015.
日本の看護研究者による看護理論の解説書．理論家の背景とともに，著作の要点を理解することができる.

❿ サラ・T・フライほか．看護実践の倫理：倫理的意思決定のためのガイド．第３版，片田範子ほか訳．日本看護協会出版会，2010.

⓫ 米本昌平．先端医療革命：その技術・思想・制度．中公新書，1988.

⓬ Reich, W. T. Encyclopedia of Bioethics. Revised Edition. Simon & Schuster Macmillan, 1995.

⓭ H・E・ペプロウ．ペプロウ人間関係の看護論．稲田八重子ほか訳．医学書院，1973.
ペプロウは，看護師－患者関係には，「方向づけ」「同一化」「開拓利用」「問題解決」の四つの局面があると述べ，そこで生じる看護師の役割として，未知の人の役割，情報提供者の役割，教育的役割，リーダーシップ的役割，代理人の役割，カウンセラーの六つを示し，具体例を挙げて説明している．看護ケアの基本的役割を学習する際に精読したい一冊.

⓮ パトリシア・ベナー．ベナー看護論 新訳版：初心者から達人へ．井部俊子監訳．医学書院，2005.
看護実践の領域が，「援助役割」「教育とコーチングの機能 」「診断とモニタリングの機能 」「容態の急変を効果的に管理する」「治療処置と与薬を実施し，モニターする」「医療実践の質をモニターし，確保する」「組織能力と役割遂行能力」の七つに分けて詳述されている．これらは，インタビューを通して，看護師が語った患者ケアのエピソードを分析することから導き出されたもので，看護師の語ったことがそのまま引用されており，看護ケアの役割が具体的にイメージできる.

⓯ 東山紘久．プロカウンセラーの聞く技術．創元社，2000.
「聞くことのプロ」によって，聴くことのコツが，一般向けに平易に書かれている．相手の話をよく聴くことが，よい人間関係を築く上で重要であることは言うまでもないが，看護職には，効果的コミュニケーションにより，患者と治療的人間関係を築く責任がある．看護実践にとっても私的な人間関係においても役立つヒントが満載である.

⓰ マージョリー・ゴードンほか．ゴードン博士のよくわかる機能的健康パターン：看護に役立つアセスメント指針．照林社，1998.
アセスメントの際にどのように機能的健康パターンを用いるかについて，わかりやすく解説している.

⓱ 久塚純一ほか編．医療・福祉を学ぶ人のための法学入門．法律文化社，2012.
初めて法律を学ぶ人が手に取る入門書.

⓲ 日本看護協会．看護業務基準：2021年改訂版．https://www.nurse.or.jp/nursing/home/publication/pdf/gyomu/kijyun.pdf,（参照2023-11-21).
近年看護職が果たす役割の拡大とともに活動の場の多様化が進んでいることから，働く場や年代・キャリア等にかかわらず保健師，助産師，看護師，准看護師すべてに共通する看護の核となる部分を示すものとして作成された改訂版.

⑲ **平林勝政ほか編．看護をめぐる法と制度．第５版，メディカ出版，2024，（ナーシング・グラフィカ，健康支援と社会保障４）．**
法律の知識のない人でもイメージしやすいよう巻頭にマップを用いるなど工夫を凝らし，法改正や最新の社会情勢に基づいた情報が満載．

⑳ **稲葉一人．医療・看護過誤と訴訟．改訂２版．メディカ出版，2006．**
看護職にとって最低限必要な法的知識・考え方を，事例を用いて解説している．

㉑ **和田仁孝ほか．医療紛争．医学書院，2001．**
紛争処理を医療システム内に取り入れる考えを示している．

㉒ **唄孝一ほか編．医療過誤判例百選．第２版，別冊ジュリスト．No.140．有斐閣，1996．**
法律家がまず最初に手に取る判例集．

㉓ **福永有利ほか．アクチュアル民事の訴訟．有斐閣，2005．**
ある医療過誤事件をストーリーとして展開している．

㉔ **稲葉一人．ナースのためのトラブル法律相談所：ケースで学ぶQ&A50．メディカ出版，2008．**
看護職からの具体的な質問に，知識と考え方を解説している．

㉕ **厚生労働統計協会編．国民衛生の動向・厚生の指標：増刊．厚生労働統計協会．**
毎年刊行．最新の衛生状況や保健医療行政の動向が多様な統計資料などに基づいてわかる．

㉖ **NPO法人日本医療ソーシャルワーク研究会．医療福祉総合ガイドブック．医学書院．**
毎年刊行．社会保障，医療サービス，各種福祉など複雑な制度が図表を通してわかりやすく解説されている．専門職でなくても利用しやすい．

㉗ **社会保険研究所編．医科点数表の解釈．社会保険研究所．**
医療サービスに対する診療報酬と点数の詳細を知るのに最適の資料．医療機関，各審査機関の実務に長年使用されている．

㉘ **社会保険研究所編．看護関連施設基準・食事療養等の実際．社会保険研究所．**
診療報酬において看護サービスの適切な評価・取扱いの情報が集成されている．前半の「総説」では読み物風になっており，看護関連サービスの歴史的経緯がわかる．

㉙ **社会保険研究所編．訪問看護業務の手引（介護保険・医療保険）．**
訪問看護ステーションの実務向け．訪問看護ステーションが行う介護保険・医療保険の訪問看護業務の進め方がわかりやすくまとめられている．

㉚ **川島みどりほか．看護カンファレンス．第３版，医学書院，2009．**
カンファレンスについて，初学者にもわかりやすく解説している．

㉛ **ダナ・ベス・ワインバーグ．コード・グリーン：利益重視の病院と看護の崩壊劇．勝原裕美子訳．日本看護協会出版会，2004．**
マグネットホスピタルとして世界中の看護師からの尊敬を集めていたベス・イスラエル病院の看護が崩壊していく様子が描かれており，ヒューマンサービスを提供する病院の組織文化について深く考えさせられる．

㉜ **吉田千文ほか編．看護管理．第５版，メディカ出版，2023，（ナーシング・グラフィカ，看護の統合と実践１）．**
「一年次から学ぶ看護管理」をコンセプトとし，できるだけ平易な言葉で，看護の初学者も「看護管理」を学ぶことを意図して構成している．豊富なイラストで「看護管理」という形にできないものをイメージできる．

㉝ **山本保博監修．災害時のヘルスプロモーション：こころと身体のよりよい健康をめざして．荘道社，2007．**
医療従事者から学生まで幅広く読みやすい内容になっている．

㉞ **内閣府．災害時要援護者の避難支援ガイドライン．2006．** https://www8.cao.go.jp/shougai/suishin/kaikaku/s_kaigi/k_32/pdf/ref1.pdf，（参照2023-11-21）．
災害時，国が市町村にどのような行動を求めているかがまとめられている．

㉟ **大橋一友ほか編．国際化と看護：日本と世界で実践するグローバルな看護をめざして．メディカ出版，2018．**
国際看護を学ぶための基礎知識をはじめ，在留・訪日外国人への看護や海外における看護の実際を豊富な事例を通して学べる．

㊱ **田代順子監修．ワークブック国際保健・看護基礎論．ピラールプレス，2016．**
チームで持続可能な開発目標に向かって協働できる看護職を目指すために，グローバルな視点でまとめられている．

㊲ **南裕子監修．国際看護学：グローバル・ナーシングに向けての展開．中山書店，2013．**
国際的視野をもつ看護職を目指して，地球規模でグローバル・ヘルス，グローバル看護の学びをベースに，看護職の将来の活動について考えることができる．

基礎看護学① 看護学概論
看護師国家試験出題基準（令和５年版）対照表

※以下に掲載のない出題基準項目は，他巻にて対応しています．

必修問題

目標Ⅰ．健康および看護における社会的・倫理的側面について基本的な知識を問う．

大項目	中項目（出題範囲）	小項目（キーワード）	本書該当ページ
1．健康の定義と理解	A．健康の定義	世界保健機関＜WHO＞の定義	p.97
		ウェルネスの概念	p.98
	B．健康に関する指標	出生と死亡の動向	p.101
		死因の概要	p.116，118，120，121
	C．受療状況	入院期間	p.265，286
2．健康に影響する要因	A．生活行動・習慣	食事と栄養	p.105
		活動と運動，レクリエーション	p.105
		ライフスタイル	p.103
		ストレス	p.106
		喫煙，嗜好品	p.106
4．看護における倫理	A．基本的人権の擁護	個人の尊厳	p.35，210
		患者の権利	p.57，155，170
		自己決定権と患者の意思	p.57，153，154
		インフォームド・コンセント	p.40，157，285
		ノーマライゼーション	p.250
		情報管理（個人情報の保護）	p.40，156，279
	B．倫理原則	自律尊重	p.167
		善行	p.167
		公正，正義	p.167
		誠実，忠誠	p.167
		無危害	p.167
	C．看護師等の役割	説明責任＜アカウンタビリティ＞	p.31
		倫理的配慮	p.164，177
		権利擁護＜アドボカシー＞	p.169
5．看護に関わる基本的法律	A．保健師助産師看護師法	保健師・助産師・看護師の定義	p.217
		保健師・助産師・看護師の業務	p.34，219
		保健師・助産師・看護師の義務（守秘義務，業務従事者届出の義務，臨床研修等を受ける努力義務）	p.219，220，221
		養成制度	p.33，34

目標Ⅱ．看護の対象および看護活動の場と看護の機能について基本的な知識を問う．

大項目	中項目（出題範囲）	小項目（キーワード）	本書該当ページ
6．人間の特性	A．人間と欲求	基本的欲求	p.73，129
		社会的欲求	p.73
	B．対象の特性	QOL	p.156
		健康や疾病に対する意識	p.77
		疾病・障害・死の受容	p.77，79
9．主な看護活動の場と看護の機能	A．看護活動の場と機能・役割	病院，診療所	p.276
		地域包括支援センター	p.248
		市町村，保健所	p.240
		チーム医療	p.246，271
		退院調整	p.266

目標Ⅳ．看護技術に関する基本的な知識を問う．

大項目	中項目（出題範囲）	小項目（キーワード）	本書該当ページ
13．看護における基本技術	A．コミュニケーション	言語的コミュニケーション	p.187
		非言語的コミュニケーション	p.187
		面接技法	p.185，186，192
	B．看護過程	情報収集，アセスメント	p.199，201，202
		計画立案	p.201，203
		実施	p.199，200，203
		評価	p.199，201，203

基礎看護学

目標Ⅰ．看護の概念および展開について基本的な理解を問う．

大項目	中項目（出題範囲）	小項目（キーワード）	本書該当ページ
1．看護の基本となる概念	A．看護の本質	看護の定義	p.20，21
		役割と機能	p.22，55
		看護の変遷	p.43
	B．看護の対象	全体<whole>としての人間	p.70
		成長・発達する存在	p.74
		ニーズをもつ存在	p.73
		生活を営む存在	p.70，75
		適応する存在	p.72，92
		社会・文化的存在	p.74
		ライフサイクルと発達課題	p.112-115
	C．健康と生活	健康のとらえ方	p.96
		健康のレベル	p.98
		健康への影響要因	p.105
		生活習慣とセルフケア	p.105
		QOLの維持と向上	p.76
		生活の場	p.75
	D．看護における倫理	基本的人権，世界人権宣言，個人の尊厳	p.154，210，239，332
		倫理原則，職業倫理	p.37，167
		患者の権利と擁護	p.57，154，170，335
		倫理的葛藤と対応	p.157，165

2．看護の展開	A．対象との関係の形成	信頼関係	p.185
		援助関係	p.191，192
	B．基盤となる思考過程	根拠に基づいた看護<EBN>	p.16，31，194
		クリティカル・シンキング	p.202
		問題解決過程	p.194，198
	C．看護における連携と協働	看護職間の連携と協働	p.264，266，269
		多職種間の連携と協働	p.270
		チームでの活動	p.272

目標Ⅱ．基礎的な看護技術と適用のための判断プロセスについて基本的な理解を問う．

大項目	中項目（出題範囲）	小項目（キーワード）	本書該当ページ
3．看護における基本技術	A．コミュニケーション	コミュニケーションの目的と構成要素	p.184
		コミュニケーションの基本的な技法	p.186，187
	B．学習支援	学習支援の方法と媒体	p.191
	C．看護過程	情報収集	p.199，201，202
		アセスメント	p.201，203
		計画	p.201
		実施	p.199，200，203
		評価	p.199，201，203

目標Ⅲ．保健・医療・福祉の中で看護の果たす役割について基本的な理解を問う．

大項目	中項目（出題範囲）	小項目（キーワード）	本書該当ページ
6．看護の役割と機能	A．看護の場に応じた活動	在宅における看護活動	p.54，246，247
		医療施設における看護活動	p.243
		保健施設と福祉施設における看護活動	p.240，244
	B．保健・医療・福祉の連携と継続看護	保健・医療・福祉のチームにおける看護職の役割と機能	p.246
		保健・医療・福祉の連携を支える仕組み	p.247，248，250
		施設内・施設間における継続看護	p.264，266

INDEX

看護学概論

▶き

▶く

▶け

な

に

の

は

ひ

ふ

へ

ほ

表紙デザイン：株式会社金木犀舎

本文デザイン：クニメディア株式会社

図版・イラスト：有限会社デザインスタジオEX
清水みどり

ナーシング・グラフィカの内容に関する「更新情報・正誤表」「看護師国家試験出題基準対照表」は下記のウェブページでご覧いただくことができます.

更新情報・正誤表
https://store.medica.co.jp/n-graphicus.html
教科書のタイトルをクリックするとご覧いただけます.

看護師国家試験出題基準対照表
https://ml.medica.co.jp/rapport/#tests

ナーシング・グラフィカ 基礎看護学①
看護学概論

2004年３月15日発行　第１版第１刷
2006年12月31日発行　第２版第１刷
2009年２月20日発行　第３版第１刷
2013年１月20日発行　第４版第１刷
2014年１月30日発行　第５版第１刷
2017年１月15日発行　第６版第１刷
2022年１月20日発行　第７版第１刷©
2024年１月20日発行　第７版第４刷

編　者　志自岐康子　松尾ミヨ子　習田明裕
発行者　長谷川 翔
発行所　株式会社メディカ出版
〒532-8588
大阪市淀川区宮原３−４−30
ニッセイ新大阪ビル16F
電話　06-6398-5045（編集）
0120-276-115（お客様センター）
https://store.medica.co.jp/n-graphicus.html
印刷・製本　株式会社広済堂ネクスト

ISBN978-4-8404-7535-8

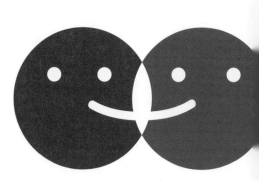